全国中医药行业高等教育"十四五"规划教材

全国高等中医药院校规划教材（第十一版）

中医学概论

（新世纪第二版）

（供中药学、药学、管理学、护理学等专业用）

主　编　储全根　胡志希

U0364319

中国中医药出版社

·北　京·

图书在版编目（CIP）数据

中医学概论 / 储全根，胡志希主编 . —2 版 . —北京：
中国中医药出版社，2021.6（2024.2重印）
全国中医药行业高等教育"十四五"规划教材
ISBN 978-7-5132-6867-7

Ⅰ.①中… Ⅱ.①储… ②胡… Ⅲ.①中医学—中医
学院—教材 Ⅳ.① R2

中国版本图书馆 CIP 数据核字（2021）第 053491 号

融合出版数字化资源服务说明

全国中医药行业高等教育"十四五"规划教材为融合教材，各教材相关数字化资源（电子教材、PPT 课件、
视频、复习思考题等）在全国中医药行业教育云平台"医开讲"发布。

资源访问说明

扫描右方二维码下载"医开讲 APP"或到"医开讲网站"（网址：www.e-lesson.cn）注
册登录，输入封底"序列号"进行账号绑定后即可访问相关数字化资源（注意：序列号
只可绑定一个账号，为避免不必要的损失，请您刮开序列号立即进行账号绑定激活）。

资源下载说明

本书有配套 PPT 课件，供教师下载使用，请到"医开讲网站"（网址：www.e-lesson.cn）认证教师身份后，
搜索书名进入具体图书页面实现下载。

中国中医药出版社出版

北京经济技术开发区科创十三街 31 号院二区 8 号楼
邮政编码　100176
传真　010-64405721
三河市同力彩印有限公司印刷
各地新华书店经销

开本 889×1194　1/16　印张 24.75　字数 662 千字
2021 年 6 月第 2 版　2024 年 2 月第 4 次印刷
书号　ISBN 978-7-5132-6867-7

定价　90.00 元
网址　www.cptcm.com

服 务 热 线　010-64405510　　微信服务号　**zgzyycbs**
购 书 热 线　010-89535836　　微商城网址　**https://kdt.im/LIdUGr**
维 权 打 假　010-64405753　　天猫旗舰店网址　**https://zgzyycbs.tmall.com**

如有印装质量问题请与本社出版部联系（010-64405510）

《中医学概论》
融合出版数字化资源编创委员会

全国中医药行业高等教育"十四五"规划教材
全国高等中医药院校规划教材（第十一版）

全国中医药行业高等教育"十四五"规划教材
全国高等中医药院校规划教材（第十一版）

专家指导委员会

名誉主任委员

余艳红（国家卫生健康委员会党组成员，国家中医药管理局党组书记、局长）

王永炎（中国中医科学院名誉院长、中国工程院院士）

陈可冀（中国中医科学院研究员、中国科学院院士、国医大师）

主任委员

张伯礼（天津中医药大学教授、中国工程院院士、国医大师）

秦怀金（国家中医药管理局副局长、党组成员）

副主任委员

王　琦（北京中医药大学教授、中国工程院院士、国医大师）

黄璐琦（中国中医科学院院长、中国工程院院士）

严世芸（上海中医药大学教授、国医大师）

高　斌（教育部高等教育司副司长）

陆建伟（国家中医药管理局人事教育司司长）

委　员（以姓氏笔画为序）

丁中涛（云南中医药大学校长）

王　伟（广州中医药大学校长）

王东生（中南大学中西医结合研究所所长）

王维民（北京大学医学部副主任、教育部临床医学专业认证工作委员会主任委员）

王耀献（河南中医药大学校长）

牛　阳（宁夏医科大学党委副书记）

方祝元（江苏省中医院党委书记）

石学敏（天津中医药大学教授、中国工程院院士）

田金洲（北京中医药大学教授、中国工程院院士）

仝小林（中国中医科学院研究员、中国科学院院士）

宁　光（上海交通大学医学院附属瑞金医院院长、中国工程院院士）

匡海学（黑龙江中医药大学教授、教育部高等学校中药学类专业教学指导委员会主任委员）

吕志平（南方医科大学教授、全国名中医）

吕晓东（辽宁中医药大学党委书记）

朱卫丰（江西中医药大学校长）

朱兆云（云南中医药大学教授、中国工程院院士）

刘　良（广州中医药大学教授、中国工程院院士）

刘松林（湖北中医药大学校长）

刘叔文（南方医科大学副校长）

刘清泉（首都医科大学附属北京中医医院院长）

李可建（山东中医药大学校长）

李灿东（福建中医药大学校长）

杨　柱（贵州中医药大学党委书记）

杨晓航（陕西中医药大学校长）

肖　伟（南京中医药大学教授、中国工程院院士）

吴以岭（河北中医药大学名誉校长、中国工程院院士）

余曙光（成都中医药大学校长）

谷晓红（北京中医药大学教授、教育部高等学校中医学类专业教学指导委员会主任委员）

冷向阳（长春中医药大学校长）

张忠德（广东省中医院院长）

陆付耳（华中科技大学同济医学院教授）

阿吉艾克拜尔·艾萨（新疆医科大学校长）

陈　忠（浙江中医药大学校长）

陈凯先（中国科学院上海药物研究所研究员、中国科学院院士）

陈香美（解放军总医院教授、中国工程院院士）

易刚强（湖南中医药大学校长）

季　光（上海中医药大学校长）

周建军（重庆中医药学院院长）

赵继荣（甘肃中医药大学校长）

郝慧琴（山西中医药大学党委书记）

胡　刚（江苏省政协副主席、南京中医药大学教授）

侯卫伟（中国中医药出版社有限公司董事长）

姚　春（广西中医药大学校长）

徐安龙（北京中医药大学校长、教育部高等学校中西医结合类专业教学指导委员会主任委员）

高秀梅（天津中医药大学校长）

高维娟（河北中医药大学校长）

郭宏伟（黑龙江中医药大学校长）

唐志书（中国中医科学院副院长、研究生院院长）

彭代银（安徽中医药大学校长）

董竞成（复旦大学中西医结合研究院院长）

韩晶岩（北京大学医学部基础医学院中西医结合教研室主任）

程海波（南京中医药大学校长）

鲁海文（内蒙古医科大学副校长）

翟理祥（广东药科大学校长）

秘书长（兼）

陆建伟（国家中医药管理局人事教育司司长）

侯卫伟（中国中医药出版社有限公司董事长）

办公室主任

周景玉（国家中医药管理局人事教育司副司长）

李秀明（中国中医药出版社有限公司总编辑）

办公室成员

陈令轩（国家中医药管理局人事教育司综合协调处处长）

李占永（中国中医药出版社有限公司副总编辑）

张岠宇（中国中医药出版社有限公司副总经理）

芮立新（中国中医药出版社有限公司副总编辑）

沈承玲（中国中医药出版社有限公司教材中心主任）

前 言

为全面贯彻《中共中央 国务院关于促进中医药传承创新发展的意见》和全国中医药大会精神，落实《国务院办公厅关于加快医学教育创新发展的指导意见》《教育部 国家卫生健康委 国家中医药管理局关于深化医教协同进一步推动中医药教育改革与高质量发展的实施意见》，紧密对接新医科建设对中医药教育改革的新要求和中医药传承创新发展对人才培养的新需求，国家中医药管理局教材办公室（以下简称"教材办"）、中国中医药出版社在国家中医药管理局领导下，在教育部高等学校中医学类、中药学类、中西医结合类专业教学指导委员会及全国中医药行业高等教育规划教材专家指导委员会指导下，对全国中医药行业高等教育"十三五"规划教材进行综合评价，研究制定《全国中医药行业高等教育"十四五"规划教材建设方案》，并全面组织实施。鉴于全国中医药行业主管部门主持编写的全国高等中医药院校规划教材目前已出版十版，为体现其系统性和传承性，本套教材称为第十一版。

本套教材建设，坚持问题导向、目标导向、需求导向，结合"十三五"规划教材综合评价中发现的问题和收集的意见建议，对教材建设知识体系、结构安排等进行系统整体优化，进一步加强顶层设计和组织管理，坚持立德树人根本任务，力求构建适应中医药教育教学改革需求的教材体系，更好地服务院校人才培养和学科专业建设，促进中医药教育创新发展。

本套教材建设过程中，教材办聘请中医学、中药学、针灸推拿学三个专业的权威专家组成编审专家组，参与主编确定，提出指导意见，审查编写质量。特别是对核心示范教材建设加强了组织管理，成立了专门评价专家组，全程指导教材建设，确保教材质量。

本套教材具有以下特点：

1.坚持立德树人，融入课程思政内容

将党的二十大精神进教材，把立德树人贯穿教材建设全过程、各方面，体现课程思政建设新要求，发挥中医药文化育人优势，促进中医药人文教育与专业教育有机融合，指导学生树立正确世界观、人生观、价值观，帮助学生立大志、明大德、成大才、担大任，坚定信念信心，努力成为堪当民族复兴重任的时代新人。

2.优化知识结构，强化中医思维培养

在"十三五"规划教材知识架构基础上，进一步整合优化学科知识结构体系，减少不同学科教材间相同知识内容交叉重复，增强教材知识结构的系统性、完整性。强化中医思维培养，突出中医思维在教材编写中的主导作用，注重中医经典内容编写，在《内经》《伤寒论》等经典课程中更加突出重点，同时更加强化经典与临床的融合，增强中医经典的临床运用，帮助学生筑牢中医经典基础，逐步形成中医思维。

3.突出"三基五性"，注重内容严谨准确

坚持"以本为本"，更加突出教材的"三基五性"，即基本知识、基本理论、基本技能，思想性、科学性、先进性、启发性、适用性。注重名词术语统一，概念准确，表述科学严谨，知识点结合完备，内容精炼完整。教材编写综合考虑学科的分化、交叉，既充分体现不同学科自身特点，又注意各学科之间的有机衔接；注重理论与临床实践结合，与医师规范化培训、医师资格考试接轨。

4.强化精品意识，建设行业示范教材

遴选行业权威专家，吸纳一线优秀教师，组建经验丰富、专业精湛、治学严谨、作风扎实的高水平编写团队，将精品意识和质量意识贯穿教材建设始终，严格编审把关，确保教材编写质量。特别是对32门核心示范教材建设，更加强调知识体系架构建设，紧密结合国家精品课程、一流学科、一流专业建设，提高编写标准和要求，着力推出一批高质量的核心示范教材。

5.加强数字化建设，丰富拓展教材内容

为适应新型出版业态，充分借助现代信息技术，在纸质教材基础上，强化数字化教材开发建设，对全国中医药行业教育云平台"医开讲"进行了升级改造，融入了更多更实用的数字化教学素材，如精品视频、复习思考题、AR/VR等，对纸质教材内容进行拓展和延伸，更好地服务教师线上教学和学生线下自主学习，满足中医药教育教学需要。

本套教材的建设，凝聚了全国中医药行业高等教育工作者的集体智慧，体现了中医药行业齐心协力、求真务实、精益求精的工作作风，谨此向有关单位和个人致以衷心的感谢！

尽管所有组织者与编写者竭尽心智，精益求精，本套教材仍有进一步提升空间，敬请广大师生提出宝贵意见和建议，以便不断修订完善。

国家中医药管理局教材办公室

中国中医药出版社有限公司

2023 年 6 月

编写说明

　　本教材是针对中医药院校及其他各类高校中非中医类专业为了解中医学基本理论、基本知识而编写的一门教材。本教材在国家中医药管理局宏观指导下，按照全国中医药行业高等教育"十四五"规划教材的编写原则和要求组织编写，适用于各级各类学校中药学、药学、护理学、管理学等专业的学生使用。

　　本教材是在全国中医药行业高等教育"十三五"规划教材《中医学概论》的基础上，结合高等教育的新形势和课程改革的新需求进行编写的，主要对上一版教材的内容进行部分更新和优化，力求体现科学性、继承性、先进性、创新性和规范性。本教材包括中医基础理论、中医诊断、中药、方剂以及针灸推拿几部分内容，旨在让学生通过这些内容的学习对中医学的理论知识和技能有初步了解。教材分上下两篇，上篇包括绪论、中医学的哲学基础、中医学的生理观、中医学的病理观、中医诊断疾病的方法、中医常用的辨证方法、养生、预防和治则，下篇包括中药基本知识、方剂基本知识、针灸推拿基本知识。

　　本教材由全国30所院校的33位具有丰富教学与临床经验的专家编写。绪论由储全根编写；第一章第一节由冯志成编写，第二节由姜岑编写；第二章第一节中的五脏部分由徐雅编写，第一节中的六腑、奇恒之腑、脏腑之间的关系由马作峰编写，第二节由李建华编写，第三节、第四节由袁卫玲编写；第三章第一节由刘富林编写，第二节由邓洋洋编写；第四章第一节、第二节由胡志希编写，第三节由陈锐编写，第四节由范恒编写；第五章第一节由秦建平编写，第二节由燕海霞编写，第三节由黄敬文编写，第四节由罗振亮编写；第六章第一节、第二节由马赟编写，第三节由王四平编写；第七章第一节至第三节由肖炜编写，第四节之解表药、清热药由王平编写，泻下药至温里药由冯志毅编写，理气药至活血化瘀药由张金莲编写，化痰药与止咳平喘药至开窍药由赵黎编写；补虚药至攻毒杀虫去腐敛疮药由陈宏志编写；第八章第一节、第四节之解表剂、和解剂由杨力强编写，第二节、第四节之泻下剂、清热剂、润燥剂由陈岩编写，第三节之方剂的剂型和第四节之固涩剂、理血剂、祛湿剂、消食剂由沈劼编写，第三节之方剂的煎服法和第四节之补益剂、理气剂、祛痰剂由赵雪莹编写，第四节之安神剂、开窍剂、温里剂、治风剂由叶蕾编写；第九章第一节由金竹青编写，第二节由廖映烨编写，第三节、第四节由屈红艳编写，第五节、第六节由李中正编写。

　　本教材的数字化资源在上版数字化教材编创基础上有了较大的拓展，除增加部分章节的相关视频外，还在相关数字化资源中融入了思政元素，推进课程思政与中医药人文的融合，体现教材服务教育"立德树人"的根本任务。数字化资源由主编总负责，江西中医药大学张金莲负责具体事项的统筹安排，各纸质教材参编院校均有编委参加编创工作。

　　本教材的编写得到了中国中医药出版社及各参编院校的大力支持，在此一并致谢！由于水平有限，书中若存在不当之处，敬请各院校师生和广大读者在使用过程中提出宝贵意见，以便今后修订完善。

《中医学概论》编委会

2021 年 4 月

目 录

上　篇

绪 论

扫一扫,查阅本章数字资源,含PPT、音视频、图片等

中医学是中华民族在长期的生产、生活和医疗实践中逐渐积累形成的医学科学,是研究人体生理功能、病理变化、疾病的诊断与治疗,以及养生防病与康复的知识体系。中医学以自然科学知识体系为主体,与人文社会科学知识相交融,多学科交互渗透,具有浓郁的中国传统文化特色、独特的理论体系、丰富的诊疗手段和科学的思维方法。

第一节 中医学的形成与发展

中医学历史悠久,源远流长。从原始社会医药知识的逐步积累,到中医学理论体系的确立,再经过后世诸多朝代的补充、完善和发展,经历了漫长的发展过程。

一、中医理论体系的形成

(一)中医理论体系形成的基础

中医理论体系是在诸多因素的综合影响下形成的。

1. 对疾病的认识和治疗经验的积累 古代先民在与疾病斗争过程中,经过长期医疗实践经验的积累,为中医理论体系的形成奠定了丰富而坚实的实践基础。人们在长期与疾病斗争的过程中,对疾病的认识逐步深化,并逐渐提出了疾病的名称。如在已出土的殷商时期甲骨文中,便有大量疾病的名称;《易经》《诗经》等十三经中,记载的病症名称有180余种;春秋时期的《山海经》,明确记载了38种疾病名称;《左传》多次言及扁鹊、医缓、医和等当时著名专职医生的诊疗事迹;《周礼·天官》记载,周代已有了食医(营养医)、疾医(内科医)、疡医(外科医)、兽医的医学分科,并有"以五味、五谷、五药养其病,以五气、五声、五色视其死生"的记述。关于药物的起源,古代先民是通过用单味药物来治疗疾病过程中逐渐认识和积累的,史料有"伏羲氏"和"神农氏"两种说法,《帝王世纪》记载伏羲"尝味百药",《淮南子·修务训》记载"神农尝百草……一日而遇七十毒",可见认识药物功效和应用之艰难。《山海经》记载了100多种药物。关于方剂,成书于战国时期的医著《五十二病方》是最早的方剂学著作。该书记载52个病,医方总数283个,药物247种。关于针灸,新石器时代用砭石治疗疾病就是针灸治病的起源,其后有"伏羲制九针"(一说"黄帝制九针")的传说。以上史料表明,在春秋战国时期,人们对疾病已有比较深刻而广泛的认识,并积累了较为丰富的医疗实践经验和药物治疗知识,为医学规律的总结、理论知识的积累、医学概念的抽象提供了丰富的资料,奠定了扎实可靠的基础。

2. 古代解剖知识 春秋战国到秦汉之际,古人已经有了初步"解剖"的方法,提出了解剖的

概念，并将这一技术运用于医学研究，成为中医学理论形成的主要条件之一。《黄帝内经》记载人体的血液是在心脏的主导作用下，沿着脉道在体内"流行不止，环周不休"，这一认识较英国哈维发现血液循环要早 1000 多年；书中记载的人体骨骼、血脉长度，以及内脏器官的大小和容量等，基本符合人体的实际情况，例如食管与肠管的长度之比为 1 ∶ 35，现代解剖为 1 ∶ 37，两者十分接近。《难经》的解剖学较《黄帝内经》又有了发展并获得了巨大成就，其对人体脏腑器官解剖形态的认识已达到相当高的水平。由于这些认识来自人的尸体解剖实践，所记载的五脏、六腑等器官的形态结构与现代人体解剖基本一致。这些认识虽然局限于宏观表层的认识，但为中医藏象学说的形成奠定了形态学基础。如果没有古代的人体解剖知识，完全不了解脏腑器官的位置、形态、结构与联系，而试图确定脏腑器官的名称，推论脏腑器官的生理功能及病理变化规律是完全不可能的。

3. 社会科学、自然科学知识的渗透 春秋战国时期，社会发生了急剧变革，政治、经济、文化都有了显著发展，各种学术思想也随之日趋活跃。在这种文化及学术氛围下，春秋战国到秦汉之际，各种文化学术流派如儒家、道家、墨家、法家、名家、阴阳家、兵家等进行了广泛的学术争鸣与交流，呈现出"诸子百家"的繁荣景象，为中医理论体系的确立奠定了坚实的社会科学和人文科学基础。这是《黄帝内经》博大精深的文化底蕴之根源。

自然科学的发展从来都是互相渗透、相互促进的。中医理论体系的形成和发展，与我国古代科学技术的成就也是分不开的。中医理论体系在形成和发展过程中，广泛吸纳了当时的天文、历法、气象、地理、物候、数学等多学科知识，并将其与医学知识有机联系在一起，为中医理论体系的形成奠定了坚实的科学技术基础。

4. 古代哲学的影响 中医学在形成的过程中，受到中国古代哲学思想的深刻影响，古代医家在整理长期积累的医药实践知识时，有意识地运用了当时先进的唯物论和辩证法观点，将哲学理论引入中医学领域，如精气学说（也称气一元论）、阴阳学说、五行学说，把零散的、原始的、初级的医疗实践经验，通过归纳总结和分析研究，使之逐步系统化，将感性的医疗知识升华为理性的医学理论，使之成为比较完整而系统的医学理论体系。

总之，中医理论体系的形成和发展，根本原因在于有坚实的医疗实践基础、深厚的中国传统文化底蕴、自然科学和社会科学知识的渗透，以及丰富而合理的哲学渊源与内涵。

（二）中医理论体系形成的标志

由于以上多方面因素的积累或影响，春秋战国至秦汉之际，诞生了中医现存最早的经典著作——《黄帝内经》，该书包括了阴阳五行、脏腑经络、病因病机、治则治法及针灸等内容，涉及人体的形态结构、生理功能、病理变化、疾病的诊断和治疗，以及养生、预防等方面内容，由此确立了中医基础理论的基本框架，是中医基础理论形成的标志。与此同时，另一部经典著作《难经》问世，该书同样属于基础理论专著，其中对脉诊、命门、三焦的认识有所突破。这一时期药物知识也有了新的积累和发展，《神农本草经》集东汉以前药物学研究之大成，是我国现存最早的一部药物学典籍。该书收录药物 365 种，并将其分为上、中、下三品，成为中药学发展的奠基之作。东汉末年，著名医学家张机在研读前人医学著作基础上结合自己的实践经验，著成了《伤寒杂病论》，使《黄帝内经》《难经》确立的基础理论与临床实践紧密地结合在一起，确立了辨证论治及理、法、方、药相结合的理论体系，是中医学论述辨证论治的第一部专著。《神农本草经》《伤寒杂病论》相继问世，分别从临床辨证施治及药物方剂等方面使中医理论体系框架得以完整构建。所以，《黄帝内经》《难经》《神农本草经》《伤寒杂病论》的问世，标志着整个中医理论体系已经形成。

二、中医理论体系的发展概况

随着经济和社会的发展变化、气候的变迁和疾病种类的不断变化，以及古代医家们的不断总结积累，中医学随之呈现出不断发展的趋势。两晋隋唐时期，基础理论和临床学科有了较大发展，出现了《脉经》《针灸甲乙经》《诸病源候论》《备急千金要方》等著名医书。两宋金元时期，思想活跃，学术争鸣，产生了陈无择的"三因学说"和寒凉、攻邪、补土、滋阴等学术流派，使中医理论有了突破性的进展。明清时期，中医学的发展进入学科分化与医学集成并存的阶段；同时，因《本草纲目》巨著问世，"命门学说""瘀血理论"及温病学派兴起，中医理论体系得到了进一步深化和完善。近现代时期，中医学理论在自身发展的同时，逐步结合现代科技手段和西医学，将局部与整体、宏观与微观相结合，走上了新的发展道路。

（一）基础理论

中医的基础医学，主要研究中医学的基本概念、基本理论，包括阴阳五行、脏腑经络、病因病机、防治原则、诊法与辨证等属于医学基础方面的内容，《黄帝内经》系统阐述了人体的形态结构、生理功能、病因病机、疾病的诊断和治疗，以及养生、预防等方面的内容，其创立的诊脉方法，《难经》予以发展和弘扬。《伤寒杂病论》创立了六经辨证及汤方辨证体系，并初步创立脏腑辨证方法。晋代王叔和的《脉经》在总结前人脉诊知识的基础上补充了新的内容，详述了24脉法，使《黄帝内经》《难经》确立的诊脉方法具体化并用之于临床。隋代巢元方的《诸病源候论》对病源、症状及其形成机制的研究达到了较高水平，对后世医学的发展影响较大。宋代陈无择著《三因极一病证方论》，详细阐述了"三因致病说"，把复杂的致病因素概括为外因、内因、不内外因三类，发展了《黄帝内经》及《金匮要略》的病因理论，使中医的病因学理论更加系统化。金代医家张元素创立了较系统的脏腑辨证体系。明清时期，温病学派创立了卫气营血和三焦辨证方法，使中医的辨证方法趋于完善。此外，明清时期的李时珍、张介宾等医家对脉诊、舌诊及问诊等中医诊断方法多有贡献。

金元时期涌现了各具特色的学术流派，其中刘完素、张从正、李杲、朱震亨，被尊为"金元四大家"。刘完素以火热立论，认为"六气皆从火化""五志过极皆能化火"，故用药以寒凉为主，被后世尊为"寒凉派"；张从正认为病由邪生，邪去正安，用药以攻邪为主，对汗、吐、下的祛邪之法有所发挥，后世尊为"攻邪派"；李杲重视脾胃在人身的重要作用，提出"内伤脾胃，百病由生"的观点，治疗以补脾胃为主，后世尊其为"补土派"；朱震亨倡导"相火论"，提出"阳常有余，阴常不足"的重要观点，治病以滋阴降火为主，是"滋阴派"的代表。金元四大家，各具创见，分别从不同的角度丰富了中医学术内容，促进了中医理论的发展。

明代吴有性著《温疫论》，对瘟疫病提出"戾气"致病观点，为中医疫病学的形成与发展做出了重要贡献。清代叶桂在继承明代温病学成就的基础上，创立了卫气营血辨证方法；清代吴瑭所著的《温病条辨》又提出了三焦辨证方法。

明代温补学派的代表医家赵献可、张介宾等重视命门在生命和健康中的重要作用，对命门学说有系统阐发，丰富了中医藏象学说的内容。清代的王清任重视解剖，所著的《医林改错》修正了前人在人体解剖方面的一些错误认识，并发展了瘀血致病理论，为中医基础理论中病因学的完善做出了新的贡献。

（二）临床各科

自东汉张机的《伤寒杂病论》奠定了辨证论治理论体系以后，两晋隋唐时期的中医学逐渐趋向学科分化，中医临床各科得以发展。

内科学的发展成就显著。《诸病源候论》详列内科病候达 784 条，其中对糖尿病、脚气病、绦虫病、蛲虫病、麻风病的研究达到较高水平。《备急千金要方》记载的谷白皮治脚气、消渴病的饮食疗法及饮食宜忌等，均反映了唐代以前内科发展的水平。明清时期，温病学派的形成，标志着中医学对感染性疾病有了系统的认识和治疗。明代张介宾提出内科疾病辨证的"二纲六要"思路，为"八纲辨证"的创立奠定了基础。

此外，南北朝时期，北齐徐之才首次提出了"十月养胎法"；唐代孙思邈在《备急千金要方》中对妇女的经、带、胎、产诸疾论之甚详；唐末昝殷在继承前人经验的基础上，著成现存最早的妇产科专书《经效产宝》；宋代陈自明的《妇人大全良方》更是一本影响深远、内容丰富的妇产科专著。这些都代表了中医妇科领域的发展成就。南齐龚庆宣的《刘涓子鬼遗方》、元代危亦林的《世医得效方》、明代陈实功的《外科正宗》等均代表了外科学的发展水平。此外，宋代钱乙《小儿药证直诀》是一本儿科专著。金代宋慈撰写的《洗冤录》是世界上最早的法医专著。

（三）中药学

继《神农本草经》之后，南北朝雷敩的《炮炙论》是第一部中药炮制学专著，反映了汉以后药物加工技术的水平。陶弘景的《本草经集注》载药 730 种，总结了魏晋时期药物学发展的成就。

唐代医药学有了较大的发展，各地使用的药物达千种之多。唐显庆四年，政府颁行了由李勣、苏敬等主编的《新修本草》，又称《唐本草》，是世界上最早的国家药典，比欧洲的《纽伦堡药典》早 800 多年。后来陈藏器编撰了《本草拾遗》，详细地描述了辨识药物品类的方法，补充了大量的民间药物。唐至五代，孟诜的《食疗本草》补充了食物药。李珣的《海药本草》增添了舶来药物，扩大了药物研究的范围，丰富了中药学的内容。

宋代应用的药物种类大幅度增加，重视道地药材和质量规格，尤其是对生药鉴别及药物生长环境的研究有了很大发展。这一时期将药物配伍禁忌总结为"十八反""十九畏"，并为后世所遵循。北宋政府组织重修本草，如公元 974 年刊行了《开宝本草》，1060 年刊行了《嘉祐补注神农本草》，1061 年刊行了《图经本草》等。这一时期还出现了个人的本草专著，尤为突出的是蜀中世医唐慎微，在继承宋以前历代本草研究成就的基础上，著成规模空前的《经史证类备急本草》，收载药物 1558 种，有很高的文献价值。此书后经政府多次修订增补，更名为《重修政和经史证类备急本草》，载药 1746 种，成为宋代最完备的本草专著，在中国医药史上占有极为重要的地位。

金元时期的张元素重视药物气味厚薄和升降浮沉关系的研究，倡导药物"归经""引经"的观点。明清时期有大量的本草书籍涌现，以李时珍的《本草纲目》成就最大，在国内外的影响最为深远。该书载药 1892 种，绘图 1100 余幅，附方 11000 余首。李氏采用了当时最先进的自然分类法，将收载的药物分为 16 部 62 类。清代医家赵学敏的《本草纲目拾遗》，是这一时期有研究价值的名著。

中药学自汉代至清末，每个时期各有成就，历代相承，日渐丰富与成熟，历代累计的药学著作达 400 余种。

（四）方剂学

　　最早记载方剂的书籍是《五十二病方》，载方 280 余首。《黄帝内经》载方 13 首，剂型有汤、丸、酒、膏，书中已有君、臣、佐、使和七方（大、小、缓、急、奇、偶、复）的组方原则，奠定了方剂学的理论基础。《伤寒杂病论》被后世分为《伤寒论》和《金匮要略》两书，分别载方 113 首、262 首，立法严谨，组方全面而精当，是时至今日处方用药的圭臬，后世尊为"方书之祖"。晋代《肘后备急方》以急症方为主，首创鼓胀病的"筹针"放腹水疗法。唐代孙思邈《备急千金要方》载方 5300 余首，多为仲景之方及历代验方，首创葱管导尿术。王焘的《外台秘要》载方 6000 余首，其中载有已佚的唐以前历代方书内容。宋代著名的大型方书有《太平圣惠方》和《圣济总录》。前者载方 16834 首，是第一部国家组织编著的方书；后者载方近 2 万首，是一部医、法、方、药齐备的医学巨著。还有国家"太医局熟药所"颁布的处方规范著作《太平惠民和剂局方》，虽然载方仅为 788 首，但却是第一部成药典籍。金元时期医学流派纷呈，丰富和发展了方剂学的内容。明清时期，从制方到方论，从分类到歌诀，都有很大的发展，其中明代朱橚编著的《普济方》，收载了 15 世纪以前方书的内容，载方 61739 首，是中国历史上最大的方剂书籍。清代汪昂的《医方集解》、吴仪洛的《成方切用》，对每方的证治机理和组方原则都做了详细阐述。

（五）针灸学

　　成书于春秋时期的《足臂十一脉灸经》和《阴阳十一脉灸经》，反映了针灸理论的古朴面貌。《黄帝内经》中详述了经络、腧穴、针法、灸法内容，尤其是《灵枢经》，对针灸学做了较系统的总结，故其初名为《针经》。《难经》完善和补充了"奇经八脉"及针刺方法的内容。晋代皇甫谧所撰的《针灸甲乙经》是现存最早的针灸学专著，确定了 349 个腧穴的部位、主治和刺治方法。北宋王惟一于 1026 年撰成《铜人腧穴针灸图经》，并铸造两具用于针灸教学的铜人模型。元代滑寿著《十四经发挥》，对后世针灸理论的发展有重要影响。明代杨继洲撰著的《针灸大成》，汇集了历代研究的成果，是后世研习针灸的重要文献。清代吴谦主持编撰的《医宗金鉴·刺灸心法要诀》，是当时政府主编的第一部针灸教材，对针灸学的普及和推广产生了积极的作用。

第二节　中医理论体系的基本特点

中医理论体系基本特点有两方面，一是整体观念，二是辨证论治。

一、整体观念

　　所谓整体观念，是关于人体自身的完整性及人与自然和社会环境的统一性的认识，是整体思维方法在中医理论中的体现。中医学非常重视人体的统一性和完整性，认为人是一个有机的整体，构成人体的各个组织器官，在结构上相互联系，在功能上相互协调、互相为用，在病理上互相影响；人与自然、社会环境密切相关，人体在能动地适应环境的过程中，维持着自身稳定的功能活动。这一观念贯穿于中医学对人体结构、生理、病理、诊法、辨证、治疗及养生等各个方面的理性认识之中。

（一）人是一个有机的整体

中医学认为，人体是一个以心为主宰，五脏为中心，通过经络"内属于脏腑，外络于肢节"联系的有机整体。就形体结构而言，任何局部都是整体的一个组成部分，与整体密切相联；就基本物质而言，各组织器官活动的物质是同一的（即精、气、血、津液）；就功能活动而言，结构上的整体性和基本物质的统一性，决定了各种不同功能活动之间的密切相关性，即在分析疾病的病因病机时，亦立足于整体，着眼于局部病变的整体病理反应，认为任何一个局部的病变，都可以影响整体，常是整体功能失调在局部的反映，因此以"有诸内必形诸外"为理论依据，通过察脉、验舌，以及观察体表的变化，测知内脏及全身功能活动。通过观察分析五官、形体、色脉等外在的病理表现，判断内在脏腑的病理变化。所以临床医疗用药之中，对于局部的病变，不是头痛医头、脚痛医脚，而是主张通过整体加以调治。如用清肝的方法，治疗肝火上炎的红眼病；用清心泻火的方法，治疗口舌糜烂、口腔溃疡；用清胃的方法，治疗实火牙痛；用宣肺的方法，治疗感冒鼻塞，以及"上病下取，左病右取"等，都体现了人体的整体观。

（二）人与自然环境的整体关联性

人是自然进化的产物，生活在自然环境之中。人不仅与自然环境有着物质同一性，而且自然存在着人类赖以生存的必要条件。人的生命依靠天地之气和水谷精微之气并伴随着四时寒热温凉、生长化收藏的规律及地理环境的变迁而存在，因而人体与自然界息息相通，时刻与自然界保持着物质、能量和信息的交换。自然界的种种变化都可能对人体产生直接或间接影响，而人体则做出相应的生理或病理上的一系列反应和变化。例如，一年有春夏秋冬四季变化，人之生理也因之发生相应的变化。一般来说，夏季天气炎热，气血运行较快，脉洪，汗多尿少；冬季天气寒冷，气血运行迟缓，脉沉，汗少尿多。受季节气候变化的影响，各季节有不同的多发病或流行病。一日之中疾病的变化常有"旦慧、昼安、夕加、夜甚"的规律；又如关节疼痛的患者常在秋冬季节或阴雨天明显加重等。人生活在不同地理环境之中，长期受特定环境的影响，逐渐在功能活动方面也表现出某些适应性变化，不同的地理环境，既可导致人群体质的差异，也可因气候、水土的因素而形成不同性质的致病因素，因而会导致地域性的多发病与常见病。这种"天人相应"观点，强调临床诊治要结合机体的内外因素进行全面考虑，才能准确地把握疾病。

需要说明的是，人受自然环境的影响不完全是消极的、被动的，人可以积极、主动地适应自然、改造自然，从而提高健康水平，减少疾病的发生。

（三）人与社会环境的统一性

人与人之间组成了社会。人生活在社会之中，故社会环境、生活习性、文化背景的不同，都会造成人们身心功能上的诸多差异。人的语言、文字和思维能力，每时每刻会产生各种心理活动，人自身的心理状态也随时影响着人体。历史上，社会动乱常造成一些瘟疫流行，导致大量人群患病或死亡。而经济发展，社会安定，疾病就会相应减少，人的健康水平就能提高，平均寿命就会延长。社会的进步，无疑给人类健康带来更多的益处，但也会带来一些新的不利因素，如社会技术水平愈高，竞争便愈加激烈，过度激烈、紧张的快节奏生活，会给人带来更多的精神压力。再如人口急剧增长、工业高度发展、矿产资源的过量开采等，都使生态环境的破坏日趋严重，由此产生的疾病也会随之增加。另外，随着社会环境的改变，人们的人生、价值取向和生活方式也会改变，一些新的身心疾病就会产生，如焦虑、头痛、眩晕、失眠、心悸等病证。所以社会的变迁可造成人群体质和发病的差异，这就是中医学诊治疾病非常重视社会环境的原因所在。

二、辨证论治

辨证论治是中医学诊断和治疗疾病的主要方式。与其他医学体系比较，中医学在辨病论治、辨证论治和对症治疗三种方式中，最重视辨证论治。辨证论治包括辨证和论治两个思维阶段。辨证是在分析疾病、诊断疾病过程中寻找某一阶段的主要矛盾或矛盾的主要方面；论治则是采取相应的措施，对所找出的主要矛盾进行治疗。

"证"，原意即证据、凭证，是医生识病用药的依据，是医生通过望、闻、问、切四诊所搜集的症状和体征等资料，对机体在疾病发展过程中某一阶段病理本质的概括。这一病理本质包括疾病的原因，病变的部位、性质，邪正关系等多方面的病理特征，反映疾病过程特定阶段的本质。症状简称"症"，虽然是明清以来由"证"演化的俗字，但现代中医学则将二者进行了严格界定。症状和体征是疾病的临床表现，是患者主观感觉或医生检查所获得的结果。同一症状可以出现在不同的证候之中。"病"是疾病的简称，是指有特定的病因、发病形式、病变机制、发病规律和转归的一种病理变化的全过程。同一种病可以有不同的发展阶段，故有不同的证候。

所谓辨证，就是将四诊所搜集的症状、体征及其他资料，在中医理论指导下进行分析，辨清其原因、性质、部位、邪正关系，概括、判断为某种性质证候的识病方法。因此，辨证的过程就是医生通过外在临床表现来分析归纳其内在联系，并以此反映疾病本质的思维过程。

所谓论治，是根据辨证的结果，确定相应的治疗方法。辨证是确定治疗方法的前提和依据，论治是辨证的目的。通过辨证论治的效果，可以检验辨证论治是否正确。所以辨证论治的过程，就是认识疾病和治疗疾病的过程，是中医临床的基本范式。

辨证论治的原则要求人们辩证地看待病与证的关系。既要重视一病可能出现的多种证候，又要关注不同的病可以出现相同性质的证候，因而临床实践中常有"同病异治"和"异病同治"的方法。相同的证候反映着相同性质的矛盾，因而可用相同的治疗方法。不同的证候反映着不同性质的矛盾，因而要用不同的方法治疗。所谓"同病异治"，就是指同一疾病，在疾病发展过程中出现了不同的病机，表现出不同的证候，因而治疗方法也不相同。例如水肿病，有实有虚，有因肺、因脾、因肾的功能失调所致，所以治疗的方法必然不同。所谓"异病同治"，是指不同类型的疾病，在其发展过程中出现了相同的病机，表现的证候相同，就可采用相同的治疗方法。例如久病泄泻、慢性水肿、哮喘等不同疾病，在发展过程中都可以有肾阳不足的病理本质阶段，因而均可用温补肾阳的方法治疗。

中医治病注重病机的异同，其次才是病的异同。所谓"证同治亦同，证异治亦异"，即指相同的病机可以表现为相同的证候，不同的病机表现为不同的证候。病机体现着疾病特定阶段的病理本质，是该阶段的主要矛盾，决定了疾病在此阶段所表现的证候。显然，这种针对疾病发展变化过程中不同质的矛盾用不同质的方法进行解决，就是辨证论治的精神实质。

第三节　中医学的主要思维特点

中医学的思维方式，是中医学理论体系构建过程中理性的认识方法。中医学在中国传统文化的背景下产生，因此，中医学思维方式受中国传统文化的深刻影响，从而形成了自身的思维特点，也是有别于西医学的思维方式。了解并掌握中医学所特有的思维特点，是学习和理解中医学理论的门径和钥匙，也是正确认识中医学的必要前提。中医学的思维方式特点，既有中医理论宏观层面的，也有单个具体疾病诊疗环节层面的。宏观层面的思维特点包括取象思维、整体思维、中和思维等。

一、取象思维

取象思维，又称"取象比类"或"援物比类"，是根据两个（或两类）对象之间在某些方面的相似或相同而推出它们在其他方面也可能相似或相同的一种逻辑方法，是一种由一事物推到另一事物的推理方法。

中医学采用取象比类的方法，常以自然界和社会的事物与人体内在的事物相类比去探索和论证人体生命活动的规律、疾病的病理变化及疾病的诊断防治等问题，对中医学理论体系的形成和发展起了重要的方法学作用。如五行学说把自然界的万事万物依据木、火、土、金、水的特性归为五大类，中医学采用取象比类的方法，把人体的脏腑组织等根据五行各自的特性，将与自然界"木"相类的脏腑组织及功能活动归属于肝，将与"火"相类的脏腑组织及功能活动归属于心，以此类推，从而形成了人体的肝系统、心系统、脾系统、肺系统、肾系统等五大生理病理系统。五大生理病理系统按照五行生克制化的规律运动变化，维持人体各脏腑组织之间的动态平衡，保证人体生命活动的有序进行。中医学还把人体疾病过程中表现出来的症状和体征与自然界中的某些事物和现象进行类比推理。例如：自然界的风具有轻扬向上、善动不居的特性，类比到人体的病理变化，则凡具有轻扬开泄、善行数变而主动等特性的病理表现，如肢体关节游走性疼痛、皮肤瘙痒无定处、头痛汗出、抽搐等，皆属外感风邪为患，治疗时应采用祛风的方法。此外，中医学还运用类比思维创造了很多治疗方法。如用"釜底抽薪法"治疗火热上炎，用"增水行舟法"治疗肠燥便秘等，这些均为临床上常用的治疗方法。

二、整体思维

整体思维是在整体观的基础上形成的，是指世界一切事物都是广泛联系的思维方法。中医学认为，人是一个有机整体，人与环境之间存在着密切联系。基于这一思维方法，中医学研究人体正常生命活动和疾病变化时，注重从整体上来认识和把握。这一思维方法既注重人体解剖结构、内在脏腑器官的客观存在，又重视人体各脏腑组织器官之间的功能联系，更强调人体自身内部及人与外界环境之间的统一和谐关系。因此，中医学在研究人体的生理功能、病理变化，以及疾病的诊断、治疗与养生等方面，均注重人与自然界的统一性，形成了中医学特有的整体思维模式。

三、中和思维

中和，又称"中庸"，是中国古代哲学中重要的思维方式。中，即不偏不倚，无太过、无不及的平衡状态；和，是对一切有内在联系的事物进行协调，使之达到和谐状态的过程。因此，中和包含着平衡与和谐两层意思。在中国古代，几乎所有的哲学家都把"中和"这种平衡、和谐、适中、适应等看作是事物内在最理想的状态。

"中和"这种平衡与和谐的思想贯穿于中医学理论体系的各个方面。如在正常情况下，人体的阴阳、气血、脏腑功能之间处于相对平衡协调状态，则意味着健康，所谓"阴平阳秘，精神乃治"。此外，人的情志活动，既不能太过，也不能不及，要平和，否则就会致病。若体内阴阳的相对平衡被打破，出现阴阳平衡失调，则为疾病状态。所以，中医治疗疾病的原则是"谨察阴阳所在而调之，以平为期"，目的在于纠正失"中和"的无序状态，使其达到"中和"有序。总之，中医学理论中的整体观、阴阳五行学说、辨证论治思想、生命观、发病观、对病证的治疗等，无不是围绕着不偏不倚的"中和"思想来展开的。"中和"思想深深植根于中医学之中，不仅对中医理论体系的构建起到重要作用，而且还对指导养生防病、诊疗用药都有重要的指导意义。

　　此外，在中医临床层面，具体思维方法很多，如认识疾病的司外揣内、倒果求因，治疗上的辨证施治、因势利导，等等。这些思维方法最能体现中医学的思维特点，也是认识和理解中医学的重要前提。

复习思考题：

　1. 如何理解中医的整体观念？

　2. 何为辨证论治？为何"同病"还需"异治"？

　3. 中医有哪些具有自身特点的思维方法？

第一章
中医学的哲学基础

扫一扫，查阅本章数字资源，含PPT、音视频、图片等

　　阴阳五行学说是中国古代哲学理论，是古人用以认识和解释物质世界发生、发展和变化规律的世界观和方法论。中医学在形成和发展进程中，受到了阴阳五行理论的深刻影响，并将其作为中医理论体系的基本架构。阴阳、五行学说融合贯穿于中医学的各个方面，是中医理论体系的重要组成部分，对构建中医理论和指导临床实践具有深刻的影响。

第一节　阴阳学说

　　阴阳学说，是研究阴阳的内涵及其运动变化规律，并用以阐释宇宙间事物的发生、发展和变化的古代哲学理论。阴阳学说认为，世界是物质性的，世界本身是阴阳二气对立统一的结果。阴阳二气的相互作用，促进了事物的发生、发展和变化。如《素问·阴阳应象大论》说："阴阳者，天地之道也，万物之纲纪，变化之父母，生杀之本始，神明之府也。"

一、阴阳的概念

（一）阴阳的基本概念

　　阴阳是对自然界相互关联的某些事物或现象对立双方属性的概括。所谓"阴阳者，一分为二也"（《类经·阴阳类》）。

　　阴阳最初的含义是指日光的向背，向日为阳，背日为阴。如《说文解字》说"阴，暗也。水之南，山之北也"；"阳，高明也"。后来随着观察面的扩展，阴阳的含义逐渐得到引申。如向日则温暖、明亮，背日则寒冷、晦暗，于是古人就以光明、黑暗，温暖、寒冷分阴阳。如此不断引申的结果，就把自然界所有的事物和现象都划分为阴与阳两个方面。阴阳从特指日光的向背变为一个概括自然界具有对立属性的事物和现象双方的抽象概念。

（二）事物的阴阳属性

　　宇宙间凡是相互关联又相互对立的事物或现象，或同一事物内部相互对立的两个方面，都可以用阴阳来概括分析其各自的属性。相互对立的事物或现象，如天与地、日与月、水与火等；同一事物或现象内部对立的两个方面，如寒与热、升与降、明与暗等。一般来说，凡是运动的、外向的、上升的、温热的、明亮的、兴奋的都属于阳；相对静止的、内守的、下降的、寒冷的、晦暗的、抑制的都属于阴。如以天地而言，则"天为阳，地为阴"，由于水与火具备了寒热、动静、明暗的特性，故以水火概括阴阳的属性。《素问·阴阳应象大论》说："水火者，阴阳之征兆也。"

水性寒而润下故属阴，火性热而炎上故属阳。阴和阳的相对属性引入医学领域，将人体中具有中空、外向、推动、温煦、兴奋、升举等特性的事物及现象统属于阳，而将具有实体、内守、宁静、凉润、抑制、沉降等特性的事物和现象统属于阴。如脏为阴而腑为阳，精为阴而气为阳，营气为阴而卫气为阳等。

事物的阴阳属性，是根据事物或现象不同的运动趋势、不同的功能属性、不同的空间和时间等，通过相互比较而归纳出来的。因此事物的阴阳属性，既有绝对性的一面，又有相对性的一面。若该事物的总体属性未变，或比较的对象或层次未变，它的阴阳属性是固定不变的。如上述的水与火，水属阴，火属阳，其阴阳属性一般是固定不变的，不可反称。水不论多热，对于火来说，仍属阴；火不论多弱，对于水来说，仍属阳。其他如天与地、日与月、上与下、升与降、动与静、寒与热、明与暗、温煦与凉润、兴奋与抑制、推动与宁静等，其阴阳属性具有不可变性和不可反称性，故说事物的阴阳属性在某种意义上是绝对的。

若事物的总体属性发生了改变，或比较的对象或层次变了，则其阴阳属性也随之改变，故事物的阴阳属性在某种意义上说又是相对的。事物阴阳属性的相对性，主要表现在以下三个方面。

1. 阴阳属性相互转化 事物的阴阳属性在一定条件下，可以发生相互转化，阴可以转化为阳，阳也可以转化为阴。如属阴的寒证在一定条件下可以转化为属阳的热证，属阳的热证在一定条件下也可以转化为属阴的寒证。疾病的寒热性质变了，其证候的阴阳属性也随之改变。

2. 阴阳之中复有阴阳 阴阳中的任何一方又可以再分阴阳，即所谓阴中有阳，阳中有阴。例如：昼为阳，夜为阴。白天的上午与下午相对而言，则上午为阳中之阳，下午为阳中之阴；夜晚的前半夜与后半夜相对而言，则前半夜为阴中之阴，后半夜为阴中之阳。由此可见，自然界中相互关联又相互对立的事物可以概括为阴阳两类，一事物内部又可分为阴和阳两个方面，而每一事物内部的阴或阳的任何一方，还可以再分阴阳。事物这种既相互对立而又相互联系的现象，在自然界是无穷无尽的。

3. 阴阳属性随比较对象不同而变 若比较的对象发生改变，那么事物的阴阳属性也可以随之改变。如一年四季中的春天，与冬天比较，其气温而属阳；若与夏天比较，则其气凉而属阴。

二、阴阳学说的基本内容

阴阳学说的基本内容，包括阴阳对立制约、阴阳互根互用、阴阳消长平衡、阴阳相互转化等几个方面。

（一）阴阳对立制约

阴阳对立制约，是指属性相反的阴阳双方在一个统一体中相互制约和相互排斥。阴阳学说认为，自然界一切事物或现象都存在着相互对立的阴阳两个方面，如上与下、天与地、动与静、升与降、昼与夜、明与暗、寒与热等。阴阳双方既是对立的，又是统一的，统一是对立的结果。

阴阳的相互对立，主要表现于它们之间的相互斗争、相互制约。阴与阳之间的对立制约，维持了阴阳之间的动态平衡，因而促进了事物的发生发展和变化。如春、夏、秋、冬四季有温、热、凉、寒的气候变化，春夏之所以温热，是因为春夏阳气上升抑制了秋冬的寒凉之气；秋冬之所以寒冷，是因为秋冬阴气上升抑制了春夏温热之气的缘故。这是自然界阴阳相互制约、相互消长的结果。

人体相互对立的阴阳两方面，也是处在相互制约、相互排斥的动态之中的。如人体中的阳气能推动和促进机体的生命活动，加快新陈代谢，而人体中的阴气能调控和抑制机体的代谢和各种生命活动，阴阳双方相互制约而达到协调平衡，则人体生命活动健康有序。即《素问·生气通天论》所谓："阴平阳秘，精神乃治。"

如果阴阳之间的对立制约关系失调，动态平衡遭到破坏，则标志着疾病的产生。阴阳双方中的一方过于亢盛，则过度制约另一方而致其不足，即《素问·阴阳应象大论》所谓"阴胜则阳病，阳胜则阴病"，可称为"制约太过"。阴阳双方中的一方过于虚弱，无力抑制另一方而致其相对偏盛，即通常所说的"阳虚则阴盛""阴虚则阳亢"，或"阳虚则寒""阴虚则热"，可称为"制约不及"。

（二）阴阳互根互用

阴阳互根，是指一切事物或现象中相互对立的阴阳两个方面，具有相互依存、互为根本的关系。即阴和阳任何一方都不能脱离另一方而单独存在，每一方都以相对的另一方的存在作为自己存在的前提和条件。如上为阳，下为阴，没有上也就无所谓下，没有下也就无所谓上。所以说阳依存于阴，阴依存于阳。中医学把阴阳的这种相互依存关系，称之为"互根"。

阴阳互用，是指阴阳双方具有相互资生、促进和助长的关系。如《素问·阴阳应象大论》说："阴在内，阳之守也；阳在外，阴之使也。"指出阳以阴为基，阴以阳为偶；阴为阳守持于内，阳为阴役使于外，阴阳相互为用，不可分离。

阴阳学说运用阴阳互根互用关系，广泛阐释自然界的气候变化和人体的生命活动。如春夏阳气生而渐旺，阴气也随之增长，天气虽热而雨水增多；秋冬阳气衰而渐少，阴气随之潜藏，天气虽寒而降水较少。如此维持自然界气候的相对稳定，即《素问·阴阳应象大论》所谓"阳生阴长，阳杀阴藏"。如兴奋与抑制两种功能，既是相互制约，又是相互为用的。白天人体阳气旺盛，兴奋功能占主导地位，但须以夜晚充足的睡眠为前提；夜晚人体阳气衰少而阴气渐盛，抑制功能占主导地位，但须以白天的充分兴奋为条件。"昼不精，夜不瞑"（《灵枢·营卫生会》），就是因阴阳双方相互为用的关系失调而致。

由于某些因素，阴和阳之间的互根关系遭到破坏，就会导致"孤阴不生，独阳不长"（《春秋繁露·顺命》），甚则"阴阳离决，精气乃绝"（《素问·生气通天论》）而死亡。如果人体阴阳之间的互用关系失常，就会出现"阳损及阴"或"阴损及阳"的病理变化。

（三）阴阳消长平衡

阴阳消长，是指阴阳双方不是静止不变的，而是处于不断增长和消减的变化之中。阴阳双方在彼此消长的运动过程中保持着动态平衡。

阴阳消长是阴阳运动变化的一种形式，而导致阴阳出现消长变化的根本原因在于阴阳之间存在着对立制约与互根互用的关系。由阴阳对立制约关系导致的阴阳消长变化主要表现为阴阳的互为消长；由阴阳互根互用关系导致的阴阳消长变化主要表现为阴阳的皆消皆长。

1. 阴阳互为消长　在阴阳双方彼此对立制约的过程中，阴与阳之间可出现某一方增长而另一方消减，或某一方消减而另一方增长的互为消长的变化。前者称为阳长阴消或阴长阳消，后者称为阳消阴长或阴消阳长。如以四时气候变化而言，从冬至春及夏，气候从寒冷逐渐转暖变热，这是"阳长阴消"的过程；由夏至秋及冬，气候由炎热逐渐转凉变寒，这是"阴长阳消"的过程。四时气候的变迁，寒暑的更易，反映了阴阳消长的过程，但从一年的总体来说，阴阳还是处于相对动态平衡状态的。以人体的生理活动而言，白天阳气盛，故机体的生理功能以兴奋为主；夜晚阴气盛，故机体的生理功能以抑制为主。子夜一阳生，日中阳气隆，机体的生理功能由抑制逐渐转向兴奋，这是"阳长阴消"的过程；日中至黄昏，阴气渐生，阳气渐衰，机体的生理功能也由兴奋逐渐转向抑制，这是"阴长阳消"的过程。由此可以看出，阴与阳之间的互为消长是不断进行着的，是绝对的；而阴与阳之间的平衡则是相对的，是动态的平衡。

2. 阴阳皆消皆长　在阴阳双方互根互用的过程中，阴与阳之间又会出现某一方增长而另一方亦增长，或某一方消减而另一方亦消减的皆消皆长变化。前者称为阴随阳长或阳随阴长，后者称为阴随阳消或阳随阴消。如四季气候变化中，随着春夏气温的逐渐升高而降雨量逐渐增多，随着秋冬气候的转凉而降雨量逐渐减少，即阴阳皆长与皆消的消长变化。人体生理活动中，饥饿时出现的气力不足，即由于精（阴）不足不能化生气（阳），属阳随阴消；而补充精（阴），产生能量（阳），增加了气力，则属阳随阴长。

阴阳消长只是阴阳变化的过程和形式，而导致这种过程和形式出现的根本原因则是阴阳的对立制约与互根互用。各类事物中的阴阳关系各有侧重。某些事物间的阴阳关系以互根互用为主，如精与气、气与血等；另一些事物间的阴阳关系却以对立制约为主，如寒与热、水与火等。如明·张介宾《景岳全书·补略》所说："以精气分阴阳，则阴阳不可离；以寒热分阴阳，则阴阳不可混。"正因为如此，一旦出现阴阳消长变化失常时，前者多表现为此消彼亦消、此长彼亦长，而后者多表现为此消彼长、此长彼消。

若阴阳的消长变化超越了正常的限度，在自然界就会出现气候异常变化，在人体则引起疾病的发生。前述的"阳胜则阴病""阴胜则阳病"及"阳虚阴盛""阴虚阳亢"，皆属阴阳对立制约关系失常而出现的超过正常限度的此长彼消或此消彼长，而"精气两虚""气血两虚"，则属阴阳互根互用关系失常而出现的异常的阴阳皆消。

（四）阴阳相互转化

阴阳相互转化，指事物的总体属性，在一定条件下可以向其相反的方向转化，即属阳的事物可以转化为属阴的事物，属阴的事物可以转化为属阳的事物。例如一年四季气候的变化，属阳的夏天可以转化为属阴的冬天，属阴的冬天又可以转化成属阳的夏天。人体的病证，属阳的热证可以转化为属阴的寒证，属阴的寒证又可以转化为属阳的热证。

阴阳转化是阴阳运动的又一基本形式。阴阳双方的消长运动发展到一定阶段，事物内部阴与阳的比例出现了颠倒，则该事物的属性随即发生转化，所以说转化是消长的结果。阴阳相互转化，一般都产生于事物发展变化的"物极"阶段，即所谓"物极必反"。因此，在事物的发展过程中，如果说阴阳消长是一个量变的过程，阴阳转化则是在量变基础上的质变。

《黄帝内经》以"重阴必阳，重阳必阴"，"寒极生热，热极生寒"（《素问·阴阳应象大论》），以及"物生谓之化，物极谓之变"（《素问·天元纪大论》）来阐释阴阳转化的机理。生、化、极、变，是事物发生发展的规律。"物生谓之化"，是指事物由小到大的发展阶段；"物极谓之变"，是指事物发展到极点，由盛到衰，向反面转化的阶段。由此可见，任何事物在发展过程中都存在着"物极必反"的规律。"重阴必阳，重阳必阴"的"重"，"寒极生热，热极生寒"的"极"，以及"寒甚则热，热甚则寒"（《灵枢·论疾诊尺》）的"甚"，即阴阳消长变化发展到"极"的程度，是事物的阴阳总体属性发生转化的必备条件。

阴阳的相互转化，既可以表现为渐变形式，又可以表现为突变形式。如一年四季之中的寒暑交替、一天之中的昼夜转化等，即属于"渐变"的形式；夏季酷热天气的骤冷和冰雹突袭，急性热病中由高热突然出现体温下降、四肢厥冷等，即属于"突变"的形式。

在疾病的发展过程中，阴阳的转化常表现为在一定条件下寒证与热证的相互转化。如邪热壅肺的患者，表现为高热、面红、咳喘、气粗、烦渴、脉数有力等，属于具有一派实热性表现的阳证。邪热极盛，耗伤正气，可致正不敌邪，突然出现面色苍白、四肢厥冷、精神萎靡、脉微欲绝等，转化为具有一派虚寒性表现的阴证。

此外，阴阳双方还有自动维持和自动恢复其协调稳定状态的能力和趋势，即阴阳自和。

阴阳的对立制约、互根互用、消长平衡和相互转化，是从不同角度来说明阴阳之间的相互关系及其运动规律的，表达了阴阳之间的对立统一关系。阴阳之间的这些关系及其运动规律并不是孤立的，而是彼此互相联系的。阴阳的对立互根是阴阳最普遍的规律，说明了事物之间既相反又相成的关系。事物之间的阴阳两个方面通过对立制约取得了平衡协调，通过互根互用而互相促进，不可分离。阴阳的消长和转化是阴阳运动的形式。阴阳消长是在阴阳对立制约、互根互用基础上表现出的量变过程，阴阳转化则是在量变基础上的质变，是阴阳消长的结果。阴阳的动态平衡由阴阳之间的对立制约、互根互用及其消长转化来维系。如果阴阳的这种动态平衡遭到破坏，又失去了自和的能力，在自然界就会出现反常现象，在人体则会由生理状态进入疾病状态，甚至死亡。

三、阴阳学说在中医学中的应用

阴阳学说贯穿于中医理论体系的各个方面，广泛用来说明人体的组织结构、生理功能、病理变化，并指导疾病的诊断和防治。

（一）说明人体的组织结构

人体是一个有机整体。构成人体的所有脏腑经络形体组织，既是有机联系的，又可以根据其所在部位、功能特点划分为相互对立的阴阳两部分，故《素问·宝命全形论》说："人生有形，不离阴阳。"

人体脏腑及形体组织的阴阳属性，就大体部位来说，上部为阳，下部为阴；体表属阳，体内属阴；背为阳，腹为阴；四肢外侧为阳，四肢内侧为阴。以脏腑来分，五脏属里，藏精气而不泻，故为阴；六腑属表，传化物而不藏，故为阳。由于阴阳之中复有阴阳，所以分属于阴阳的脏腑形体组织还可以再分阴阳。如五脏分阴阳：心肺居于上属阳，而心属火，主温通，为阳中之阳；肺属金，主肃降，为阳中之阴。肝、脾、肾居下属阴，而肝属木，主升发，为阴中之阳；肾属水，主闭藏，为阴中之阴；脾属土，居中焦，为阴中之至阴。

（二）概括人体的生理功能

人体的生理活动，无论是生命活动的整体还是各个部分，都可以用阴阳来概括说明。如精藏于脏腑之中，主内守而属阴；气由精所化，运行于全身而属阳。精与气的相互资生、相互促进，维持了脏腑经络形体官窍的功能活动稳定有序。人体生、长、壮、老、已的生命过程，也是由精所化之气来推动和调控的。人体之气，以其不同的功能作用而分为阴气与阳气，阴气主凉润、宁静、抑制、沉降，阳气主温煦、推动、兴奋、升发。正是由于人体内阴阳二气的交感相错、相互作用，推动着人体内物质与物质之间、物质与能量之间的相互转化，推动和调控着人体的生命进程。同时由于体内阴阳二气的对立制约、互根互用和消长转化，维系着协调平衡的状态，人体的生命活动才能有序进行，各种生理功能才能得到稳定发挥。

（三）阐释人体的病理变化

人体的正常生命活动，是阴阳两方面保持着对立统一的协调关系处于动态平衡的结果。而疾病是由于病邪作用于人体，引起邪正相争，导致机体阴阳失调、脏腑组织损伤、生理功能失常的结果。病邪可以分为阴、阳两大类。一般而言，六淫属阳邪，饮食居处、情志失调等属阴邪。阴阳之中复有阴阳：六淫之中，风邪、暑邪、火（热）邪属阳，寒邪、湿邪属阴。

阳邪侵犯人体，人体正气中的阴气奋而抗之；阴邪侵犯人体，正气中的阳气与之斗争。如此邪正相搏，导致阴阳失调而发生疾病，阴阳失调的主要表现形式是阴阳的偏盛偏衰和互损。

（四）指导疾病的诊断

《素问·阴阳应象大论》说："善诊者，察色按脉，先别阴阳。"阴阳学说用于疾病的诊断，主要包括分析四诊所收集的资料和概括各种证候的阴阳属性两个方面。

1.分析四诊资料　将望、闻、问、切四诊所收集的各种资料，包括即时的症状和体征，以阴阳理论辨析其属性。

色泽分阴阳：色泽鲜明为病属于阳；色泽晦暗为病属于阴。

气息分阴阳：语声高亢洪亮、多言而躁动者，多属实、属热，为阳；语声低微无力、少言而沉静者，多属虚、属寒，为阴。呼吸微弱，多属于阴证；呼吸有力，声高气粗，多属于阳证。

动静喜恶分阴阳：躁动不安属阳，蜷卧静默属阴；身热恶热属阳，身寒喜暖属阴。

脉象分阴阳：以部位分，寸为阳，尺为阴；以动态分，至者为阳，去者为阴；以至数分，数者为阳，迟者为阴；以形状分，浮大洪滑为阳，沉涩细小为阴。

2.概括疾病证候　辨别阴证、阳证是诊断疾病的重要原则，在临床诊断中具有重要意义。

如八纲辨证中，表证、热证、实证属阳，里证、寒证、虚证属阴。阴阳是八纲辨证的总纲。在脏腑辨证中，脏腑精气阴阳失调可以表现出许多复杂的证候，但概括起来，无外乎阴阳两大类。如在虚证分类中，心有心血虚、心气虚、心阴虚和心阳虚之分。

（五）指导疾病的防治

调整阴阳，使之保持或恢复相对平衡，达到阴平阳秘，是防治疾病的基本原则，也是阴阳学说用于疾病防治的主要内容。

1.指导养生　养生最根本的原则就是要"法于阴阳"，即遵循自然界阴阳的变化规律来调理人体之阴阳，使人体中阴阳与四时阴阳的变化相适应，以保持人与自然界的协调统一。如《素问·四气调神大论》说："春夏养阳，秋冬养阴。"

2.确定治疗原则　由于阴阳失调是疾病的基本病机，而偏盛偏衰和互损又是其基本表现形式，因而在把握阴阳失调状况的基础上，用药物、针灸等方法调整其偏盛偏衰和互损，恢复阴阳的协调平衡，是治疗疾病的基本原则之一。故《素问·至真要大论》说："谨察阴阳所在而调之，以平为期。"

（六）分析和归纳药物的性能

药物的性能，包括气（性）、味和升降浮沉，而气、味和升降沉浮，又皆可用阴阳来归纳说明。

寒、热、温、凉四种药性，又称"四气"。其中寒凉属阴，温热属阳。

酸、苦、甘、辛、咸五味，辛味有发散之性，甘味能滋补与缓急，酸味能收敛，苦味能降能坚，咸味能软坚和泻下。故辛、甘属阳，酸、苦、咸属阴。

升降浮沉是指药物在体内发挥作用的趋向。升是上升，浮为向外浮于表；升浮之药，其性多具有上升发散的特点，故属阳。降是下降，沉为向内沉于里；沉降之药，其性多具有收涩、泻下、重镇的特点，故属阴。

第二节　五行学说

五行学说，是研究五行的概念、特性、生克制化乘侮规律，并用以阐释宇宙万物的发生、发展、变化及相互关系的一种古代哲学思想。五行学说认为，宇宙间的一切事物都是由木、火、土、金、水五种基本物质所构成的，自然界各种事物和现象的发展变化，都是这五种物质不断运动和相互作用的结果。

一、五行的概念

（一）五行的基本概念

五行，即木、火、土、金、水五种物质及其运动变化。"五"，指由宇宙本原之气分化的构成宇宙万物的木、火、土、金、水五种基本物质；"行"，指这五种物质的运动变化。从方法论的角度来看，五行已超越了其物质性的概念，衍化为归纳宇宙万物并阐释其相互关系的五种基本属性。

《尚书·洪范》对五行的特性从哲学高度做了抽象概括，其谓："水曰润下，火曰炎上，木曰曲直，金曰从革，土爰稼穑。"此时的五行，已从木、火、土、金、水五种具体物质中抽象出来，上升为哲学的理性概念。古人运用抽象出来的五行特性，采用取象比类和推演络绎的方法，将自然界中的各种事物和现象归为五类，并以五行"相生""相克"的关系来解释各种事物和现象发生、发展、变化的规律。因此，五行学说是以木、火、土、金、水五种物质的特性及其相生、相克规律来认识世界、解释世界和探求宇宙变化规律的一种世界观和方法论。

（二）五行的特性

一般认为，《尚书·洪范》所说的"水曰润下，火曰炎上，木曰曲直，金曰从革，土爰稼穑"是对五行特性的经典概括。

"木曰曲直"："曲"，屈也；"直"，伸也。曲直，是指树木的枝条具有生长、柔和、能屈又能伸的特性，引申为凡具有生长、升发、条达、舒畅等性质或作用的事物和现象，归属于木。

"火曰炎上"："炎"，是焚烧、炎热、光明之义；"上"，是上升。炎上，是指火具有炎热、上升、光明的特性。引申为凡具有温热、上升、光明等性质或作用的事物和现象，归属于火。

"土爰稼穑"："爰"，通"曰"；"稼"，即种植谷物；"穑"，即收获谷物。稼穑，泛指人类种植和收获谷物的农事活动。引申为凡具有生化、承载、受纳性质或作用的事物和现象，归属于土。故有"土载四行""万物土中生""万物土中灭"和"土为万物之母"说。

"金曰从革"："从"，顺也；"革"，即变革。从革，是指金有刚柔相济之性，金之质地虽刚硬，可作兵器以杀戮，但有随人意而更改的柔和之性。引申为凡具有沉降、肃杀、收敛等性质或作用的事物和现象，归属于金。

"水曰润下"："润"，即滋润、濡润；"下"即向下、下行。润下，是指水具有滋润、下行的特性。引申为凡具有滋润、下行、寒凉、闭藏等性质或作用的事物和现象，归属于水。

（三）事物和现象的五行归类

事物和现象的五行归类方法，主要有取象比类法和推演络绎法两种。

1. 取象比类法　"取象"，即从事物的形象（形态、作用、性质）中找出能反映本质的特有征象；"比类"，即以五行各自的抽象属性为基准，与某种事物所特有的征象相比较，以确定其五行归属。如事物或现象的某一特征与木的特性相类似，则将其归属于木；与水的特性相类似，则将其归属于水。例如以方位配五行：日出东方，与木之升发特性相似，故东方归属于木；南方炎热，与火之特性相类似，故南方归属于火；日落于西方，与金之沉降相类似，故西方归属于金；北方寒冷，与水之特性相类似，故北方归属于水；中原地带土地肥沃，万物繁茂，与土之特性相类似，故中央归属于土。

2. 推演络绎法　即根据已知的某些事物的五行归属，推演归纳其他相关的事物，从而确定这些事物的五行归属。例如：已知肝属木，由于肝合胆、主筋、其华在爪、开窍于目，因此可推演络绎胆、筋、爪、目皆属于木。其余四脏类推。

中医学以五行为中心，以空间结构的五方、时间结构的五季、人体结构的五脏为基本框架，将自然界的各种事物和现象及人体的生理病理现象，按其属性进行归纳，从而将人体的生命活动与自然界的事物或现象联系起来，形成了联系人体内外环境的五行结构系统，用以说明人体及人与自然环境的统一（表1-1）。

表1-1　事物属性的五行归类表

自然界							五行	人体						
五音	五味	五色	五化	五气	五方	五季		五脏	五腑	五官	形体	情志	五声	变动
角	酸	青	生	风	东	春	木	肝	胆	目	筋	怒	呼	握
徵	苦	赤	长	暑	南	夏	火	心	小肠	舌	脉	喜	笑	忧
宫	甘	黄	化	湿	中	长夏	土	脾	胃	口	肉	思	歌	哕
商	辛	白	收	燥	西	秋	金	肺	大肠	鼻	皮	悲	哭	咳
羽	咸	黑	藏	寒	北	冬	水	肾	膀胱	耳	骨	恐	呻	栗

二、五行学说的基本内容

五行学说的基本内容包括两个方面：一是五行生克制化的正常规律；二是五行生克的异常变化。

（一）五行的生克制化

1. 五行相生　五行相生，是指木、火、土、金、水之间存在着有序的递相资生、助长和促进的关系。

五行相生次序：木生火，火生土，土生金，金生水，水生木。在五行相生关系中，任何一行都具有"生我"和"我生"两方面的关系。《难经》将此关系比喻为母子关系："生我"者为母，"我生"者为子。因此，五行相生，实际上是指五行中的某一行对其子行的资生、促进和助长。如以木为例，由于水生木，故"生我"者为水，水为木之"母"；由于木生火，故"我生"者为火，火为木之"子"。水与木是母子关系，木与火也是母子关系（图1-1）。

2. 五行相克   五行相克，是指木、火、土、金、水之间存在着有序的递相克制、制约的关系。

五行相克次序：木克土，土克水，水克火，火克金，金克木。在五行相克关系中，任何一行都具有"克我"和"我克"两方面的关系。《黄帝内经》把相克关系称为"所胜""所不胜"关系："克我"者为"所不胜"，"我克"者为"所胜"。因此，五行相克，实为五行中的某一行对其所胜行的克制和制约。如以木为例，由于木克土，故"我克"者为土，土为木之"所胜"；由于金克木，故"克我"者为金，金为木之"所不胜"（图1-1）。

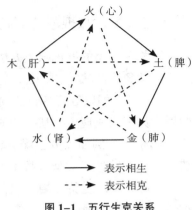

图1-1   五行生克关系

3. 五行制化   五行制化，是指五行之间既相互资生，又相互制约，维持平衡协调，推动事物间稳定有序的变化与发展。

五行制化，源于《素问·六微旨大论》"亢则害，承乃制，制则生化"之论，属五行相生与相克相结合的自我调节。五行相生和相克是不可分割的两个方面：没有生，就没有事物的发生和成长；没有克，就不能维持事物间的正常协调关系。因此，必须生中有克，克中有生，相反相成，才能维持事物间的平衡协调，促进稳定有序的变化与发展。

五行制化的规律：五行中一行亢盛时，必然随之有制约，以防止亢而为害。即在相生中有克制，在克制中求发展。具体地说，即木生火，火生土，而木又克土；火生土，土生金，而火又克金；土生金，金生水，而土又克水；金生水，水生木，而金又克木；水生木，木生火，而水又克火。如此循环往复。

（二）五行生克异常

1. 五行的母子相及   五行的母子相及属于五行之间相生关系异常的变化，包括母病及子和子病及母两种情况。

（1）母病及子   是指五行中的某一行异常，累及其子行，导致母子两行皆异常。母病及子的一般规律：母行虚弱，引起子行亦不足，终致母子两行皆不足。例如：水生木，水为母，木为子。若水不足，不能生木，导致木亦虚弱，终致水竭木枯，母子俱衰。

（2）子病及母   是指五行中的某一行异常，影响其母行，终致子母两行皆异常。子病及母的一般规律有3种：一是子行亢盛，引起母行亦亢盛，结果是子母两行皆亢盛，一般称为"子病犯母"；二是子行虚弱，上累母行，引起母行亦不足，终致子母俱不足；三是子行亢盛，损伤母行，以致子盛母衰，一般称为"子盗母气"。

2. 五行相乘相侮

（1）五行相乘   五行相乘，是指五行中一行对其所胜行的过度制约或克制，又称"倍克"。五行相乘的次序与相克相同，即木乘土，土乘水，水乘火，火乘金，金乘木（图1-2）。导致五行相乘的原因有"太过"和"不及"两种情况。

"太过"导致的相乘，是指五行中的某一行过于亢盛，对其所胜行进行超过正常限度的克制，引起其所胜行的虚弱，从而导致五行之间的协调关系失常。如以木克土为例：正常情况下，木能克土，土为木之所胜。若木气过于亢盛，对土克制太过，可致土的不足。这种由于木的亢盛而引起的相乘，称为"木旺乘土"。

"不及"所致的相乘，是指五行中某一行过于虚弱，难以抵御其所不胜行正常限度的克制，

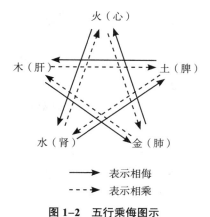

火（心）

木（肝）   土（脾）

水（肾）   金（肺）

——→ 表示相侮
- - -→ 表示相乘

图 1-2 五行乘侮图示

使其本身更显虚弱。仍以木克土为例：正常情况下，木能制约土，若土气不足，木虽然处于正常水平，土仍难以承受木的克制，因而造成木乘虚侵袭，使土更加虚弱。这种由于土的不足而引起的相乘，称为"土虚木乘"。

相乘与相克虽然在次序上相同，但本质上是有区别的。相克是正常情况下五行之间的制约关系，相乘则是五行之间的异常制约现象。在人体，相克表示生理现象，相乘表示病理变化。

（2）五行相侮 五行相侮，是指五行中一行对其所不胜行的反向制约和克制，又称"反克"。

五行相侮的次序：木侮金，金侮火，火侮水，水侮土，土侮木（图 1-2）。导致五行相侮的原因，亦有"太过"和"不及"两种情况。

"太过"所致的相侮，是指五行中的某一行过于强盛，使原来克制它的一行不仅不能克制，反而受到其反向克制。例如木气过于亢盛，其所不胜行金不仅不能克木，反而受到木的欺侮，出现"木反侮金"的逆向克制现象，这种现象称为"木亢侮金"。

不及所致的相侮，是指五行中某一行过于虚弱，不仅不能制约其所胜的一行，反而受到其所胜行的"反克"。如正常情况下，金克木，木克土，但当木过度虚弱时，则不仅金来乘木，而且土也会因木的衰弱而"反克"之。这种现象，称为"木虚土侮"。

五行的相乘和相侮，都是不正常的相克现象，两者之间既有区别又有联系。相乘与相侮的主要区别：前者是按五行的相克次序发生的过度克制，后者是与五行相克次序发生相反方向的克制现象。两者之间的联系：在发生相乘时，也可同时发生相侮；发生相侮时，也可同时发生相乘。例如：木过强时，木既可以乘土，又可以侮金；金虚时，既可受到木侮，又可受到火乘。因而相乘与相侮之间存在着密切的联系。

三、五行学说在中医学中的应用

五行学说在中医学中的应用，主要是以五行的特性来分析归纳人体脏腑、经络、形体、官窍等组织器官和精神情志等各种功能活动，并以五行的生克制化规律来分析五脏之间的生理联系，以五行的生克异常规律来阐释五脏病变的相互影响，指导疾病的诊断和防治。

（一）说明五脏的生理特性及其关系

五行学说在生理方面的应用，主要包括以五行特性类比五脏的生理特点、构建天人一体的五脏系统、以生克制化说明五脏之间的生理联系等几个方面。

1. 说明五脏的生理特点 五行学说将人体的五脏分别归属于五行，并以五行的特性来说明五脏的生理功能。如木有生长、升发、舒畅、条达的特性，肝喜条达而恶抑郁，有疏通气血、调畅情志的功能，故以肝属木。水具有滋润、下行、闭藏的特性，肾有藏精、主水功能，故以肾属水。

2. 构建天人一体的五脏系统 五行学说还以五脏为中心，推演络绎整个人体的各种组织结构与功能，将人体的形体、官窍、精神、情志等分归于五脏，构建以五脏为中心的生理病理系统。同时又将自然界的五方、五气、五色、五味等与人体的五脏联系起来，建立了以五脏为中心的天人一体的五脏系统，将人体内外环境联结成一个密切联系的整体（表 1-1）。

3. 说明五脏之间的生理联系 五脏的功能活动是互相联系的。五行学说运用五行生克制化理论来说明脏腑生理功能的内在联系。

（1）以五行相生说明五脏之间的资生关系 肝生心即木生火，如肝藏血以济心，肝之疏泄以助心行血；肾生肝即水生木，如肾藏精以滋养肝血，肾阴资助肝阴以防肝阳上亢。

（2）以五行相克说明五脏之间的制约关系 肾制约心即水克火，如肾水上济于心，可以防止心火之亢烈；肝制约脾即木克土，如肝气条达，可疏泄脾气之壅滞。

（3）以五行制化说明五脏之间的协调平衡 五脏之间的生克制化，说明每一脏在功能上因有他脏的资助而不至于虚损，又因有他脏的制约和克制而不至于过亢；本脏之气太盛，则有他脏之气制约；本脏之气虚损，又可由他脏之气补之。如脾（土）之气，其虚则有心（火）生之，其亢则有肝（木）克之；肺（金）气不足，脾（土）可生之；肾（水）气过亢，脾（土）可克之。这种制化关系把五脏紧紧联系成一个整体，从而保证了人体内环境的统一。

（二）说明五脏病变的相互影响

五行学说，可以说明在病理情况下脏腑间的相互影响。某脏有病可以传至他脏，他脏疾病也可以传至本脏。

1. 相生关系的传变 包括"母病及子"和"子病及母"两个方面。

母病及子，即母脏之病传及子脏。如肾属水，肝属木，水能生木，故肾为母脏，肝为子脏。肾病及肝，即母病及子。如肾精不足不能资助肝血而致的肝肾精血亏虚证，肾阴不足不能涵养肝木而致的肝阳上亢证。母病及子，多见母脏不足累及子脏亏虚的母子两脏皆虚的病证。

子病及母，是指疾病的传变，从子脏传及母脏。如肝属木，心属火，木能生火。心病及肝，即子病及母。如心血不足累及肝血亏虚而致的心肝血虚证，因心火旺盛引动肝火而形成心肝火旺证，皆属子病及母。子病及母，既有子脏虚引起母脏也虚的虚证，也有子脏盛导致母脏也盛的实证。另外还有子脏盛导致母脏虚的虚实夹杂病变，即所谓"子盗母气"。如肝火亢盛，下劫肾阴，以致肾阴亏虚。

2. 相克关系的传变 包括"相乘"和"相侮"两个方面。

引起五脏相乘的原因有二：一是某脏过盛，而致其所胜之脏受到过分克伐；二是某脏过弱，不能耐受其所不胜之脏的正常克制，从而出现相对克伐太过。如肝气郁结或肝气上逆，影响脾胃的运化功能而出现胸胁苦满、脘腹胀痛、泛酸、泄泻等表现时，称为"木旺乘土"。反之，先有脾胃虚弱，不能耐受肝气的克伐，而出现头晕乏力、纳呆嗳气、胸胁胀满、腹痛泄泻等表现时，称为"土虚木乘"。

形成五脏相侮亦有两种情况，即太过相侮和不及相侮。太过相侮，是指由于某脏过于亢盛，导致其所不胜之脏无力克制而反被克的病理现象。例如：肺金本能克制肝木，由于暴怒而致肝火亢盛，肺金不仅无力制约肝木，反遭肝火反向克制，而出现急躁易怒、面红目赤，甚则咳逆上气、咯血等肝木反侮肺金的症状，称为"木火刑金"。不及相侮，是指由于某脏虚损，导致其所胜之脏出现反克的病理现象。如脾土虚衰不能制约肾水，出现全身水肿，称为"土虚水侮"。

（三）指导疾病的诊断

人体是一个有机整体，当内脏有病时，其功能活动及其相互关系的异常变化，可以反映到体表相应的组织器官，出现色泽、声音、形态、脉象等诸方面的异常变化，即所谓"有诸内者，必形诸外"（《孟子·告子下》）。五行学说将人体五脏与自然界的五色、五音、五味等都做了相应联系，构成了天人一体的五脏系统，因而观察分析望、闻、问、切四诊所搜集的外在表现，依据事物属性的五行归类和五行生克乘侮规律，可确定五脏病变的部位，推断病情进展和判断疾病的预后，即所谓"视其外应，以知其内脏"（《灵枢·本脏》）。

1. 确定五脏病变部位 五行学说以事物五行属性归类和生克乘侮规律确定五脏病变的部位。如面见青色，喜食酸味，脉见弦象，可以诊断为肝病；面见赤色，口味苦，脉象洪，是心火亢盛之病。若脾虚患者，而面见青色，为木来乘土，是肝气犯脾；心脏病患者，而面见黑色，为水来乘火，多见于肾水上凌于心等。

2. 推断病情的轻重顺逆 根据"主色"和"客色"的变化，以五行的生克关系为基础，可以推测病情的顺逆。"主色"是指五脏的本色，"客色"为应时之色。"主色"胜"客色"，其病为逆；反之，"客色"胜"主色"，其病为顺。

五行学说还将色诊和脉诊结合起来，即色脉合参，结合五行生克规律来推断疾病的预后。如肝病色青而见弦脉，色脉相符；如果不得弦脉而反见浮脉，则属相胜之脉，即克色之脉，为逆，预后不佳；若得沉脉，则属相生之脉，即生色之脉，为顺，预后较好。

（四）确定治则和治法

五行学说以五行相生相克规律来确定治则和治法。

1. 依据五行相生规律确定治则和治法 临床上运用五行相生规律来治疗疾病，其基本治疗原则是补母和泻子，即"虚则补其母，实则泻其子"（《难经·六十九难》）。

补母，指一脏之虚证，可以依据五行相生的次序，补益其"母脏"，通过"相生"作用而促其恢复。补母适用于母子关系失调的虚证。如肝血不足，可以用补肾益精的方法，通过"水生木"的作用促使肝血的恢复。

泻子，指一脏之实证，可以依据五行相生的次序，泻其"子脏"，通过"气舍于其所生"的机理，以泻除其"母脏"的亢盛之气。泻子适用于母子关系失调的实证。如肝火炽盛，可用清泻心火的方法，通过"心受气于肝""肝气舍于心"的机理，以消除亢盛的肝火。

依据五行相生规律确定的治法，常用的有 4 种。

滋水涵木法：是滋肾阴以养肝阴的治法，又称滋肾养肝法、滋补肝肾法。适用于肾阴亏损而肝阴不足，或肝阳上亢之证。

益火补土法：是温肾阳以补脾阳的治法，又称温肾健脾法、温补脾肾法。适用于肾阳衰微而致脾阳不振之证。按五行生克次序来说，心属火，脾属土，火不生土应当是心火不生脾土，而益火补土应当是温心阳以暖脾土。但自命门学说兴起以来，多认为命门之火具有温煦脾土的作用。因此，目前临床上多将"益火补土"法用于肾阳（命门之火）衰微而致脾失健运之证，而少指心火与脾阳的关系。

培土生金法：是健脾生气以补益肺气的治法。主要用于脾气虚衰，生气无源，以致肺气虚弱之证。若肺气虚衰，兼见脾运不健者，亦可应用。

金水相生法：是滋养肺肾之阴的治法，亦称滋养肺肾法。主要用于肺阴亏虚，不能滋养肾阴，或肾阴亏虚，不能滋养肺阴的肺肾阴虚证。

2. 依据五行相克规律确定治则和治法 临床上运用五行相克规律来治疗疾病，其基本治疗原则是抑强扶弱。

抑强，适用于相克太过引起的相乘和相侮病证。如"木旺乘土"，治疗应以疏肝平肝为主，"土壅木郁"，治疗应以运脾祛邪除湿为主。抑其强者，则其弱者功能自然易于恢复。

扶弱，适用于相克不及引起的相乘和相侮病证。如"土虚木乘"，治疗应以健脾益气为主；"土虚水侮"，治疗应以健脾为主。扶助弱者，加强其力量，可以恢复脏腑的正常功能。

依据五行相克规律确定的治法，常用的有 4 种。

抑木扶土法：是疏肝健脾或平肝和胃以治疗肝脾不调或肝胃不和病证的治法，又称疏肝健脾法、调理肝脾法（或平肝和胃法）。适用于木旺乘土或土虚木乘之证。

培土制水法：是健脾利水以治疗水湿停聚病证的治法。适用于脾虚不运，水湿泛滥而致水肿胀满之证。

佐金平木法：是滋肺阴清肝火以治疗肝火犯肺病证的治法，也可称为滋肺清肝法。适用于肺阴不足，右降不及的肝火犯肺证。

泻南补北法：是泻心火、补肾水以治疗心肾不交病证的治法，又称为泻火补水法、滋阴降火法。适用于肾阴不足，心火偏旺，水火不济，心肾不交之证。若由于心火独亢于上，不能下交于肾，则应以泻心火为主；若因肾水不足，不能上奉于心，则应以滋肾水为主。

复习思考题：

1. 何谓阴阳学说？其基本观点是什么？
2. 如何运用阴阳学说指导中医诊断疾病？
3. 如何运用阴阳学说确定治疗原则？
4. 何谓五行学说？五行学说的基本内容包括哪些？
5. 五行各自的特性是什么？
6. 何谓"五行制化"？其规律如何？
7. 如何运用五行生克理论指导控制疾病的传变？
8. 如何运用五行学说指导确定治则治法？

第二章
中医学的生理观

扫一扫，查阅本章数字资源，含PPT、音视频、图片等

中医学认为，人体是一个有机的整体，以五脏为中心，结合六腑、奇恒之腑，以精气血津液为物质基础，通过经络沟通形体官窍，从而构成五个功能活动系统，个体生理的特殊性则反映为体质。人体各系统之间相互联系，相互影响，并受自然界四时阴阳的影响，从而维持正常的生命活动。

第一节 藏 象

藏指隐藏于体内的内脏；象即征象、形象、比象。象包括两层含义：一是指脏腑生理病理表现于外的征象；二是指五脏与自然环境的事物与现象类比获得的比象。藏象，指藏于体内的内脏及其表现于外的生理病理征象及与自然界相通应的事物和现象。"藏"是"象"的内在本质，"象"是"藏"的外在反映，藏象一词体现了中医学"以象测藏"的认识方法。

藏象学说是中医基础理论的核心，是以脏腑的形态和生理病理为研究目标的中医基础理论。藏象学说的形成源于以下四个方面：一是古代解剖学的认识。如《黄帝内经》记载了骨骼和脉的长度，《难经》详细论述了脏腑的形态、重量、容量、色泽等。二是长期生活实践的观察。古人采用"有诸内者，必形诸外"及"取象比类"等思维方法来认识脏腑功能。三是古代哲学思想的渗透。如精气学说对脏腑精气理论的形成有重要影响；阴阳学说阐明脏腑的阴阳属性及五脏气血阴阳之间的关系；五行学说以"天人相应"的思想把五行与自然界、脏腑有机联系为一个整体。四是医疗实践经验的积累。古人通过临床疗效反证脏腑的生理病理。如从杜仲、续断等补肾药能加速骨折愈合现象而认为肾主骨等。

藏象学说的基础是脏腑，脏腑是人体内脏的总称。中医学依据脏腑的生理功能和形态结构特点，将脏腑分为五脏、六腑、奇恒之腑三类。五脏，即心、肺、脾、肝、肾；六腑，即胆、胃、小肠、大肠、膀胱、三焦；奇恒之腑，即脑、髓、骨、脉、胆、女子胞。

五脏在形态上多属于实体性内脏，其共同的生理功能是"藏精气"，即化生和贮藏精、气、血、津液等精微物质。五脏的功能特点可概括为"藏而不泻""满而不实"，即五脏的精气以藏为主，不宜外泻；所藏精气盈满而不能壅滞，五脏亦不能被有形水谷充实。六腑在形态上多属于管腔性内脏，其共同的生理功能是受纳、传化水谷。六腑的功能特点可概括为"泻而不藏""实而不满"，即六腑传化水谷，常有水谷充实，水谷必须从上而下不断传导变化，而不能塞满。奇恒之腑在形态上多属于管腔性内脏，与六腑类似；而在功能上又主"藏精气"，与五脏相似。因其与五脏、六腑均有区别，故称奇恒之腑。

藏象学说的特点是以五脏为中心的整体观。一脏一腑互为表里，有经络相互络属；五脏与形

体、官窍、精神情志等各有特定联系；五脏之间在功能上相互资生、相互制约，脏腑与自然、社会环境密切相关，从而维持机体内外环境的相对稳定。

由于中医"以象测脏"的认识方式决定了中医"藏"不仅仅是解剖学概念，而是关于内脏位置形态、生理功能、病理变化、脏腑间关系、脏腑与外在环境统一的综合概念。中医某一脏腑功能可涉及西医多个脏器的功能；而西医某一脏器功能又常分散在中医几个脏腑功能中。因此，中医的"藏"和西医同名脏器不能等同。

一、五脏

五脏，即心、肺、脾、肝、肾的合称。在经络学说中，心包络也作为脏，故有六脏之称。五脏共同的生理功能是化生和贮藏精气。五脏具有各自的生理特性和功能，与密切相关的形、窍、志、液、时，形成五大系统，在功能上相互配合，以心为主宰，形成一个协调统一的整体。

（一）心

心位于胸腔之中，膈膜之上，外有心包卫护。心在五行属火，具有主宰生命活动的作用，被称为"君主之官""五脏六腑之大主"。手少阴心经与手太阳小肠经相互属络，故心与小肠相表里。

1. 生理功能

（1）心主血脉　主，主持，主管；血，血液；脉，脉道，又称"血之府"，是血液运行的通道。心主血脉是指心气具有推动血液在脉道中运行不息的作用。心主血脉包括心主血和心主脉两个方面。

①心主血：其内涵有二：一是指心具有行血的作用，即心气推动和调控血液运行，输送营养物质于全身各脏腑形体官窍的作用。二是指心生血的作用，即"奉心化赤"。血液的化生源自饮食水谷，但离不开心的气化作用。饮食水谷首先经脾胃之气的运化，化为水谷之精，水谷之精再化为营气和津液，营气和津液入脉，经心火（心阳）的作用，化为赤色血液。

②心主脉：指心气推动和调控心脏的搏动，维持脉道通利的作用。

血液在脉中正常运行，必须以心气充沛、血液充盈、脉道通利为基本条件，其中心气充沛又起着主导作用。

心主血脉功能正常与否常反映在面色、脉象、舌象、胸部感觉等方面。心主血脉功能正常，则面色红润光泽、脉象和缓有力、节律均匀、舌色淡红荣润、胸部感觉正常；若心气不足，可见面色无华、舌质色淡、脉虚无力、心悸胸闷等；若心血亏虚，则面色苍白、舌质淡白、脉象细弱、心悸怔忡等；若心脉痹阻，则见面舌青紫、脉细涩或结代、心前区憋闷疼痛等。

（2）心藏神　又称心主神明或心主神志，是指心有统帅全身脏腑、经络、形体、官窍的生理活动和主司精神、意识、思维、情志等心理活动的功能。

神，包括广义之神和狭义之神。广义之神，是整个人体生命活动的主宰和总体表现；狭义之神，是指人的精神、意识、思维、情感活动及性格倾向等。

心藏神的作用表现在两个方面：其一，心主宰和调节脏腑组织的生理功能。神能驭气控精，五脏之精化为五脏之气调控五脏的功能。因此，心神通过驾驭协调各脏腑之气从而调控各脏腑功能，且心有生血和行血功能，人的神志活动离不开血气的充养。只有心主血脉功能正常，脏腑、形体、官窍才能发挥正常功能。其二，心主宰精神、意识、思维及情志活动。中医学认为，精神、意识、思维及情志活动五脏各有所属，即"心藏神，肺藏魄，肝藏魂，脾藏意，肾藏志"，但统归心主宰。《灵枢·本神》曰："所以任物者谓之心。"心是接受外界客观事物并做出反应，进行心理、意识和思维活动的内脏。人的精神、意识、思维及情志活动必须在"心神"的主导下，由五脏协作共同完成。

心藏神的功能正常与否，主要表现在人的精神状态、意识、记忆、思维反应等方面。若心藏神的功能正常，则精神振奋、意识清晰、记忆力强、思维敏捷；反之，则精神萎靡、意识不清，或神识模糊、反应迟钝、健忘等。

心的主血脉与藏神功能是密切相关的。血是神志活动的物质基础之一。心血充足则能化神养神而使心神灵敏不惑，而心神清明则能驭气以调控心血的运行，濡养全身脏腑形体官窍及心脉自身。

2. 生理特性

（1）心为阳脏　心位于胸中，在五行属火，为阳中之阳，故称阳脏，又称"火脏"。说明心以阳气为用，心阳有推动心脏搏动，温通全身血脉，兴奋精神，以使生机不息的作用。

（2）心主通明　是指心脉以通畅为本，心神以清明为要。心脉畅通，心神清明，需心阳的温煦、推动作用和心阴的凉润、宁静作用。心阳与心阴作用协调，脉道舒缩有度，血行通畅；心神清明，无亢奋抑郁。

3. 与形、窍、志、液、时的联系

（1）心在体合脉，其华在面　指全身的血脉统属于心，由心主司；心脏精气的盛衰，可从面部的色泽表现出来。华，指荣华，光彩。头面部血脉极其丰富，全身血气皆上注于面。心气旺盛，血脉充盈，则面部红润光泽。心气不足，可见面白无华；心血亏虚，则面色苍白或萎黄；心脉痹阻，则面色青紫；心火亢盛，则面色红赤；心阳暴脱，可见面色苍白、冷汗淋漓。

（2）心在窍为舌　指心之精气盛衰及其功能常变可从舌的变化得以反映。心经别络上系舌本。舌体血管丰富，外无表皮覆盖，舌色能灵敏地反映心主血脉功能；舌司味觉及语言表达功能，亦与心主血脉及心藏神功能密切相关。心的功能正常，则舌体红活荣润、柔软灵活，味觉灵敏，语言流利。若心血不足，则舌淡瘦薄；心火上炎，则舌红生疮；心血瘀阻，则舌质紫暗，或有瘀斑；若心神失常，可见舌强、语謇，甚或失语等。

（3）心在志为喜　指心的生理功能与喜志有关。喜乐愉悦有益于心主血脉的功能，但喜乐过度可使心神受伤。心主神志功能又有太过和不及的变化，精神亢奋可使人喜笑不休，精神萎靡可使人易于悲哀。

（4）心在液为汗　指汗液的生成、排泄与心关系密切。汗是津液通过阳气的蒸化后，经汗孔排于体表的液体。心主血脉，血由津液和营气所组成，血液与津液同源互化，血液中的水液渗出脉外则为津液，津液通过阳气的蒸化后从玄府排出，即为汗液。故有"血汗同源""汗为心之液"之说。

（5）心与夏气相通应　自然界夏季以炎热为主，心为火脏而阳气最盛，同气相求，故夏季与心相应。心之阳气在夏季最旺盛。心阳虚衰患者，病情往往在夏季缓解，而阴虚阳盛之体的心脏病和情志病，夏季病情往往加重。

附：心包络

心包络，简称心包，又称"膻中"，是心脏外面的包膜。在经络学说中，手厥阴心包经与手少阳三焦经相表里，所以心包络属于脏。心包络具有保护心脏的功能。古人认为，心为人身之君主，不得受邪，当外邪侵犯心脏时，则心包络当先受病，故心包有"代心受邪"的作用。如温病学说中，外感热病出现神昏、谵语等症，称为"热入心包"。

（二）肺

肺位于胸腔，左右各一，在人体中位置最高，连于气管，上通喉咙。肺在五行属金，有"华盖""娇脏""相傅之官"之称，手太阴肺经与手阳明大肠经相互属络，故肺与大肠相表里。

1. 生理功能

（1）**肺主气，司呼吸** 肺主气包括主呼吸之气和主一身之气两个方面。

①肺主呼吸之气，指肺是气体交换的场所。通过肺的呼吸作用，不断吸进清气，排出浊气，实现体内外气体交换。肺主呼吸的功能，有赖于肺气的宣发与肃降运动。宣发是向上升宣和向外布散。肺气宣发，浊气得以呼出；肃降是向内向下清肃通降。肺气肃降，清气得以吸入。肺气宣发肃降作用协调有序，则呼吸均匀通畅；肺失宣发或肃降，可出现胸闷、咳喘等症。

②肺主一身之气，指肺主司一身之气的生成和运行。肺主一身之气的生成，体现于宗气的生成。宗气是一身之气的重要组成部分，由肺吸入的自然界清气与脾胃运化的水谷精气相结合而生成。宗气积于胸中，出息道以司呼吸，贯心脉以行气血。肺的呼吸失常，影响宗气及一身之气的生成，可出现少气、声低气怯、肢倦乏力等症。肺主一身之气的运行，体现于对全身气机的调节作用。肺的呼吸均匀通畅，人体之气升降出入运动协调。肺的呼吸失常，则一身之气升降出入运动失调。

（2）**肺主行水** 指肺气的宣发肃降作用推动和调节全身水液的输布和排泄，亦称"通调水道"。由于肺为华盖，在脏腑位置最高，参与调节体内水液代谢，故称"肺为水之上源"。

肺主行水的作用包括两个方面：一是通过肺气的宣发作用，将脾气转输至肺的水液和水谷之精中的较轻清部分，向上向外布散，上至头面诸窍，外达全身皮毛肌腠以濡润之，并将代谢后的废液化为汗液排出。二是通过肺气的肃降作用，将脾气转输至肺的水液和水谷精微中的较稠厚部分，向内向下输送到体内脏腑组织以濡润之，并将脏腑代谢所产生的浊液下输至肾，经肾和膀胱的气化作用，生成尿液排出体外。

若肺的宣发肃降失常，可出现汗液排泄失常、小便不利、痰饮、水肿等水液输布失常的病证。临床上对这类病证可用"宣肺利水"和"降气利水"的方法治疗，其中宣肺利水法被古人形象地喻为"提壶揭盖"。

（3）**肺朝百脉，主治节** 朝，朝向、汇聚。百脉，泛指全身血脉。肺朝百脉指全身的血液通过百脉流经于肺，经肺的呼吸，进行体内外清浊之气的交换，再通过肺气的宣降作用，将富有清气的血液通过百脉输送全身。

心气是血液运行的基本动力。血液的运行还有赖于肺气的推动和调节，肺通过呼吸运动，调节全身气机，促进血液运行，即肺气具有助心行血的作用。宗气又有"贯心脉"以推动血行的作用。因此，肺气充沛，宗气旺盛，血运正常。若肺气虚弱或壅塞，不能助心行血，可出现心悸胸闷、唇青舌紫等症。

治，治理；节，调节。肺主治节，指肺气具有治理调节肺之呼吸及全身之气、血、水的作用。肺的治节作用主要表现在四个方面：一是治理调节呼吸运动。肺气的宣发肃降作用协调，维持呼吸的通畅均匀。二是调理全身气机。通过呼吸运动，调节一身之气的升降出入。三是治理调节血液的运行。通过肺朝百脉，助心行血。四是治理调节水液代谢。通过肺气的宣发肃降，调节全身水液的输布与排泄。肺主治节，是对肺生理功能的高度概括。

2. 生理特性

（1）肺为华盖 "华盖"，原指古代帝王的车盖。因肺在五脏六腑位置最高，覆盖诸脏，故肺有"华盖"之称；且肺能宣发卫气于体表，具有保护诸脏免受外邪侵袭的作用故又被称为"脏之长"。

（2）肺为娇脏 是对肺的生理病理特征的概括。生理上，肺脏清虚而娇嫩。肺体清虚，吸之则满，呼之则虚；肺叶娇嫩，不耐寒热燥湿诸邪。病理上，外感六淫之邪从皮毛或口鼻而入，常易犯肺而为病；其他脏腑病变，亦常累及于肺。

（3）肺主宣发肃降 肺主宣发，指肺气具有向上升宣和向外布散的作用。肺主肃降，指肺气具有向内向下清肃通降的作用。肺的所有生理功能都是通过肺气的宣降运动来实现的。

肺气的宣发作用主要体现在：一是呼出体内浊气；二是将脾所转输的津液和部分水谷精微上输头面诸窍，外达皮毛肌腠；三是宣发卫气于皮毛肌腠，发挥温分肉、司开阖及防御外邪侵袭的作用，并将代谢后的津液化为汗液，调控其排泄。肺失宣发，可见呼吸不畅、胸闷、喘咳、鼻塞、无汗等症。

肺气的肃降作用主要体现在：一是吸入自然界之清气，下纳于肾；二是将脾转输至肺的津液及部分水谷精微向下向内布散于其他脏腑以濡润之，将脏腑代谢后产生的浊液下输于肾和膀胱，生成尿液排出体外；三是肃清呼吸道的异物，保持呼吸道的洁净通畅。若肺失肃降，则可出现呼吸短促、咳喘痰多、水肿尿少等症。

肺气的宣发和肃降，相互制约，相互为用。宣发与肃降协调，则呼吸均匀通畅，水液输布代谢正常。宣发与肃降失调，则见呼吸异常和水液代谢障碍。

3. 与形、窍、志、液、时的联系

（1）肺在体合皮，其华在毛 指肺与皮毛之间具有相互为用的关系。皮毛，包括皮肤、汗腺、毫毛等组织。

肺对皮毛的作用：一是肺气宣散卫气于皮毛，发挥卫气的温分肉、司开阖及防御外邪侵袭的作用；二是肺气输精于皮毛，将津液和部分水谷之精向上向外布散于皮毛肌腠以滋养之。若肺精、肺气虚，可出现自汗或易感冒，皮毛枯槁不泽。

皮毛对肺的作用：一是皮毛能宣散肺气，调节呼吸。汗孔又称"玄府""气门"，是排泄汗液的孔道，也是随肺的宣发肃降而进行体内外气体交换的部位。二是皮毛受邪，可内合于肺。

（2）肺在窍为鼻 鼻为呼吸之气出入的通道，肺通过鼻与自然界相贯通，肺的生理和病理状况，可由鼻反映出来，故称鼻为肺之窍。鼻的通气和嗅觉功能，依赖肺气的宣发作用。肺气宣畅，则鼻窍通利，呼吸调匀，嗅觉灵敏；肺失宣发，则鼻塞不通，呼吸不利，嗅觉失灵。

（3）肺在志为忧（悲） 指肺的生理功能与悲忧情志有关。忧，指对未来事情的担忧；悲，指对过去事情的悲伤。过度悲忧最易损伤肺精、肺气，或导致肺气的宣降运动失常，可见胸闷、呼吸气短、意志消沉、少气懒言等症。反之，肺精气虚衰或肺气宣降失常时，机体对非良性刺激的耐受能力下降，易产生悲忧的情绪变化。

（4）肺在液为涕 指鼻涕多少可反映肺的生理病理状态。涕，即鼻涕，具有润泽鼻窍的作用。鼻涕由肺精所化，由肺气的宣发作用布散于鼻窍。正常情况下，鼻涕润泽鼻窍而不外流。若寒邪袭肺，肺气失宣，则鼻流清涕；肺热壅盛，可见喘咳、流涕黄浊；燥邪犯肺，则涕少鼻干。

（5）肺与秋气相通应 秋季，暑去而凉生，草木皆润；人体之肺气清肃下降，同气相求，应秋而旺。肺与秋同属五行之金，人气亦当顺应秋气而渐收。因此，治疗肺病时，秋季不可过分发散肺气，而应顺其敛降之性。秋季多燥，而肺喜润恶燥，若秋燥太过，损伤肺津，常见干咳无痰、口鼻干燥、皮肤干裂等症。

（三）脾

脾位于中焦，在膈之下，上腹部。脾在五行属土，有"仓廪之官""后天之本""气血生化之源"之称。足太阴脾经与足阳明胃经相互属络，故脾与胃相表里。

1. 生理功能

（1）脾主运化　运，转运输送；化，消化吸收。脾主运化指脾具有把饮食水谷转化为水谷精微和津液，并将其吸收、转输到全身的生理功能。包括运化谷食和运化水液两方面。

①运化谷食：指脾气具有促进食物的消化和吸收并转输水谷精微的功能。食物在脾气的推动、激发下，经胃的受纳腐熟，初步消化变为食糜，再经脾气的作用，进一步被小肠消化成水谷精微和糟粕，其中水谷精微经脾气的激发作用由小肠吸收，再由脾气的转输作用输送到肺，经肺的宣发肃降，化为精气血津液以营养全身。由于水谷是人出生后维持生命活动所需要营养物质的主要来源，也是生成气血的主要物质基础，而水谷的消化和水谷精微的吸收、转输都由脾所主，故称脾为"后天之本""气血生化之源"。若脾气健运，则为化生精气血津液等提供充足的养料以充养全身。若脾失健运，则影响食物的消化和水谷精微的吸收，出现食少、腹胀、便溏，以及倦怠、消瘦等症。

②运化水液：指脾气具有吸收、转输水精，调节水液代谢的功能。脾在运化水谷、转输精微的同时，也将其中的液体化为津液，转输至肺，再经肺的宣发肃降输布到全身，多余水液则转输至肺肾，经肺肾的气化作用，化为汗、尿，排出体外。肺为水之上源，肾为水之下源，而脾居中焦，为水液升降输布的枢纽。通过脾的作用，一方面化生津液，转输全身，滋润脏腑组织；另一方面，转输水液，升清降浊，防止水液停聚，从而维持水液代谢的平衡。若脾气运化水液的功能失常，可导致水液在体内停聚而产生水湿痰饮等病理产物。故《素问·至真要大论》说："诸湿肿满，皆属于脾。"

（2）脾主统血　指脾具有统摄、控制血液在脉中正常运行而不溢出脉外的功能。脾统血是气固摄作用的体现，也与脾的运化功能有关。脾为气血生化之源，脾气健运，气生有源，固摄作用健全，血行于脉中。若脾失健运，气生无源，固摄功能减退，则导致出血。由于脾气主升，并与肌肉有密切的关系，所以习惯把下部和肌肉皮下出血，如便血、尿血、崩漏及肌衄等，称为脾不统血。脾不统血往往可见出血色淡、质稀并有脾气虚见症。

2. 生理特性

（1）脾气主升　是指脾气的运动特点以上升为主，表现在升清和升举内脏两方面。

一是升清。"清"指水谷精微等营养物质。脾主升清指脾气上升，把水谷精微和水液上输于心、肺等脏，化生气血，以营养全身。脾气升清作用是脾气运化功能的表现形式。脾主升清与胃主降浊相对而言，二者相互为用。若脾气虚而不能升清，浊气亦不得下降，则上不得精气之滋养而见头目眩晕、精神疲惫，中有浊气停滞而见腹胀满闷，下有精气下流而见便溏、泄泻。

二是升举内脏。指脾气上升，具有维持内脏位置的相对稳定，防止其下垂的作用。若脾气虚弱，无力升举，反而下陷，可致某些内脏下垂，如胃下垂、肾下垂、子宫脱垂、脱肛等。

（2）喜燥恶湿　脾主运化水液，脾气健运，水液得以正常输布，无水湿痰饮等病理产物停聚之患，故脾喜燥恶湿。脾气干燥而不为水湿所困，是脾气健运的前提。若脾失健运，运化水液的功能障碍，则水湿痰饮内生；外湿侵袭，也易困脾，造成脾失健运。

3. 与形、窍、志、液、时的联系

（1）脾在体合肉，主四肢　指脾气的运化功能与肌肉、四肢的壮实及其功能发挥之间有密切联系，脾胃为气血生化之源，人体的肌肉、四肢有赖于脾胃运化的水谷精微及津液的滋润营养。若脾气健运，则肌肉丰满健壮、四肢轻劲有力；若脾失健运，可见肌肉瘦削、四肢倦怠无力，甚至痿废不用。

（2）脾在窍为口，其华在唇　脾在窍为口，指人的食欲、口味与脾的运化功能密切相关。脾气健旺，则食欲旺盛，口味正常；若脾失健运，湿浊内生，则见食欲不振，口味异常，如口淡乏味、口腻、口甜等。

脾之华在唇，指口唇的色泽可以反映脾气功能的盛衰。脾气健旺，气血充足，则口唇红润光泽；脾失健运，则气血衰少，口唇淡白不泽。

（3）脾在志为思　指脾的生理功能与思志相关。思虑过度，或所思不遂，最易影响脾气的运化，使脾胃之气结滞，脾气不能升清，胃气不能降浊，因而出现不思饮食、脘腹胀闷、头目眩晕等症。

（4）脾在液为涎　指涎液的分泌及病变与脾的功能关系密切。涎为唾液中较清稀的部分，又称"口水"，由脾精、脾气化生并转输布散，具有保护和润泽口腔、助脾运化的作用。正常情况下，涎液化生适量而不溢于口外。若脾胃不和，或脾气不摄，涎液化生增多，可见口涎自出。若脾精不足，或脾气推动激发功能减退，则涎液分泌量少，出现口干舌燥。

（5）脾与长夏之气相通应　长夏之季，气候炎热，雨水较多，湿为热蒸，酝酿生化，万物华实，合于土生万物之象。人体脾主运化，化生精气血津液，类于"土爰稼穑"之理，故脾与长夏同气相求而相通应。若长夏湿气太过，反困其脾，使脾运不展。故至夏秋之交，脾弱者易为湿伤而患湿病。

（四）肝

肝位于腹腔，横膈之下，右胁之内。肝在五行属木，其气主升主动，被称为"刚脏""将军之官"。足厥阴肝经与足少阳胆经相互属络，故肝与胆相表里。

1. 生理功能

（1）肝主疏泄　疏，疏通；泄，发泄、升发。肝主疏泄指肝具有保持全身气机疏通畅达，通而不滞，散而不郁的作用。

肝主疏泄的中心环节是调畅气机。肝气疏通、畅达全身气机，使脏腑经络之气的运行通畅无阻，升降出入运动协调平衡，从而维持了全身脏腑、经络、形体、官窍等功能活动的有序进行。肝气主升、主动的生理特性是全身气机疏通畅达的重要因素。肝气疏泄功能正常，则气机调畅，气血和调，经络通利，机体功能活动正常。肝气疏泄功能失常，称肝失疏泄，包括两方面：一是疏泄不及，常因抑郁伤肝，肝气不舒，形成气机郁结的病理变化，称"肝气郁结"，症见闷闷不乐、悲忧欲哭、胸胁，以及肝经循行所过的两乳或少腹等处胀痛不舒等。二是疏泄太过，常因暴怒伤肝，或气郁日久化火，导致肝气亢逆，升发太过，称"肝气上逆"，症见急躁易怒、失眠头痛、面红目赤、胸胁乳房走窜胀痛，或血随气逆而吐血、咯血，甚则猝然昏厥等。

肝主疏泄、调畅气机的生理功能主要表现在以下几个方面：

①促进血液与津液的运行输布：肝的疏泄功能，能调畅气机，气行则血行，血液运行畅通无阻。若肝气郁结，血液停积而为瘀血，或为癥积，或为肿块，女子可出现经行不畅、经迟、痛经、经闭等。若肝气上逆，血随气逆，出现呕血、咯血，或女子月经过多、崩漏不止等症。气能

行津，肝的疏泄作用能促进津液的输布代谢。若肝气郁结，津液输布代谢障碍，可出现水肿、痰核等病证。

②促进脾胃运化和胆汁分泌排泄：肝气疏泄，调畅气机，有助于脾胃之气的升降，从而促进脾胃的运化功能。胆汁的分泌和排泄亦受肝气疏泄功能的影响。若肝失疏泄，致脾失健运，可出现胸胁胀满、腹胀、腹痛或肠鸣腹泻等症，称为"肝脾不调"或"肝脾不和"；若影响胃的受纳和通降功能，可出现脘痞纳呆、恶心呕吐或嗳气泛酸等症，称为"肝气犯胃"或"肝胃不和"；若肝病影响胆，致胆汁分泌排泄失常，可出现胁下胀满、疼痛、口苦、纳食不化、厌油腻，甚则黄疸等症。

③调畅情志：正常的情志活动，有赖于气血的正常运行。肝主疏泄，调畅气机，促进血的正常运行，因而能使人心情舒畅。若肝疏泄功能不及，肝气郁结，可见抑郁不乐、悲忧善虑；若肝气郁而化火，或大怒伤肝，肝气上逆，可见烦躁易怒、亢奋激动。

④促进男子排精与女子排卵行经：男子精液的贮藏与排泄，女子按时行经，均是肝肾两脏闭藏与疏泄作用相互协调的结果。气机调畅是女子行经能否通畅有度的重要条件，且与女子月经来潮密切相关的冲任二脉和足厥阴肝经相通。因此，肝气疏泄功能正常，气机调畅，冲任通利，排卵行经正常；若肝失疏泄，冲任失调，气血不和，则见月经不调，经行不畅，甚或痛经、闭经、不孕。由于肝气疏泄功能对女子生殖功能尤为重要，故有"女子以肝为先天"之说。肝气疏泄功能还能促进男子精液的排泄，肝气疏泄正常，精液排泄通畅有度；肝失疏泄，则排精不畅。

（2）肝主藏血　指肝脏具有贮藏血液、调节血量和防止出血的功能。

①贮藏血液：肝藏血，有"血海"之称，其意义概括起来有三个方面：一是濡养肝及其形体官窍，使其发挥正常的生理功能。若肝血不足，可见肢体麻木、筋脉拘挛；爪甲脆薄、干枯、易于折断；两目干涩，目花或夜盲等。二是为经血生成之源。女子月经来潮，与冲脉充盛、肝血充足及肝气畅达密切相关。若肝血不足，常致月经量少，甚或闭经。三是化生和濡养肝气。肝内贮藏充足的血液，能够化生和濡养肝气，维护肝气充沛及冲和畅达，使之发挥正常的疏泄功能。若肝血不足，可致肝气虚弱，出现疏泄不及的病证。

②调节血量：肝贮藏充足的血液，可根据生理需要调节人体各部分血量的分配。当机体活动剧烈或情绪激动时，肝就把贮藏的血液向外周输布，以供机体的需要。当人体处于安静或情绪稳定时，机体外周对血液的需求量相对减少，部分血液便又归藏于肝。

③防止出血：肝为藏血之脏，具有收摄血液、防止出血的功能。若肝藏血功能失常，易导致出血，如吐血、衄血、咯血，或月经过多、崩漏等。

肝主疏泄和藏血功能是相互为用、相辅相成的。肝内贮藏充足的血液，可涵养肝气，维持肝气的冲和条达，以保证疏泄功能的正常发挥；血液藏于肝中，以及肝血输布外周，或下注冲任，形成月经，又需要在肝气疏泄作用调节下完成。

2. 生理特性

（1）肝为刚脏　指肝气主升主动，具有刚强躁急的生理特性。肝在五行属木，木性曲直，肝气喜条达而恶抑郁；肝内寄相火，主升主动。肝病常表现为肝气升动太过的病理变化，如肝气上逆、肝火上炎、肝阳上亢和肝风内动等。

肝体阴而用阳，即肝藏血，以血为体，血属阴；肝主疏泄，以气为用，气属阳。肝体阴柔，其用阳刚，阴阳和调，刚柔相济。

肝为刚脏与肺为娇脏相对而言，肝气主左升，肺气主右降，若肝气升动太过，肺气肃降不及，则出现"左升太过，右降不及"的肝火犯肺的病理变化。

（2）肝气升发 指肝具有生长升发、生机不息之性。肝在五行属木，通于春气，以春木生长升发之性而类比，肝气具有条达舒畅、升发生长的特性。肝气升发的特性决定了肝之病变以升动太过为多见，故有"肝气肝阳常有余"之说。

3. 与形、窍、志、液、时的联系

（1）肝在体合筋，其华在爪 肝在体合筋是指全身的筋膜有赖于肝血的滋养，肝血充盛，筋膜才能强韧健壮。筋，即筋膜，包括肌腱和韧带，是连接关节肌肉、主司关节运动的组织。肝血充足则筋力强健，运动灵活，能耐受疲劳，并能较快地解除疲劳，故称肝为"罢极之本"。

肝血不足，筋不得濡养，可出现手足震颤、肢体麻木、屈伸不利等症。

肝其华在爪，是指爪甲的色泽形态能反映肝的功能。爪，即爪甲，包括指甲和趾甲，为筋之延续，故称"爪为筋之余"。爪甲亦赖肝血濡养，肝血充足，则爪甲坚韧、红润光泽；若肝血不足，则爪甲痿软而薄、色泽枯槁，甚则变形、脆裂。

（2）肝在窍为目 指肝的功能可以通过眼目表现出来。目又称"精明"，五脏六腑的精气皆可上注于目，但目与肝的关系最为密切。肝的经脉上连目系，目的视物功能有赖于肝精肝血之濡养和肝气之疏泄。若肝精肝血不足，则两目干涩、视物不清、夜盲；肝经风热，则目赤痒痛；肝火上炎，则目赤肿痛；肝阳上亢，则头目眩晕；肝风内动，则两目上视或斜视。

（3）肝在志为怒 指肝的功能与怒志相关。暴怒、郁怒最易影响肝的功能。大怒、暴怒，可致肝气升发太过，气血上逆而见烦躁易怒、头胀头痛、面红目赤、呕血，甚至猝然昏倒、昏不知人；郁怒不解，则易致肝气郁结，可见心情抑郁，精血津液运行输布障碍，而生痰饮瘀血及癥瘕积聚等。反之，肝病令人善怒。若肝气亢盛，或肝血不足，阴不制阳，肝阳亢逆，则稍有刺激，即易发怒。

（4）肝在液为泪 指泪的多少与病变能够反映肝的功能。泪由肝之阴血所化，正常情况下，泪液的分泌是濡润而不外溢的。如肝血不足，泪液分泌减少，常见两目干涩；如肝经风热或肝经湿热，可见目眵增多、迎风流泪等。

（5）肝与春气相通应 春季阳气始生，在人体之肝则主疏泄，恶抑郁而喜条达，故肝与春气相通应。若素体肝气偏旺、肝阳偏亢或脾胃虚弱之人在春季易发病，可见眩晕、烦躁易怒、中风昏厥等症。

（五）肾

肾位于腰部脊柱两侧，左右各一。腰为肾之府。肾在五行属水，有"先天之本""五脏阴阳之本""封藏之本""水脏"之称。足少阴肾经与足太阳膀胱经相互属络，故肾与膀胱相表里。

1. 生理功能

（1）肾藏精 指肾具有贮存、封藏精气的生理功能，故称肾为"封藏之本"。精是构成人体和维持人体生命活动的最基本物质，是生命之源，是脏腑形体官窍功能活动的物质基础。肾精是以先天之精为基础，并赖后天之精的充养而成。先天之精，与生俱来，是来源于父母的生殖之精，也是构成胚胎的原始物质；后天之精来源于脾胃化生的水谷之精。先、后天之精相互资助，相互为用。后天之精有赖于先天之精的活力资助，才能不断化生；先天之精也须依赖后天之精的不断培育和充养，才能日渐充盛。肾所藏之精谓肾精，精能化气，肾精所化之气称肾气。肾中精气的主要生理功能有两方面：

①肾主一身之阴阳：肾所藏之精不仅能施泄到各脏腑，以精华物质本身充养各脏腑，成为各脏腑功能活动的物质基础；而且还能化生肾气，肾气推动和调控各脏腑功能活动。肾气包含肾

阴、肾阳两部分，其中具有凉润、抑制、宁静等作用的部分称为肾阴；具有温煦、推动、兴奋等作用的部分称为肾阳。肾阴又称元阴、真阴、真水、命门之水，为人体阴液的根本，对全身各脏腑组织起着凉润、抑制和调控等作用；肾阳又称元阳、真阳、真火、命门之火，为人体阳气的根本，对全身各脏腑组织起着温煦、推动和激发等作用。肾阴和肾阳为人体一身阴阳之根本，二者对全身阴阳的协调平衡起着至关重要的作用。

病理情况下，某些原因使肾阴和肾阳的动态平衡遭到破坏，可形成肾阴虚和肾阳虚的病理变化。此外，由于肾阴和肾阳为各脏腑阴阳之本，因此肾的阴阳失调，会导致其他脏腑的阴阳失调。反之，其他脏腑的阴阳失调，日久也会累及于肾，而导致肾的阴阳失调。

②肾主生长发育和生殖：人体的生、长、壮、老、已的生命过程，可分为幼年期、青年期、壮年期和老年期。每阶段的生长发育情况是肾精和肾气决定的，并可以从齿、骨、发等肾之外候的变化中表现出来。《素问·上古天真论》记载："女子七岁，肾气盛，齿更发长。二七而天癸至，任脉通，太冲脉盛，月事以时下，故有子。三七，肾气平均，故真牙生而长极。四七，筋骨坚，发长极，身体盛壮。五七，阳明脉衰，面始焦，发始堕。六七，三阳脉衰于上，面皆焦，发始白。七七，任脉虚，太冲脉衰少，天癸竭，地道不通，故形坏而无子也。丈夫八岁，肾气实，发长齿更……八八，则齿发去。"

若肾中精气不足，小儿表现为生长发育不良，如五迟（立迟、语迟、行迟、发迟、齿迟）、五软（头软、项软、手足软、肌肉软、口软）；成人可见牙齿松动、头发早白易脱、腰膝酸软等早衰之症。

人体生殖器官的发育、性功能的成熟与维持及生殖能力等，都与肾精及肾气的盛衰密切相关。生殖功能的具备与丧失，其决定因素是天癸。天癸，是肾中精气充盈到一定程度而产生的，具有促进性器官发育成熟和维持生殖能力的精微物质。人出生后随着肾精及肾气的不断充盈，便产生了天癸。天癸至，女子月经来潮，男子出现排精现象，说明性器官已成熟，具备了生殖能力。其后，肾精及肾气不断充盈，维持人体生殖功能旺盛。中年以后，肾精及肾气逐渐衰少，天癸亦随之衰减，以至竭绝，生殖功能逐渐衰退，进入老年期。若肾中精气不足，青年人可见性器官发育不良、性成熟迟缓，中年人则见性功能减退。

（2）肾主水　指肾气具有主司和调节全身水液代谢的功能。

①主宰水液代谢：肾气对人体水液输布代谢具有推动和调控作用。从胃肠来的津液，经脾的运化、肺的宣降、肾的蒸腾气化，并以三焦为通道，才能输送到全身，代谢后的津液则化为汗、尿、粪和呼出的水气排出体外。各脏腑之气必须在其阴阳协调平衡的状态下才能正常参与水液代谢，而肾气分化的肾阴肾阳是各脏腑阴阳的根本。因此，肾的气化作用是水液代谢的基本动力。

②主宰尿液生成和排泄：尿液的生成和排泄与肾气的蒸腾气化、升清降浊直接相关。脏腑代谢产生的浊液，通过肺气的肃降作用向下输送到肾和膀胱，经过肾气的蒸化作用，将其中的清者重新吸收，由脾气的转输作用，通过三焦水道上腾于肺，重新进行水液代谢；将浊者化为尿液，在肾和膀胱的气化作用下排出体外。膀胱开阖有赖肾的气化作用。肾气充足，气化正常，膀胱开阖有度，尿液排泄正常。肾气不足，气化失常，膀胱开阖失度，则见多尿、小便清长、小便失禁，或尿少、尿闭、水肿等症。

（3）肾主纳气　指肾气有摄纳肺所吸入的自然界清气，保持吸气的深度，防止呼吸表浅的作用。人体呼吸功能由肺所主，但吸入的清气，由肺气的肃降作用下达于肾，必须再经肾气的摄纳潜藏，使其维持一定的深度，以利于气体的交换。清·林珮琴《类证治裁·喘证》说："肺为气之主，肾为气之根。"肾的纳气功能正常，呼吸均匀和调。若肾的纳气功能减退，摄纳无权，则会出现呼吸表浅或呼多吸少、动则气喘等肾不纳气的现象。

2. 生理特性

肾主蛰藏 蛰藏，即蛰伏闭藏，指肾具有潜藏、封藏、闭藏的生理特性，肾主蛰藏是对肾藏精功能的高度概括。肾的藏精、主纳气、主生殖、主二便等功能，都是肾主蛰藏的具体体现。肾精宜藏不宜泄；肾主命门之火，真火宜潜不宜露。若肾气封藏失职，则会出现滑精、喘息、遗尿，甚则小便失禁、大便滑脱不禁及女子带下、崩漏、滑胎等。

3. 与形、窍、志、液、时的联系

（1）肾在体合骨，生髓，其华在发 骨的生长有赖于骨髓的充养。肾藏精，精生髓，肾中精气充足，骨髓生化有源，骨骼坚固有力。齿与骨同出一源，亦由肾中精气充养，故称"齿为骨之余"。若肾中精气不足，骨髓生化无源，可出现牙齿松动、脱落，小儿囟门迟闭、骨软无力、齿迟，老年人骨质脆弱、易于骨折。髓分骨髓、脊髓和脑髓，皆由肾精所化。脊髓上通于脑，脑由髓汇聚而成，故称"脑为髓之海"。肾精不足，髓海失养，可见头晕、耳鸣、智力减退等症。发的生长赖血以养，故称"发为血之余"。肾藏精，精化血，精血旺盛，则毛发浓密而润泽；若肾精不足，则毛发枯萎、早脱早白等。

（2）肾在窍为耳及二阴 肾在窍为耳，指耳的听觉功能与肾中精气盛衰密切相关。肾中精气充盈，髓海得养，则听觉灵敏、分辨力高；若肾中精气不足，髓海失养，出现听力减退，或见耳鸣，甚则耳聋。

肾在窍为二阴，指二阴的功能与肾精盛衰密切相关。二阴，即前阴和后阴。前阴是指排尿和生殖器官。肾藏精，主生殖，又主水，与前阴关系密切。后阴是粪便排泄之道。粪便的排泄亦依赖肾气的推动和固摄。若肾气不足，则推动无力，而致气虚便秘；若肾阳虚衰，温煦无权，可表现为久泻滑脱或五更泄泻等症。故称"肾主二便"。

（3）肾在志为恐 指恐的情志活动与肾关系密切。恐，即恐惧、害怕，多由内生，为自知而胆怯。恐惧过度，"恐则气下"，气机迫于下焦，肾失封藏，则下焦胀满，甚至二便失禁、遗精等。

（4）肾在液为唾 指唾液的分泌及病变与肾的功能关系密切。唾是唾液中较稠厚的部分，由肾精化生，出于舌下，有润泽口腔、滋润食物及滋养肾精的功能。肾精充足，则唾液分泌正常，口腔润泽，吞咽顺利。肾精不足，则唾少咽干。若多唾久唾，又能耗伤肾精。古人养生之法，常以静身调息，舌抵上腭，待唾液满口后，缓缓咽之，以补养肾精。

（5）肾与冬气相通应 冬季气候寒冷，自然界物类静谧闭藏。人体中肾为水脏，藏精而为封藏之本。同气相求，故以肾应冬。若素体阳虚，或久病阳虚之人，多在冬季发病。如阳虚慢性咳喘病、胸痹病、胃肠病、骨关节病等，易在冬季寒冷时复发或加重。

附：命门

命门，即性命之门，指生命的关键和根本。命门一词，最早见于《灵枢·根结》："太阳根于至阴，结于命门。命门者，目也。"自《难经》提出"右肾为命门"之后，历代医家对命门的部位、形态及生理功能，各有发挥。特别是明清时期，关于命门的研究更为深入。

关于命门的部位，有左肾右命门说、两肾为命门说、两肾之间为命门说等。从形态而言，分有形与无形之论：《难经》以右肾为命门；持无形之论者，如明·孙一奎则认为命门非水非火，乃"肾间动气"，为元气发动之机，生生不息造化之机枢。从功能而言，有主火、水火共主之不同：明·赵献可认为命门即是真火，主持一身阳气。《医贯·内经十二官论》说："余有一譬焉，譬之元宵之鳌山走马灯，拜者舞者飞者走者，无一不具，其中间唯是一火耳……夫既曰立命之门，火乃人身之至宝。"明·张介宾在《景岳全书·传忠录·命门余义》提出："命门为元气之根，为水火之宅。五脏之阴气，非此不能滋；五脏之阳气，非此不能发。"认为命门的功能包括了阴阳水火两方面的作用。清·陈士铎认为命门真火是各脏腑功能活动的根本。

肾与命门在部位、功能等方面皆有相同之处，故历代医家皆有肾与命门合一而论者。如隋·杨上善《黄帝内经太素·经脉标本》："肾为命门。"元·滑寿《难经本义·三十六难》："三十九难亦言左为肾，右为命门，而又云其气与肾通，是肾之两者，其实则一尔。"命门与肾同为脏腑之本、阴阳之根、水火之宅，故称肾阳即命门之火，肾阴即命门之水。古代医家之所以提出"命门"，无非是强调肾阳在生命活动中的重要性。

二、六腑

六腑是胆、胃、小肠、大肠、膀胱、三焦的总称。其生理功能是受盛和传化水谷，即"传化物"，生理特点是"泻而不藏""实而不能满"。饮食物在消化吸收和排泄过程中须通过消化道的七道门户，《难经》称为"七冲门"，即：唇为飞门，齿为户门，会厌为吸门，胃为贲门，太仓下口为幽门，大肠小肠会为阑门，下极为魄门。六腑的治疗特点是"以通为用，以降为顺"。

（一）胆

胆位于腹腔，右胁下，附于肝短叶间。胆与肝通过经脉属络，互为表里。胆为中空的囊状器官，内藏胆汁。胆汁为精纯、清净、味苦、黄绿色的精汁，所以胆有"中精之府""清净之府""中清之府"之称。胆形态中空，排泄胆汁帮助食物的消化，故为六腑之一；又因其内藏精汁，与五脏"藏精气"的功能特点相似，且与饮食水谷不直接接触，故又为奇恒之腑之一。胆的生理功能是藏泄胆汁，主决断。

1. 藏泄胆汁　指胆具有贮藏和排泄胆汁的功能。胆汁由肝之精气所化生。胆汁生成后，贮藏于胆，在肝的疏泄作用下，注入小肠，促进饮食水谷的消化吸收。若肝胆的功能正常，则胆汁分泌排泄畅达，消化功能正常。若肝胆疏泄不利，胆汁分泌排泄障碍，则影响脾胃运化功能，出现胁下胀痛、食入难化、厌食、腹胀、腹泻等症。若湿热蕴结肝胆，肝失疏泄，胆汁外溢，浸渍肌肤，则发为黄疸，出现目黄、身黄、小便黄等症。若胆气不利，气机上逆，则可出现口苦、呕吐黄绿苦水等症。

2. 主决断　指胆在精神意识思维活动中，具有判断事物、做出决定的作用。《素问·灵兰秘典论》说："胆者，中正之官，决断出焉。"胆气壮盛之人，勇于决断，剧烈的精神刺激对其所造成的影响较小，且恢复也较快；胆气虚怯之人，遇事不决，在受到不良精神刺激的影响时，易出现易惊善恐、失眠多梦、惊悸善太息等精神情志异常的病变。

（二）胃

胃位于腹腔上部，上连食道，下通小肠。胃又称为胃脘，分为上中下三部：胃的上部为上脘，包括贲门；胃的下部为下脘，包括幽门；上下脘之间称为中脘。胃有"太仓""水谷之海"之称。胃与脾通过经脉属络，互为表里。胃的生理功能是主受纳、腐熟水谷，主通降。生理特性是喜润恶燥。

1. 主受纳、腐熟水谷　指胃具有接受和容纳饮食物，并将其初步消化，形成食糜的作用。受纳，即接受、容纳。腐熟，指将饮食物初步消化形成食糜。饮食入口，经过食道进入胃中，由胃接受和容纳，故胃有"太仓""水谷之海"之称。水谷经过胃气的磨化和腐熟作用后，变成食糜，精微物质被吸收，并由脾气转输而营养全身，未被消化的食糜下传于小肠进一步消化。若胃的受纳、腐熟功能减退，则见食欲不振、胃脘胀满、嗳腐吞酸等症；若胃的受纳、腐熟功能过亢，则见消谷善饥、形体消瘦等症。胃的受纳、腐熟水谷功能，亦需胃阴的滋润。胃中津液充足，是维持胃受纳、腐熟和通降下行的前提和条件。胃阴不足可出现饥不欲食、口渴、舌燥、镜面舌、便干、胃中嘈杂等症，所以胃有"喜润恶燥"的生理特性。

2. 主通降　指胃气宜保持通畅下降的运动趋势。胃能通降浊气。饮食物经过胃的受纳、腐熟，要靠胃的通降作用下降到小肠、大肠，并在下行过程中被消化吸收，最终将水谷糟粕排出体外。因此，胃的通降作用也包括小肠将食物残渣下输大肠及大肠传化糟粕的功能。若胃失和降，可见脘腹胀满或疼痛、口臭、大便秘结等症；若胃气不降，甚则上逆，可见恶心、呕吐、嗳气、呃逆等症。

（三）小肠

小肠包括十二指肠、空肠、回肠，位于腹部，其上口与胃在幽门相接，下口与大肠在阑门相连。小肠与心通过经脉属络，互为表里。小肠的生理功能是主受盛化物，泌别清浊。

1. 主受盛化物　受盛即接受，以器盛物之意。化物即消化、转化饮食物。小肠受盛化物功能主要体现在两个方面：一指小肠接受由胃下传的食糜而盛纳之，即受盛作用；二指食糜在小肠内必须停留一定时间，进一步消化，化为精微和糟粕两部分，即化物作用。故《素问·灵兰秘典论》说："小肠者，受盛之官，化物出焉。"小肠受盛化物功能失调，可表现为腹胀、腹痛、腹泻等。

2. 泌别清浊　泌即分泌，别即分别。清指水谷之精微。浊指食物之糟粕。泌别清浊指小肠在对食糜进行充分消化吸收的同时，将食糜区分为清浊两部分。清者，即水谷精微，由小肠吸收，经脾气的转输作用输布全身；浊者，即食物残渣和部分水液，经小肠传送到大肠。食物残渣下降到大肠，形成粪便排出体外，而多余的水液则可气化生成尿液排出体外。由于小肠在吸收水谷精微的同时，还吸收了大量的水分，故有"小肠主液"之说。小肠泌别清浊功能正常，水液和糟粕各行其道，二便正常。若泌别清浊功能失常，清浊不分，就会导致水谷混杂，出现便溏泄泻。临床治疗泄泻初期，可采用"利小便以实大便"的方法。

（四）大肠

大肠位于腹中，其上口在阑门处接小肠，其下端连魄门，即肛门。大肠与肺通过经脉属络，互为表里。大肠的生理功能是传化糟粕，吸收津液。

1. 传化糟粕　指大肠接受由小肠下传的食物残渣，吸收其中多余的水液，从而使糟粕燥化，形成粪便，经肛门有节制地排出体外的功能。故《素问·灵兰秘典论》说："大肠者，传导之官，变化出焉。"大肠的传化糟粕功能，是胃气降浊功能的延伸，同时也与肺气的肃降、脾气的运化、肾气的蒸化和固摄作用有关。大肠传化糟粕功能失常，常见便秘或泄泻。

2. 吸收津液　指大肠在传导糟粕的同时，还具有吸收水液、参与调节体内水液代谢的功能。因吸收的是含精微物质等溶质非常少的"津"，故说"大肠主津"。若大肠主津功能失常，剩余水液不能吸收，水与糟粕俱下，则出现腹泻；若大肠有热，灼伤津液，肠道失润，又会出现肠燥便秘。

（五）膀胱

膀胱位于下腹部。膀胱与肾通过经脉属络，互为表里。膀胱的生理功能是贮存津液和排泄尿液。

1. 贮存津液 指膀胱具有贮存和内藏津液的功能。人体的津液，通过肺、脾、肾等脏的共同作用，布散周身，发挥滋润濡养作用，代谢后形成的水液下归于膀胱。在肾的气化作用下，升清降浊，清者被人体再吸收利用，浊者变成尿液，由膀胱贮存。

2. 排泄尿液 指膀胱具有排泄尿液的功能。在肾气和膀胱之气的协调作用下，膀胱开阖有度，尿液适时有度排出体外。《素问·灵兰秘典论》说："膀胱者，州都之官，津液藏焉，气化则能出矣。"膀胱的贮尿排尿功能，赖于肾气及膀胱之气的推动和固摄。若肾气和膀胱之气作用失常，膀胱开阖失权，可出现小便不利或癃闭或遗尿、小便余沥，甚或小便失禁。若湿热蕴结膀胱，则见尿频、尿急、小便赤涩疼痛等症。

（六）三焦

三焦的概念有二：一是指六腑之一。一般认为三焦是分布于胸腹腔的一个大腑，在脏腑中最大，又称"孤府"。三焦与心包由手少阳三焦经和手厥阴心包经相互属络而互为表里。二是指部位之三焦，是人体上中下部位的划分，即三焦是上焦、中焦、下焦的合称。三焦的生理功能为通行元气，运行水液。

1. 生理功能

（1）通行元气 指三焦能够将元气布散至五脏六腑，充沛于全身，从而发挥激发、推动各个脏腑组织的功能。元气，又称原气，是人体生命活动的原动力，它发源于肾，藏于丹田，必须以三焦为通道才得以布达全身。元气主宰诸气，总司全身的气机和气化。所以，三焦是人体之气升降出入的通道。

（2）运行水液 指三焦具有疏通水道、运行水液的生理功能，是水液升降出入的通路。《素问·灵兰秘典论》说："三焦者，决渎之官，水道出焉。"人体的津液代谢，是由肺、脾、肾、膀胱等脏腑协同完成的，但必须以三焦为通路。若三焦气化功能失常，水道不利，可出现尿少、痰饮、水肿等症。

2. 三焦的部位划分及功能特点 三焦作为人体上中下部位的划分，源于《灵枢·营卫生会》"上焦如雾，中焦如沤，下焦如渎"之论。

（1）上焦 上焦指横膈以上胸部，包括心肺两脏和头面部。上焦的功能主要是宣发卫气、布散水谷精微和津液。上焦的生理特点为"上焦如雾"，喻指心肺输布气血的作用，如雾露之溉。

（2）中焦 中焦指膈以下、脐以上的上腹部，包括脾胃、肝胆。中焦的功能主要是消化、吸收并输布水谷精微和化生气血。中焦的生理特点为"中焦如沤"，沤，是长久浸渍之意，形容水谷被消化腐熟为乳糜的状态。喻指中焦脾胃腐熟、运化水谷，进而化生气血的作用。

（3）下焦 下焦指下腹部，包括小肠、大肠、肾、膀胱等脏腑。下焦的功能主要是传导糟粕，排泄二便。下焦的生理特点为"下焦如渎"，渎，指沟渠、水道，形容水液不断向下、向外排泄的状态，喻指肾、膀胱、大小肠生成和排泄二便的功能。明清温病学说以"三焦"作为辨证纲领后，将肝胆列入下焦。

三、奇恒之腑

奇恒之腑是脑、髓、骨、脉、胆、女子胞的总称，因其贮藏精气，似脏非脏，似腑非腑，故称奇恒之腑。

奇恒之腑形态似腑，多为中空的管腔或囊性器官，功能似脏，主藏精气而不泻，除胆为六腑之外，余者皆无表里配合，也无五行配属，与奇经八脉有关。

脉、骨、髓、胆已在前相关章节中述及，本节只介绍脑及女子胞。

（一）脑

脑深藏于头部，居颅腔之中，外为头面，内为脑髓，又名髓海，又称元神之府。《灵枢·海论》说："脑为髓之海。"

生理功能　脑的主要生理功能为主宰生命活动、主精神意识和主感觉运动。

（1）主宰生命活动　人在出生之前，随形而生之神，即为元神，由先天之精化生。元神藏于脑中，为生命之主宰。得神则生，失神则死。

（2）主精神意识　人的精神、意识、思维、记忆和情志活动都是客观事物反映于脑的结果。情志活动是人对外界刺激的反应，与情感、欲望等心身需求有关，脑为精神、意识、思维活动的枢纽。

（3）主感觉运动　眼、耳、口、鼻、舌等五脏外窍皆与脑相通。人的视、听、言、动等皆与脑有密切关系。神能驭气，脑主元神，气达于筋骨百节，令之运动，故脑能统领肢体运动。

总之，脑髓充则神全，神全则气行，气行则有生机，感觉和运动功能才正常。

（二）女子胞

女子胞又称胞宫、子宫、子脏，位于小腹部，在膀胱之后，直肠之前，下口与阴道相连，是女性的内生殖器官。

1. 生理功能　女子胞有主持月经和孕育胎儿的作用。

（1）主持月经　月经又称月事、月水，是女子发育成熟后周期性的子宫出血现象。健康女子14岁左右，月经开始来潮，1个月左右阴道周期性排血一次。49岁左右，月经闭止。女子胞是产生月经的器官，其功能正常与否影响月经的来潮，所以胞宫有主持月经的作用。

（2）孕育胎儿　女子胞是女性孕育胎儿的器官。女子在发育成熟后，月经应时来潮，具备受孕生殖的能力。此时，两性交媾，就可形成胎孕。受孕之后，月经停止来潮，脏腑经络血气皆下注于冲任，达于胞宫以养胎，直至分娩。

2. 与脏腑、经脉的关系　女子胞的生理功能与脏腑、天癸、经脉、气血等有关。

（1）与脏腑的关系　女子以血为本，经水为血液所化，而血液源于脏腑。脏腑之中，心主血，肝藏血，脾统血，脾胃为气血生化之源，肾藏精，精化血，肺主气，气能生血，均参与血的生化、统摄、调节等生理活动。故脏腑安和，气血流畅，血海充盈，则月经如期，具备胎孕功能。五脏之中，女子胞与肝、心、脾、肾的关系尤为密切。

（2）与经脉的关系　女子胞与冲、任、督、带及十二经脉均有密切关系，其中以冲、任为最。冲脉和任脉，同起于胞宫，冲任二脉气血的盛衰，受肾中精气及天癸的调节。肾中精气充盛，天癸旺，冲任气血充足，注入胞宫，则经来正常；若冲任二脉气血衰少，则见月经不调、崩漏、闭经，以及不孕等病证。

四、脏腑之间的关系

人体以五脏为中心，以精气血津液为物质基础，通过经络使诸脏腑建立密切联系，将人体构成一个有机整体。脏腑之间除在形态结构上有关联以外，主要是在生理上存在着相互制约、相互依存和相互协同、相互为用的关系。

（一）脏与脏之间的关系

五脏之间的关系并不局限于五行的生克乘侮，更重要的是五脏精气阴阳及其生理功能之间的相互为用、相互协调。

1. 心与肺　心与肺的关系主要表现在气血的运行与呼吸功能的协同调节方面。

心主一身之血，肺主一身之气，两者相互协调，保证气血的正常运行。血液的正常运行主要靠心气的推动，但也需要肺气的辅助；同时，心血运行流畅又能维持肺主气的功能正常。

2. 心与脾　心与脾的关系主要表现在血液的生成与运行方面的相互协同。

（1）血液生成　心主一身之血，心血供脾维持其运化功能；脾主运化，水谷精微通过脾而化赤为血，脾可以保证心血充盈。

（2）血液运行　血液的运行既有赖于心气的推动，又依靠脾气的统摄。血液能正常运行而不致出血或血瘀，全赖心主行血与脾主统血的协调。

3. 心与肝　心与肝的关系主要表现在行血与藏血、精神情志的调节两个方面。

（1）行血与藏血　心主血，心气推动血液在脉中运行不息；肝是贮藏血液、调节血量的重要脏器。心肝配合，共同维持血液的正常运行。

（2）精神情志的调节　心藏神，主精神、意识、思维及情志活动；肝主疏泄，调畅情志。心肝两脏相互为用，共同维持正常的精神情志活动。

4. 心与肾　心与肾的关系主要表现在水火既济、精神互用、君相安位等方面。

（1）水火既济　心居上焦属阳，五行属火；肾居下焦属阴，五行属水。心火必须下降于肾，肾水必须上济于心，心与肾之间的水火升降互济，维持了两脏之间生理功能的协调平衡。

（2）精神互用　心藏神，肾藏精。精能化气生神，神能控精驭气。故积精可以全神，神清可以控精。

（3）君相安位　心为君火，肾为相火。君火在上，为一身之主宰；相火在下，系阳气之根。君火相火，各安其位，则心肾上下交济，维持人体水火、阴阳、精神的动态平衡。

5. 肺与脾　肺与脾的关系主要表现在气的生成与水液代谢两个方面。

（1）气的生成　脾化生的水谷精微有赖于肺气的宣降运动以输布全身；而肺维持其生理活动又需要脾气运化而生成的精气的充养。只有肺脾两脏协同，才能保证气的生成正常。

（2）水液代谢　津液由脾气运化上输于肺，通过肺的宣发肃降而布散周身。肺脾两脏协调配合，相互为用，是保证津液正常输布与排泄的重要环节。

6. 肺与肝　肺与肝的关系主要体现在人体气机升降的调节方面。

肝主疏泄，以升发为畅；肺主宣发肃降，以清肃为顺。肝升与肺降既相互制约，又相互为用。肺气肃降正常有利于肝气的升发；肝气升发条达有利于肺气的肃降。肝气主升，应于东方；肺气主降，应于西方。天地阴阳左升右降，人与之相应，肝由左升，肺从右降。故有"肝左肺右"之说。

7. 肺与肾　肺与肾的关系主要表现在水液代谢、呼吸运动及阴阳互资三个方面。

（1）水液代谢　肺气宣发肃降而行水需赖肾气的促进，肾气蒸化的水液需赖肺气的肃降而下归于肾或膀胱。肺肾之气的协同作用保证了体内水液输布与排泄的正常。

（2）呼吸运动　肺主气司呼吸，肾藏精主纳气。呼吸运动虽由肺所主，但亦需肾的纳气功能协助，以维持呼吸的深度。肺气肃降有利于肾的纳气，肾精充足也有利于肺气之肃降。

（3）阴阳互资　肺阴充足下输于肾，使肾阴充盈；肾阴充盛上滋于肺，使肺阴充足。肾阳为诸阳之根，能资助肺阳，肺肾共同推动津液输布，则痰饮不生，咳喘不作。

8. 肝与脾　肝与脾的关系主要表现在食物的消化吸收和血液运行两个方面。

（1）食物的消化吸收　肝主疏泄，协调脾胃升降，并疏利胆汁，促进脾胃对饮食物的消化及对精微的吸收和转输功能；脾气运化正常，水谷精微充足，有利于肝疏泄功能的发挥。

（2）血液运行　肝主藏血，调节血量，脾主生血，统摄血液。肝脾相互协作，共同维持血液的正常运行。

9. 肝与肾　肝与肾的关系主要表现在精血同源、藏泄互用及阴阳互滋互制等方面。

（1）精血同源　肝藏血，肾藏精，精血皆由水谷之精化生和充养，且能相互资生，相互转化，故曰"肝肾同源"。肾受五脏六腑之精而藏之，封藏于肾之精也需依赖肝血的滋养而维持充足。

（2）藏泄互用　肝主疏泄，肾主封藏，二者相互为用、相互制约。疏泄与封藏，相反而相成，调节女子月经和男子的排精功能。

（3）阴阳互滋互制　肾阴与肾阳为五脏阴阳之根本，肾阴滋养肝阴，共同制约肝阳，则肝阳不亢；肾阳资助肝阳，共同温煦肝脉，防止肝脉寒滞。

10. 脾与肾　脾与肾的关系主要表现在先天后天相互资生和水液代谢两个方面。

（1）先天后天相互资生　脾主运化水谷，为后天之本；肾藏先天之精，为先天之本。脾运化水谷有赖于肾气的资助和促进；肾所藏先天之精，亦赖脾气运化的水谷之精不断充养和培育。

（2）水液代谢　脾运化水液，肾是水液代谢的主导之脏，肾之气化促进脾气运化水液。脾输布津液，使肾升清降浊得以实现。脾肾两脏相互协同，共同维持水液代谢的协调平衡。

（二）腑与腑之间的关系

胆、胃、大肠、小肠、三焦、膀胱六腑都是传化水谷、输布津液的器官。六腑的关系，主要表现为饮食水谷消化、吸收和排泄过程中的相互配合。

饮食入胃，经过胃的腐熟，成为食糜，下降于小肠，小肠承受胃的食糜，再进一步消化，并泌别清浊，清者为水谷精微以营养全身，浊者为食物残渣下传大肠。其中的水液经三焦渗入膀胱，经气化作用排泄于外而为尿液。进入大肠的食物残渣，经大肠的燥化与传导，通过肛门排出体外变为粪便。在上述饮食物的消化、吸收与排泄过程中，还需依赖胆排泄胆汁以助消化。

饮食物从口摄入以后，经过六腑的共同作用，从消化吸收乃至糟粕的下传排出，必须不断地由上而下递次传送，不能停滞不动。六腑中的内容物要不断地受纳、消化、传导、排泄，是一个虚实、空满不断更替的过程。故六腑的生理特点是"实而不能满"，满则病；"通而不能滞"，滞则害。

六腑病变多表现为传化不通，故在治疗上有"六腑以通为补"之说，即用通泄药物可以使六腑畅通，达到类似补益六腑的功效。

（三）脏与腑之间的关系

脏与腑之间的关系是脏腑阴阳表里配合的关系。脏属阴，腑属阳；阴主里，阳主表；一脏一腑，一阴一阳，一表一里，相互配合，组成心与小肠、肺与大肠、脾与胃、肝与胆、肾与膀胱等脏腑表里关系，体现了阴阳、表里相应的脏腑相合关系。

1. 心与小肠　手少阴经属心络小肠，手太阳经属小肠络心，心与小肠通过经脉相互络属构成表里关系。

心主血脉，心阳之温煦有助于小肠的化物功能；小肠泌别清浊，吸收水谷精微和水液，其中浓厚部分经脾气转输于心，化血以养心脉。心经实火可移热于小肠，引起尿少、尿赤、尿刺痛、尿血等小肠实热的症状。反之，小肠有热可循经脉上熏于心，出现心烦、舌赤糜烂等症状。此外，小肠虚寒，化物失职，水谷精微不生，日久可出现心血不足的病证。

2. 肺与大肠　手太阴经属肺络大肠，手阳明经属大肠络肺，肺与大肠通过经脉相互络属构成表里关系。

肺气清肃下降，布散津液，能促进大肠的传导，有利于糟粕的排出。大肠传导糟粕下行，亦有利于肺气的肃降。肺气失于肃降，津不下达可引起腑气不通，肠燥便秘。若大肠传导不畅，腑气不通也可影响肺的宣降，出现胸满咳喘。

3. 脾与胃　脾与胃同居中焦，足太阴经属脾络胃，足阳明经属胃络脾，脾与胃通过经脉相互络属构成表里关系。脾与胃的关系体现在水谷纳运相得、气机升降相因、阴阳燥湿相济等三个方面。

（1）水谷纳运相得　胃主受纳、腐熟水谷，为脾主运化的前提；脾主运化，转输精微，也为胃的继续摄食提供条件及能量。两者密切合作才能维持饮食物的消化及精微、津液的吸收转输。

（2）气机升降相因　脾胃居中焦，脾气主升，胃气主降，二者相反相成。脾胃为脏腑气机升降的枢纽。脾气上升，将水谷精微和津液向上输布，有助于胃气通降；胃气下降，则水谷下行，亦有助于脾气升运。脾胃之气升降相因，既保证了饮食纳运功能的正常，又维护着内脏位置的相对恒定。

（3）阴阳燥湿相济　脾为阴脏，以阳气温煦推动用事，故性喜燥而恶湿；胃为阳腑，以阴气凉润通降用事，故性喜润而恶燥。脾胃阴阳燥湿相济是保证两者纳运、升降协调的必要条件。

4. 肝与胆　肝胆同居右胁下，胆附于肝叶之间，足厥阴经属肝络胆，足少阳经属胆络肝，肝与胆通过经脉相互络属构成表里关系。肝与胆的关系主要表现在同司疏泄、共主勇怯等方面。

（1）同司疏泄　肝与胆协调合作，使胆汁疏利到肠道，以帮助脾胃消化食物。肝气疏泄正常，能促进胆汁的分泌和排泄；而胆汁排泄无阻又有利于肝气的疏泄。

（2）共主勇怯　胆主决断与人的勇怯有关，而决断又来自肝之谋虑，肝胆相互配合，遇事方能决断。肝胆共主勇怯是以两者同司疏泄为生理学基础的。

5. 肾与膀胱　肾为水脏，膀胱为水腑，足少阴经属肾络膀胱，足太阳经属膀胱络肾，肾与膀胱通过经脉相互络属构成表里关系。肾与膀胱的关系主要表现在共主小便方面。

肾为主水之脏，开窍于二阴；膀胱贮尿排尿，为水腑。膀胱的贮尿排尿功能取决于肾气的盛衰，膀胱贮尿排尿有度也有利于肾主水功能的发挥。肾与膀胱相互协作，共同完成小便的生成、贮存与排泄。

复习思考题：

1. 简述五脏六腑的共同生理功能和特点。

2. 心的生理功能有哪些？其功能之间有何联系？

3. 何谓肺气的宣发与肃降？各体现于哪些方面？

4. 如何理解"脾为后天之本，气血生化之源"？

5. 何谓肝主疏泄？主要表现在哪些方面？

6. 论述肾的主要生理功能。

7. 简述六腑各自的生理功能。

8. 简述三焦的部位划分及功能特点。

9. 简述脑和女子胞的生理功能。

10. 简述五脏之间的相互关系。

第二节 气血津液

气、血、津液是人体脏腑经络、形体官窍进行生理活动的物质基础，是构成人体和维持人体生命活动的基本物质。这些物质的生成与代谢需要依赖脏腑经络、形体官窍的正常生理活动才能进行。因此，中医学气血津液理论的形成和发展，不仅受到古代哲学思想中朴素唯物论的影响，而且还与藏象学说的形成和发展有着密切的关联。

中医学尚有精的概念，认为精是由禀受于父母的生命物质与后天水谷精微相融合而形成的一种精华物质，是人体生命的本原。它与气血津液一样，也是构成人体和维持人体生命活动的最基本物质。有关精的内容在藏象学说"肾的生理功能"中已论述。

一、气

中医学认为，气既是构成人体和维持人体生命活动的基本物质之一，又对生命活动起着推动和调控作用。

中医学气概念的形成受到古代哲学气学说的渗透和影响，古代哲学的气是运动不息的细微物质，气的升降聚散推动和调控宇宙万物的发生发展和变化，它是一种古代的宇宙观和方法论。古代哲学的气学说对中医学气概念的形成具有重要的方法学意义，但中医学的气理论有其固有的研究对象和范围，与古代哲学气的概念是有区别的。

（一）气的概念

气是人体内活力很强、运行不息的极精微物质，是构成人体和维持人体生命活动的基本物质之一。气的运行推动和调控着人体的新陈代谢，维系着人体的生命进程。气的运动停止，则意味着生命的终止。

（二）气的生成

人体之气由精化生，并与肺吸入的自然界清气相合而成。一身之气的生成，是肾、脾、肺等脏腑综合作用的结果。

1. 生成之源 人体之气来源于先天之精所化生的先天之气、水谷之精所化生的水谷之气和自然界的清气，后两者又合称为后天之气，三者结合而成一身之气。

受之于父母的先天之精化生先天之气，成为人体之气的根本。先天之气是人体生命活动的原动力，《灵枢·刺节真邪》称之为"真气"，《难经》称之为"原气"或"元气"。

来源于饮食物的水谷之气，简称为"谷气"，布散全身后成为人体之气的主要组成部分。来源于自然界的清气需要依靠肺的呼吸和肾的纳气才能吸入体内。清气参与气的生成，并且不断吐故纳新，促进人体代谢活动，因而是生成人体之气的重要来源。

2. 相关脏腑　人体之气的充足有赖于全身各个脏腑的综合作用，其中与肾、脾胃和肺关系尤为密切。

（1）肾为生气之根　肾藏先天之精，并受后天之精的充养。先天之精是肾精的主体成分，先天之精所化生的先天之气是人体之气的根本，因而肾藏精的功能对于气的生成至关重要。

（2）脾胃为生气之源　脾主运化，胃主受纳，二者共同完成对饮食水谷的消化吸收。饮食水谷之精皆可化气，成为人体之气的主要来源，所以称脾胃为生气之源。

（3）肺为生气之主　肺主呼吸之气，吸入自然界清气，呼出体内浊气，保证了气的生成及代谢。另外，肺吸入的清气与脾上输的谷气结合生成宗气。若肺的功能失常，则清气吸入减少，宗气生成不足，导致一身之气衰少。

总之，肾与先天之气的生成关系密切，脾胃和肺与后天之气的生成关系密切，诸脏腑功能协调，则人体之气充足旺盛，否则都会影响气的生成及其功能。

（三）气的运动

气的运动能激发和调控机体的新陈代谢，维持生命进程；气的运动停止则生命终结。气的运动称为"气机"。

1. 气运动的基本形式　气的运动形式因气的种类与功能的不同而有所区别，但总的来说，可以归纳为升、降、出、入四种基本形式。升是指气自下而上运行，降是指气自上而下运行，出是指气由内向外运行，入是指气自外向内运行。从整个机体的生理活动来看，升与降、出与入之间必须协调平衡。气的运动协调平衡的状态称之为"气机调畅"。

2. 气运动的意义　气的升降出入对于人体的生命活动至关重要。人体的精、血、津液等精微物质，都必须经过气的升降出入才能布散全身，发挥其生理功能。人体脏腑、经络、形体、官窍的生理活动，必须依靠气的运动才得以完成。同时，人与自然环境之间的联系和适应，也离不开气的升降出入运动，例如人吸入清气、呼出浊气，摄入食物和水液，排出粪便及尿液、汗液等都是气运动的体现。

3. 脏腑之气的运动规律　人体的脏腑、经络、形体、官窍都是气升降出入的场所。气的运动也只有在脏腑、经络、形体、官窍的生理活动中，才能得到具体体现。

脏腑之气的运动规律有其独特之处，心肺位置在上，在上者宜降；肝肾位置在下，在下者宜升；脾胃位置居中，通连上下，为升降转输的枢纽。六腑传化物而不藏，以通为用，故六腑之气总体是降，但降中寓升。某些脏腑本身也是升与降的统一体，如肺之宣发肃降、小肠的分清别浊等。

脏腑的气机升降运动，在生理状态下，体现了升已而降、降已而升，升中有降、降中有升的特点和对立统一、协调平衡的规律。

4. 气运动失常的表现形式　当气的运动出现异常变化，升降出入之间失去协调平衡时，称为"气机失调"。由于气的运动形式是多种多样的，所以气机失调也有多种表现。例如：气的运行受阻，局部阻滞不通称为"气滞"；气的上升太过或下降不及称为"气逆"；气的上升不及或下降太过称为"气陷"；气的外出太过而不能内守称为"气脱"；气不能外达而郁结闭塞于内称为"气闭"。掌握这些运动失常的状态和机理，有利于确立多种"气机失调"病变的治疗法则。

（四）气的功能

人体之气的生理功能可归纳为以下几个方面。

1. 推动作用　气是活力很强的精微物质，人体的生长发育、脏腑经络的生理活动、精血津液的生成及运行等都要依靠气的推动作用。气的推动作用减弱，则会出现精、血、津液的生成不足及其运行输布迟缓等病理变化。

2. 温煦作用　气的温煦作用是指气能温暖全身，是人体热量的来源。温煦作用在人体的生命活动中具有重要的生理意义。第一，维持相对恒定的体温。第二，有助于脏腑经络组织器官的功能活动。第三，血液和津液等液态物质，在气的温煦下得以正常运行和发挥其正常的生理功能。气的温煦作用失常，温煦作用下降，则可见畏寒喜暖、四肢不温、体温降低、脏腑生理活动减弱、精血津液运行迟缓等。

3. 防御作用　是指气既能护卫肌表，防御外邪入侵，同时也可以祛除侵入人体内的病邪。

气的防御功能正常，不仅表现为邪气不易入侵，还表现为即使发病，也易于治愈。因此，气的防御功能决定着疾病的发生、发展和转归。

4. 固摄作用　固摄作用是指气对于体内血、津液、精等液态物质的固护、统摄和控制作用，防止这些物质无故流失。

若气的固摄作用减弱，则有可能导致体内液态物质的大量丢失。例如，气不摄血可以引起各种出血；气不摄津可以引起自汗、多尿、小便失禁、流涎等；气不固精可以引起遗精、滑精、早泄等病症。

5. 气化作用　是指通过气的运动而产生的各种变化。具体地说，是指精、气、血、津液各自的新陈代谢及其相互转化。例如：气、血、津液的生成，都需要将饮食物转化成水谷之精气，然后再化生成气、血、津液等；饮食物经过消化和吸收后，其残渣转化成糟粕等，都是气化作用的具体表现。若气化功能失常，可形成各种代谢的病变。所以说，气化作用的过程，实际上就是体内物质代谢的过程，是物质转化和能量转化的过程。

（五）气的分类

由于生成来源、分布部位及功能特点的不同，人体之气又有着各自不同的名称。大致可以分为下列几种。

1. 元气　元气是人体最根本、最重要的气，是人体生命活动的原动力。

（1）生成与分布　元气的生成来源是肾中所藏的先天之精，胚胎时期即已存在，出生之后，必须得到脾胃化生的水谷之精的滋养补充，方能化生充足。因此，元气充盛与否不仅与先天之精有关，而且与后天之精也有关。

元气发于肾，以三焦为通路，循行全身，内至五脏六腑，外达肌肤腠理，无处不到，发挥其生理功能。

（2）生理功能　元气的主要生理功能：一是推动和调节人体的生长发育和生殖功能，二是温煦和激发各脏腑、经络、形体、官窍的生理活动。

元气推动人体生长发育和生殖功能的生理作用与肾气的功能类似。由于肾精的主体成分是先天之精，肾精所化生的肾气也主要是先天之气，因而元气与肾气的构成成分大致相同，所发挥的功能也基本类似。元气的盛衰变化体现于机体生、长、壮、老、已的自然规律，元气不足则易于出现生长发育迟缓、生殖功能低下，以及未老先衰的病理改变。

2. 宗气　宗气是由谷气与自然界清气相结合，积聚于胸中的气。宗气在胸中积聚之处，又称为膻中。

（1）生成与分布　脾胃运化产生的水谷之气与肺从自然界吸入的清气，二者相结合生成宗气。因此，脾的运化转输功能和肺的主气、司呼吸的功能是否正常，对宗气的生成和盛衰有着直接的关系。

宗气聚于胸中，一方面上出于肺，循喉咙而走息道，推动呼吸；一方面贯注心脉，推动血行。此外，宗气还可沿三焦向下运行于脐下丹田，以资先天元气。

（2）生理功能　宗气的生理功能主要有行呼吸、行血气和资先天三个方面。

宗气上走息道，推动肺的呼吸。因此，凡是呼吸、语言、发声皆与宗气有关。宗气充盛则呼吸徐缓而均匀，语言清晰，声音洪亮。反之，则呼吸短促微弱，语言不清，发声低微。

宗气贯注于心脉之中，促进心脏推动血液运行。因此，凡气血的运行，心搏的力量及节律等皆与宗气有关。宗气充盛则脉搏徐缓，节律一致而有力。反之，则脉来躁急，节律不规则，或微弱无力。由于宗气助心脉之血气的运行，所以宗气不足往往导致血行瘀滞的病理变化。

另外，宗气作为后天生成之气，对先天元气有重要的资助作用。以三焦为通道，元气自下而上运行，散布于胸中，以助后天之宗气；宗气自上而下分布，蓄积于脐下丹田，以资先天元气。先天与后天之气相合，则成一身之气。

3. 营气　营气是行于脉中具有营养作用的气。营气在脉中，是血液的重要组成部分，故常将"营血"并称。营气与卫气相对而言属于阴，所以又常称为"营阴"。

（1）生成与分布　营气来源于脾胃运化的水谷之气，其中的精华部分进入脉中成为营气。营气进入脉中，循脉运行全身，内入脏腑，外达肢节，终而复始，环周不休。

（2）生理功能　营气的生理功能是化生血液和营养全身。

营气与津液调和，共注脉中，化成血液，并保持了血量的恒定。营气流注于全身，五脏六腑、四肢百骸都得到营气的滋养。营气化生血液和营养全身的生理作用是互相关联的，若营气亏少则会引起血液亏虚，同时，全身脏腑组织又会因缺乏足够营养而出现生理功能的减退。

4. 卫气　卫气是行于脉外具有保卫作用的气。因其有卫护人体，避免外邪入侵的作用，故称之为卫气。卫气与营气相对而言属于阳，故又称为"卫阳"。

（1）生成与分布　卫气来源于脾胃运化的水谷之气，其中剽悍滑利的部分化生为卫气。卫气运行于脉外，不受脉道的约束，外而皮肤肌腠，内而胸腹脏腑，布散全身。

（2）生理功能　卫气有防御外邪、温养全身和调控腠理的生理功能。

卫气布达于肌表，起保卫作用，抵抗外来邪气的入侵。因此，卫气充盛则人体不易招致外邪侵袭，卫气虚弱则易于发病。

人体内而脏腑，外而肌肉皮毛，都得到卫气的温养。卫气充足，则可维持人体体温的相对恒定。卫气亏虚，则温煦之力减弱，易致风寒湿等阴邪乘虚侵袭肌表，出现阴盛的寒性病变。

卫气能够调控腠理的开阖，控制汗液的排泄。通过汗液的正常排泄，使机体维持相对恒定的体温。因此，当卫气虚弱时，调控腠理功能失职，可以出现无汗、多汗或自汗等病理现象。

卫气的三个功能之间是相互联系和协调一致的。抵御外邪的入侵和温煦功能都与腠理的开阖密切相关；只有温煦的升温与出汗的降温之间不断地相互协调，人体的体温才得以保持正常。

营气与卫气都来源于水谷之精微，均由脾胃所化生。虽然来源相同，但营气性质精纯，富有营养，卫气性质慓疾滑利，易于流行；营气行于脉中，卫气行于脉外；营气有化生血液和营养全身的功能，卫气有防卫、温养和调控腠理的功能。概言之，营属阴，卫属阳。若营卫和调，体温和汗液分泌才能维持正常；若营卫失和，则可能出现恶寒发热、无汗或汗多，以及抗病能力低下等。

另外，中医学中"气"这个名词还有多种含义。例如：将致病的六淫称为"邪气"，将体内不正常的水液称为"水气"，将中药的四种性质称为"四气"，将自然界六种不同气候变化称为"六气"等。这些"气"的含义都与本章所论述的人体之气在概念上有明显的区别。

二、血

血是中医学的重要概念。中医学的血学说主要研究血的生成、运行、功能及其与脏腑、经络、精、气、津液的相互关系。

（一）血的概念

血是循行于脉中而富有营养的红色液态物质，是构成和维持人体生命活动的基本物质之一。

脉是血液运行的管道，血液在脉中循行于全身，所以又将脉称为"血府"。脉起着约束血液运行的作用，血液循脉运行周身，内至脏腑，外达肢节，周而复始。如血液在脉中运行迟缓涩滞，停积不行则成瘀血。若血液不在脉中运行而溢出脉外则形成出血，称为"离经之血"。离经之血若不能及时排出或消散，亦称为瘀血。

（二）血的生成

水谷精微和肾精是血液化生的基础，它们在脾胃、心、肺、肾等脏腑的共同作用下，经过一系列气化过程，化生为血液。

1. 化生之源　生成血液的基本物质是水谷之精。中焦脾胃受纳运化饮食水谷，吸取其中的精微物质，包含化为营气的精微物质和津液，二者进入脉中，变化而成红色的血液。

肾精也是化生血液的基本物质。由于精与血之间存在着相互资生和相互转化的关系，所以有"精血同源"之说。肾精充足则可化为肝血以充实血液。

2. 相关脏腑功能　血液的化生是在多个脏腑的共同作用下得以完成的，其中，脾胃的生理功能尤为重要。

（1）脾胃　营气和津液是血液化生的主要物质基础，而营气和津液都是由脾胃运化转输饮食水谷精微所产生的。因此，脾胃是血液生化之源，临床治疗血虚首先要调理脾胃，助其运化功能。

（2）心肺　心肺的生理功能在血液的生成过程中起着重要作用，脾胃运化水谷精微所化生的营气和津液，由脾向上升输于心肺，与肺吸入的清气相结合，贯注心脉，在心气的作用下变化而成为红色的血液。

（3）肾　肾藏精，精生髓，精髓是化生血液的基本物质之一。肾中精气充足，则血液化生有源，同时肾精充足，肾气充沛，也可以促进脾胃的运化，有助于血液的化生。

（三）血的运行

血液运行于脉道之中，其正常运行受多种因素的影响，是多个脏腑共同作用的结果。

1. 影响血液运行的因素　血属阴而主静，血的运行需要推行的动力，这种动力主要依赖气的推动作用和温煦作用。若气的推动和温煦作用减弱，可见血运迟缓。血运行于脉道之中而不溢出脉外，需要得到一定的控摄，这种控摄主要依赖气的固摄作用。气的推动与固摄作用之间协调平衡是保证血液正常运行的主要因素。

血行脉中，脉道的完好无损与通畅无阻也是保证血液正常运行的重要因素。

血液的质量，包括清浊及黏稠状态都可影响血液的运行。若血液黏稠，可致血行不畅而瘀滞。

此外，尚需考虑病邪的影响。阳邪伤人或内生火热，可发生阳热亢盛，阳盛则推动血行力量太过，血液妄行，则易使血溢脉外而出血。阴邪侵袭或寒从中生，也可发生阴寒偏盛的病理变化，阴盛则脉道不利，易使血行缓慢，甚至出现瘀血。

2. 相关脏腑　血液的正常运行与心、肺、肝、脾等脏腑的功能密切相关。

心主血脉，心气推动血液在脉中运行。心脏、脉管和血液构成了一个相对独立的系统。心气的推动功能在血液循行中起主导作用。

肺气的宣发与肃降调节全身的气机，随着气的升降而推动血液运行至全身。尤其是宗气贯心脉而行血气的功能，更突出了肺气在血行中的推动和促进作用。

肝主疏泄，调畅气机，是保证血行通畅的一个重要环节。肝有贮藏血液和调节血量的功能，可以根据生理需要，调节人体各部分的血量。同时，肝藏血的功能也可以防止血溢脉外，避免出血。

脾主统血，脾气健旺则能固摄血液在脉中运行，防止血溢脉外。

因此，心气的推动、肺气的宣发肃降、肝气的疏泄是推动和促进血液运行的重要因素。脾气的统摄及肝气的藏血是固摄控制血液运行的重要因素。心、肝、脾、肺任何一脏的生理功能失调，都可以引起血行失常的病变。

（四）血的功能

血主要具有濡养和化神两个方面的功能。

1. 濡养作用　血液由水谷精微所化生，含有人体所需的丰富的营养物质。血在脉中循行，内至五脏六腑，外达皮肉筋骨，不断地对全身各脏腑组织器官起着濡养和滋润作用，从而保证了人体生命活动的正常进行。

血的濡养作用较明显地反映在面色、肌肉、皮肤、毛发、感觉和运动等方面。血量充盈，濡养功能正常，则面色红润、肌肉壮实、皮肤和毛发润泽、感觉灵敏、运动自如。若血量亏少，血的濡养功能减弱，则可出现面色萎黄、肌肉瘦削、肌肤干涩、毛发不荣、肢体麻木或运动无力等。

2. 化神作用　血是机体精神活动的主要物质基础，人体的精神活动必须得到血液的营养，只有物质基础的充盛，才能产生正常的精神情志活动。

人体血气充盛，血脉调和，则精力充沛、神志清楚、感觉灵敏、思维敏捷。反之，血液亏耗，血行异常时，可能出现不同程度的精神情志的病症，如精神疲惫、健忘、失眠多梦、烦躁、惊悸，甚至神志恍惚、谵妄、昏迷等。

三、津液

津液学说是有关人体内津液的概念、生成、输布、排泄及其与脏腑、精、气、血相互关系的理论。

（一）津液的概念

津液是机体一切正常水液的总称，包括各脏腑形体官窍的内在液体及其正常的分泌物。津液是构成人体和维持人体生命活动的基本物质之一。

津液是津和液的总称。津和液在性状、分布和功能上有所不同。质地较清稀，流动性较大，布散于体表皮肤、肌肉和孔窍，并能渗入血脉之内，起滋润作用的称为津；质地较浓稠，流动性较小，灌注于骨节、脏腑、脑、髓等，起濡养作用的称为液。一般情况下，由于津液同属一类物质，且可以互补转化，故津和液常同时并称，不做严格区分。但在病理上，有"伤津"较轻而"脱液"较重的区别。

（二）津液的代谢

津液的代谢是一个包括生成、输布和排泄等一系列生理活动的复杂过程，是多个脏腑相互协调配合的结果。

1. 津液的生成　津液来源于饮食水谷，通过脾胃的运化及有关脏腑的协作而生成。

胃主受纳腐熟，吸收饮食水谷的部分精微和水液。小肠泌别清浊，将水谷精微和水液大量吸收，并将食物残渣下送大肠，其吸收水液的作用称为小肠主液。大肠主津，在传导过程中吸收食物残渣中的水液，促使糟粕变成粪便。胃、小肠、大肠所吸收的水谷精微及水液均上输于脾，通过脾气的转输作用布散全身。可见，津液的生成主要与脾、胃、小肠、大肠等脏腑的生理活动有关。

2. 津液的输布　津液的输布主要依靠肺、脾、肾、肝和三焦等脏腑的协调配合来完成。

首先，脾气主升。一方面，脾将津液上输于肺，通过肺的宣发肃降，再将津液布散全身。另一方面，脾也可以将津液直接向四周布散至全身各脏腑。

肺主宣发肃降，通调水道。肺接受脾转输来的津液，一方面通过宣发，将津液向体表和上部布散，一方面通过肃降，将津液向下部和内脏输布，并将脏腑代谢后产生的浊液向肾和膀胱输送。

肾为水脏，对津液输布代谢起主宰作用。一方面，肾气对人体整个水液输布代谢具有推动和调控作用。从胃肠道吸收水谷精微，到脾气运化水液，肺气宣降津液，肝气疏利津行，三焦决渎通利，乃至津液的排泄等，都离不开肾阳的激发作用。另一方面，肾脏本身也是参与津液输布的一个重要环节。由脏腑代谢产生的浊液，通过肺气的肃降作用向下输送到肾和膀胱，经过肾气的蒸化作用，将其中的清者重新吸收而参与全身水液代谢，将其浊者化为尿液排泄。

肝主疏泄，调畅气机，可以保持水道的畅通。气行则水行，气滞则水停。

三焦为水液运行的通路。三焦的通利保证了诸多脏腑输布津液的道路通畅。

津液在体内的输布主要依赖于肾气的蒸化和调控、脾气的运化、肺气的宣降、肝气的疏泄和三焦的通利。津液的正常输布是多个脏腑生理功能密切协调、相互配合的结果。

3. 津液的排泄　津液的排泄主要通过排出尿液和汗液来完成，呼气和粪便也带走一部分水分。

肾为水脏，在津液排泄中的地位最为重要。肾气的蒸化作用将人体代谢产生的、下输到膀胱的浊液分为清浊两个部分，清者重新吸收布散至全身，浊者成为尿液。尿液贮存于膀胱达到一定量时，在肾气的推动激发作用下排出体外。在贮存的过程中，须依赖肾气的固摄作用。由此可见，尿液的生成和排泄均依赖肾气的蒸化、固摄等作用，肾在维持人体津液代谢平衡中起着至为关键的作用。

肺气宣发，将津液外输于体表皮毛，津液在气的蒸腾激发作用下，形成汗液排出体外。汗液的排出是津液排泄的另一重要途径。另外，肺在呼气时也会带走一些水液，也是津液排出体外的一个途径。

大肠排出粪便也随糟粕带走一些残余的水分，但正常情况下粪便中所含水液很少。

津液的生成、输布和排泄过程是诸多脏腑相互协调、密切配合而完成的，其中尤以肺、脾、肾三脏最为重要。《景岳全书·肿胀》说："盖水为至阴，故其本在肾；水化于气，故其标在肺；水惟畏土，故其制在脾。"

（三）津液的功能

津液的生理功能主要有滋润濡养和充养血脉两个方面。

1. 滋润濡养作用　津的质地较清稀，其滋润作用较明显；而液的质地较浓稠，其濡养作用较明显。如津布散于体表，滋润皮肤、肌肉和孔窍，使肌肤丰润，毛发光泽，孔窍滋润；液灌注并濡养于骨节、脏腑和脑髓，使关节滑利，屈伸自如，骨骼坚固，脑髓盈满。若津液不足，可致体表孔窍、肌肉关节、脏腑经络失润，而出现干燥、功能失常的表现。

2. 充养血脉作用　津液与营气共同渗注于脉中，化生为血液，循环全身发挥滋润濡养作用。津液还有调节血液浓度的作用。当血液浓度升高时，津液就渗入脉中稀释血液，并补充血量。当机体的津液亏少时，血中之津液可以从脉中渗出脉外以补充津液。如此，起到维持正常血量和滑利血脉的作用。由于津液和血液都是水谷精微所化生，二者之间又可以互相渗透转化，故有"津血同源"之说。

另外，津液的代谢可调节机体内外环境的阴阳平衡，气候炎热或体内发热时，津液化为汗液向外排泄以散热，而天气寒冷或体温低下时，津液因腠理闭塞而不外泄，可维持人体体温的相对恒定。

四、气、血、津液的相互关系

气、血、津液是构成和维持人体生命活动的基本物质，虽然各自的性状、分布与功能各具特点，但三者在生理活动中相互渗透、相互为用、相互制约、相互转化，发生病变时亦相互影响。

（一）气与血的关系

气与血是人体内的两大基本物质，在人体生命活动中占有很重要的地位。气与血都由人身之精所化，气属阳，血属阴，具有互根互用的关系。气有推动、激发、固摄等作用，血有营养、滋润等作用。气是血液生成和运行的动力，血是气的化生基础和载体，因而有"气为血之帅，血为气之母"的说法。

1. 气为血之帅　气为血之帅，包含气能生血、气能行血、气能摄血三个方面。

（1）气能生血　气能生血是指血液的化生离不开气作为动力。血液的化生以营气、津液和肾精作为物质基础。在这些物质的生成及其转化为血液的过程中，每一个环节都离不开相应脏腑之气的推动和激发作用，这是血液生成的动力。气能生血还包含了营气在血液生成中的作用，营气与津液入脉化血，使血量充足。因此，气若充盛则化生血液的功能增强，血液充足；气若亏虚则化生血液的功能减弱，易于导致血虚病变。临床上治疗血虚的病变，常以补气药配合补血药使用，即依据气能生血的理论。

（2）气能行血　气能行血是指血液的运行离不开气的推动作用。血液的运行有赖于心气、肺气的推动及肝气的疏泄调畅。因此，气若充盛，气机调畅，则血液的运行正常。反之，气若亏少，推动无力，或气机郁滞不通，则不能推动血行，均能产生血瘀病变。所以，临床治疗血液运行失常时，常配合补气、行气、降气、升提药物，即气能行血理论的实际应用。

（3）气能摄血　气能摄血是指血液能正常循行于脉中离不开气的固摄作用。此与脾气统血有关。脾气充足，发挥统摄作用，使血行脉中而不致溢出脉外。若脾气虚弱，失去统摄，往往导致各种出血病变，临床上称为"气不摄血"或"脾不统血"。因而治疗这些出血病变时，必须用健脾补气方法，益气以摄血。临床中发生大出血的危重证候时，用大剂补气药物以摄血，也是这一理论的应用。

气能生血、行血和摄血三个方面体现了气对于血的统率作用，故概括地称为"气为血之帅"。

2. 血为气之母　血为气之母包含血能养气和血能载气两个方面。

（1）血能养气　血能养气是指气的充盛及其功能发挥离不开血液的濡养。在人体各个部位中，血不断地为气的生成和功能活动提供营养，故血足则气旺。血虚患者往往兼有气虚表现。

（2）血能载气　血能载气是指气存于血中，依附于血而不致散失，赖血之运载而运行全身。因此，血液亏虚的患者，也会出现气虚病变。而大失血的患者，气亦随之发生大量丧失，称为"气随血脱"。

血能养气与血能载气，体现了血对于气的基础作用，故概括地称为"血为气之母"。

血属阴，气属阳。气血阴阳之间协调平衡，生命活动得以正常进行。因此，调整气血之间的关系，使其恢复协调平衡的状态是治疗疾病的常用法则之一。

（二）气与津液的关系

气与津液相对而言，气属阳，津液属阴。气与津液的关系与气与血的关系相似，津液的生成、输布和排泄，有赖于气的推动、固摄和气化作用，而气在体内的存在及运动变化也离不开津液的滋润和运载。

1. 气能生津　气是津液生成的动力，津液的生成依赖于气的气化作用。津液来源于饮食水谷，饮食水谷经过脾胃运化、小肠分清别浊、大肠主津等一系列脏腑生理活动后，其中精微的液体部分被吸收，化生津液以输布全身。在津液生成的一系列气化过程中，诸多脏腑之气，尤其是脾胃之气起到至关重要的作用。

2. 气能行津　气是津液在体内正常输布运行的动力，津液的输布、排泄等代谢活动离不开气的推动作用。津液由脾胃化生之后，经过脾、肺、肾及三焦之气的升降出入运动，推动津液输布到全身各处，以发挥其生理作用。此后，通过代谢所产生的废液和人体多余的水分，转化为汗、尿或水气排出体外。津液在体内输布转化及排泄的一系列过程都是通过气的推动来完成的。

3. 气能摄津　气的固摄作用可以防止体内津液无故大量流失，气通过对津液排泄的控制，维持着体内津液量的相对恒定。例如，卫气司汗孔开合，固摄肌腠，不使津液过多外泄；肾气固摄下窍，使膀胱正常贮尿，不使津液过多排泄等，都是气对于津液发挥固摄作用的体现。

4. 津能载气 津液是气运行的载体之一。在血脉之外，气的运行必须依附于津液，否则也会使气无所归，故说津能载气。因此，津液的丢失必定导致气的损耗。例如暑热病证，不仅伤津耗液，而且气亦随汗液外泄，出现少气懒言、体倦乏力等气虚表现。而当大汗、大吐、大泻等津液大量丢失时，气亦随之大量外脱，称为"气随津脱"。

5. 津能生气 由饮食水谷化生的津液，通过脾的升清散精，上输于肺，再经肺之宣降，通调水道，下输于肾和膀胱。津液在输布过程中受到各脏腑阳气的蒸腾温化，可以化生为气，促进正常的生理活动。因此，津液亏耗不足，也会引起气的衰少。

（三）血与津液的关系

血与津液都由饮食水谷精微所化生，都具有滋润濡养作用，二者之间可以相互资生、相互转化，这种关系称为"津血同源"。

津液是血液的组成部分。首先，中焦水谷化生的津液，在心肺作用下，进入脉中，与营气相合，变化为血。其次，布散于肌肉、腠理等处的津液，也可以不断渗入孙络，以化生和补充血液。血液行于脉中，血中津液可以渗出脉外，以濡润脏腑组织和官窍，也可弥补脉外津液的不足，有利于津液的输布代谢。其中，津液可化为汗液排泄于外，故又有"血汗同源"之说。

复习思考题：

1. 气的功能有哪些？气如何分类？
2. 血的主要功能是什么？
3. 津液有哪些生理功能？
4. 气与血的关系如何？

第三节 经 络

经络是经脉和络脉的总称，是人体运行气血、联络脏腑形体官窍、沟通上下内外、感应传导信息的通路系统，是人体组织结构的重要组成部分。经脉是经络系统的主干，络脉是经脉的分支；经脉多循行于深部，络脉则多位于较浅之处。经脉和络脉既相互区别又紧密联系，纵横交错，布散全身，将人体的五脏六腑、五官九窍、四肢百骸、皮肉筋脉等组织器官联结成了一个有机的整体。

经络学说，是研究人体经络的概念、循行路线、生理功能、病理变化及其与脏腑形体官窍、精气血津液相互关系的学说，是中医学理论体系的重要组成部分。经络学说是古人在长期的医疗实践中，尤其是在针灸、推拿、气功等各个方面经验的积累，并结合当时的解剖学知识，逐步上升形成的理论。

经络学说贯穿于研究人体生理、病理及疾病的诊断和防治的各个方面，与藏象、精气血津液等理论相互辅翼，对临床各科，尤其是针灸、推拿、按摩、气功等有重要的指导作用。早在《灵枢·经脉》中就有"经脉者，所以决死生，处百病，调虚实，不可不通"的记载，宋·窦材《扁鹊心书》亦有"学医不知经络，开口动手便错"之说。

一、经络系统的组成

经络系统由经脉、络脉及其连属部分组成（图 2-1）。

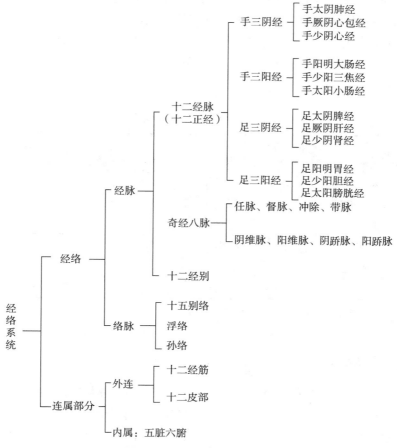

图 2-1　经络系统组成示意图

（一）经脉

经脉是经络系统的主干，主要包括十二正经、奇经八脉和十二经别。

（二）络脉

络脉是经脉的分支，包括十五别络、浮络和孙络。

（三）连属部分

经筋和皮部是人体筋肉、皮肤连络附属于十二经脉的部分，与经脉系统紧密相连。

二、十二经脉

十二经脉是经络系统的主体，是气血运行的主要通道，故又称为"正经"或"十二正经"。包括手三阴经（手太阴肺经、手厥阴心包经、手少阴心经）、手三阳经（手阳明大肠经、手少阳三焦经、手太阳小肠经）、足三阴经（足太阴脾经、足厥阴肝经、足少阴肾经）、足三阳经（足阳明胃经、足少阳胆经、足太阳膀胱经）。

（一）命名原则

十二经脉对称分布于人体的左右两侧，分别循行于上下肢的内侧或外侧，且每一条经脉又分别隶属于一个脏或一个腑。因此，十二经脉的命名原则包含阴阳、脏腑和手足。

手经循行于上肢，起于或止于手；足经循行于下肢，起于或止于足。阴经循行于四肢内侧，隶属于脏；阳经循行于四肢外侧，隶属于腑。手足三阴分为太阴、厥阴、少阴；手足三阳分为阳明、少阳、太阳（表2-1）。

表2-1 十二经脉名称分类

	阴经（属脏）	阳经（属腑）	循行部位（阴经行于内侧）（阳经行于外侧）	
手	太阴肺经	阳明大肠经	上肢	前缘
	厥阴心包经	少阳三焦经		中线
	少阴心经	太阳小肠经		后缘
足	太阴脾经	阳明胃经	下肢	前缘
	厥阴肝经	少阳胆经		中线
	少阴肾经	太阳膀胱经		后缘

注：在小腿下半部和足背部，肝经走在前缘，脾经走在中线。至内踝上8寸处交叉之后，脾经在前缘，肝经在中线。

（二）体表分布规律

十二经脉分布于胸腹、腰背、头面、四肢，除左右侧手阳明大肠经在头面部互走对侧外，其余左右两侧的同名经脉一般不互走对侧。十二经脉在体表不同部位有着不同的分布规律。

1.头面部 手三阳经止于头面部，足三阳经起于头面部，手足三阳经均头面部交汇，故有"头为诸阳之会"之称。其中，手足阳明经行于面额部，手足少阳经行于头侧部，手太阳经分布于面颊部，足太阳经分布于头顶及头后部。另外，部分阴经或其分支到达头面部，如手少阴心经的分支、足厥阴肝经上达目系，足厥阴肝经与督脉交于头顶部，足少阴肾经的分支上抵舌根，足太阴脾经连舌本、散舌下等。

2.四肢部 在上肢和下肢，一般规律是太阴、阳明在前，厥阴、少阳在中，少阴、太阳在后。但在下肢内踝上8寸以下，足三阴经的循行排列为：足厥阴在前，足太阴在中，足少阴在后。

3.躯干部 手三阴经，从腋下走出；手三阳经，均行于肩胛部；胸腹部由正中线向外依次为足少阴、足阳明、足太阴、足厥阴；侧腰部为足少阳；后腰及背部为足太阳。

（三）表里络属关系

阴经和阳经通过脏腑、经别及络脉相互沟通，组成六对表里相合的关系。阴经为里，属脏，络腑；阳经为表，属腑，络脏。如：手太阴经属肺络大肠，手阳明经属大肠络肺。十二经脉的表里关系，不仅加强了表里两经的联系和沟通，而且促进互为表里的脏与腑在生理功能上的相互协调和配合（表2-2）。

表 2-2　十二经脉表里关系

关系	经络					
表	手阳明大肠经	手少阳三焦经	手太阳小肠经	足阳明胃经	足少阳胆经	足太阳膀胱经
里	手太阴肺经	手厥阴心包经	手少阴心经	足太阴脾经	足厥阴肝经	足少阴肾经

（四）走向交接规律

1. 走向和交接　十二经脉的走向交接规律在《灵枢·逆顺肥瘦》中有明确论述："手之三阴，从脏走手；手之三阳，从手走头；足之三阳，从头走足；足之三阴，从足走腹。"（图 2-2）。

2. 交接部位　十二经脉的交接部位有一定的规律性。

（1）互为表里的阴经与阳经在手足末端交接　互为表里的手三阴经与手三阳经在上肢末端（手指）交接，互为表里的足三阴经与足三阳经在下肢末端（足趾）交接。

（2）同名手、足阳经在头面部交接　由于手三阳经止于头部，足三阳经起于头部，手足三阳经在头面部交接，故有"头为诸阳之会"之说。

（3）阴经与阴经在胸腹部交接　足太阴脾经与手少阴心经交接于心中；足少阴肾经与手厥阴心包经交接于胸中；足厥阴肝经与手太阴肺经交接于肺中。

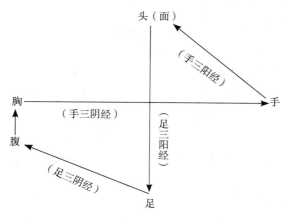

图 2-2　十二经脉的走向交接示意图

（五）气血流注规律

十二经脉是气血运行的主要通道，依次衔接，首尾相贯，如环无端。自手太阴肺经开始，依次相传至足厥阴肝经，再复注于手太阴肺经进入下一轮循环，形成了十二经脉"阴阳相贯，如环无端"的气血流注系统。（图 2-3）

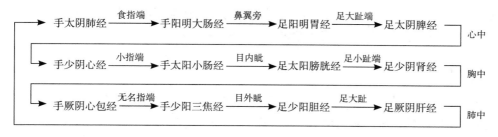

图 2-3　十二经脉的流注次序

三、奇经八脉

（一）概念与特点

奇经八脉，是指在十二经脉之外"别道而行"的八条经脉，包括督脉、任脉、冲脉、带脉、阴跷脉、阳跷脉、阴维脉、阳维脉。

奇经八脉具有与十二正经不同的特点：①不直接隶属于脏腑。十二经脉都分属于某一脏腑，但奇经八脉与五脏六腑没有直接的络属关系，如：任脉、督脉、冲脉均起于胞宫，但并不属于胞宫。②无表里经配合及络属关系。虽然阴跷脉和阳跷脉、阴维脉和阳维脉在功能上有协同作用，但它们并不互为表里。③除带脉围腰一周外，经脉循行均从下往上行，皆上头面。④除任脉和督脉外，均无属于本经的腧穴。

（二）生理功能

奇经八脉纵横交错循行于十二经脉之间，是人体经络系统的重要组成部分，与十二经脉相互结合，相互补充，发挥着统率、联系、调节等重要作用。主要表现在以下三方面。

1.密切十二经脉之间的联系　奇经八脉在其循行过程中，同十二经脉中某些经脉交叉衔接，紧密沟通了各条经脉之间的相互联系。如：督脉"总督诸阳"，为阳脉之海；任脉总任一身之阴经，调节全身阴经气血，故称为"阴脉之海"；冲脉通行上下，渗灌三阴三阳，故有"血海""十二经脉之海"之称。

2.调节十二经脉气血　奇经八脉错综分布、循行于十二经脉之间，当十二经脉气血旺盛有余时，则流入奇经贮存以备人体生理活动需要；当十二经脉气血不足时，奇经将其所贮存之气血溢出，以渗灌和供人体生理活动所需。

3.参与生殖及脑髓功能的调节　奇经八脉虽然不像十二经脉与五脏六腑有直接的属络关系，但在循行分布过程中与脑、髓、女子胞等奇恒之腑及肝、肾等脏有较为密切的联系。如：督脉起于胞中，连属于肾，上行入脑；任、督、冲三脉，同起于胞中；带脉约束胞系。

四、经别、络脉、经筋、皮部

（一）经别

经别是十二经脉别道而行，深入体腔的分支，又称"别行之正经""十二经别"。十二经别的循行分布具有"离、入、出、合"的特点。离，指离开本经，即从正经别出，自四肢肘膝以上的部位从正经分出。入，进入体腔内，联系相应脏腑。出，复出体腔，浅出于颈项部。合，合于经脉，阳经合于本经，阴经合于与之相表的阳经。

经别通过离、入、出、合的分布，沟通了表里两经，加强了经脉与脏腑的联系，突出了心和头的重要性，扩大了经脉的循行联系和经穴的主治范围。

（二）络脉

络脉，是经脉的细小分支，按其形状、大小、深浅等的不同又有十五别络、浮络和孙络之分。十五别络，是络脉系统中较大的和主要的络脉，共有十五条，即十二经脉各有一条，加上任脉、督脉的络脉和脾之大络。

十五别络循行分布特点：①在四肢部，十二经脉的别络都是从肘、膝以下分出，均走向与其相为表里的经脉，以沟通表里两经。②在躯干部，共有三络分布于身前、身后、身侧：即任脉的络脉散布于腹部；督脉的络脉行于背部，散于头上并别走足太阳经；脾之大络散布于胸胁部。

十五别络的主要功能是加强互为表里两经之间的联系，尤其是十二经脉在体表之间的联系，还具有统率全身无数细小络脉的作用。

浮络是浮行于人体浅表部位、"浮而常见"的络脉。浮络分布广泛，没有定位，起沟通经脉、输达肌表的作用。

孙络是最细小的络脉，遍布全身，难以计数，起"溢奇邪""通荣卫"(《素问·气穴论》)的作用。

（三）经筋

经筋，又称"十二经筋"，是十二经脉连属于外周筋肉的系统。十二经筋作为经络系统的连属部分，具有联缀百骸、主司关节运动、保持人体正常运动功能的作用。筋肉除附着于骨骼外，还满布于躯体和四肢的浅部，对机体起着保护作用。

（四）皮部

皮部，又称"十二皮部"，是十二经脉之气在体表皮肤一定部位的反应区。它是以十二经脉在体表的分布范围作为分区依据，把全身皮肤划分为十二部分，分属于十二经脉。十二皮部具有抗御外邪，保卫机体，反映内在脏腑、经络之病变，扩展治疗方法，增强治疗效应的作用。

五、经络的作用

经络是人体的重要组成系统，其功能活动主要表现在沟通内外上下、运行气血阴阳、抗御病邪及感应传导等方面。

（一）沟通内外，网络全身

人体是由五脏六腑、五官九窍、四肢百骸等组成，各部位不同生理功能的相互协调和配合，主要靠经络的沟通、联络作用实现。

由于十二经脉纵横交错，入里出表，通达上下，联系脏腑；奇经八脉联系沟通十二经脉；十二经筋、十二皮部联络筋脉皮肉，这样就沟通了脏腑同外周肢节之间、脏腑同形体官窍之间、脏腑与脏腑之间，以及经脉与经脉之间的联系，使人体不仅在组织结构上，也在生理功能上成为一个协调共济的有机整体，并完成各种复杂的功能活动。具体表现在以下四个方面。

1. 脏腑之间的联系　十二经脉中的每一经都分别属络于一脏一腑，从而加强了互为表里的脏腑之间的联系。有的经脉还与其他一些脏腑相联系，因此构成了脏腑之间的多种联系途径。

2. 脏腑与体表之间的联系　十二经脉内与五脏六腑相络属，其经脉之气在外散络结聚于经筋，并布散于皮部，四肢为筋肉会聚之所，皮肤与四肢筋肉组织及内在五脏六腑，通过经脉联系起来。

3. 脏腑与五官九窍之间的联系　目、耳、鼻、口、舌、前阴、后阴等官窍，都是经脉所经过的部位，而经脉又属络于脏腑，五官九窍同内脏之间可通过经脉的沟通而联系起来。

4. 经脉与经脉之间的联系　十二经脉相互属络与交接，具有一定的交接和流注次序；十二正经与奇经八脉之间纵横交错；奇经八脉之间又彼此相互联系，从而构成了经脉与经脉之间的多种联系途径。

（二）运行气血，协调阴阳

经络是气血运行的主要通道。人体的各个组织器官，均需依赖气血的濡养，才能维持其正常的生理活动。气血之所以能运行到全身，发挥其营养组织器官的作用，与经络的流注密不可分。

故《灵枢·本脏》说："经脉者，所以行血气而营阴阳，濡筋骨，利关节者也。"经脉的运输渗灌作用，使得气血内溉脏腑，外濡腠理，而脏腑腠理在气血的不断循环灌注濡养下，生理功能得以正常发挥，机体强健，能够抵御外邪入侵。

（三）抗御病邪，反映证候

通过经络的传导，内脏的病变可反映于外表，表现在某些特定的部位或与其相应的官窍。如肝气郁结常见两胁、少腹胀痛，因足厥阴肝经抵小腹、布胸胁；真心痛，不仅表现为心前区疼痛，且常引及上肢内侧后缘，因手少阴心经行于上肢内侧后缘之故。胃火可见牙龈肿痛、肝火上炎可见目赤等，均是经络传导的反映。此外，十二皮部分属于十二经脉，而十二经脉又内属于脏腑，内在脏腑、经络的病变也可通过相应的皮部分区反映出来，在临床上观察不同部位皮肤的色泽和形态变化，可诊断某些脏腑、经络的病变。

（四）传导感应，调整虚实

感应传递信息作用是指经络系统对于针刺或其他刺激的感觉和传递作用。当体表受到某种刺激时，会通过经络传导至体内有关脏腑，使该脏腑功能发生变化。针刺治疗中的"得气"现象，即人体会产生某些酸、麻、胀、重等感觉，并沿经脉的循行路线而传导，就是经络传导感应作用的具体表现。反之，脏腑受到某种刺激而功能发生变化时，也可通过经络的传导而反应于体表。当人体发生疾病时，出现气血不和或阴阳偏盛偏衰等证候，通过经穴配伍和针刺手法以激发经气，扶正祛邪，调整虚实，调畅气血，从而使机体转归于"阴平阳秘"，达到治疗疾病的目的。

六、经络学说的应用

经络学说不仅可以说明人体的生理功能，还被广泛用以阐释人体的病理变化，以及指导疾病的诊断和治疗。

（一）阐释病理变化

正常生理情况下，经络有运行气血、联系脏腑沟通上下内外及感应传导等作用。病理条件下，经络会成为传递病邪和反映病变的途径，因此，经络学说可用来阐释人体的病理变化。经络是外邪从皮毛腠理内传于脏腑的主要传变途径，且脏腑之间有经脉沟通联系，所以经络还可以成为脏腑之间病变相互影响的途径。如足厥阴肝经挟胃、注肺中，肝病可以犯胃、犯肺。同时，经络可将内脏的病变反映于体表某些特定的部位或与其相应的官窍，如肝气郁结常见两胁、少腹胀痛。

（二）指导疾病诊断

由于经络具有一定的循行路线和属络脏腑，可以反映所属脏腑的病证，因此，可作为疾病诊断的依据，且具有重要的临床意义。如：头痛一症，痛在前额者，多与阳明经有关；痛在两侧者，多与少阳经有关；痛在后头及项部者，多与太阳经有关；痛在颠顶者，多与厥阴经有关。此外，在临床实践中，在经络循行通路上，或经气聚结的某些穴位处，有明显的压痛，或有条索状、结节状反应物，或局部皮肤的色泽、形态、温度等发生变化，这些现象都有助于疾病的诊断。如：阑尾穴明显压痛，多为肠痈；横骨压痛，多反映月经不调或遗精。

（三）指导疾病治疗

经络学说被广泛地应用于临床各科，特别是对针灸、按摩和药物治疗，具有重要的指导意义。

针灸与推拿疗法，一般采用"循经取穴"的原则，即主要根据某一经或某一脏腑的病变，在病变的邻近部位或经络循行的远隔部位上取穴，通过针灸或推拿，调整经络气血的功能活动，达到治疗的目的。药物治疗也可以经络为渠道，通过经络的传导转输，使药达病所，发挥其治疗作用。"引经报使"理论，就是指某些药物对某一脏腑经络有特殊的选择性作用。如：治疗头痛，属太阳经的可用羌活；属阳明经的可用白芷；属少阳经的可用柴胡。羌活、白芷、柴胡，不仅分别归入手足太阳、阳明、少阳经，且能引导其他药物归入上述各经而发挥治疗作用。

复习思考题：

1. 简述经络的基本概念及经络系统的主要内容。
2. 试述十二经脉的走向交接规律。
3. 简述奇经八脉的生理功能。

第四节　体　质

人体既有脏腑经络、形体官窍、精气血津液等生理共性，又有通过这些活动表现出的个体在形质、功能和心理上的差异性，这种差异主要是体质的差异。体质是指个体在生命过程中，由先天遗传性和后天获得性因素所决定的表现在形态结构、生理功能和心理活动三方面综合的相对稳定的特性。

体质学说是以中医理论为指导，研究人体体质的基本概念、形成、类型特征，以及对疾病发生、发展和演变过程影响的学说。中医体质学说融合生物学、医学、社会学和心理学于一体，不同于单纯的体格、体型、体重等特征表现。重视体质的研究，不但有助于从整体上把握个体的生命特征，而且有利于分析疾病的发生、发展和演变规律，对诊断、治疗、预防疾病及养生康复均具有重要意义。

一、体质的构成

体质主要由形态结构、生理功能和心理状态三大要素构成。

（一）形态结构

形态结构是功能活动的基础，是构成体质的一个重要组成部分。不同个体在形态结构上的差异性，可产生不同的功能活动，从而构成了不同的体质特征。形态结构包括外部和内部。外部形态指体格、体型、性征、体姿、面色、毛发、舌象、脉象等，较为直观；内部形态指脏腑、经络、精气血津液等，是决定体质差异的最根本因素。根据中医学"司外揣内"的认识方法，内部形态结构是否正常，主要通过身体外形及功能活动体现出来。

（二）生理功能

生理功能是机体脏腑经络及精气血津液功能正常的体现，也是内部形态结构正常与否的反映。因此，人体生理功能的差异，反映了脏腑经络及精气血津液的盛衰偏颇。了解体质状况，可以观察精神、意识、思维、心率、心律、面色、唇色、脉象、舌象、呼吸、语声、食欲、口味、体温、生殖、生长发育、二便、姿态、活动能力、寒热喜恶、睡眠状况、视听嗅触觉、皮肤肌肉弹性、毛发光泽等方面。

（三）心理状态

中医学认为"形与神俱"，形是神的物质基础和所在之处，神是形的结构和功能体现。不同内脏的功能活动，表现为某种特定的情感、情绪反应与认知活动。

总之，体质是特定的形态结构、生理功能与心理状态的综合体。一定的形态结构与生理功能，是产生心理特征的基础，个体容易表现出某种心理倾向；反之，心理特征在长期的显现中，又影响着形态结构和生理功能，表现出相应的行为特征。

二、体质的特点

体质是先后天因素共同作用的结果，具有先天遗传性和形神合一性、群类趋同性和差异多样性、相对稳定性和可变性、连续可测性和后天可调性等特点。

（一）先天遗传性和形神合一性

体质的先天因素完全取决于父母。子代承袭了父母的某些基本特点，如：外在的音容笑貌，内在的个性差异，乃至某些疾病等。体质同时反映了个体在形态结构（形）及由脏腑活动所产生的各种精神活动（神）这两个方面的基本特征，是生理与心理特性的综合体，是对个体身心特性的概括。

（二）群类趋同性和差异多样性

一方水土养一方人，同一种族或聚居在同一地域的人由于遗传背景、生存环境和生活习惯具有同一性和一致性，从而使人群的体质具有相同或类似的特点。但体质特征也因人而异，显现出个体的形神特性，表现在形态和功能各个方面的差异性。

（三）相对稳定性和可变性

体质秉承于父母先天，得养于后天。先天禀赋决定着个体体质的相对稳定性和特异性。体质状态在生命过程的某个阶段具有相对的稳定性，长期稳定的环境是导致体质相对稳定的重要因素。先天禀赋虽决定着个体体质的特异性和相对稳定性，但体质受后天多种因素，如饮食习惯、地理环境、精神状态、年龄变化、疾病损害、针药治疗等不断影响而演变，体质类型也会发生改变，因此，体质又具有可变性。

（四）连续可测性和后天可调性

体质的特征伴随着生命自始至终的全过程。偏于某种体质类型者，具有循着某种类型体质固有的发展演变规律缓慢演化的趋势。体质的这种连续可预测性，为治未病提供了可能。

由于体质以脏腑、经络、精气血津液为生理基础，因此，可针对各种体质类型尽早采取相应措施，纠正和改善体质的偏颇，以减少个体对疾病的易感性，预防疾病的发生。

三、体质的影响因素

体质禀受于先天，受制于后天，主要取决于脏腑经络气血的强弱盛衰。因此，凡能影响脏腑经络、精气血津液功能活动的因素，均可影响体质。

（一）先天禀赋

人出生前从父母所获得的一切统称为先天禀赋，包括父母生殖之精的质量、父母血缘关系所赋予的遗传性、父母生育的年龄，以及在体内孕育过程中母亲是否注意养胎和妊娠期疾病所造成的一切影响。先天禀赋是体质形成的基础和体质强弱的前提条件。先天之精充盈，则小儿禀赋足，出生之后体质强壮而少偏颇；反之，先天之精不足，禀赋虚弱，或有偏颇，会使小儿生长发育障碍，影响身体素质和心理素质的健康发展。

（二）年龄因素

体质是一个随着个体发育不同阶段而不断演变的生命过程，人体有生、长、壮、老、已的变化规律，每个阶段的体质特征均不同。小儿的体质特点为脏腑娇嫩，形气未充，易虚易实，易寒易热。至青春期，体质渐趋成熟并基本定型；成年人一般精气血津液充盛，脏腑功能强健，故体质强壮；老年阶段由于阴阳失调，脏腑功能减弱，精气神日渐衰少，气血郁滞，体质常以虚为主，兼夹痰瘀。

（三）性别差异

男女在遗传性征、身体形态、脏腑结构、生理功能、心理特征等方面的差异，形成了各自不同的体质特征。男性多禀阳刚之气，故脏腑功能较强，体魄健壮魁梧，能胜任繁重的体力和脑力劳动，性格多外向，粗犷，心胸开阔。女性多禀阴柔之气，故脏腑功能较弱，体形小巧苗条，性格多内向，细腻，多愁善感。

男子以肾为先天，以精、气为本；女子以肝为先天，以血为本。病理情况下，男子气常不足，女子血常不足。男子之病，多由伤精耗气所致；女子之病，多由伤血所致。由于经、带、胎、产、乳等特殊生理过程，女子月经期、妊娠期和产褥期体质也会发生改变。

（四）饮食因素

饮食因素对体质影响明显。饮食不恰当，则影响脾胃功能，或使某些营养物质缺乏，体质会发生不良改变。长期饮食不足，可使体质虚弱；饮食偏嗜，可引起脏气偏盛或偏衰，形成体质偏颇，甚则导致某些疾病。如偏嗜寒凉之品，易形成阳虚体质；偏嗜温热或辛辣食物，易形成阴虚体质。

（五）劳逸所伤

适度劳动，可强壮人体的筋骨肌肉，通利关节；适当休息，有利于消除疲劳，恢复体力和脑力。过度劳作，则易于损伤筋骨，消耗气血，致脏腑精气不足，功能减弱，形成虚性体质；过度安逸，容易使人体气血不畅，形成血瘀体质，或虚性体质。

（六）情志因素

情志和调，则气血调畅，脏腑功能协调，体质强壮。若强烈的精神刺激与情志活动长期不解，超过了人体的生理调节能力，常导致内脏气血阴阳紊乱，即形成某种特定的体质。如气郁型、阴虚火旺型、血瘀型等病理性体质，多与情志不调有关。某种体质因情志刺激形成以后，更容易发生与原先相同的情志活动，从而进一步损伤内脏，形成恶性循环，促使该种体质的稳定。

（七）地理因素

人们生活在不同的地理环境中，由于受到不同水土性质、气候类型、生活条件、饮食习惯影响，可形成不同的体质。一般而言，北方人形体多壮实，腠理致密；东南之人体型多瘦弱，腠理偏疏松；滨海临湖之人，多痰湿；居住环境的寒冷潮湿，易形成阴盛体质或湿盛体质。

（八）疾病、针药及其他因素

疾病是促使体质改变的一个重要因素。某些疾病所造成的人体损伤不易恢复，或因病后调养失当，或久病持续损伤，常使体质虚弱。体质与疾病因素常互为因果。如慢性肝炎早期多为气滞型体质，随着病变的发展可转为瘀血型、阴虚型等不同类型的体质。

药物和针灸能够调整脏腑精气阴阳之盛衰及经络气血之偏颇。用之得当，使病理体质恢复正常；用之不当，将会加重体质损害。

四、体质的分类

自《黄帝内经》起，体质就有不同的分类方法，如阴阳分类法、五行分类法、脏腑分类法、体形肥瘦分类法及藏象阴阳分类法等。不同的体质分类法，均以脏腑经络及精气血津液的结构与功能的差异为划分基础。2009 年中华中医药学会正式发布了《中医体质分类与判定》标准，将体质分为平和质、气虚质、阳虚质、阴虚质、痰湿质、湿热质、血瘀质、气郁质、特禀质等 9 种基本类型，临床应用较为广泛。

（一）平和质

总体特征：阴阳气血调和，以体态适中、面色红润、精力充沛等为主要特征。

形体特征：体形匀称健壮。

常见表现：面色、肤色润泽，头发稠密有光泽，目光有神，鼻色明润，嗅觉灵敏，唇色红润；不易疲劳，精力充沛，耐受寒热，睡眠良好，胃纳佳，二便正常，舌色淡红，苔薄白，脉和缓有力。

心理特征：性格随和开朗。

具有这种体质特征的人，平素患病较少，对自然环境和社会环境适应能力较强。

（二）气虚质

总体特征：元气不足，以疲乏、气短、自汗等气虚表现为主要特征。

形体特征：肌肉松软不实。

常见表现：平素语音低弱，气短懒言，容易疲乏，精神不振，易出汗，舌淡红，舌边有齿痕，脉弱。

心理特征：性格内向，不喜冒险。

具有这种体质特征的人，不耐受风、寒、暑、湿等邪气，易患感冒、内脏下垂等病，且病后康复缓慢。

（三）阳虚质

总体特征：阳气不足，以畏寒怕冷、手足不温等虚寒表现为主要特征。

形体特征：肌肉松软不实。

常见表现：平素畏冷，手足不温，喜热饮食，精神不振，舌淡胖嫩，脉沉迟。

心理特征：性格多沉静、内向。

具有这种体质特征的人，对风、寒、湿邪易感性较强，感邪后易从寒化，耐夏不耐冬，易患痰饮、肿胀、泄泻等病。

（四）阴虚质

总体特征：阴液亏少，以口燥咽干、手足心热等虚热表现为主要特征。

形体特征：体形偏瘦。

常见表现：手足心热，口燥咽干，鼻微干，喜冷饮，大便干燥，舌红少津，脉细数。

心理特征：性情急躁，外向好动，活泼。

具有这种体质特征的人，对暑、热、燥邪易感性较强，感邪后易从热化，耐冬不耐夏，易患虚劳、失精、不寐等病。

（五）痰湿质

总体特征：痰湿凝聚，以形体肥胖、腹部肥满、口黏苔腻等痰湿表现为主要特征。

形体特征：体形肥胖，腹部肥满松软。

常见表现：面部皮肤油脂较多，多汗且黏，胸闷，痰多，口黏腻或甜，喜食肥甘甜黏，苔腻，脉滑。

心理特征：性格温和、稳重，善于忍耐。

具有这种体质特征的人，对梅雨季节及潮湿环境适应能力差，易患消渴、中风、胸痹等病。

（六）湿热质

总体特征：湿热内蕴，以面垢油光、口苦、苔黄腻等湿热表现为主要特征。

形体特征：形体中等或偏瘦。

常见表现：面垢油光，易生痤疮，口苦口干，身重困倦，大便黏滞不畅或燥结，小便短黄，男性易阴囊潮湿，女性易带下增多，舌质偏红，苔黄腻，脉滑数。

心理特征：容易心烦急躁。

具有这种体质特征的人，对夏末秋初湿热气候的潮湿或气温偏高环境较难适应，易患疮疖、黄疸、热淋等病。

（七）血瘀质

总体特征：血行不畅，以肤色晦黯、舌质紫黯等血瘀表现为主要特征。

形体特征：胖瘦均见。

常见表现：肤色晦黯，色素沉着，容易出现瘀斑，口唇黯淡，舌黯或有瘀点，舌下络脉紫黯或增粗，脉涩。

心理特征：易烦，健忘。

具有这种体质特征的人，不耐受寒邪，易患癥瘕及痛证、血证等。

（八）气郁质

总体特征：气机郁滞，以神情抑郁、忧虑脆弱等气郁表现为主要特征。

形体特征：形体瘦者为多。

常见表现：神情抑郁，情感脆弱，烦闷不乐，舌淡红，苔薄白，脉弦。

心理特征：性格内向不稳定、敏感多虑。

具有这种体质特征的人，对精神刺激适应能力较差，不适应阴雨天气，易患脏躁、梅核气、百合病及郁证等。

（九）特禀质

总体特征：先天失常，以生理缺陷、过敏反应等为主要特征。

形体特征：过敏体质者一般无特殊；先天禀赋异常者或有畸形，或有生理缺陷。

常见表现：过敏体质者常见哮喘、风团、咽痒、鼻塞、喷嚏等；患遗传性疾病者有垂直遗传性、先天性、家族性特征；患胎传性疾病者具有母体影响胎儿个体生长发育及相关疾病特征。

心理特征：随禀质不同情况各异。

具有这种体质特征的人，适应能力差，如：过敏体质者对易致过敏季节适应能力差，易引发宿疾，易患哮喘、荨麻疹、花粉症及药物过敏等；遗传性疾病如血友病、先天愚型等；胎传性疾病如五迟（立迟、行迟、发迟、齿迟和语迟）、五软（头软、项软、手足软、肌肉软、口软）、解颅、胎惊等。

五、体质学说的应用

中医学强调"因人制宜"，是个性化诊疗思想的集中反映，也是体质学说在临床应用的体现。由于疾病过程中机体所表现的种种差异性主要取决于个体的体质，因此，体质的差异性在很大程度上也决定着疾病的发生发展、转归预后的差异，以及个体对治疗措施的不同反应性。因此，体质与发病、证候及防治均有密切的关系。

（一）体质与发病

体质是正气盛衰偏颇的反映。体质强弱决定着发病与否及发病情况。一般而言，体质强壮者，正气旺盛，邪气难以入侵致病；体质羸弱者，正气虚弱，邪气易于乘虚侵入而发病。发病过程中又因体质的差异，而表现为不同的发病类型，或即时而发，或伏而后发等。个体体质的特殊状态或缺陷也是内伤情志病变发生的关键性因素。因此，人体能否感邪而发病，主要取决于个体的体质状况。

疾病的发生，除了主要取决于正邪斗争，还受外界环境、饮食、遗传、年龄、性别、劳逸等诸多因素的影响。这些因素均影响人体体质的状态，进而使机体的调节能力和适应能力下降而导致疾病的发生。

（二）体质与证候

发病后的临床证候类型也因体质而异。首先，体质是形成同病异证的决定性因素，感受相同的致病因素或患同一种疾病，因个体体质的差异可表现出阴阳、表里、寒热、虚实等不同的证候类型，即同病异证。如：同为风寒之邪，偏阳质者得之易从阳化热，偏阴质者得之易从阴化寒；同为湿邪，阳热之体得之易从阳化热而为湿热之候，阴寒之体得之易从阴化寒而为寒湿之证。异病同证的产生也与体质密切相关，感受不同的病因或患不同的疾病，而体质在某些方面有共同点时，常可表现为相同或类似的证候类型。如：阳热体质者，感受暑、热之邪出现热证，即便感受风寒邪气，也可郁而化热，表现为热证。可见，同病异证与异病同证，主要是以体质的差异为生理基础，体质是证候形成的内在基础。

（三）体质与防治

体质的不同，决定了治疗、预防和养生应当有针对性。

1. 区别体质特征而施治　针对证候的治疗，实际上包含了对体质的内在偏颇的调整。如：偏阳质者，当慎用温热伤阴之剂；偏阴质者，当慎用寒凉伤阳之药。针刺治疗也是如此，体质强壮者，当用泻法；体质虚弱者，当用补法。由于体质的差异，临床上常出现同病异证和异病同证的情况，因此，治疗上也相应有同病异治和异病同治。

2. 根据体质特征注意针药宜忌　治疗时必须明辨体质对针药的宜忌，中病即止。体质偏阳者宜甘寒、酸寒、咸寒、清润，忌辛热温散、苦寒沉降；偏阴质宜温补助阳，忌苦寒泻火；气虚质宜补气培元，忌耗散克伐；痰湿质宜健脾芳化，忌阴柔滋补；湿热质宜清热利湿，忌滋补厚味；瘀血质宜疏利气血，忌固涩收敛等。体质强壮者，对药物耐受性强，剂量宜大，用药可峻猛；体质瘦弱者，对药物耐受性差，剂量宜小，药性宜平和。此外，体质强壮者，对针石、火熨的耐受性强；体质弱者，耐受性差；肥胖体型者，对针刺反应迟钝，进针宜深，刺激量宜大，多用温针艾灸；瘦长体型者，对针刺反应敏感，进针宜浅，刺激量相应宜小，少用温针艾灸。

3. 兼顾体质特征重视善后调理　疾病初愈或趋向恢复时，调理措施的具体选择应用，皆须兼顾患者的体质特征，辨体施护。如：体质偏阳者大病初愈，应慎食狗肉、羊肉、桂圆等温热及辛辣之品；体质偏阴者大病初愈，应慎食龟鳖、熟地黄等滋腻药物和乌梅等酸涩收敛之品。

4. 区别体质特征而养生　体质偏阳者，食宜凉忌热；体质偏阴者，食宜温而忌寒；形体肥胖者多痰湿，食宜清淡而忌肥甘。气郁体质者，精神多抑郁不爽，多愁善感，在精神调摄方面，应注意情感上的疏导；阳虚者，精神多萎靡不振，神情偏冷漠，多自卑而缺乏勇气，应帮助其树立生活的信心。

复习思考题：

1. 简述影响体质的因素。
2. 简述体质与证候的区别和联系。
3. 试述体质学说在临床中的应用。

第三章

中医学的病理观

扫一扫，查阅本章数字资源，含PPT、音视频、图片等

中医学的病理观包括对病因、发病、病机的认识。对病因的认识起源很早，春秋战国时期的《左传》即有提及，书中说："阴淫寒疾，阳淫热疾，风淫末疾，雨淫腹疾，晦淫惑疾，明淫心疾。"《黄帝内经》根据病因侵袭人体部位和致病特点的不同，将病因归纳为阴阳两大类。东汉张仲景在《金匮要略》中将病因侵犯人体的传变途径分为三大类，指出："一者经络受邪入脏腑，为内所因也；二者四肢九窍，血脉相传，壅塞不通，为外皮肤所中也；三者房室、金刃、虫兽所伤。"宋代陈无择在《三因极一病证方论》中明确提出"三因学说"，将六淫外邪归属于外因，将七情内伤归属于内因，将饮食劳倦、跌仆金刃及虫兽所伤归属为不内外因，后世医家多宗其说。明代吴又可在《温疫论》中提出："夫瘟疫之为病，非风、非寒、非暑、非湿，乃天地间别有一种异气所感。"认为疠气是一种自然界的毒疠之气，与普通的六淫邪气不同，它具有传染性强、易于流行、发病急重等特点，并首次提出"一气一病"之说，为中医病因病机学的发展做出了卓越贡献。此外，中医学的"百病皆由痰作祟"和"瘀血论"，补充了体内病理产物可转化成致病因素的内容，不断充实和完善中医病因学说。

发病即疾病的发生，是机体处于邪气的损害和正气抗损害之间的矛盾斗争过程。病机是疾病发生、发展和变化的机理。基本病机主要包括邪正盛衰、阴阳失调、气血津液失常等。

第一节　病　因

导致疾病发生的原因，称为病因，又称为"致病因素"，中医统称为"邪"，包括六淫、疠气、七情内伤、饮食失宜、劳逸失度、痰饮、瘀血、结石、外伤、寄生虫、医过、药邪、胎传等。

病因学说，是研究致病因素的性质、致病特点和临床表现的学说。

中医病因学的特点主要表现在：一是体现整体观思想，强调人与自然、社会环境的统一性。如认为六淫是自然界气候变化异常（邪气）与人体抵抗力（正气）下降共同作用而形成的病因。二是多采用类比的方法来认识病因。把疾病的症状、体征与自然界某些相似的事物现象相联系，以此来认识各种病因的性质和致病特点。例如游走不定、变化多端的临床表现类比自然界风动的特点，故将其病因归为风邪。同时，中医学认为，"病起过用""过则为病"。如风寒暑湿燥火六气、喜怒忧思悲恐惊七情及饮食劳逸，正常情况下不致人发病，然其太过则会成为病因使人发病。

中医探求病因，除了解发病过程中可能作为病因的客观条件（即问诊求因）外，主要是根据疾病反映出来的临床表现，通过分析疾病的症状来推求病因，为临床治疗提供理论依据。这种方

法称为"辨症求因",又称"审症求因",为中医认识病因的特有方法。

现代对病因的分类,一般分为外感病因、内伤病因、病理产物性病因,以及其他病因四大类。其中六淫、疬气归属于外感病因,七情内伤、饮食失宜、劳逸失度归属于内伤病因,痰饮、瘀血、结石归属于病理产物性病因,外伤、寄生虫、医过、药邪、胎传等归属于其他因素。

一、外感病因

外感病因,是指由外而入,或从皮毛,或从口鼻,侵入机体,引起外感疾病的致病因素。外感病是由外感病因引起的一类疾病,一般发病较急,病初多见寒热、骨节酸楚等。外感病因主要包括六淫和疬气。

(一)六淫

1. 六淫的基本概念 六淫是风、寒、暑、湿、燥、火六种外感病邪的统称。"六",指六种不同的邪气;"淫"是太过之意。风、寒、暑、湿、燥、火是自然界六种常见的气候变化,是自然界万物生长化收藏和人类赖以生存的必要条件,正常情况下称之为"六气"。六气的正常变化一般不会致病。如果气候变化异常,六气发生太过或不及,非其时而有其气(如春天当温而反寒,冬季当凉而反热),气候变化过于急骤(如暴寒暴暖),超过了机体所能承受的限度;或者六气正常,但机体正气不足以适应正常的六气时,就会导致疾病的发生。能导致机体发生疾病的六气便称之为"六淫",又称"六邪"。

2. 六淫的共同致病特点

(1)外感性 六淫致病,其侵犯途径多从肌表、口鼻而入,或两者同时受邪。如风寒湿邪易犯人肌表,温热燥邪易自口鼻而入等。由于六淫邪气均是自外界侵犯人体,故称其为外感致病因素,所致疾病即称为"外感病"。部分外感病的早期有发热症状,故又称为"外感热病"。

(2)季节性 由于六淫本为四时主气的太过或不及,故容易形成季节性多发病,如春季多风病、夏季多暑病、长夏初秋多湿病、深秋多燥病、冬季多寒病等,这是一般规律。但是,气候变化是复杂的,不同体质对外邪的感受性不同,所以同一季节可以有不同性质的外感病发生。

(3)地域性 六淫致病与生活、工作的区域环境密切相关。如西北多燥病、东北多寒病、江南多湿热病;久居潮湿环境多湿病;长期在高温环境作业者,多燥热或火邪为病等。

(4)相兼性 六淫邪气既可单独致病又可相兼为害。其单独使人致病者,如寒邪直中脏腑而致泄泻,其由两种以上同时侵犯人体而发病者,如风寒感冒、湿热泄泻、风寒湿痹等。

(5)转化性 六淫致病还具有病性转化的特点。例如感受风寒之邪,一般多表现为风寒表证,但若患者素体阳盛,邪气则从阳化热而表现为风热表证。另外,在疾病的发展过程中,初起的风寒表证,亦可入里化热而转变为里热证,甚或伤阴化燥等。

中医病因学说中六淫的性质和致病特点,是通过对自然现象的观察,加以抽象概括而来的。六淫为病,除了气候因素外,还包括生物(如细菌、病毒等)、物理、化学等多种致病因素作用于机体所引起的病理反应。

3. 六淫各自的性质和致病特点

(1)风邪 凡致病具有善动不居、轻扬开泄等特点的外邪,称为风邪。风为木气而通于肝,春季为风木当令的季节。风虽为春季的主气,但终岁常在,四时皆有。故风邪引起的疾病虽以春季为多,但又不限于春季。

风邪的性质和致病特点:

①风为阳邪，轻扬开泄，易袭阳位：风为阳邪，其性轻扬升散，具有升发、向上、向外的特性。所以风邪致病，易于伤人上部（头、面）、阳经和肌表等阳位，风邪上扰头面，可见头晕头痛、头项强痛、面肌麻痹、口眼㖞斜等。风邪客于肌表，因其性开泄，具有疏通、透泄之性，故使肌腠疏松，汗孔开张，而出现汗出、恶风等症状。

②风性善行数变："善行"是指风邪具有善动不居、游走不定的性质，故其致病有病位游移、行无定处的特性。如风寒湿三气杂至所致的"痹证"，其中以风邪为主的行痹（风痹）主要表现为四肢关节的游走性疼痛。"数变"，是指风邪致病具有变化无常和发病急骤的特性。如风疹块（中医称瘾疹，西医称荨麻疹）就有发无定处、此起彼伏、时隐时现的特点。以风邪为先导的外感病，一般发病急，传变也较快，如风邪中于头面，可突发口眼㖞斜。

③风性主动："风性主动"是指风邪致病具有动摇不定的特征，常表现为眩晕、震颤、四肢抽搐、角弓反张等症状。如风邪入侵面部经络，可出现口眼㖞斜、面部肌肉震颤；金刃外伤，复感风毒之邪，可出现四肢抽搐、角弓反张等证，均有风邪动摇的表现。

④风为百病之长：风邪是外感病因的先导。寒、湿、暑、燥、热（火）等邪，往往都依附于风而侵袭人体。如与寒合为风寒之邪，与热合为风热之邪，与湿合为风湿之邪，与暑合为暑风之邪，与燥合为风燥之邪，与火合为风火之邪等。所以，临床上风邪为患较多，又易与六淫诸邪相合而为病，故称风为百病之长、六淫之首。

（2）寒邪　凡致病具有寒冷、凝结、收引等特点的外邪，称为寒邪。寒为水气而通于肾，冬季为寒水当令的季节。故冬季多寒病，但也可见于其他季节。由于气温骤降、涉水淋雨、贪凉喜冷等，人体亦易感受寒邪而为病。

寒邪的性质和致病特点：

①寒为阴邪，易伤阳气：寒性属阴，故为阴邪。阳气本可以制阴，但阴寒偏盛，则阳气不仅不足以祛除寒邪，反为阴寒所侮，故云"阴胜则寒""阴胜则阳病"。所以寒邪最易损伤人体阳气。阳气受损，失于温煦之功，故全身或局部可出现明显的寒象。如寒邪束表，卫阳郁遏，则现恶寒、发热、无汗等，称之为"伤寒"。若寒邪直中于里，损伤脏腑阳气者，谓之为"中寒"。如伤及脾胃，则纳运升降失常，以致吐泻清稀、脘腹冷痛；若心肾阳虚，寒邪直中少阴，则可见恶寒蜷卧、手足厥冷、下利清谷、精神萎靡、脉微细等。

②寒性凝滞：凝滞，即凝结阻滞。人身气血津液的运行，赖阳气的温煦推动，才能畅通无阻。寒邪侵入人体，经脉气血失于阳气温煦，易使气血凝结阻滞不通，不通则痛，故疼痛是寒邪致病的重要特征。因寒而痛，其痛得温则减，遇寒加剧。由于寒邪侵犯的部位不同，病状亦各异。若寒客肌表，凝滞经脉，则头身肢节剧痛，以关节冷痛为主要临床特点的痹证多以寒邪为主入侵所致，因此称为"寒痹"或"痛痹"；若寒邪直中于里，气机阻滞，则胸、脘、腹冷痛。

③寒性收引：收引，即收缩牵引。寒性收引是指寒邪具有收引拘急之特性。"寒则气收"，寒邪侵袭人体，可使气机收敛，腠理闭塞，经络筋脉收缩而挛急；若寒客经络关节，则筋脉收缩拘急，以致拘挛作痛、屈伸不利或冷厥不仁；若寒邪侵袭肌表，则毛窍收缩，卫阳闭郁，故恶寒发热而无汗。

（3）湿邪　凡致病具有重浊、黏滞、趋下特性的外邪，称为湿邪。湿与脾土相应。夏秋之交，湿热熏蒸，水气上腾，湿气最盛，故一年之中长夏多湿病。湿亦可因涉水淋雨、居处伤湿，或水中作业而感。湿邪为患，四季均可发病，且其伤人缓慢难察。

湿邪的性质和致病特点：

①湿为阴邪，易阻气机，损伤阳气：湿性类水，水属于阴，故湿为阴邪。湿邪侵及人体，留

滞于脏腑经络，最易阻滞气机，使气机升降失常。湿阻胸膈，气机不畅则胸闷；湿困脾胃，脾胃气机升降失常，纳运失司，则食欲减退、脘痞腹胀、便溏不爽；湿停下焦，肾与膀胱气机不利，则小腹胀满、小便淋涩不畅。由于湿为阴邪，阴胜则阳病，故湿邪为害，易伤阳气。脾主运化水湿，且为阴土，喜燥而恶湿，对湿邪又有特殊的易感性，具有运湿而恶湿的特性。湿邪侵袭人体，必困于脾，使脾阳不振，运化无权，水湿停聚，发为泄泻、水肿、小便短少等症。

②湿性重浊：湿为重浊有质之邪。所谓"重"，即沉重、重着之意。故湿邪致病，其临床症状有沉重的特性，如头重身困、四肢酸楚沉重等。若湿邪外袭肌表，困遏清阳，清阳不升，则头昏沉重、状如裹束；如湿滞经络关节，阳气布达受阻，则可见肌肤不仁、关节疼痛重着等，称之为"湿痹"或"着痹"。"浊"，即秽浊垢腻。故湿邪为患，易于出现排泄物和分泌物秽浊不清的现象。如湿浊在上则面垢、眵多；湿滞大肠，则大便溏泄、下痢脓血黏液；湿浊下注，则小便浑浊、妇女带下过多；湿邪浸淫肌肤，则湿疹浸淫流水等。

③湿性黏滞："黏"，即黏腻；"滞"，即停滞。黏滞指湿邪致病具有黏腻停滞的特性。这种特性主要表现在两个方面：一是症状的黏滞性。即湿病症状多黏滞而不爽，如大便黏腻不爽，小便涩滞不畅，分泌物黏浊和舌苔黏腻等。二是病程的缠绵性。因湿性黏滞，蕴蒸不化，胶着难解，故起病缓慢隐袭，病程较长，往往反复发作或缠绵难愈。如湿温表现为起病缓、传变慢、病程长、难速愈的明显特征，其他如湿疹、湿痹（着痹）等，亦因其湿而不易速愈。

④湿性趋下，易袭阴位：水性就下，湿类于水，其质重浊，故湿邪有下趋之势，易于伤及人体下部。其病多见下部的症状，如水肿多以下肢较为明显。其他如带下、小便浑浊、泄泻、下痢等，亦多由湿邪下注所致。但是，湿邪浸淫，上下内外，无处不到，非独侵袭人体下部。所谓"伤于湿者，下先受之"《素问·太阴阳明论》，只是说明湿性趋下，易侵阴位，为其特性之一而已。

（4）燥邪　凡致病具有干燥、收敛等特性的外邪，称为燥邪。燥气乃秋令燥热之气所化。燥邪为病，有温燥、凉燥之分。初秋有夏热之余气，久晴无雨，秋阳以曝之时，燥与热相结合而侵犯人体，故病多温燥。深秋近冬之际，西风肃杀，燥与寒相结合而侵犯人体，则病多凉燥。燥与肺气相通。

燥邪的性质和致病特点：

①燥性干涩，易伤津液：燥与湿对，湿气去而燥气来。燥为秋季肃杀之气所化，其性干涩枯涸，故曰"燥胜则干"。燥邪为害，最易耗伤人体的津液，形成阴津亏损的病变，表现出各种干涩的症状，诸如皮肤干涩皲裂、鼻干咽燥、口唇燥裂、毛发干枯不荣、小便短少、大便干燥等。

②燥易伤肺：肺为娇脏，五脏六腑之华盖，性喜清肃濡润而恶燥。肺主气而司呼吸，直接与自然界大气相通，且外合皮毛，开窍于鼻，燥邪多从口鼻而入。燥为秋令主气，与肺相应，故燥邪最易伤肺。燥邪犯肺，使肺津受损，宣肃失职，从而出现干咳少痰，或痰黏难咯，或痰中带血，甚则喘息胸痛等。

（5）火（热）邪　凡致病具有炎热升腾等特性的外邪，称为火热之邪。火与心气相应，但是火邪并不像暑邪那样具有明显的季节性，也不受季节气候的限制。

温、热、火的关系：温、热、火三者性质基本相同，但又有区别。温、热、火虽同为阳邪，但在程度上还是有一定差别的。温为热之微，热为温之甚；热为火之渐，火为热之极。火邪与热邪的主要区别：热邪致病，临床多表现为全身性弥漫性发热征象；火邪致病，临床多表现为某些局部症状，如肌肤局部红、肿、热、痛，或口舌生疮，或目赤肿痛等。温邪是温热病的致病因素，一般只在温病学范畴中应用。

火邪的性质和致病特点：

①火热为阳邪，其性燔灼炎上：燔，即燃烧；灼，即烧烫。燔灼，是指火热邪气具有焚烧而熏灼的特性。故火热之邪致病，热象显著，临床上表现出高热、恶热、烦渴、汗出、脉洪数等症状。火为阳邪，其性升腾向上。故火邪致病具有明显的炎上特性，其病多表现于上部。如心火上炎，则见舌尖红赤疼痛，口舌糜烂、生疮；肝火上炎，则见目赤肿痛；胃火炽盛，可见齿龈肿痛、齿衄等。

②火热易扰心神：火热与心相通应，故火热之邪入于营血，尤易影响心神。轻者心神不宁而心烦、失眠；重者可扰乱心神，出现狂躁不安，或神昏、谵语等症。故《素问·至真要大论》说："诸躁狂越，皆属于火。"

③火热易伤津耗气：火热之邪伤人，热淫于内，一方面迫津外泄，使气随津泄而致津亏气耗；另一方面则直接消灼煎熬津液，耗伤人体的阴气，即所谓热盛伤阴。故火热之邪致病，临床表现除热象显著外，往往伴有口渴喜冷饮、咽干舌燥、小便短赤、大便秘结等津伤阴亏的征象。阳热太盛，大量伤津耗气，临床可兼见体倦乏力、少气懒言等气虚症状，重则可致全身津气脱失。

④火热易生风动血：火热之邪易于引起肝风内动和血液妄行。火热之邪侵袭人体，往往燔灼肝经，劫耗津血，使筋脉失于濡养，而致肝风内动，称为热极生风。风火相煽，症状急迫，临床上表现为高热、神昏谵语、四肢抽搐、颈项强直、角弓反张、目睛上视等。血得寒则凝，得温则行。火热之邪，灼伤脉络，并使血行加速，迫血妄行，易于引起各种出血，如吐血、衄血、便血、尿血，以及皮肤发斑，妇女月经过多、崩漏等。

⑤火邪易致疮痈：火邪入于血分，可聚于局部，腐蚀血肉，发为痈肿疮疡。《灵枢·痈疽》说："大热不止，热胜则肉腐，肉腐则为脓，故名曰痈。"由火毒壅聚所致之痈疡，其临床表现以疮疡局部红肿热痛为特征。

（6）暑邪　凡夏至之后、立秋以前，致病具有炎热、升散、兼湿特性的外邪，称为暑邪。暑邪有明显的季节性，主要发生在夏至以后、立秋以前，故有"暑属外邪，并无内暑"之说。

暑邪的性质和致病特点：

①暑性炎热：暑为夏月炎暑，盛夏之火气，具有酷热之性，火热属阳，故暑属阳邪。暑邪伤人多表现出一系列阳热症状，如高热、心烦、面赤、烦躁、脉洪大等，称为伤暑。

②暑性升散，易扰神伤津耗气：升散，即上升发散之意。升，指暑邪易于上犯头目，内扰心神，临床上出现心胸烦闷不宁、头昏、目眩、面赤等症状。散，指暑邪为害，易于伤津耗气。暑邪侵犯人体，可致腠理开泄而大汗出。汗出过多，不仅伤津，而且耗气，故临床除见口渴喜饮、尿赤短少等津伤之症外，可见气短、乏力等气虚症状，甚则发为突然昏倒、不省人事之中暑。中暑兼见四肢厥逆者，称为暑厥。暑热引动肝风而兼见四肢抽搐、颈项强直，甚则角弓反张，称为暑风（暑痫）。

③暑多夹湿：暑季不仅气候炎热，且常多雨而潮湿，热蒸湿动，湿热弥漫空间，所以暑邪致病，多夹湿邪为患。其临床特征，除发热、烦渴等暑热症状外，常兼见四肢困倦、胸闷呕恶、大便溏泄不爽等湿阻症状。

暑为夏季主气，暑邪致病的基本特征为热盛、阴伤、耗气，又多夹湿。所以，临床上以壮热、阴亏、气虚、湿阻为特征。

（二）疠气

1. 疠气的基本概念　疠气是一类具有强烈致病性和传染性的外感病邪，又名戾气、疫疠之气、毒气、异气、杂气、乖戾之气等。疠气不同于普通的六淫之气，是自然界一种毒疠之气，通过空气和接触传染，经过口鼻等途径，由外入内，故属于外感病因。由疠气而致的具有流行性、传染性的一类疾病，称之为疫、疫疠、瘟疫（或温疫）等。

2. 疠气的性质和致病特点

（1）发病急骤，病情危笃　疠气多属热毒之邪，其性疾速，而且常夹毒雾、瘴气等秽浊之邪侵犯人体，故其致病比六淫更显发病急骤，来势凶猛，变化多端，病情险恶。因而发病过程中常出现发热、扰神、动血、生风、剧烈吐泻等危重症状。

（2）传染性强，易于流行　疠气具有强烈的传染性和流行性，可通过口鼻等多种途径在人群中传播。疠气致病可散在发生，也可以大面积流行。因此，疫疠具有传染性强、流行广泛、死亡率高的特点。诸如大头瘟、疫痢、白喉、烂喉丹痧、天花、霍乱、鼠疫等，实际包括西医学许多传染病和烈性传染病［如2003年流行的非典型性肺炎（SARS病毒）和2020年流行的新型冠状病毒肺炎（COVID-19）］。

（3）一气一病，症状相似　指疠气致病的病位与病种的特异性。疠气作用何腑何脏，发为何病，具有特异性定位的特点。疠气对机体作用部位具有一定选择性，从而在不同部位上产生相应的病证。疠气种类不同，所致之病各异。每一种疠气所致之疫病，均有各自的临床特征和传变规律。

二、内伤病因

内伤病因，泛指因人的情志或行为不循常度，超过人体自身调节范围，直接伤及脏腑而发病的致病因素，如七情内伤、饮食失宜、劳逸失度等。内伤病因系导致脏腑气血阴阳失调而为病。由内伤病因所引起的疾病称为内伤病。内伤病因，是与外感病因相对而言的，因其病自内而外，非外邪所侵，故称内伤。

（一）七情内伤

1. 七情内伤的基本概念　七情是指喜、怒、忧、思、悲、恐、惊等七种正常的情志活动，是人的精神意识对外界事物的反应。七情与人体脏腑功能活动有密切的关系。七情分属于五脏，以喜、怒、思、悲、恐为代表，称为五志。

七情内伤，是指喜、怒、忧、思、悲、恐、惊等七种情志活动的异常状态，能引起或诱发心身疾病。七情是人对客观事物的不同反应，在正常的活动范围内，一般不会使人致病。只有突然强烈或长期持久的情志刺激，超过人体的正常生理活动范围，使人体气机紊乱，脏腑阴阳气血失调，才会导致疾病的发生；或人体正气不足，脏腑精气虚衰，对情志刺激的适应和调节能力低下，情志变化成为病因，而引起或诱发疾病，称为"七情内伤"。

2. 七情内伤的致病特点

（1）直接伤及脏腑　七情过激可影响脏腑活动而产生病理变化。

①首先影响心神：心藏神，为"五脏六腑之大主"，故情志的刺激，首先影响心的功能。

②损伤相应之脏：不同的情志刺激可伤及不同的脏腑，产生不同的病理变化。如心在志为喜，过喜则伤心；肝在志为怒，过怒则伤肝；脾在志为思，过度思虑则伤脾；肺在志为悲忧，过

度悲忧则伤肺；肾在志为恐，过恐则伤肾。过度受惊，既可伤心，又可及肾。

③易伤心肝脾：肝主疏泄，通过调畅气机而调节情志活动；脾主运化，为气血生化之源，又位于中焦，是人体气机升降的枢纽。故情志所伤的病证，以心、肝、脾三脏为多见。如过度惊喜损伤心脏，可导致心神不安而心悸、失眠、神志恍惚，甚至精神失常；郁怒不解则伤肝，影响肝的疏泄功能，出现胁肋胀痛、性情急躁、善太息，或咽中似有物梗阻，或致女子月经不调、痛经、闭经，或癥瘕等；若思虑过度伤脾，脾失健运，出现食欲不振、脘腹胀满等。七情所伤，心、肝、脾功能失调，可单独发病，也常相互影响，相兼为害，如思虑过度可劳伤心脾，郁怒不解致肝脾不调等。

（2）影响脏腑气机　七情损伤，使脏腑气机紊乱，血行失常，阴阳失调。不同的情志变化，其气机逆乱的表现也不尽相同。怒则气上，喜则气缓，悲则气消，思则气结，恐则气下，惊则气乱。

怒则气上：气上，气机上逆之意。暴怒伤肝，使肝气疏泄太过而上逆为病。肝气上逆，血随气升，可见头晕头痛、面红目赤，甚者呕血或昏厥。肝气横逆，亦可乘脾而致腹胀、飧泄，若犯胃则可出现呃逆、呕吐等。

喜则气缓：气缓，心气弛缓之意，包括缓和紧张情绪和心气涣散两个方面。在正常情况下，喜能缓和紧张情绪，使心情舒畅，气血和缓，表现为健康的状态。但是喜乐无极，超过正常限度，就可导致心的病变。暴喜伤心，使心气涣散，神不守舍，出现乏力、懈怠、注意力不集中，乃至心悸、失神，甚至狂乱等。

悲则气消：气消，肺气消耗之意。悲哀太过，往往耗伤肺气，使气弱消减，意志消沉，可见气短胸闷、精神不振、乏力懒言等。

思则气结：气结，脾气郁结之意。思考本是人的正常生理活动，若思虑太过，则可导致气结于中，脾气郁结，中焦气滞，水谷不化，而见食欲不振、脘腹痞满、便溏，甚至肌肉消瘦等。思发于脾而成于心，思虑太过，不但伤脾，也可伤心血，使心血虚弱，神失所养，而致心悸、怔忡、失眠、健忘、多梦等。

恐则气下：气下，精气下陷之意。长期恐惧或突受意外惊恐，皆能导致肾气受损，所谓恐伤肾。过于恐惧，则肾气不固，气陷于下，可见二便失禁、精遗骨痿等症。恐惧伤肾，精气不能上奉，则心肺失其濡养，水火升降不交，可见胸满、心神不安、夜不能寐等症。

惊则气乱：气乱是指心气紊乱。心主血，藏神，大惊则心气紊乱，气血失调，出现心悸、失眠、心烦、气短，甚则精神错乱等症状。

惊与恐不同，自知者为恐，不知者为惊。惊能动心，亦可损伤肝胆，使心胆气乱，而致神志昏乱，或影响胎儿，造成先天性癫痫。

（3）情志波动可致病情改变　七情变化对病情有两个方面的影响：一是有利于病情康复。情绪积极乐观，七情反应适当，精神保持愉悦恬淡，有利于病情的好转乃至痊愈。二是加重病情或使病情迅速恶化。如眩晕患者，因阴虚阳亢，肝阳偏亢，若遇恼怒，可使肝阳暴张，气血并走于上，出现眩晕欲仆，甚则突然昏仆不语、半身不遂、口眼㖞斜，发为中风。

情志为病，内伤五脏，主要是使五脏气机失常、气血不和、阴阳失调而致病。至于所伤何脏，有常有变。七情生于五脏，可伤对应之脏，如喜伤心、怒伤肝、恐伤肾等，此其常；但有时一种情志变化也能伤及几脏，如悲可伤肺、伤肝等，几种情志又同伤一脏，如喜、惊均可伤心，此其变。临床应根据具体的表现做具体分析，不能机械对待。

（二）饮食失宜

饮食是健康的基本条件。饮食所化生的水谷精微是化生气血，维持人体生长、发育，完成各种生理功能，保证生命生存和健康的基本条件。

正常饮食，是人体维持生命活动之气血阴阳的主要来源之一，但饮食失宜，常是导致许多疾病的原因。饮食物主要依靠脾胃消化吸收，如饮食失宜，首先可以损伤脾胃，导致脾胃的腐熟、运化功能失常，引起消化功能障碍；其次，还能生热、生痰、生湿，产生种种病变，成为疾病发生的一个重要原因。

饮食失宜包括饮食不节、饮食不洁、饮食偏嗜等。

1. 饮食不节　饮食贵在有节。进食定量、定时谓之饮食有节。

（1）饥饱失常　饮食应以适量为宜，过饥过饱均可发生疾病。明显低于本人适度的饮食量，称为过饥；明显超过本人适度的饮食量，称为过饱。过饥，则摄食不足，化源缺乏，终致气血衰少，形体消瘦，正气虚弱，招致外邪入侵，易于继发其他病证。反之，过饱，超过脾胃的消化、吸收功能，可导致饮食阻滞，出现脘腹胀满、嗳腐泛酸、厌食、吐泻等食伤脾胃之病。故有"饮食自倍，肠胃乃伤"之说。长期过饱饮食，久伤脾胃，易聚湿、化热、生痰而变生他病；或营养过剩，而发展为消渴、肥胖，甚或中风等病证。成人如果久食过量，还常阻滞肠胃经脉的气血运行，发生下利、便血、痔疮等。

饥饱失常，在小儿尤为多见，因其脾胃较成人为弱，食滞日久，可以郁而化热；伤于生冷寒凉，又可以聚湿、生痰。婴幼儿食滞日久还可以出现手足心热、心烦易哭、脘腹胀满、面黄肌瘦等症，称为"疳证"。

（2）饮食无时　按固定时间有规律地进食，可以保证消化、吸收功能有节奏地进行活动，脾胃则可协调配合，有张有弛，水谷精微化生有序，并有条不紊地输布全身。自古以来，就有一日三餐，"早饭宜好，午饭宜饱，晚饭宜少"之说。若饮食无时，亦可损伤脾胃，而变生他病。

2. 饮食不洁　进食不洁，会引起多种胃肠道疾病，出现腹痛、吐泻、痢疾等；或引起寄生虫病，如蛔虫病、蛲虫病、寸白虫病等，临床表现为腹痛、嗜食异物、面黄肌瘦等症。若蛔虫窜进胆道，还可出现上腹部剧痛、时发时止，以及吐蛔、四肢厥冷的蛔厥证。若进食腐败变质有毒食物，可致食物中毒，常出现腹痛、吐泻，重者可出现昏迷或死亡。

3. 饮食偏嗜　饮食结构合理，五味调和，寒热适中，无所偏嗜，才能使人体获得各种需要的营养。若饮食偏嗜或膳食结构失宜，或饮食过寒过热，或饮食五味有所偏嗜，可导致阴阳失调，或某些营养缺乏而发生疾病。

（1）种类偏嗜　人的膳食结构应该谷、肉、果、菜齐全，且以谷类为主，肉类为辅，蔬菜为充，水果为助，调配合理。若结构不适，调配不宜，有所偏嗜，则味有所偏，脏有偏胜，从而导致脏腑功能紊乱。如过嗜瓜果乳酥，则水湿内生，发为肿满泻痢。偏食久而久之可导致膳食结构失衡而引起疾病，如佝偻、夜盲等。

（2）寒热偏嗜　饮食宜寒温适中，若多食生冷寒凉，可损伤脾胃阳气，致寒湿内生，发生腹痛泄泻等症；偏食辛温燥热，可使胃肠积热，出现口渴、腹满胀痛、便秘，或酿成痔疮。

（3）五味偏嗜　人的精神气血，都由五味资生。五味与五脏，各有其亲和性，如酸入肝、苦入心、甘入脾、辛入肺、咸入肾。如果长期嗜好某种食物，就会使该脏腑功能偏盛偏衰，久之可按五脏间相克关系传变，损伤他脏而发生疾病。如多食咸味，会使血脉凝涩不畅，颜面色泽发生变化；多食苦味，会使皮肤枯槁而毫毛脱落；多食辛味，会使筋脉劲急而爪甲枯槁；多食酸味，会使肌肉粗厚皱缩而口唇掀揭；多食甘味，会使骨骼疼痛而头发脱落。

（三）劳逸失度

劳逸结合，张弛有度，是维持人体身心健康的必要条件。如果劳逸失度，长时间过度劳累或过度安逸，都不利于健康，导致脏腑经络及精、气、血、津液、神的失常而引发疾病。劳逸失度主要分为两方面，过劳与过逸。

1. 过劳 过劳是指过度劳累，包括劳力过度、劳神过度和房劳过度三个方面。

（1）**劳力过度** 主要指较长时期不适当的活动和超过体力所能负担的过度劳力。劳力过度可以损伤内脏功能，致使脏气虚少，由于肺为气之主，脾为生气之源，故劳力太过尤易耗伤脾肺之气，可出现少气无力、四肢困倦、懒于语言、精神疲惫、形体消瘦等，即所谓"劳则气耗"。

（2）**劳神过度** 指思虑劳神过度。劳神过度可耗伤心血，损伤脾气，出现心悸、健忘、失眠、多梦及纳呆、腹胀、便溏等症，甚则耗气伤血，使脏腑功能减弱，正气亏虚，乃至积劳成疾。

（3）**房劳过度** 指性生活不节，房事过度。肾藏精，主封藏，肾精不宜过度耗泄，若房劳过度会耗伤肾精，可致腰膝酸软、眩晕耳鸣、精神萎靡、性功能减退，或男子遗精滑泄，甚或阳痿等病症。

2. 过逸 过逸是指过度安逸。不劳动，又不运动，人体气血运行不畅，筋骨柔脆，脾胃呆滞，体弱神倦，或发胖臃肿，动则心悸、气喘、汗出等，还可继发其他疾病。

三、病理产物性病因

在疾病发生和发展过程中，由原始致病因素所引起的后果，在一定条件下转化为另外一些变化的原因，成为继发性致病因素。痰饮、瘀血、结石都是在疾病过程中所形成的病理产物。它们滞留体内而不去，又可成为新的致病因素，作用于机体，引起各种新的病理变化，因其常继发于其他病理过程而产生，故又称"继发性病因"。

（一）痰饮

1. 痰饮的概念 痰饮是机体水液代谢障碍所形成的病理产物。一般质地较稠浊的称为痰，清稀的称为饮。痰有有形和无形之分。有形之痰视之可见、触之可及、闻之有声。如咳嗽吐痰、喉中痰鸣，或肌肤痰核等。无形之痰，只见其征，不见其形，辨证求因，如眩晕、癫狂、梅核气等，多以苔腻、脉滑为重要临床特征。此类病证按痰进行治疗有效。由此可知，中医学对"痰"的认识，主要以临床表现为依据进行分析。

饮，多留积于人体脏腑形体的间隙或疏松部位。因其所停留的部位不同而表现各异，《金匮要略·痰饮咳嗽病脉证并治》将其分为"痰饮""悬饮""溢饮""支饮"等类型。

痰、饮、水、湿同源而异流，都是由于人体水液代谢障碍而形成的病理产物，又是致病因素。四者皆为阴邪。湿聚为水，积水成饮，饮凝成痰。痰、饮、水三者的区别：稠浊者为痰，清稀者为饮，更清者为水。一般来说，痰得阳气煎熬而成，炼液为痰，其质稠黏；饮得阴气凝聚而成，聚水为饮，其质清稀。故有"饮为痰之渐，痰为饮之化"及"痰热而饮寒"之说。

2. 痰饮的形成 痰饮多由外感六淫，或七情所伤、饮食不节等，使脏腑气化功能失常，水液代谢障碍，以致水津停滞而成。因肺、脾、肾、肝及三焦与水液代谢关系密切，肺主宣降，敷布津液，通调水道；脾主运化水液；肾阳主水液蒸化；肝主疏泄气机，气行则水行；三焦为水液运行之道路，故肺、脾、肾、肝及三焦功能失常，均可聚湿而生痰饮。痰饮形成后，饮多留积于肠胃、胸胁及肌肤；痰则随气升降流行，内而脏腑，外而筋骨皮肉，泛滥横溢，无处不到。既可因病生痰，又可因痰生病，互为因果，为害甚广，从而形成各种复杂的病理变化。

3. 痰饮的致病特点

（1）阻碍经脉气血运行　痰饮随气流行，机体内外无所不至。若痰饮流注经络，易使经络阻滞，气血运行不畅，出现肢体麻木、屈伸不利，甚至半身不遂等。若结聚于局部，则形成瘰疬、痰核，或形成阴疽、流注等。若痰饮留滞于脏腑，则阻滞脏腑气机，使脏腑气机升降失常。例如，肺以清肃下降为顺，痰饮停肺，使肺失宣肃，可出现胸闷、咳嗽、喘促等。胃气宜降则和，痰饮停留于胃，使胃失和降，则出现恶心呕吐等。

（2）影响水液代谢　痰饮本为水液代谢失常的病理产物，其一旦形成之后，便作为一种致病因素反过来作用于机体，进一步影响肺、脾、肾的水液代谢功能。如寒饮阻肺，可致宣降失常，水道不通；痰湿困脾，可致水湿不运；饮停于下，影响肾阳的功能，可致蒸化无力，从而影响人体水液的输布和排泄，使水液进一步停聚于体内，导致水液代谢障碍更为严重。

（3）易于蒙蔽神明　痰饮为浊物，而心神性清净。故痰浊上扰，易蒙蔽清阳，出现头昏目眩、精神不振等，或者痰浊上犯，与风、火相合，蒙蔽心窍，扰乱神明，以致出现神昏谵妄，或引起癫、狂、痫等疾病。痰饮所致病证多有腻苔、滑苔。

（4）致病广泛，变幻多端　痰饮内停，随气流行，内而脏腑，外而经络、四肢百骸、肌肤腠理，无处不到。从发病部位言，饮多见于胸腹四肢。痰之为病，则全身各处均可出现，其临床表现也十分复杂。一般来说，痰之为病，多表现为胸部痞闷、咳嗽、痰多、恶心、呕吐腹泻、心悸、眩晕、癫狂、皮肤麻木、关节疼痛或肿胀、皮下肿块，或溃破流脓，久而不愈。饮之为害，多表现为咳喘、水肿、疼痛等。总之，痰饮在不同的部位表现出不同的症状，其临床表现可归纳为咳、喘、悸、眩、呕、满、肿、痛八大症。痰饮停滞于体内，其病变的发展，可伤阳化寒，可郁而化火，可夹风、夹热，可化燥伤阴，由于痰饮致病面广，发病部位不一，且又易于兼邪致病，且病势缠绵，病程较长，因而痰饮为病，病证繁多，变幻多端，病证错综复杂，故有"百病多由痰作祟""怪病多痰"之说。

（二）瘀血

1. 瘀血的概念　瘀血是指体内血行滞缓或血液停积而形成的病理产物，包括体内瘀积的离经之血，或因血液运行不畅，停滞于经脉或脏腑的血液。瘀血又称蓄血、恶血、败血、衄血。瘀血既是疾病过程中所形成的病理产物，又是具有致病作用的继发性病因。

"瘀血"与"血瘀"的概念不同，血瘀是指血液运行不畅或血液瘀滞不通的病理状态，属于病机学概念；瘀血是能继发新病的病理产物，属于病因学概念。

2. 瘀血的形成　凡能影响血液正常运行，引起血液运行不畅，或致血离经脉而瘀积的内外因素，均可导致瘀血。

（1）血出致瘀　各种外伤，如跌打损伤、金刃所伤、手术创伤等，致使脉管破损而出血，成为离经之血；或其他原因，如脾不统血、肝不藏血、热灼脉络而致出血，以及妇女经行不畅、流产等，如果所出之血未能排出体外或及时消散，留积于体内则成瘀血。

（2）血行不畅致瘀　凡能影响血液正常运行，使血液运行不畅的各种因素，均可导致瘀血。

气滞致瘀：气行则血行，气滞则血瘀。若情志郁结，气机不畅，或痰饮等积滞体内，阻遏脉络，均可使血液运行不畅，进而导致血液在体内某些部位瘀积不行，形成瘀血。

因虚致瘀：气分阴阳，是推动和调控血液运行的动力，气虚则运血无力，阳虚则脉道失于温通而滞涩，阴虚则脉道失于柔润而僵化。津血同源互化，津液亏虚，无以充血则血脉不利。因此，气与津液的亏损，亦能引起血液运行不畅，导致血液在体内某些部位停积而成瘀血。

血寒致瘀：血得温则行，得寒则凝。若外感寒邪，入于血脉，或阳气亏虚，失于温煦，血脉挛缩，则血液凝涩而运行不畅，导致血液在体内某些部位瘀积不散，形成瘀血。《医林改错·积块》说："血受寒则凝结成块。"

血热致瘀：外感火热邪气，或体内阳盛化火，入舍于血，血热互结，煎灼血中津液，使血液黏稠而运行不畅，或热灼脉络，迫血妄行，导致内出血，以致血液壅滞体内不散而成瘀血。

3. 瘀血的致病特点 瘀血形成以后，停积体内不散，不仅失去血液的濡养作用，而且导致新的病变发生。

（1）瘀血致病的病机特点

①易于阻滞气机：血为气之母，血能载气。瘀血一旦形成，必定影响气机，导致气机郁滞，即"血瘀必兼气滞"。如局部外伤时，血脉破损，血出成瘀，可出现局部青紫的瘀血症状和肿胀、疼痛等气机郁滞表现。

②影响血脉运行：血脉通利是血液正常运行的必要条件。瘀血一旦形成，无论停留于脉内或是脉外，都将影响血脉的通利及相关脏腑功能，进一步影响血液运行而加重瘀血。如瘀血阻滞于心，心脉痹阻，气血运行不畅，可致胸痹心痛；瘀血阻滞经脉，气血运行不利，形体官窍因脉络瘀阻，可见口唇、爪甲青紫，皮肤瘀斑，舌有瘀点、瘀斑，脉涩不畅等。

③影响新血生成：瘀血是病理产物，又是病理性致病因素，其不具有正常血液对机体的濡润滋养作用。瘀血久停体内，会严重影响气血的正常运行，脏腑组织失养，功能失常，势必影响新血的生成，即"瘀血不去，新血不生"。

④病位固定且病证繁多：瘀血一旦形成，停滞于体内的脏腑组织，一般难以消散，因而致病病位相对固定，如固定不移的局部刺痛、久难消散的癥积肿块等。瘀血阻滞的部位不同、形成原因不同、所兼邪气不同，病理表现也不相同，表现出多种病证特点。

（2）瘀血致病的病症特点 瘀血病证临床表现的共同特点可概括为以下几点。

①疼痛：一般多刺痛，固定不移，且多有昼轻夜重的特征，病程较长。

②肿块：固定不移，在体表色青紫或青黄，在体内多为癥积，较硬或有压痛。

③出血：血色紫暗或夹有瘀块。

④紫绀：面部、口唇、爪甲青紫。

⑤舌质紫暗或瘀点、瘀斑，是瘀血最常见的也是最敏感的指征。

⑥脉细涩或结代。

此外，面色黧黑、肌肤甲错、皮肤紫癜、精神神经症状等也较为多见。

（三）结石

1. 结石的概念 是指体内某些部位形成并停滞为病的砂石样病理产物。其形态各异，大小不一，停滞体内，又可成为继发的致病因素，引起某些疾病。

2. 结石的形成 结石的成因较为复杂，机制亦不甚清楚，可能与以下因素有关。

（1）饮食不当 偏嗜肥甘厚味，影响脾胃运化，蕴生湿热，内结于胆，久则可形成胆结石。湿热下注，蕴结于下焦，日久可形成肾结石或膀胱结石。若空腹多吃柿子，影响胃的受纳通降，又可形成胃结石。此外，某些地域的饮水中含有过量或异常的矿物及杂质等，也可能是促使结形成的原因之一。

（2）情志内伤　情志不遂，肝气郁结，疏泄失职，胆气不达，胆汁淤积，排泄受阻，日久可煎熬而成结石。

（3）服药不当　长期过量服用某些药物，致使脏腑功能失调，或药物潴留残存体内，诱使结石形成。

（4）其他因素　外感六淫、过度安逸等，也可导致气机不利，湿热内生，形成结石。此外，结石的发生还与年龄、性别、体质和生活习惯有关。

3. 结石的致病特点　结石停聚，阻滞气机，影响气血，损伤脏腑，使脏腑气机壅塞不通而发生疼痛。

（1）多发于胆、胃、肝、肾、膀胱等脏腑　肝气疏泄，关系着胆汁的生成和排泄；肾的气化，影响尿液的生成和排泄，故肝肾功能失调易形成结石。肝合胆，肾合膀胱，而胃、胆、膀胱等均为空腔性器官，结石易于停留，故结石为病，多为肝、胆结石，肾、膀胱结石和胃结石。

（2）病程较长，病情轻重不一　结石多为湿热内蕴，日久煎熬而成，故大多数结石的形成过程缓慢而漫长。结石的大小不等，停留部位不一，其临床表现各异。一般来说，结石小，病情较轻，有的甚至无任何症状；结石过大，则病情较重，症状明显，发作频繁。

（3）阻滞气机，损伤脉络　结石为有形实邪，停留体内，势必阻滞气机，影响气血津液的运行。临床可见局部胀闷疼痛等，程度不一，时轻时重，甚则结石损伤脉络而出血。

（4）疼痛　结石引起的疼痛，以阵发性为多，亦呈持续性，或为隐痛、胀痛，甚或绞痛。疼痛部位常固定不移，亦可随结石的移动而有所变化。结石性疼痛具有间歇性特点，发作时剧痛难忍，而缓解时一如常人。

四、其他病因

在中医病因学中，除了外感病因、内伤病因、病理产物性病因之外的致病因素，统称为其他病因，主要有外伤、寄生虫、医过、药邪、胎传、毒邪等。

（一）外伤

1. 外伤的基本概念　外伤指因受外力如扑击、跌仆、利器等击撞，以及虫兽咬伤、烫伤、烧伤、冻伤等而致皮肤、肌肉、筋骨损伤的因素。

2. 外伤的致病特点

（1）枪弹、金刃、跌打损伤、持重努伤　这些外伤可引起皮肤肌肉瘀血肿痛、出血，或筋伤骨折、脱臼，重则损伤内脏，或出血过多，导致虚脱亡阳等严重病变。

（2）烧烫伤　又称"火烧伤""火疮"等，多由沸水（油）、高温物品、烈火、电等作用于人体而引起，一般以火焰和热烫伤为多见。烧烫伤总以火毒为患，轻者损伤肌肤，创面红、肿、热、痛，表面干燥或起水疱，剧痛。重度烧伤可损伤肌肉筋骨，痛觉消失，创面如皮革样，蜡白、焦黄或炭化，干燥。严重烧烫伤热毒炽盛，内侵脏腑，可出现烦躁不安、发热、口渴、尿少尿闭等，甚至亡阴、亡阳而死亡。

（3）冻伤　冻伤是指人体遭受低温侵袭所引起的全身性或局部性损伤。温度越低，受冻时间越长，则冻伤程度越重。冻伤一般有全身冻伤和局部冻伤之分。全身冻伤称为"冻僵"，表现为寒战、体温骤降、面色苍白、唇舌爪甲青紫、肢体麻木、反应迟钝，甚则呼吸衰微、脉微欲绝，如不及时救治，可危及生命。局部冻伤常根据受冻环境而分类，指、趾、耳、鼻等暴露部位受寒冷影响，出现紫斑、水肿等，则称为"冻疮"。

（4）虫兽伤　虫兽伤包括毒蛇、猛兽、疯狗咬伤等。轻则局部肿痛、出血，重可损伤内脏，或出血过多，或毒邪内陷而死亡。

（二）寄生虫

1.寄生虫的基本概念　寄生虫是动物性寄生物的统称。寄生虫寄居于人体内，不仅消耗人的气血津液等营养物质，而且能损伤脏腑的生理功能，导致疾病的发生。

2.寄生虫的致病特点　人体常见的寄生虫有蛔虫、钩虫、蛲虫、绦虫（又称寸白虫）、血吸虫等。患病之人，或因进食被寄生虫虫卵污染的食物，或接触疫水、疫土而发病。由于感染的途径和寄生虫寄生的部位不同，临床表现也不一样。如蛔虫病，常可见胃脘疼痛，甚则四肢厥冷等，称之为"蛔厥"；蛲虫病可有肛门瘙痒之苦；血吸虫病，因血液运行不畅，久则水液停聚于腹，形成"蛊胀"。上述蛔虫、钩虫、绦虫等肠道寄生虫，其为病多有面黄肌瘦、嗜食异物、腹痛等临床特征。

（三）医过

1.医过的基本概念　医过也称"医源性致病因素"，指由于医生的过失而导致病情加重或变生他疾的一类致病因素。医生在接触患者的整个过程中，都可以对患者产生积极或消极的影响。

2.医过的致病特点

（1）易致情志异常波动　医生的言语不当和态度不认真，如医生语言粗鲁，或态度生硬，或说话不注意场合和分寸，或有意无意泄露应对患者保密的资料，极易引起患者的不信任，甚至情志异常波动，不配合治疗，导致病情加重。

（2）加重病情，变生他疾　医生的言语不当、处方草率或诊治失误，如医生诊治时漫不经心，处方用字生僻或书写中药僻名，字迹潦草，或用药时犯"虚虚实实"之戒，或针刺手法不当而刺伤重要脏器，导致气胸或内脏出血，或针断体内，均可贻误治疗，加重病情而变生他疾，甚至导致患者死亡。

（四）药邪

1.药邪的基本概念　药邪是指因药物炮制、使用不当而引起疾病的一类致病因素。

2.药邪的致病特点

（1）中毒　用药过量，炮制、配伍、用法不当或误服有毒药物易致中毒。如生川乌、生草乌、马钱子、细辛、巴豆等均含有毒成分，用量过大易中毒；中药的"十八反""十九畏"等配伍不当也可引起中毒。中毒程度与药物的成分、用量有关。轻者常表现为头晕、心悸、恶心呕吐、腹痛腹泻、舌麻等症状，重者可出现烦躁、全身肌肉颤动、紫绀、出血、昏迷乃至死亡。

（2）加重病情，变生他疾　药物使用不当，非助邪则伤正。一方面可使原有疾病加重，另一方面可引起新的病变发生。如药物中毒、过敏等可导致脏腑损害；妇女妊娠期间可因用药不当而引起流产、畸胎、死胎等。

（五）胎传

1.胎传的基本概念　胎传是指禀赋与疾病由亲代经母体而传及子代的过程。禀赋和疾病经胎传使胎儿出生之后易于发生某些疾病，成为一种由胎传而来的致病因素。胎传因素引起的疾病称之为胎证、胎中病。胎寒、胎热、胎肥、胎弱、胎毒、解颅、五软等，均属胎证范围。

2. 胎传的致病特点

（1）胎弱 胎弱，又称胎怯、胎瘦，为小儿禀赋不足，气血虚弱的泛称。临床可见出生后皮肤脆薄、毛发不生、形寒肢冷、面黄肌瘦、筋骨不利，以及五迟、五软、解颅等。胎儿禀赋的强弱主要取决于父母的体质。胎弱为病，主要包括两类情况：一是各类遗传性疾病，多因父母之精本有异常，如先天性畸形等。二是先天禀赋虚弱。

（2）胎毒 胎毒指婴儿在胎妊期间受母体毒邪，因而出生后发生疮疹和遗毒等病的病因。胎毒多由父母恣食肥甘，或多郁怒悲思，或纵情淫欲，或梅疮等毒火蕴藏于精血之中，隐于母胞，传于胎儿而成。胎毒为病，一指胎寒、胎热、胎黄、胎搐、疮疹等；二指遗毒，又名遗毒烂斑，即先天性梅毒，系胎儿染父母梅疮遗毒所致。

（六）毒邪

1. 毒邪的基本概念 泛指一切强烈、严重损害机体结构和功能的致病因素，包括毒物和疫毒。

2. 毒邪致病的特点

（1）发病急促，病势凶险，症状酷烈，传变迅速，病情危笃，死亡率高。

（2）一毒一病，症状相似。

（3）毒邪深伏，易成痼疾。

（4）易化热化火，伤阴败血。

（5）具有明显季节性和地域性。

（6）具有传染性，有时还具有流行性。

第二节 病 机

病机是疾病发生、发展、变化的机理。病机一词，首见于《素问·至真要大论》，该篇数次提到病机，并强调其重要性，又从临床常见的病证中，总结归纳为十九条，即后世所谓的"病机十九条"。病机学说是研究疾病发生、发展、变化机制的理论，旨在揭示疾病的本质，是对疾病进行正确诊断和有效治疗的理论基础。

中医学认为，疾病的发生、发展和变化，与机体正气强弱和致病邪气的性质密切相关。病邪作用于人体，人体正气奋起而抗邪，正邪斗争的结果，若邪气对人体的损害居于主导地位，则会破坏人体阴阳的相对平衡，使脏腑气机升降失常，或使气血功能紊乱，并进而影响全身脏腑组织器官的生理活动，从而产生了一系列的病理变化。因此，尽管疾病的种类繁多，临床征象错综复杂，各个疾病、各个症状都有其各自的病机，但从总体来说，总离不开邪正盛衰、阴阳失调、气血津液失常等基本病机。

病机学说的内容广泛，涉及诊断及辨证及临床各科。本节重点阐述发病的机理和疾病发展变化的机理，即基本病机。

一、发病

（一）发病原理

发病原理，是指机体疾病发生的机制和原理。中医学认为，疾病的发生和变化，不外乎是邪气作用于机体的损害与正气抗损害之间的矛盾斗争过程。

正气，简称正，是人体各种生理功能的总称，包括自我调节能力、适应环境能力、抗邪防病能力和康复自愈能力。人体正常的生理功能活动包括脏腑经络、形体官窍和精、气、血、津液的生理功能，以及正常的精神情志等方面的活动。正气强弱取决于脏腑经络、精气血津液的生理功能状态。脏腑经络功能正常，精气血津液充足，则正气强盛；反之，则正气虚弱。

邪气，简称邪，是指各种致病因素，包括存在于自然界、社会环境或由人体内产生的各种具有致病作用的因素。如六淫、疠气、七情内伤、饮食失宜、痰饮、瘀血、结石、外伤、寄生虫、医过、药邪、胎传、毒邪等。

1. 正气不足是疾病发生的内在根据　中医发病学非常重视正气在邪正斗争中的主导作用。在一般情况下，若人体脏腑功能正常，气血充盈，卫外固密，足以抗御邪气的侵袭，病邪便难以侵入，即使邪气侵入，亦能祛邪外出。故《素问·刺法论》云："正气存内，邪不可干。"反之，正气不足，抗邪无力，外邪乘虚而入，疾病因之发生；正虚时，脏腑经络功能亦减退，阴阳失调，精气血津液失常，亦可因"内生五邪"而发病，或因病理产物积聚导致新的病变。故《素问·评热病论》云："邪之所凑，其气必虚。"

2. 邪气是疾病发生的重要条件　主要体现在以下方面：

（1）影响发病特点和证候类型　不同类别、不同性质的邪气作用于人体，可以发生不同的疾病，表现出不同的发病特点和证候类型。如六淫发病，起病急，病程短，初期多见卫表证候。七情内伤发病，起病多缓，病程较长，多直接伤及内脏，而见气机紊乱、气血失调等病证。

（2）影响病情轻重　疾病的轻重，除与人体正气盛衰有关外，还与邪气的性质和感邪的轻重密切相关。六淫致病，发病多轻浅；而疫疠之邪致病，发病多急重。同一病邪伤人，邪气强盛者，病情重而深；感邪轻微者，病情轻而浅。

（3）影响发病部位　发病的部位也与邪气的种类、性质有关。如风邪轻扬，易袭阳位；湿邪趋下，易袭阴位。

（4）邪气在某些情况下在发病中起主导作用　邪气是发病的重要条件，若就具有强烈致病性的邪气而言，它甚至在发病中起主导作用。如疫气、毒邪、高温、高压电流、枪弹杀伤、毒蛇咬伤等，即使正气强盛，也难免不被伤害。

3. 正邪斗争的胜负决定发病与否

（1）正能胜邪则不发病　邪气侵袭人体时，正气奋起抗邪。若正气强盛，抗邪有力，则病邪难以侵入，或侵入后即被正气及时消除而不发病。

（2）邪胜正负则发病　在正邪斗争过程中，若邪气偏盛，正气相对不足，邪胜正负，从而使脏腑阴阳、气血失调，气机逆乱，便可导致疾病的发生。

（二）影响发病的因素

正气和邪气是决定疾病能否发生的基本因素，邪正斗争决定疾病发生发展的过程。正气和邪气及邪正斗争受机体内外各种环境因素的影响。

1. 外环境因素　外环境因素主要指自然环境与社会环境。前者主要包括气候变化、地域环境、生活居处与工作环境等。外环境因素与病邪的形成密切相关。地域不同，其地势高低、气候冷暖、水土性质、物产及人们生活习俗的差异，对疾病的发生有着重要影响，也导致了地域性的多发病、常见病。生活居处与工作环境的不同，亦可成为诱发和影响疾病发生的因素。如生活居处潮湿阴暗或空气秽浊，易感寒湿或秽浊之邪等。一般而言，先进的社会组织，良好的社会福利和公共卫生条件，能有效减少疾病的发生。

2. 内环境因素　内环境是指人体内部的差异性，是由脏腑经络、形体官窍等组织结构和精气血津液等生命物质及其功能活动所形成的体内状态。在正常情况下，人体通过内环境的自我调节来适应变化着的外环境，使机体内外环境协调平衡。但是，由于种种原因，人体内环境有时会失去正常的调控能力，不能很好地适应外环境，从而导致内环境阴阳气血失衡。影响发病的内环境因素主要有体质因素、情志因素、营养状况、锻炼状况等。内环境主要决定人体正气的强弱。

（三）发病类型

由于邪气的种类、性质和致病途径及其作用不同，个体的体质和正气强弱不一，所以其发病类型也有区别。发病类型大致有感而即发、伏而后发、徐发、继发、复发等。

1. 感而即发　又称"卒发"，是指机体感邪后随即发病的发病类型，常见于新感外邪较盛、疠气致病、情志过激、中毒、各种外伤及虫兽伤等。

2. 伏而后发　是指邪伏藏而后发病的发病类型。某些病邪侵入人体后，潜伏于体内，经过一段时间后，或在一定的诱因作用下才出现明显的临床症状和体征而发病。这一发病形式多见于外感病和某些外伤。如感受温热邪气形成的"伏气温病"。外伤所致的肌肤破损，经过一段时间后发为破伤风、狂犬病，亦属伏而后发。

3. 徐发　是指徐缓而病的发病类型。徐发与感而即发相对而言。疾病徐发与致病因素的性质、体质状况有关，徐发多见于感受湿邪、思虑过度、房事不节、忧愁不解、嗜酒成癖等，引起机体渐进性病理改变，逐渐出现临床症状。年老体虚，虽感外邪，由于正气抗邪无力，机体反应性降低，亦常徐缓发病。

4. 继发　是在原有疾病未愈的基础上又发生新病证的发病类型。继发病以原发病为前提，二者有着密切的病理联系，往往互为因果。例如，胁痛、黄疸等，若失治误治，日久可在原发病的基础上继发"癥积""鼓胀"。

5. 复发　是疾病已愈或疾病的缓解阶段，在病因或诱因的作用下，再次发病的发病类型。其临床表现类似初病，但又不仅是原有疾病病理过程的再现，而是因诱发因素作用于旧疾之宿根，机体遭受到再一次的病理性损害而旧病复发。复发的次数愈多，静止期的恢复就愈不完全，预后也就愈差，并常可遗留下后遗症。

复发病的诱因，归纳起来主要有如下几个方面：

食复，是指疾病初愈，因饮食失宜所引起的疾病复发。

劳复，是指疾病初愈后由于劳力、劳神、房劳等劳累过度而引起疾病复发。

药复，是指病愈后滥施补剂或药物使用不当而引起疾病复发。

重感致复，是指疾病初愈或缓解阶段又复感新邪而导致疾病复发。重感致复不仅有原有病变特点的再现，又有新邪致病、内外合病的表现。

自复，是指无明显的外在诱发因素出现疾病自行复发。疾病自复一般是由于疾病基本痊愈后留有病邪宿根，余邪在里，正气亏虚，无力祛邪，邪气暗长，致旧病复发。

情志、气候、地域环境等因素亦可成为某些疾病复发的诱因或条件。

二、基本病机

基本病机是疾病过程中病理变化的一般规律及其基本原理。疾病的种类繁多，虽然不同疾病有着不同的发生、发展和变化特点，但是在其发生、发展和变化过程中存在着某些共同的病变规律，即邪正盛衰、阴阳失调、气血失常、津液代谢失常等基本病机。内生"五邪"是在上述病变基础上产生的常见病理状态，有重要临床意义，一并介绍。

（一）邪正盛衰

邪正盛衰又称邪正消长，指在疾病过程中，邪正斗争所致的彼此盛衰消长的病理变化。

1. 邪正盛衰与虚实变化

（1）虚实的基本病机　由于邪正盛衰变化而导致的虚与实是一相对的病机概念，即不足和有余的一对病理矛盾的反映。《素问·通评虚实论》说："邪气盛则实，精气夺则虚。"

①实的病机：是邪气亢盛而正气未衰，正邪相搏，形成的各种亢盛性的病理变化。临床表现为病理反应非常剧烈的有余的证候，即所谓的实证。实证必有邪气亢盛，即外感六淫或痰、食、血、水等病邪滞留不解的特殊表现，一般多见于疾病的初期或中期，病程相对较短。临床上以痰涎壅盛、食积内停、水湿泛滥、瘀血内阻等病变，以及壮热、狂躁、声高气粗、疼痛拒按、二便不通、脉实有力等为特点。

②虚的病机：是正气虚衰，抗病力弱，邪正相搏，形成各种衰退性的病理变化。临床表现为虚弱、衰退和不足的证候，即所谓的虚证。虚证多由体质素虚，或疾病后期正气不足，或大病久病之后，气血不足，伤阴损阳，导致正气虚弱，正气虽能抗邪，但力量已明显不足，难以出现较剧烈的病理反应，而出现神疲体倦、面色少华、心悸、气短、自汗、盗汗，或五心烦热，或畏寒肢冷、脉虚无力等气血阴阳虚损症状。

（2）虚实错杂的病机　是指在疾病过程中，正虚与邪实交错并存的病理变化，包括虚中夹实和实中夹虚两类。

①实中夹虚：是指以邪气实为主，又兼有正气虚衰的虚实夹杂的病理变化。实中夹虚病机的形成多因邪气盛实，正与邪争，邪气未除，但正气已伤。如外感热病中，由于热邪炽盛，消灼津液，从而形成实热伤津，气阴两伤之病证。临床表现既有高热、舌红、苔黄等实热征象，又兼见口干舌燥、口渴引饮、气短等气阴两伤的症状。

②虚中夹实：是指以正气虚为主，又兼夹实邪结滞的虚实夹杂的病理变化。虚中夹实病机的形成多因正气亏虚而无力抗邪，邪气乘虚而入；或由于脏腑功能低下，又兼宿食不化、水湿泛滥、瘀血内阻等邪实产生于内。如脾虚水肿，是因脾阳不振，运化无权，而致水湿停聚，泛滥肌肤，形成水肿。临床表现既有纳少腹胀、面色萎黄、身疲肢倦等脾气虚弱症状，又有水湿滞留，积聚为水肿的实邪停滞症状。但其邪实是由于脾虚不运所致，故病理变化仍以正气虚为主，而邪实居其次。

（3）虚实转化的病机　是指在疾病的发展变化过程中，实邪久留而损伤正气或正气不足而实邪积聚，导致虚与实之间转换变化，包括由实转虚或因虚致实的病理改变。

①由实转虚：是以邪气盛为主的实性病变，向以正气虚损为主的虚性病变的转化。例如，在外感热病的发展过程中，初期为热邪盛的实热变化，由于热邪伤津，随着病情的发展，后期将会发展为津液不足的虚热病变。

②因虚致实：是以正气虚为主的虚性病变，向以邪气亢盛为主的实性病变的转化。正气不足在先，邪实产生在后，此时的实是由于正虚所致，故谓之因虚致实。因虚致实也属于正气不足、邪气亢盛的一种虚实错杂的病理变化。例如，心肺气虚导致的瘀血内停，脾失健运引起的痰饮、水肿等都属于这种变化。

（4）虚实真假的病机　是指邪气盛极之实而夹假虚之象，或正气虚极之虚而夹假实之象的病理变化。在疾病的发展变化过程中，一般来说，病机的本质和现象大都是一致的，疾病的现象可以准确地反映病机的虚实变化。但在特殊情况下，也可以出现病机的外在现象与病机本质不一致的情况，因而产生真虚假实和真实假虚的表现。

①真虚假实：是正气虚极而反见假实之象的病理变化，又称为"至虚有盛候"。多因正气虚弱，脏腑气血不足，运化无力，有时反而出现类似"实"的表现。

②真实假虚：是邪气盛实而外见假虚之象的病理变化，又称为"大实有羸状"。多因热结肠胃、痰食壅滞、湿热内蕴、大积大聚等，使经络阻滞，气血不能畅达，反而出现一些类似"虚"的假象。

2. 邪正盛衰与疾病转归　疾病的发生、发展过程，就是正邪相互斗争的过程。正邪双方力量不断发生消长盛衰的变化，对疾病的发展和转归起着决定性作用。具体的病理结局有如下几个方面：

（1）正胜邪退　是指在疾病的发展变化过程中，邪正斗争的结果，正气日趋强盛或战胜邪气，邪气渐趋衰减或被祛除，而使病情好转或痊愈的一种结局，是许多疾病最常见的一种转归。

（2）邪去正虚　是指邪气虽被祛除或消失，对机体的损害作用终止，但正气在疾病的发展变化过程中已被耗伤，而有待恢复的一种转归。多见于急病、重病的后期。

（3）正虚邪恋　是指疾病后期，正气已大虚，而余邪未尽，由于正气一时无力祛邪外出，邪气留恋不去，致使疾病缠绵难愈的一种病理状态。这是多种疾病由急性转为慢性，或慢性疾病经久不愈或遗留某些后遗症的主要原因之一。

（4）邪胜正衰　是指在疾病的发展变化过程中，邪气亢盛，正气虚衰，机体抗邪无力，使病情趋向恶化甚至死亡的一种转归。此种转归多是由于邪气过于强盛，严重损伤机体正气，或机体的正气衰弱，或失治、误治，导致机体抗御病邪的能力日趋低下，不能制止邪气的侵害作用。

（二）阴阳失调

阴阳失调，有广义和狭义两种。广义的阴阳失调是体内各种矛盾（如阴阳、气血、经络、脏腑等）失调的总和，是一切疾病发病的根本原因，各种致病因素，必须导致体内的阴阳失调才能形成疾病。而狭义的阴阳失调与寒热病理变化有关，包括阴阳偏盛、阴阳偏衰、阴阳互损、阴阳转化、阴阳格拒及阴阳亡失等。广义阴阳失调在相关内容中介绍，这里主要介绍狭义阴阳失调。

1. 阴阳偏盛　阴阳偏盛包括阴偏盛和阳偏盛的病理变化。阴阳偏盛是疾病过程中，以邪气盛为矛盾主要方面的病理变化。阴或阳的偏盛，主要是指"邪气盛则实"的实证。《素问·阴阳应象大论》所说的"阳胜则热，阴胜则寒"，是指阴偏盛和阳偏盛的病机特点；而"阳胜则阴病，阴胜则阳病"，指的是阴偏盛和阳偏盛的必然发展趋势。

（1）阳偏盛　是阳气偏盛的实热性病理变化。《黄帝内经》称为"阳胜则热"。多由于感受温热阳邪，或感受阴邪而从阳化热，七情内伤，五志过极而化火，或因气滞、血瘀、痰浊、食积等郁而化热、化火所致。病机特点为阳盛而阴未虚的实热证。临床以热、动、燥为其特点，出现发热、烦躁、舌红苔黄、脉数等症状。由于阳的一方偏盛会导致阴的一方相对偏衰，所以除上述临床表现外，同时还会出现口渴、小便短少、大便干燥等阳盛伤阴的症状。这种情况《黄帝内经》称为"阳胜则阴病"，即阳气偏盛导致各种伤津、伤阴的病理变化。

（2）阴偏盛　是阴气偏盛的实寒性病理变化。《黄帝内经》称为"阴胜则寒"。多由感受寒湿阴邪，或过食生冷，寒湿中阻，阳不制阴而致阴寒内盛之故。病机特点为阴盛而阳未虚的实寒证。临床上以寒、静、湿为其特点，表现为形寒、喜暖、口淡不渴、苔白、脉紧或迟等症状。由于阴的一方偏盛，常常耗伤阳气，导致阳的一方偏衰，从而出现肢冷、溲清、便溏等症状。这种情况《黄帝内经》称为"阴胜则阳病"，即阴气偏盛导致阳气不足的病理变化。

2. 阴阳偏衰　阴阳偏衰是阴偏衰和阳偏衰的病理变化的统称。阴或阳的偏衰是指"精气夺则虚"的虚证。由于阴阳是互根互用的，阳气亏虚，阳不制阴，使阴相对偏盛，形成阳虚则寒的虚寒证；反之，阴精亏损，阴不制阳，使阳相对偏亢，从而形成阴虚则热的虚热证。

（1）阳偏衰　即阳虚，是阳气偏衰的虚寒性病理变化，《黄帝内经》称为"阳虚则寒"。阳气虚弱，温煦功能减退，必然导致虚而寒的病理变化。多由先天禀赋不足，或后天饮食失养，或劳倦内伤，或久病损伤阳气所致。病机特点为阳气不足，阳不制阴，阴相对偏盛的虚寒证。临床上一般以脾肾阳虚为主，其中尤以肾阳不足为最。所以肾阳虚衰在阳偏衰的病机中占有极其重要的地位。可出现面色㿠白、畏寒肢冷、舌淡、脉迟等寒象，同时还有喜静蜷卧、小便清长、下利清谷等虚象。

（2）阴偏衰　即阴虚，是机体阴液亏损的虚热性病理变化，《黄帝内经》称为"阴虚则热"。机体阴液亏损，阴不制阳，阳相对偏亢，必然导致虚而热的病理变化。多由于阳邪伤阴，或因五志过极，化火伤阴，或因久病耗伤阴液所致。病机特点为阴液不足，阴不制阳，阳相对偏盛的虚热证。阴虚之证五脏俱有，但一般以肝肾为主。其中尤以肾阴为诸阴之本，所以肾阴不足在阴虚的病机中占有重要的地位。临床上以肺肾阴虚、肝肾阴虚为多见，出现五心烦热、骨蒸潮热、面红、消瘦、盗汗、舌红少苔、脉细数等表现。

3. 阴阳互损　阴阳互损是阴或阳任何一方虚损到一定程度，累及另一方使之亦虚损，所导致的阴阳两虚的病理变化。

（1）阴损及阳　是阴液亏损继而累及于阳，使阳气虚弱，从而导致以阴虚为主的阴阳两虚的病理变化。如水不涵木证的形成是由于肾阴虚导致肝阴虚，以致肝阳上亢。如果病情进一步恶化，就会因为阴虚，阳无以化生，出现畏寒、肢冷等肾阳虚之象。这就意味着疾病发生了阴损及阳的变化。

（2）阳损及阴　是阳气虚损，继而累及于阴，使阴液亏损，从而导致以阳虚为主的阴阳两虚的病理变化。如水肿一病，多由于阳气不足，气化失司，水液代谢异常引起。如果病情进一步恶化，就会因为阳虚，阴精无从化生，出现消瘦、烦躁，甚则抽搐等肾阴不足，虚风内动之象。这就意味着疾病发生了阳损及阴的变化。

4. 阴阳转化　阴阳转化包括由阳转阴和由阴转阳。

（1）由阳转阴　是疾病的本质为阳气偏盛，但当阳盛发展到一定程度时，就会向阴的方向转化。如某些急性外感性疾病，初期可见高热、口渴、胸痛、咳嗽、舌红、苔黄等热邪亢盛之象，属阳证。由于治疗不当或邪毒太盛等原因，可突然出现体温下降、四肢厥逆、冷汗淋漓、脉微欲绝等阴寒危象。此时，疾病的本质即由阳转化为阴，疾病的性质由热转化为寒。

（2）由阴转阳　是疾病的本质为阴气偏盛，但当阴盛发展到一定程度，就会向阳的方向转化。如感冒初期，可表现恶寒重、发热轻、头身疼痛、骨节疼痛、鼻塞流涕、无汗、咳嗽、苔薄白、脉浮紧等风寒束表之象，属于阴证。若治疗延误，或因体质等因素，病邪入里化热，发展为高热、汗出、心烦、口渴、舌红、苔黄、脉数等阳热亢盛之候。此时，疾病的本质即由阴转化为阳，疾病的性质则由寒转化为热。

5. 阴阳格拒　阴阳格拒是阴或阳的一方偏盛至极，或阴和阳一方极端虚弱，双方盛衰悬殊，盛者壅踞于内，将相对弱的一方阻遏于外，所形成的寒热真假的病理变化，包括阴盛格阳和阳盛格阴。

（1）阴盛格阳 是阴寒盛极于内，逼阳浮越于外所形成的（内）真寒（外）假热的病理变化，又称为寒极似热。素体阳虚，或因久病而致阳气虚损，发展至严重阶段，阴盛太过，格阳于外（或格阳于上）是其主要成因。如虚寒性疾病发展到严重阶段，临床上除见四肢厥逆、下利清谷、小便清长、舌淡苔白、脉微细欲绝等阴寒过盛之症状外，又见身热反不恶寒（但欲盖衣被）、面颊泛红等假热之象。病机的本质属寒，而临床症状有某些假热之象，故又称真寒假热。

（2）阳盛格阴 是阳热盛极于内，阳气闭郁，不得外达四肢，而将阴气排斥于外所形成的真热假寒的病理变化，又称为热极似寒。阳热至极，邪气深伏于里，阳气被遏，闭郁于内，不能透达于外是其主要成因。如热性病发展到极期，既有阳热极盛之心胸烦热、胸腹扪之灼热、口干舌燥、舌红等症状，又有四肢厥冷、脉象沉伏等假寒之象。病机的本质属热，而临床症状有某些假寒之象，故又称真热假寒。

6. 阴阳亡失 阴阳亡失是机体的阴液或阳气大量脱失，而致生命垂危的病理变化，包括亡阴和亡阳。

（1）亡阳 是阳气大量亡失，导致阳气功能突然衰竭，生命垂危的一种病理变化。多由于邪盛，正不敌邪，阳气突然脱失所致；也可由于素体阳虚，疲劳过度等多种原因，或过用汗法，汗出过多，阳随阴泄，阳气外脱而亡阳。而慢性消耗性疾病的亡阳，多由于阳气的严重耗损，虚阳外越所致。临床多见大汗淋漓、汗冷而稀、手足逆冷、精神疲惫、舌淡、脉微欲绝等一派危象。

（2）亡阴 是机体的阴液大量亡失，导致阴液功能突然衰竭，生命垂危的一种病理变化。多由于热邪炽盛，或邪热久留，大量煎灼阴液所致；也可由于大汗、大吐、大下、大失血等因素，大量耗损阴液而致亡阴。临床多见汗出不止、汗热而黏、烦躁不安、渴喜冷饮、四肢温和、舌红而干、脉数疾等一派危象。

（三）气血津液失常

气血津液失常，概括了气、血、津液的物质不足，各自的功能减退，代谢失调，以及气血津液之间互根互用的功能失常等病理变化。气血津液失常病机，同邪正盛衰、阴阳失调的病机一样，不仅是脏腑、经络等各种病变机理的基础，而且也是分析疾病病机的基础。

1. 气的失常 气的失常包括气虚和气机失调，具体表现气虚、气陷、气滞、气逆、气闭、气脱等。

（1）气虚 是一身之气不足而致全身或脏腑功能衰退的病理变化。其形成原因，多是先天禀赋不足，或后天失养，或肺脾肾功能失调而致气的生成不足；也可因劳伤过度、久病耗伤、年老体弱所致。气虚多见于慢性疾患、老年患者、营养缺乏者，以及疾病恢复期、体质衰弱者等。临床表现以少气懒言、疲倦乏力、眩晕、自汗、易感冒、脉细弱无力等症为特点。

（2）气机失调 是气的升降出入运行失常而引起的气滞、气逆、气陷、气脱和气闭等病理变化。

气滞：是指某些脏腑经络或局部气机郁滞的病理变化。气滞主要是由于情志内郁，或痰、湿、食、积、瘀血等阻滞，以及外伤侵袭、用力努伤、跌仆闪挫等因素，使气机阻滞而不畅，从而导致某些脏腑经络的功能失调或障碍所致，以闷胀、疼痛为临床特点。

气逆：是指气的升发太过或应降反升而脏腑之气上逆的病理变化。气逆多由情志所伤，或因饮食寒温不适，或因痰浊壅阻等所致。

气陷：多因气虚进一步发展而来，是以气的升举无力而下陷为主要特征的病理变化。脾宜升则健，脾气虚易导致气陷，也称"中气下陷"。

气脱：是指气不能内守，大量向外脱失，以致机体功能突然衰竭的病理变化。由于体内气血津液严重损耗，以致脏腑生理功能极度衰退，真气外泄而陷于脱绝危亡之境。

气闭：是脏腑经络气机闭塞不通的一种病理变化。气闭多是湿热、痰浊等邪毒深陷于脏腑或郁闭于经络，某一窍隧失其通顺之常所致。

2. 血的失常　血的失常是血液生成、运行及生理功能异常的病理变化，包括血虚、血瘀、出血、血热、血寒等。

（1）血虚　是血液亏虚，功能减退，脏腑经络失养所导致的病理变化。形成血虚的原因有四：一是失血过多，如吐血、衄血、月经过多、外伤出血等，使体内血液大量丧失，而新血未能及时补充。二是血液生化不足，脾胃为气血生化之源，脾胃虚弱，水谷精微化源不足，营气和津液化生不足；或肾精亏损，骨枯髓减导致生成血液的物质减少；或参与血液化生的心、肺、肝气化功能减退，化生血液的动力不足。三是慢性病经久不愈，持续消耗，或思虑劳神过度等因素，而致营血暗耗。四是瘀血阻滞，新血不生等，最终导致全身血虚。

（2）血瘀　是血液运行迟缓，流行不畅，甚则停滞的病理变化。血瘀的发生机制很复杂。气和血关系密切，气的病变引起的血瘀最常见。气滞而致血行受阻，或气虚而血运迟缓，或痰浊阻于脉络，或寒邪入血，血寒而凝，或邪热入血，煎熬血液，导致血液黏稠，热邪灼伤脉络，离经之血，不能消散，或跌闪外伤等，均可形成血瘀，甚则血液瘀结而成瘀血。

（3）出血　是指血液不循常道，溢于脉外的一种病理变化。多由火气上逆，或热邪迫血妄行，或气虚不能摄血，或瘀血停滞，或因外伤损伤脉络等，使血液不能正常循行而溢于脉外。出血之候，随处可见，由于出血部位、原因，以及出血量之多少和血的颜色之不同，可表现出不同的病理现象。

临床上血瘀和出血常由寒邪和热邪引起，故血的病机尚有血寒、血热之说。血寒病变，除见一般的阴寒证候外，常以血脉瘀阻而引起局部疼痛为特征；血热病变，除见一般的热盛证候外，常以血行加速，脉络扩张，或迫血妄行以及血热内扰心神为特征。

3. 气血关系失调　临床上气血关系失调的病变主要有气滞血瘀、气虚血瘀、气不摄血、气随血脱、气血两虚等。

（1）气滞血瘀　是指气机郁滞，血行不畅，气滞与血瘀并存的病理变化。气滞和血瘀常相互影响，同时存在。因气运行不畅，可导致血运障碍，而形成气滞血瘀；也可因闪挫外伤等因素，伤及气血，而致气滞血瘀。气滞血瘀的临床表现为胀满疼痛、瘀斑及癥瘕积聚等。

肝主疏泄以调畅气机，促进血液运行，肝又主藏血，因此，肝的功能失常最易出现气滞血瘀。心主血脉而行血，故心的生理功能失调，则多先发生血瘀而后导致气滞。

（2）气虚血瘀　是指气虚而运血无力，血行瘀滞，气虚与血瘀并存的病理变化。气能行血，气虚则推动血行无力而致血瘀。轻者，气虚无力，血行迟缓；重者，在人体某些部位，因气虚较甚，无力行血，血失濡养，则可见瘫软不用，甚至萎缩，肌肤干燥、瘙痒、欠温，甚则肌肤甲错等气血不荣经脉的表现。

（3）气不摄血　是指因气不足，固摄血液的生理功能减弱，血不循经，溢出脉外，而导致各种出血的病理变化。临床可出现咯血、吐血、衄血、紫斑、便血、尿血、崩漏等。若因中气不足，气虚下陷，可致血从下溢，表现为人体下部的出血，如崩漏、便血、尿血等病症，同时兼见面色不华、倦怠乏力、舌淡脉虚等气虚表现。

（4）气随血脱　是指在大量出血的同时，气也随着血液的流失而散脱的病理变化。常由外伤失血或妇女崩漏、产后大出血等因素所致。因血能载气，血脱则气失去依附而随之脱失，故大量出血后，可见精神萎靡、冷汗淋漓、面色苍白、四肢厥冷，甚至昏厥、脉芤或微细等症。

（5）气血两虚 是气虚和血虚同时存在的病理变化。多因久病慢性消耗、气血两伤所致，或先有失血，气随血耗；或先因气虚，血的生化无源而日渐衰少，从而形成肌肤干燥、肢体麻木等气血不足之证。

4. 津液代谢失常 津液代谢失常是津液的输布失常、津液的生成和排泄之间失去平衡，从而出现津液的生成不足，或是输布失常、排泄障碍，形成津液不足及水液潴留、痰饮内生、湿浊内阻等津液在体内滞留的病理变化。

（1）津液不足 是指津液亏少，而致内则脏腑，外而孔窍、皮毛，失其濡润滋养作用，产生一系列干燥失润的病理变化。津液不足多由燥热之邪或五志之火，或高热、多汗、吐泻、多尿、失血，或过用辛燥之剂等引起津液耗伤所致。

津较清稀，流动性较大，内则充盈血脉，润泽脏腑，外则达于皮毛和孔窍，易于耗散，也易于补充。如炎夏而致多汗，或因高热而致口渴引饮，或气候干燥季节而致口、鼻、皮肤干燥，均属于以伤津为主的临床表现。液较稠厚，流动性较小，是以濡养脏腑，充养骨髓、脑髓、脊髓，滑利关节为主，一般不易损耗，一旦亏损则亦不易迅速补充。如热病后期或久病伤阴所致的舌光红无苔或少苔、唇舌干燥而不引饮、形瘦肉脱、皮肤毛发枯槁，甚则肉瞤、手足震颤蠕动等，均属于阴液枯涸及动风的临床表现。

（2）水湿停聚 津液的输布和排泄功能障碍，导致津液在体内停滞，成为内生水湿、痰饮等病理产物形成的根本原因。

津液的输布障碍，是指津液得不到正常输布，导致津液在体内环流迟缓，或在体内某一局部发生滞留，因而津液不化，水湿内生，酿痰成饮。导致津液输布障碍的原因很多，涉及肺的宣发和肃降、脾的运化和散精、肝的疏泄条达和三焦的水道通利等方面。津液的排泄障碍主要是指津液转化为汗液和尿液的功能减退，而致水液潴留，上下溢于肌肤而为水肿的一种病理变化。津液化为汗液，主要是肺的宣发功能；津液化为尿液，主要是肾的蒸腾气化功能。肺肾的功能减弱，不仅影响津液的输布，而且影响着津液的排泄，其中，肾的蒸腾气化起着主宰排泄的作用。

水湿痰饮是脏腑功能失调，津液代谢障碍，以致水湿停聚而形成的病理产物，又是多种疾患的致病因素，可导致复杂的病理变化。其表现见痰饮部分内容，在此不再赘述。至于水液潴留，水液泛溢肌肤，则头面、眼睑、四肢浮肿，甚则全身水肿。若水邪潴留腹腔，则腹肿胀大，发为腹水。

气可以化水，水停则气阻。津液代谢障碍，水湿痰饮潴留，可导致气机阻滞的病理变化。如水饮阻肺，肺气塞滞，宣降失职，可见胸满咳嗽、喘促不能平卧；水饮凌心，阻遏心气，心阳被抑，则可见心悸、心痛；水饮停滞中焦，阻遏脾胃气机，可致清气不升，浊气不降，而见头昏困倦、脘腹胀满、纳化呆滞；水饮停于四肢，则可使经脉阻滞，表现为肢体沉重胀痛等症状。

（四）内生"五邪"

内生五邪是指在疾病的发展过程中，由于气血津液和脏腑等生理功能的异常而产生的类似风、寒、湿、燥、火外邪致病的病理变化。由于病起于内，故分别称为"内风""内寒""内湿""内燥"和"内火"，统称为内生"五邪"。

1. 风气内动 风气内动是脏腑气血失调，体内阳气亢逆而致风动之证的病理变化。因其病变似外感六淫中风邪的急骤、动摇和多变之性，故名为"内风"，又由于"内风"与肝的关系较为密切，故又称肝风内动。《素问·至真要大论》说："诸风掉眩，皆属于肝。"在疾病发展过程中，或阳热亢盛，或阴虚不能制阳，阳升无制，均可导致风气内动。风气内动有虚实之分，主要有热极生风、肝阳化风、阴虚风动和血虚生风等。

（1）**热极生风**　是邪热炽盛，伤及营血，燔灼肝经，筋脉失养而动风的病理变化。其病为实。火郁炽于内，热极而生风。临床可见高热、神昏、抽搐、痉厥、颈项强直、角弓反张、目睛上吊等症状。

（2）**肝阳化风**　是肝肾阴亏，阴不制阳，肝阳亢逆无制而动风的病理变化。临床可见筋惕肉瞤、肢麻震颤、眩晕欲仆，或口眼㖞斜，或半身不遂，甚则血随气逆而猝然仆倒，或为闭厥，或为脱厥。

（3）**阴虚风动**　是阴液枯竭，筋脉失养而动风的病理变化。临床可见筋挛肉瞤，手足蠕动，甚或瘛疭等动风之症，以及五心烦热、神倦形消等阴精亏损之候。

（4）**血虚生风**　是血液虚少，筋脉失养而动风的病理变化。多由于生血不足或失血过多，或久病耗伤营血，肝血不足，筋脉失养，血不荣络，则虚风内动。临床可见肢体麻木不仁、筋肉跳动，甚则手足拘挛不伸等症及阴血亏虚之候。

2. 寒从中生　寒从中生是脏腑阳气虚衰，温煦气化功能减退而致虚寒内生或寒邪偏盛的病理变化。内寒的形成，多因阳气亏虚，阴寒内盛，机体失于温煦而成。内寒多与脾、肾阳虚关系密切。脾为后天之本，为气血生化之源，脾阳能达于肌肉四肢。肾阳为人身阳气之根，能温煦全身脏腑组织。故脾肾阳气虚衰，则温煦失职，最易表现出虚寒之象，而尤以肾阳虚衰为著。故《素问·至真要大论》说："诸寒收引，皆属于肾。"

寒从中生的病理变化，一方面表现为温煦失职，虚寒内生，呈现面色苍白、形寒肢冷等阳热不足之象；或因寒性凝滞，其性收引，使筋脉收缩，血行迟滞，出现筋脉拘挛、肢节痹痛等。另一方面，阳气不足，气化功能减退或失司，水液不得温化，从而导致阴寒性病理产物的积聚或停滞，如水湿、痰饮之类。临床多见小便清长、涕唾痰涎清冷，或腹泻，或水肿等。

此外，不同脏腑的内寒病变，其临床表现也各不相同。如肾阳虚，则腰膝冷痛、如坐水中，下利清谷，小便清长，男子阳痿，女子宫寒不孕；脾阳虚，则便溏泄泻；心阳虚，则心胸憋闷或刺痛，面色、唇色青紫。

3. 湿浊内生　湿浊内生是脏腑功能异常，水液代谢失调而致水湿痰浊停聚的病理变化。内湿的产生多因肺、脾、肾等脏腑调节水液代谢功能失调，津液输布、排泄障碍而致水湿痰浊停聚而成。内湿为水液代谢失调的病理产物，虽与肺、脾、肾等功能失调均有密切关系，但与脾的关系最为密切，故又称为脾虚生湿。肾为先天之本，肾阳为一身阳气之根，脾阳根于肾阳，肾主水液，肾阳不足，气化失司，则水停湿聚，使脾阳益虚，脾肾阳虚，则水湿内聚。因此，内湿不仅是脾阳虚津液不化而形成的病理产物，且与肾有密切关系。

湿性重着黏滞，多易阻遏气机，故其临床表现常可随湿邪阻滞部位的不同而各异。如湿犯上焦，则胸闷咳嗽、头重如裹；湿在中焦，则脘腹胀满、食欲不振、口腻或口甜、舌苔厚腻；湿滞下焦，则腹胀便溏、小便不利；水湿犯于肌肤，则出现水肿。湿浊虽可阻滞机体上、中、下三焦的任何部位，但以湿阻中焦脾胃为主，因此脾虚湿困常是必见之证。

4. 津伤化燥　津伤化燥是体内津液耗伤而干燥少津的病理变化。多因久病伤阴耗液或大汗、大吐、大下，或亡血失精导致阴亏液少，以及某些热性病过程中的热邪伤阴或湿邪化燥等所致。由于津液亏少，不能内濡脏腑，外润肌肤，于是燥热就会由内而生，故临床多见干燥不润等病变。所以《素问·阴阳应象大论》说："燥胜则干。"

一般而言，内燥病变，以肺、胃、肾及大肠为多见。肺为燥金之脏，主气，司全身精血津液的敷布。肺气虚弱，则水精不能四布而化燥。大肠为燥金之腑，主津，故肠胃燥热，灼伤津液，亦常致燥。肾总司一身的气化活动，若肾的气化失常，津液不布，也可以导致内燥。故内燥起于肺、胃、肾。其中，胃为重，尤以肾为最。

阴津亏损可产生内燥，实热病变也可以导致燥热内生。内燥病变，临床多见津液枯涸和阴虚内热之证，共同的表现为肌肤干燥无光泽甚至皲裂、口干咽燥唇焦、舌上无津甚至光红龟裂、鼻干目涩、爪甲脆折、大便燥结、小便短赤等燥热之象。内燥病变因脏腑部位不同，症状表现不一。肺燥则干咳无痰，甚至咳血；胃燥则干呕、舌光红无苔；肠燥则便秘。总之，"干"是内燥的特点。

5. 火热内生　火热内生是脏腑阴阳气血功能失调，而致火热内扰的病理变化。火热内生有虚实之别，其病机主要有如下几个方面。

（1）阳气过盛化火　即机体阳盛有余，功能亢奋，转化为火热病变。人身之阳气在正常情况下，能够养神柔筋，温煦脏腑组织，促进生理功能活动，称为"少火"。但在病理状态下，若脏腑阳气过于亢盛，可使功能活动异常亢奋，必然使物质的消耗增加，以致伤阴耗液，因此失去正常的生理功能，这种病理性过亢的阳气，称为"壮火"，即"气有余便是火"。

（2）邪郁化火　包括两个方面：一是外感六淫中的风、寒、湿、燥等病邪，在疾病发展过程中，郁久而化热、化火，如寒郁化热、湿郁化火等；二是体内的病理性产物，如痰湿、瘀血、饮食积滞等，郁久而化火。邪郁化火的机理，主要是由于邪气阻滞气机，气郁日久而从阳化火生热。

（3）五志过极化火　又称"五志之火"，是指由于精神情志刺激，影响人体的脏腑气血阴阳，导致脏腑阳盛，或气机郁结，气郁日久而从阳化火。如临床常见的情志抑郁不畅，肝失疏泄，则导致肝郁气滞，气郁则化火，发为"肝火"病证。

（4）阴虚火旺　此属虚火，是指精亏血少，阴液大伤，阴不制阳，阴虚阳亢，虚热、虚火内生的病理状态。一般表现为阴虚内热，多见于全身性的功能虚性亢奋之虚热征象，如五心烦热、骨蒸潮热、消瘦盗汗、舌红少苔、脉细数无力等；若为阴虚火旺，多集中于某一部位的火热征象，如牙痛、咽痛、齿衄、颧红等。

复习思考题：

1. 气机失调包括哪些病机变化？
2. 阴阳偏盛病机的概念、特点、形成原因及病理表现如何？
3. 何谓"风气内动"？其病理变化如何？
4. 何谓"内生五邪"？其与外感六淫有何区别？

第四章
中医诊断疾病的方法

扫一扫，查阅本章数字资源，含PPT、音视频、图片等

诊法是中医诊察疾病的基本方法，包括望、闻、问、切四法，简称"四诊"。望诊是医生通过观察患者全身和局部表现，排出物的形、色、质、量改变、小儿指纹及舌象等情况，以了解病情、诊察疾病的方法；闻诊是医生通过听声音、嗅气味，以辨别病情的方法；问诊是医生通过询问患者或陪诊者，了解发病经过、自觉不适及既往健康状况等，以察知病情的方法；切诊是医生通过切按患者体表动脉搏动状况和触按患者身体有关部位，以了解病情的方法。

人体是一个以五脏为中心的有机整体，脏腑、形体、官窍间通过经络相互联系，维持着机体生理功能的协调平衡。体内的生理、病理变化，必然会反映于外。《丹溪心法》云："欲知其内者，当以观乎外；诊于外者，斯以知其内。盖有诸内者，必形诸外。"所以通过诊察疾病显现于外部的各种征象，可以分析疾病的原因、性质、病位和邪正关系，了解脏腑的变化，从而为辨证论治提供依据。

望、闻、问、切四种诊法，分别从不同的角度诊察病情、认识疾病，对于中医辨证具有同等重要的意义。临床诊病时，应四诊合参，才能客观准确、全面系统地收集病情资料，做出正确的诊断。

第一节　望　诊

望诊指医生对患者整体神、色、形、态和局部表现、排出物、小儿指纹及舌象等，进行有目的的观察，以了解健康状况，测知病情的方法。

望诊时，应注意以下几个方面：一是在充足、柔和的自然光线下进行，特别要注意避开有色光源。二是诊室温度适宜，有利于患者皮肤、肌肉自然放松，气血运行畅通，疾病的征象才可能真实地显露出来。三是充分暴露受检部位，以便完整、细致地进行观察。

一、全身望诊

全身望诊是指医生对患者神气、色泽、形态的整体观察，以了解脏腑精气盛衰，作为诊察病情的依据。

（一）望神

望神是通过观察神的得失有无，以分析病情、判断预后的诊察方法。神不仅是人体一切生理活动的主宰，亦指人的精神意识思维活动。故望神之"神"，是机体生理活动及精神意识状态的综合表现。

神具体反映在人的眼神、面色、表情、神识、言语、体态、饮食、呼吸等多个方面。由于心主血，又主藏神，其华在面，五脏六腑之精气皆上注于目，故人的眼神、面部色泽、精神意识，尤其是眼神，为望神之重点。

神以精、气、血为主要物质基础。神产生于先天之精，又赖后天水谷精气的充养，血能养神。故《灵枢·本神》曰："生之来谓之精，两精相搏谓之神。"《灵枢·平人绝谷》曰："故神者，水谷之精气也。"精、气、血化生于五脏，五脏功能正常，则精、气、血充足，生命功能旺盛，即"得神"；若脏腑功能失调，精亏、血少、气虚，或运行、布散失常，则神失所养。

因此，通过望神，可以了解脏腑功能的盛衰，精、气、血之盈亏，判断疾病的轻重及预后等，故《素问·移精变气论》曰："得神者昌，失神者亡。"

望神时应注意：①以神会神：人体之神，在有意无意之间流露最真，医者应清心凝神，一会即觉。②神形合参：望神时，要把患者神的情况和形体强弱、胖瘦结合起来，综合考虑。③抓住重要症状和体征：如意识模糊、手撒尿遗等，对判断失神具有重要意义，可以帮助医生尽快做出诊断。

临床上根据神的盛衰和病情的轻重，一般可将神分为得神、少神、失神、假神及神乱5类。

1. 得神　得神，又称"有神"，是精气充足神旺的表现。临床可见神志清楚，思维敏捷，言语清晰，目光明亮灵活，精彩内含，面色荣润含蓄，表情自然，体态自如，动作灵活，反应灵敏。可见于正常人，提示精气充足，体健无病；也可见于病情轻浅之人，说明精气未衰，脏腑未伤，预后良好。

2. 少神　少神即精气不足的表现。临床可见精神不振，思维迟钝，少气懒言，两目乏神，肢体倦怠，动作迟缓。多见于轻病或恢复期患者，亦可见于体质虚弱者，提示精气不足。

3. 失神　失神，又称"无神"，是精亏神衰的表现。临床可见两目晦暗，目无光彩，面色无华，精神萎靡，意识模糊，反应迟钝，手撒尿遗，骨枯肉脱，形体羸瘦。多见于慢性久病重病之人，提示精气大伤，功能衰减，预后不良。

4. 假神　假神指垂危患者出现精神暂时"好转"的虚假表现，常见于久病、重病精气极度衰竭之人，为临终前的预兆。如原本目光晦滞，突然目似有光，但却浮光外露；本为面色晦暗，一时面似有华，但为两颧泛红如妆；本已神昏或精神极度萎靡，突然神识似清，想见亲人，言语不休，烦躁不安；本来毫无食欲，久不能食，突然思食、索食等。

假神的出现，是因为脏腑精气极度衰竭，正气将脱，阴不敛阳，虚阳外越，阴阳即将离决所致，古人称为"回光返照"或"残灯复明"。

假神与病情好转应加以区别。一般来说，假神见于垂危患者，局部症状的突然"好转"，与整体病情的恶化不相符合，且为时短暂，病情很快恶化；而重病好转时，其精神好转是逐渐的，并与整体状况好转相一致，如饮食渐增、面色渐润、机体功能渐复等。

5. 神乱　神乱指神志错乱失常。临床常表现为狂躁、淡漠、痴呆等，多见于狂、癫、痴、痫等患者。如狂躁妄动，胡言乱语，少寐多梦，打人骂詈，不避亲疏者，多属阳证，常见于狂病等，多由暴怒太过，气郁化火，灼津为痰，痰火扰乱心神所致。表情淡漠，神识痴呆，喃喃自语，哭笑无常，悲观抑郁者，多属阴证，常见于癫病、痴呆等，多由忧思气结，津凝为痰，痰浊蒙蔽心神，或先天禀赋不足所致。突然昏倒，口吐涎沫，两目上视，四肢抽搐，醒后如常者，属痫病，多由脏气失调，肝风夹痰上逆，阻闭清窍所致。

（二）望色

望色是通过观察面部与肌肤的颜色和光泽，以了解病情的诊察方法。

皮肤色泽是脏腑精气血津液外荣之象。血液之盈亏与运行情况，常反映于皮肤颜色，而脏腑精气之盛衰，则主要体现于皮肤光泽。若脏腑精气充盛，气血充盈畅达，滋养肌肤、面部，则色泽明润含蓄；脏腑功能失调，气血不足，肌肤、面部失却滋养，则皮肤色泽会出现相应变化。故望色可推测脏腑功能气血盛衰，辨别疾病性质，判断预后。面部血脉丰富，不仅"心主血脉，其华在面"，而且其他脏腑之精气通过经络也上荣于面，正如《灵枢·邪气脏腑病形》所云："十二经脉，三百六十五络，其血气皆上于面而走空窍。"故本节重点叙述望面色。望面色包括常色与病色。

1.常色　常色即正常无病的面色。其特点是明润、含蓄。明润，即面部皮肤光明润泽，是有神气的表现，显示人体精充神旺，气血津液充足，脏腑功能正常。含蓄，即面部色泽隐藏于皮肤之内，而不特别显露，是胃气充足、精气内含而不外泄的表现。

由于体质禀赋、季节、气候、环境等的不同，常色又有主色、客色之分。

（1）主色　主色是与生俱来的终身不变的面色。具有种族遗传特征，如黄种人的面色为黄红隐隐、明润含蓄，但因禀赋等原因可形成偏白，或偏黑，或偏黄，或偏赤，或偏青等差异。

（2）客色　因外界因素如季节、昼夜、气候、情绪、运动、饮食、地域等的不同，或生活条件的差别，而微有相应变化的面色，称为客色。如随四时之变，人之面色也有春稍青、夏稍赤、长夏稍黄、秋稍白、冬稍黑的变化，但均不离明润、含蓄之本色。

2.病色　病色即疾病状态下面部色泽的异常变化。病色的特征是色泽晦暗枯槁或显露，常反映机体脏腑功能失常，或气血失调，或精气外泄，或邪气内阻等病理变化。

观察病色之关键，在于辨别五色善恶及五色主病。

（1）五色善恶　凡五色光明润泽者为善色，说明虽病而脏腑精气血未衰，预后良好；凡五色枯槁晦暗者为恶色，提示病情深重，脏腑精气衰败，气血阴阳亏虚，多预后不佳。

（2）五色主病　五色即青、赤、黄、白、黑5种不同的面色，可反映不同脏腑的病变及病邪的性质。

①青色：主寒证、气滞、瘀血、疼痛、惊风。多由寒凝气滞，或瘀血内阻，或疼痛剧烈，或筋脉拘急等，使面部脉络血行瘀阻所致。

面色淡青或青黑者，属寒盛、痛剧，多因阴寒内盛，经脉挛急收引，气血凝滞而色青。久病面色与口唇青紫者，多属心气、心阳虚衰，血行瘀阻，或肺气闭塞，呼吸不利。突见面色青灰，口唇青紫，肢凉脉微，则多为心阳暴脱，心血瘀阻之象，可见于真心痛等患者。小儿眉间、鼻柱、唇周发青者，多属惊风或惊风先兆，多因外感邪气，热极生风，筋脉拘急，血行不畅所致。

②赤色：主热证，亦可见于戴阳证。多因热盛，血液充盈于脉络所致。

满面通红者，属实热证，多因邪热亢盛，血行加速，面部脉络扩张，气血充盈所致。两颧潮红者，属阴虚证，多因阴虚阳亢，虚火炎上所致。久病、重病面色苍白，却时而泛红如妆、游移不定者，属戴阳证，多因久病阳气虚衰，阴寒内盛，阴盛格阳，虚阳上越所致，属病重。

③黄色：主脾虚、湿证。多由脾虚机体失养，或湿邪内蕴，脾失运化所致。

面色淡黄，枯槁无光者，称为"萎黄"，多属脾胃虚弱，因脾胃亏虚，气血化生无源，机体失养所致。面色淡黄而虚浮者，称为"黄胖"，属脾虚湿蕴，因脾运不健，水湿内停，泛溢肌肤所致。面目一身俱黄者，为黄疸。其中黄色鲜明如橘皮色者，属阳黄，乃湿热为患；黄色晦暗如烟熏色者，属阴黄，乃寒湿为患。

④白色：主气血亏虚、寒证、亡阳、脱血。多由气虚血少，或阳虚寒盛，气血不能上充于面部脉络所致。

面色淡白无华，唇舌色淡者，多属气血亏虚，不能上濡所致。面色淡白而虚浮者称㿠白，多属阳虚水泛，因阳气亏虚，水失蒸化，泛溢肌肤所致。面色苍白者，多因阳气暴脱，或脱血夺气，气血不荣面部，或阴寒内盛，寒邪凝滞，面部脉络收缩所致。

⑤黑色：主肾虚、寒证、水饮、瘀血、剧痛。多因肾阳虚衰，水寒内盛，脉络拘急，血行不畅，或肾精亏虚，面部失荣所致。

面黑暗淡者，多属肾阳虚，因阳虚火衰，水寒不化，浊阴上泛所致。面黑干焦者，多属肾阴虚，因肾精久耗，阴虚火旺，机体失养所致。眼眶周围发黑者，多属肾虚水饮或寒湿带下。面色发黑，多为实寒证、剧痛，因寒凝经脉，血行不畅所致。面色黧黑，肌肤甲错者，多由瘀血日久所致。

（三）望形态

望形态是通过观察患者形体胖瘦强弱及动静姿态，以诊察疾病的方法。

人体是有机统一的整体，以五脏为中心，内外相应。内盛则外强，内衰则外弱。故形体强弱、动静变化，均与脏腑精气盛衰及气血运行密切相关。脏腑阴阳气血失常可表现为形态的异常，因此望形态可以判断正气之盛衰、邪气之消长和病邪之性质。

望形态包括观察形体和姿态两方面。

1. 望形体　望形体是指观察人形体之胖瘦强弱及体质形态等，以诊察疾病的方法。

（1）强弱胖瘦

①体强：即形体强壮。表现为筋骨强健，胸廓宽厚，肌肉丰满，皮肤润泽，精力充沛，食欲旺盛。提示内脏坚实，气血充盛，阴阳和调，抗病力强而少病，或患病易治，预后较好。

②体弱：即形体虚弱。表现为筋骨不坚，胸廓狭窄，肌肉瘦削，皮肤不荣，疲惫乏力，食欲减退等。提示内脏虚弱，气血不足，阴阳失衡，抗病力弱而易病，或病重难治，预后较差。

③体胖：即形体肥胖，有常态与病态之分。若体胖能食，肌肉坚实有力，动作灵活者，为形气俱盛，身体健康的表现。若体胖超常，肌肉松弛，神疲乏力，动作笨拙者，为形盛气衰，属阳气不足，或多痰多湿的表现，易成痰饮或发生中风、胸痹等病。

④体瘦：即形体瘦削，亦有常态与病态之分。体虽略瘦，但筋骨肌肉坚实，精力充沛，饮食正常者，仍属健康。若体瘦食少，神疲倦怠者，是形气俱虚，多为脾胃虚弱，后天不充所致。形瘦而食多，是中焦有热；形瘦颧红，皮肤干燥，多属阴血不足，虚火内生；久病极度消瘦，骨瘦如柴者，是脏腑精气衰竭，气液干枯，神气欲脱之危候。

（2）体质形态　体质是指个体在生长发育过程中形成的形体结构、生理功能和心理活动方面的特殊性，在一定程度上反映了机体脏腑经络、气血阴阳盛衰的禀赋特点。观察体质形态的特点，有助于了解不同个体对疾病的易感性、转化性及预后转归。体质形态可分为3种基本类型。

①偏阳质：形体及功能特点呈阳偏旺而阴较亏的特征。如体型偏于瘦长或适中，或头长颈细，肩窄胸平，性情开朗、急躁，喜动好强，喜凉恶热，大便多干。易感阳邪，患病易出现从阳化热，或阳亢、阴虚的病理变化。

②偏阴质：形体及功能特点呈阴偏盛而阳较弱的特征。如体型偏于矮胖或适中，头圆颈粗，胸厚肩阔，性格多内向、抑郁，喜静少动，喜暖怕冷，大便多溏。易感阴邪，患病易出现从阴化

寒，或阴盛、阳虚、痰饮、水肿、瘀血等病理变化。

③阴阳平和质：形体及功能特点无阴阳偏颇，体形适中，二便正常，气血调匀，阴阳调和。其发病随邪气性质而变。

2. 望姿态　望姿态是通过观察患者的动静状态及肢体动作和体位，以诊察疾病的方法。不同疾病可表现出特有的动静姿态或动作体位，因此观察患者姿态，可以判断疾病的性质和邪正的盛衰。望姿态主要观察患者的行、坐、卧、立时的动作与体态。

（1）行态　如行走之际，突然停步不前，以手护心或脘腹者，多为真心痛或脘腹痛；以手护腰，弯腰曲背，行动艰难，多为腰腿病；行走时身体振动不定，多为肝风内动。

（2）坐态　如坐而喜俯，少气懒言，多属体虚少气；坐而仰首，卧则气逆，伴咳喘痰多，多属痰饮停肺，肺气壅滞，多见于哮病、肺胀等病证；但卧不能坐，坐则晕眩，不耐久坐，多为肝阳化风，或气血俱虚；坐时常以手抱头，头倾不能昂，凝神熟视，为精神衰败。

（3）卧态　卧时面常向里，喜静懒动，身重不能转侧，多属阴证、寒证、虚证；卧时面常向外，躁动不安，身轻自能转侧，多属阳证、热证、实证。仰卧伸足，掀去衣被，多属实热证；蜷卧缩足，喜加衣被者，多属虚寒证。

（4）立态　如站立不稳，其态似醉，伴眩晕者，多属肝风内动；不耐久站，站立时常欲依靠他物支撑，多属气血虚衰。

二、局部望诊

在全身望诊的基础上，根据病证诊断的需要，对某些局部进行深入、仔细的观察。

（一）望头面

望头面主要是观察头部形态、囟门、头发及面部的情况。

1. 望头部　望头部是指通过对受检者头的形态、头发及囟门等进行观察，以诊断疾病的方法。

头为精明之府，内藏脑髓，髓源于肾精；头又为诸阳之会，经脉汇聚于头面，脏腑气血上荣于头；发为肾之外华，为血之余。故望头可察脏腑精气盛衰，血液盈亏。

（1）形态　小儿头形过大，伴智力低下者，称"巨颅"，为先天不足，肾精亏损，水液停聚。头形过小，伴智力低下者，称"小颅"，为先天不足，肾精亏损。小儿前额左右突出，头顶平坦，外观头颅呈方形者，称"方颅"，多见于佝偻病，属肾精不足。头摇不能自主，多为肝风内动，多见于血虚风动或肝肾阴虚。

（2）囟门　小儿 1～1.5 岁时，前囟渐合。若囟门迟闭，骨缝不合，称"解颅"，多为肾气不足。囟门下陷者，称"囟陷"，多属虚证，见于先天不足，或吐泻伤津，或气血不足等。囟门高突，称"囟填"，多属实热证，因外感时邪，火毒上攻所致。

（3）头发　应注意观察头发的疏密与色泽。头发润泽而浓密，是精血充足的表现。头发稀疏、色黄干枯者，多为精血不足。青年白发，有家族史而无所苦者，一般不作病态论；若伴健忘、腰膝酸软者，属肾虚；伴心悸、失眠、健忘者，为劳神伤血。小儿发结如穗，面黄肌瘦，形瘦腹大，多见于疳积，因脾胃虚损所致。突然片状脱发，脱落处显露圆形或椭圆形光亮头皮而无自觉症状，称为斑秃，多为血虚受风，或长期精神紧张所致。

2. 望面部　观察面部形态时，应与面部色诊相结合。

（1）面肿　眼睑浮肿，多为水肿病。其中仅见面部浮肿，发病迅速者，为阳水，多因外感风邪，肺失宣降所致；若下肢浮肿者，为阴水，多因脾肾阳虚，水液泛溢所致。

（2）腮肿　一侧或两侧腮部以耳垂为中心肿起，边缘不清，局部灼热疼痛，称为"痄腮"，为外感温毒之邪所致，多见于儿童，属传染病。

（3）口眼㖞斜　指患侧口角下垂或㖞斜，多因患侧经脉不和，气血不畅，面肌失养，收缩无力所致。单纯口眼㖞斜，而无半身不遂者，为口僻之风邪中络；若有半身不遂者，则为中风之中经络；若有神志改变者，则为中风之中脏腑。

（4）苦笑面容　是由于面肌痉挛所致之苦笑状，为破伤风的特殊征象。多因外伤或新生儿断脐不慎，邪毒感染所致。

（二）望五官

望五官是通过观察目、耳、鼻、口等的异常变化，以诊察疾病的方法。

1. 望目　指观察目的色泽、形态等方面的变化，以诊察疾病的方法。目为肝之窍、心之使，五脏六腑之精气皆上注于目。目的各部与五脏相对应：瞳仁属肾，称水轮；黑睛属肝，称风轮；白睛属肺，称气轮；目眦及血络属心，称血轮；眼睑属脾，称肉轮。所以观察目的变化，可推测所对应脏腑的病变和邪气性质。

（1）目色　全目赤肿为肝经风热，目眦色赤为心火，白睛色赤为肺热，眼睑红肿湿烂为脾有湿热，白睛发黄为黄疸，目眦淡白则是血虚之征。

（2）目形　目窠内陷，为亡阴脱液之征，或脏腑精气衰竭之象。喘而眼睛突起为肺胀，眼突颈肿属瘿病。目窠微肿如新卧起之状，是水肿病初起。睑缘肿起结节如麦粒，红肿较轻者，为针眼；眼睑漫肿，红肿较重者，为眼丹，皆为风热邪毒，或脾胃蕴热上攻于目所致。

（3）目态　两目上视，白多黑少，不能转动者，为"戴眼"，见于惊风、癫痫等；双目凝视前方不能转动者，称"瞪目直视"，多属阴血亏损或痰迷心窍；瞳仁散大，多属肾精耗竭，为濒死危象，亦可见于中毒患者；瞳仁缩小，多属中毒所致，如有机磷类农药、吗啡、川乌、草乌、毒蕈等中毒。

2. 望耳　指通过观察耳部色泽、形态、耳道分泌物的变化，以测知疾病的方法。耳为肾窍，心寄窍于耳；手足少阳、手足太阳及足阳明经入于耳或循行于耳之前后，故耳为"宗脉之所聚"。所以望耳可以诊察全身及某些脏腑如肾、胆等的病变。

（1）耳部色泽　正常人耳郭红润，外形对称，是气血充足的表现。耳轮淡白，主寒证或气血虚；耳轮干枯色黑，多属肾精亏耗。耳背有红络，耳根发凉者，为麻疹先兆。

（2）耳部形态　正常人耳郭厚大，是肾精充足的表现。耳薄小者，多为肾虚；耳轮甲错者，多属久病血瘀。

（3）耳道分泌物　耳内流脓，称"脓耳"，多因肝胆湿热蕴结所致；脓耳日久不愈者，多属肾阴亏虚，虚火上炎。

3. 望鼻　指通过观察鼻部的色泽、形态及分泌物变化，以诊察疾病的方法。鼻为肺之外窍，足阳明胃经布于鼻旁。故望鼻可察知肺、脾胃等脏腑的病变。

（1）鼻的色泽　正常人鼻色红黄隐隐，明润光泽，提示脾胃之气充足。鼻头色青为虚寒或腹痛，鼻头色黄为里有湿热，色白为气虚或失血，色赤为脾肺二经有热，色黑为有水气。

（2）鼻的形态　鼻头红肿，多属肺胃蕴热或血热；鼻头色赤有小丘疹，称"酒渣鼻"，多因肺胃热壅所致；鼻翼扇动，新病者多为邪热壅肺，或痰饮停肺所致，久病则属肺肾精气衰竭的危重证候。

（3）鼻内分泌物　鼻流清涕者，多属外感风寒；鼻流浊涕者，多为外感风热；涕黄质黏量少，或伴有血丝，多为燥邪所致；若久流浊涕且腥臭者，名为"鼻渊"，属湿热蕴蒸；阵发性清涕量多如注，伴喷嚏频作者，为"鼻鼽"，多属肺虚不固，风寒乘虚侵犯；鼻腔出血，称为"鼻衄"，多因燥热灼伤鼻络所致。

4. 望口唇　指通过观察口唇色泽和形态的变化，以诊察疾病的方法。脾开窍于口，其华在唇，手足阳明经脉环绕口唇，故口唇变化可反映脾胃及相关脏腑和经脉的病变。

（1）口唇色泽　正常唇色淡红而明润，是胃气充足，气血调匀的表现。唇色淡白者，主血虚；唇色鲜红者，为阴虚火旺；唇色深红者，主实热；唇红绛而干者，是热盛津伤；唇色青紫者，为瘀血内停；唇色呈樱桃红色者，多见于煤气中毒。

（2）口唇形态　唇内和口腔黏膜出现灰白色小溃疡，周围红晕，局部灼痛者，为口疮，多因心脾积热上蒸所致；若久发不愈者，为虚火上炎。唇干皲裂者，为津液耗伤。口角流涎者，多属脾虚湿盛，或中风口㖞，不能收摄所致。口开不闭为"口开"，多主虚证；口闭不开为"口噤"，主病多实。

5. 望齿龈　指通过观察齿与龈色泽、形态的变化，以诊察疾病的方法。肾主骨，齿为骨之余，手足阳明经脉入于齿中。故齿与龈的变化，可反映相关脏腑和经脉的病变及津液的盈亏。

（1）牙齿　正常人牙齿洁白、润泽、坚固，是肾精旺盛，津液充足的表现。牙齿干燥不泽者，为阴液耗伤；牙齿松动，齿根外露者，多为肾虚；牙齿腐洞为"龋齿"；牙关紧急，多属肝风内动。

（2）牙龈　正常人齿龈淡红而润泽，是胃气充足，气血调畅的表现。牙龈红肿者，为胃火炽盛；龈微肿不红者，为虚火上炎；齿龈出血，称为"齿衄"，属胃热或虚热，灼伤龈络，或脾虚血失统摄所致。

6. 望咽喉　指通过观察咽喉部色泽、形态的变化，以诊察疾病的方法。咽喉是呼吸、进食的通道，为肺、胃之门户，足少阴肾经循喉咙，挟舌本，故望咽喉可测知脏腑尤其是肺胃与肾之病变。

咽喉红肿疼痛者，为喉痹，属外感风热或肺胃有热；若咽部嫩红，肿痛不甚者，则属虚火上炎。咽喉一侧或两侧喉核红肿疼痛，状如乳突，甚则溃烂出现黄色脓样膜状物或脓点，刮之易去，称为"乳蛾"，属肺胃热毒蕴结。咽部有灰白色假膜，擦之不去，重擦出血，随即复生者，是"白喉"，为疫疠毒邪蕴积肺胃，上蒸咽喉所致，极易传染，须隔离治疗。

（三）望颈项

望颈项是通过观察颈项部外形、动态的变化，以诊察疾病的方法。颈项是头和躯干连接部分，其前部称颈，后部为项。颈项是经脉上达头面必经之处，也是呼吸、饮食的要道，故观察颈项部，对局部及某些全身病证的诊断具有一定意义。

1. 外形变化　正常人的颈项直立，两侧对称，活动自如。主要观察有无肿块、结节及其部位、形态、大小等。

（1）瘿瘤　颈前喉结处结块肿大，一侧或两侧，随吞咽移动，称为"瘿瘤"，多因肝郁气结痰凝所致，或与地方水土有关。

（2）瘰疬　颈侧颌下有肿块如豆，累累如串珠，称"瘰疬"，多由肺肾阴虚，虚火炼津为痰，或感受风热时毒，结于颈项所致。

2. 动态变化　正常人颈项活动自如。主要观察颈项部的动静姿态。

（1）项软　颈项软弱，抬头无力者，称"项软"。见于小儿者，多属先天不足，发育不良；见于久病者，多属气血大伤，肌肉失养，可见于痿病；若重病项软，头倾视深，属肾精亏竭。

（2）项强　后项强硬，俯仰不利，转动不便，称为"项强"。伴恶寒发热、脉浮者，多为风寒侵袭太阳经脉；伴高热神昏者，多为热极生风。若睡醒后觉项强不舒，肩背疼痛者，为"落枕"，多因睡姿不当所致。

（3）颈脉异常　颈侧人迎脉搏动较常人明显，可见于肝阳上亢或血虚重症。颈脉怒张者，多为心阳衰微。

（四）望四肢

四肢与脏腑、经络密切相关，心主血脉，肺主皮毛，脾主四肢肌肉，肝主筋，肾主骨，四肢又为手足三阴经脉、三阳经脉循行之处，故望四肢可以诊察五脏和循行于四肢的经脉病变。望诊时应注意观察四肢的外形和动态。

1. 外形

（1）四肢萎缩　指某一肢体或四肢肌肉消瘦、萎缩，松软无力。多因气血亏虚，肢体失养所致。

（2）肢体肿胀　指某一肢体或四肢肿胀。若肢体肿胀，兼焮红热痛者，多为热壅血瘀所致；若足跗肿胀，多见于水肿。

（3）膝部肿大　膝部红肿热痛，屈伸不利，多见于热痹，为风湿郁久化热所致。若膝部肿大，而股胫消瘦，形如鹤膝，称为"鹤膝风"，多因寒湿久留，气血亏虚所致。

（4）小腿青筋　指小腿青筋暴露，形似蚯蚓。多因寒湿内侵，或长期站立，络脉血瘀所致。

（5）下肢畸形　直立时两踝并拢而两膝分离，为膝内翻，又称"O"形腿；两膝并拢而两踝分离，为膝外翻，又称"X"形腿。若踝关节呈固定性内收位，称足内翻；呈固定性外展位，称足外翻。上述畸形皆属先天不足，或后天失养，发育不良。

2. 动态

（1）肢体痿废　指肢体肌肉萎缩，筋脉弛缓，痿废不用，多见于痿病，常因精气亏虚，筋脉失养所致。

（2）四肢抽搐　指四肢筋脉挛急与弛张间作，动作有力，多因肝风内动，筋脉舒缩交替所致。

（3）手足拘急　指手足筋肉挛急不舒，屈伸不利，多因寒邪凝滞，或气血亏虚，筋脉失养所致。

（4）手足颤动　指手足颤抖或振摇，不能自主，多由血虚筋脉失养，为动风之兆。

（5）手足蠕动　指手足时时掣动，动作迟缓无力，类似虫之蠕行，多为阴血亏虚，筋脉失养，虚风内动所致。

（五）望二阴

前阴为生殖和排尿器官，后阴指肛门。前阴为肾所司，宗筋所聚，阴户通于胞宫并与冲任二脉密切相关，肝经绕阴器，故前阴病变与肾、肝关系密切。后阴为肾所司，大肠主传导糟粕，脾主升举，可升托内脏，故后阴病变与肾、大肠、脾关系密切。

1. 望前阴　望男性前阴应注意观察阴茎、阴囊和睾丸有无硬结、肿胀、溃疡和其他异常改变。对女性前阴诊察要有明确的适应证，由妇科医生负责检查。

（1）男子　阴囊肿大，而不痒不痛者，可见于水肿病；阴囊肿大，皮泽透明者，称"水疝"，是水湿下注阴囊所致；阴囊肿大，卧则疝块入腹，立则入囊，伴胀痛者，为"狐疝"，可因禀赋素弱，气虚下陷所致。阴茎、阴囊缩小，拘急作痛，名"阴缩"，多为寒凝肝脉所致。

（2）女子　前阴有物突出如梨状，称"阴挺"，多因产后劳伤，脾气亏虚，升提无力，致胞宫下垂。

2. 望后阴　望后阴时应注意观察有无红肿、痔疮、裂口、瘘管及其他病变。

肛门有裂口出血者，为"肛裂"，为血热肠燥，大便干燥难排所致。肛门周围红肿高起，疼痛焮热，为"肛痈"，多由湿热下注，或外感邪毒所致。肛门内外周围有物突出，可兼疼痛，甚则便时出血，是为"痔核"，因湿热内结，血脉瘀阻所致。肛门周围有瘘管，内通直肠，外流脓水，称"肛瘘"，多因久痔不愈，或肛周痈疡，溃后不收所致。直肠脱出肛门外者，为"脱肛"，多因脾气虚，中气下陷所致。

（六）望皮肤

望皮肤是通过观察皮肤的变化，以诊察疾病的方法。皮肤居一身之表，内合于肺，卫气循行其间，十二正经的皮部和孙络循行、分布于此，因此，望皮肤可以了解气血津液盛衰，测知脏腑病变及病邪的性质，亦可判断疾病的顺逆。望皮肤主要观察皮肤色泽与形态的变化及某些皮肤病症。

1. 色泽异常　皮肤鲜红成片，色如涂丹，边缘清楚，灼热肿胀者，为"丹毒"，多由火毒壅滞而成。皮肤出现白斑，大小不等，界限清楚者，为"白驳风"，多因风湿侵袭，气血失和，血不荣肤所致。

2. 形态异常　皮肤虚浮肿胀，多为水湿泛滥。皮肤干瘪枯燥，多为津液耗伤、营血亏虚。皮肤干枯，纹理交错如龟蛇之鳞甲者，称为"肌肤甲错"，是血虚夹瘀所致。

3. 皮肤病症

（1）望水痘　皮肤出现水疱，其形椭圆，表浅易破，大小不等，分批出现，浆薄如水，晶莹透亮，不结厚痂，不留瘢痕。为外感时邪所致，属儿科常见传染病。

（2）望斑疹　斑与疹不同。斑，点大成片，散见于皮肤下，摸之不碍手，压之不褪色，色红或紫暗。多因邪热亢盛，迫血妄行而发，或气虚不摄，血溢肌肤所致。疹，形小如粟，高出肌肤，抚之碍手，压之褪色，色红或淡红。疹有麻疹、风疹、瘾疹等不同，多因外感风邪或麻毒时邪所致。

（3）望痈疽疔疖　痈、疽、疔、疖是发于肌表的常见外科疮疡疾患。

①痈：红肿高起，根盘紧束，焮热疼痛，易消，易溃，易敛，属阳证。多因热毒内蕴，气血壅滞，热盛肉腐成痈。

②疽：漫肿无头，肤色不变，不热少痛，难消，难溃，难敛，属阴证。多因气血亏虚，寒痰凝滞而成。

③疔：形小如粟，根深如钉，麻木发痒，顶白痛甚。多因脏腑蕴热，复感毒邪，气血凝滞而成，易发于颜面手足。

④疖：形小而圆，根浅，红肿热痛不甚，容易化脓，脓出即愈。多因暑湿郁阻，或湿热内蕴，气血壅滞而成。

（七）望小儿食指络脉

望小儿食指络脉是通过观察小儿食指掌侧前缘部浅表络脉的形色变化，以诊察疾病的方法。此法适用于3岁以内的小儿。

原理和意义：小儿食指络脉为手太阴肺经的分支，与寸口脉同属于手太阴肺经，也可反映寸口脉的变化，故望小儿食指络脉与诊寸口脉原理和意义基本相同。幼儿皮肤薄嫩，食指络脉易于暴露，便于观察，故常以望小儿食指络脉代替脉诊。

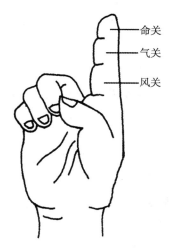

命关
气关
风关

图4-1　小儿络脉的三关定位图

1.三关定位　食指络脉分三关：食指第一节（掌指横纹至第二节横纹之间）为风关，食指第二节（第二节横纹至第三节横纹之间）为气关，食指第三节（第三节横纹至指端）为命关（图4-1）。

2.观察方法　家长抱小儿向光亮处，医生用左手握患儿食指末端，以右手拇指蘸水推小儿食指掌侧前缘，从指尖向指根方向轻柔推动数次，使络脉显露，便于观察。

3.临床意义　小儿正常食指络脉，隐隐显露于风关之内，色淡红略紫，斜形、单支，粗细适中。病变时应根据其出现部位、颜色和形状的变化，察知病位深浅、病邪性质、邪正盛衰等。观察小儿络脉时应注意以下4个方面。

（1）三关分布　络脉显现于风关者，示邪浅病轻；络脉达气关者，主邪深病重；络脉达命关时，多邪陷病危；若络脉直达指尖，称"透关射甲"，提示病情凶险，预后不佳。

（2）隐显深浅　络脉浮而显露，为病邪在表，见于外感表证；络脉沉隐不显，为病邪在里，见于内伤里证。

（3）色泽变化　色深浓者多病重，色浅淡者多病轻。色紫红者主内热；色鲜红者多为外感表证；色青者主惊风或痛证；色紫黑者主血络郁闭，病属重危；色淡白者为脾虚。

（4）形状变化　络脉增粗多属热证、实证；弯细者多属寒证、虚证。但应注意气温、年龄等影响因素。

三、望排出物

望排出物是观察患者分泌物、排泄物的形、色、质、量的变化，以诊断病情的方法。

分泌物主要是指人体官窍所分泌的液体，如泪、涕、唾、涎等；排泄物是人体排出的代谢废物，如大便、小便等。此外，人体患病时所产生的某些病理产物，如痰、呕吐物等，亦属排出物范畴。当脏腑病变时，排出物也可发生相应的形、色、质、量改变。本节主要介绍望痰、涎、呕吐物的内容，其余可参考有关章节。

望排出物变化总的规律：色白、质稀者，多属虚证、寒证；色黄、质稠者，多属实证、热证。

（一）望痰涎

1.望痰　痰是机体水液代谢失常所形成的病理产物，有广义和狭义之分。此指由呼吸道排出的黏液，即狭义之痰。

痰色白而清稀，为寒痰，多因寒邪伤阳，气不化津，湿聚成痰。痰色白、清稀而多泡沫者，为风痰，多因外受风寒所致。痰色白、滑、量多而易咳者，为湿痰，系脾虚不运，聚湿成痰。痰少而黏，难咳出者，属燥痰，多因燥邪犯肺，耗伤肺津所致。痰中带有血丝，血色鲜红者，多见于燥邪犯肺，或阴虚火旺，灼伤肺络。痰色黄而黏稠，为热痰，多因热邪偏盛，煎熬津液所致。咳吐腥臭脓血痰者，为肺痈，多因热毒蕴肺，肉腐血败，酿脓成痈。

2. 望涎　涎为脾之液，是从口腔流出的清稀黏液，具有濡润口腔、协助进食和促进消化的作用。望涎主要诊察脾与胃的病变。

清涎淋漓者，多系脾虚不能摄津；口中黏涎者，多属脾胃湿热。小儿口流清涎量多，称"滞颐"，是脾胃虚寒所致。睡中流涎者，多为脾虚不摄，或胃热、食积所致。

（二）望呕吐物

望呕吐物是指观察呕吐物的形、色、质、量的变化，以诊察疾病的方法。呕吐是胃失和降、气逆于上的表现，可反映出胃腑病变及病性的寒热虚实。

呕吐物清稀无臭，多为寒呕，多因脾胃阳虚，或寒邪犯胃所致。呕吐物秽浊酸臭，多为热呕，多因胃有积热所致。呕吐物酸腐，夹有未消化食物，多属伤食，多因饮食失节，食滞不化所致。呕吐清水痰涎，伴胃脘振水声者，为痰饮中阻，多由脾阳失运，水饮停积而成。呕吐黄绿苦水，多属肝胆湿热，肝气犯胃所致。呕吐鲜血，多属胃腑蕴热，或肝火犯胃，损伤胃络所致。

四、望舌

望舌，又称舌诊，是观察舌象以了解病情的诊察方法，是中医望诊的重要内容，是中医特色的诊法之一。

（一）舌诊原理

1. 舌的形态结构　舌为肌性器官，由黏膜和舌肌组成，附着于口腔底部、下颌骨、舌骨，呈扁平而长形。舌的上面称舌背，下面称舌底。中医诊舌的部位主要是舌体。舌体又称舌质，舌体的前端称为舌尖，舌体的中部称为舌中，舌体的后部、人字形界沟之前称为舌根，舌体两侧称为舌边。当舌上卷时，可看到舌底。舌底正中线有一条连于口腔底的皱襞，称舌系带。舌系带两侧有浅紫色的舌静脉，称为舌下络脉。舌系带终点两侧各有一个小圆形突起，称舌下肉阜，是唾液腺腺体的开口，中医称其左侧为金津、右侧为玉液，是胃津、肾液上潮的孔道。

舌面上覆盖着一层半透明的黏膜，黏膜皱折成许多细小突起，称为舌乳头。根据形状不同，舌乳头分为丝状乳头、蕈状乳头、轮廓乳头和叶状乳头4种。丝状乳头的浅层上皮细胞角化、脱落，使舌黏膜表面形成一层白色的薄薄的苔状物，称舌苔。而蕈状乳头数目较少，多见于舌尖和舌边，散在于丝状乳头之间，肉眼观察呈红色小点。蕈状乳头的形态及色泽改变，是舌质变化的主要因素之一。

2. 舌与脏腑的联系　舌象与脏腑、经络、气血津液存在着密切的联系。结构上，五脏六腑都直接或间接地通过经络、经筋与舌相联系。如手少阴心经之别系舌本，足太阴脾经连舌本、散舌下，足少阴肾经挟舌本，足厥阴肝经络舌本等。功能上，舌的肌肉为脾胃所主，舌的血脉为心所主，舌苔乃胃气所生，津液系肾胃津液上潮所致。舌质需要气血的充养、津液的濡润，舌质的形质和颜色与气血的盛衰和运行状态有关，舌苔和舌质的润燥与津液的盈亏有关。

因此，观察舌象的变化，可以推测气血盛衰、津液盈亏，对判断邪正的盛衰、分辨病位的浅深、辨别病邪的性质、推断病势的进退与转归等，均具有重要意义。

3. 脏腑在舌面上的分部 据历代医籍记载，脏腑病变规律地反映于舌面，即舌尖属心肺，舌边属肝胆，舌中属脾胃，舌根属肾（图4-2）。

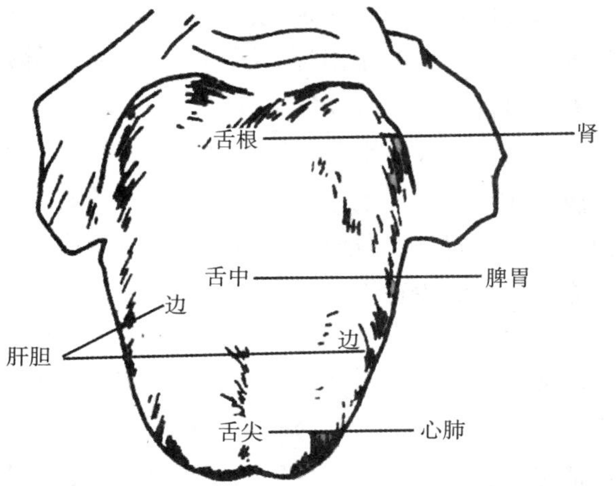

图4-2 舌诊脏腑部位分属图

（二）舌诊方法与注意事项

1. 舌诊方法 望舌时，患者可采取坐位或仰卧位，面向自然光线，头略扬起，自然地将舌伸出口外，舌体放松，舌面平展，舌尖略向下，尽量张口使舌体充分暴露。望舌顺序：先望舌质，再望舌苔，最后观察舌下络脉。观察舌质时，则按照舌尖、舌中、舌边、舌根的顺序依次观察。

望舌时，为了鉴别舌苔有根、无根，以及是否属于染苔等，可采用刮舌和揩舌的方法。刮舌时，用消毒压舌板的边缘，以适中的力量，在舌面上由舌根向舌尖刮3～5次。如需揩舌，则用消毒纱布裹于手指上，蘸少许生理盐水在舌面上揩抹数次。

2. 舌诊注意事项 一要光线充足，白天以充足而柔和的自然光线为佳；在夜间或暗处，用日光灯为好，光线要直接照射到舌面。二要伸舌自然，使舌面平坦舒展，避免用力致舌肌紧张，影响舌色和舌形。三是察舌苔时应注意排除染苔，如某些食物或饮料可使苔色失真。四是注意口腔因素对舌的影响，如牙齿残缺可造成同侧舌苔偏厚，张口呼吸可以使舌苔变干等。

（三）舌诊内容

望舌主要观察舌质和舌苔两方面的变化。望舌质主要包括舌质的神、色、形、态及舌下络脉，以候脏腑虚实、气血盛衰；望舌苔主要诊察苔质和苔色情况，以分辨病邪深浅、邪正消长。

正常舌象的特征：舌质淡红、鲜明、滋润，舌体大小适中，柔软灵活；舌苔均匀、薄白而湿润，简称为"淡红舌，薄白苔"，说明胃气旺盛，气血津液充盈，脏腑功能正常。正常舌象受年龄、性别、体质、禀赋等影响，产生生理性变异。

1. 望舌质 望舌质是通过观察舌质的神、色、形、态改变，以测知脏腑病变的方法。

（1）望舌神 即观察舌质的荣枯以辨有神、无神，是推断疾病预后的关键。

①荣舌：舌质滋润，红活鲜明，舌体灵动自如，为荣舌，为有神，是脏腑气血充盛，生机旺盛之象，虽病亦属善候。

②枯舌：舌质干枯，色泽晦暗，活动不灵，为枯舌，为无神，是脏腑气血阴阳衰败，邪气壅盛之象，病势危重，预后不良。

（2）望舌色 即通过观察舌质颜色的变化，以了解疾病的有关情况。

①淡红舌：即舌色淡红润泽，白中透红，为脏腑功能正常，气血和调，胃气充盛的表现。见于健康人，或病情轻浅，气血未伤者。

②淡白舌：比正常舌色浅淡，白色偏多，红色偏少，主阳虚证，或气血两虚证。淡白而润，兼舌体胖嫩，多为阳虚证。舌色淡白，而舌体瘦薄者，属气血两虚证。若舌色白，干枯少津者，称为枯白舌，主脱血夺气。

③红舌：较正常舌色红，甚至呈鲜红色，主实热、阴虚。由于血得热则循行加速，舌体脉络充盈，或因阴液匮乏，虚火上炎，故舌色鲜红。舌色稍红，或仅舌边尖略红，多属外感风热表证初起。舌色鲜红，苔黄者，多属实热证。舌尖红，多为心火上炎。舌两边红，多为肝经有热。舌体瘦小，鲜红少苔，或有裂纹，或光红无苔者，为虚热证。

④绛舌：较红舌颜色更深，或略带暗红色，主里热亢盛、阴虚火旺。绛舌多由红舌进一步发展而成。绛色愈深，热邪愈甚，多因热入营血，气血沸涌，耗伤营阴，血液浓缩、瘀滞，或虚火上炎，舌体脉络充盈，故舌呈绛色。舌绛有苔，多属温热病热入营血，或脏腑内热炽盛；舌绛少苔或无苔，或有裂纹，多属久病阴虚火旺，或温热病后期，阴液耗损。

⑤青紫舌：全舌呈现紫色，或局部现青紫斑点，称为青紫舌。舌淡白而泛青紫者，为淡紫舌。舌红而泛紫色者，为红紫舌。舌绛而泛紫色者，为绛紫舌。舌体局部出现青紫色斑点，大小不等，不高于舌面者，为瘀斑舌、瘀点舌。青紫舌主血行瘀滞，多因热毒炽盛，深入营血，灼伤营阴，气血不畅；或阴寒内盛，血脉凝滞；或跌仆损伤，气血瘀滞等。舌绛而紫，干枯少津，主热毒炽盛。淡紫或青紫而润，是阴寒内盛，血行凝涩。舌色紫暗或青紫，或局部有紫斑、瘀点，是瘀血之征。舌尖有瘀点、瘀斑，为心血瘀阻。舌边青紫，是肝郁血瘀。舌中紫暗，为瘀阻胃络。

（3）望舌形　舌形指舌质的形状，包括老嫩、胖瘦、点刺、裂纹等方面的特征。

①老嫩舌：舌质坚敛苍老，纹理粗糙或皱缩者为老舌；舌质浮胖娇嫩，纹理细腻致密者为嫩舌。老舌多见于实证，嫩舌多见于虚证。实邪亢盛，充斥体内，而正气未衰，邪正交争，邪气壅滞于上，故舌质苍老。气血不足，或阳气亏虚，运血无力，舌体脉络不充，故舌质娇嫩。

②胖瘦舌：舌体比正常人大而厚，伸舌满口，称为胖大舌。舌体肿大满嘴，甚至不能闭口，不能缩回，称为肿胀舌。舌体比正常舌瘦小而薄，称为瘦薄舌。胖大舌多主水湿内停，痰湿热毒上泛。瘦薄舌多主气血两虚，阴虚火旺。

舌淡胖大者，多为脾肾阳虚，水湿停聚体内的表现。舌红胖大者，多因脾胃湿热或痰热内蕴，或平素嗜酒，湿热酒毒上泛所致。舌肿胀色红绛，多见于心脾热盛，热毒上壅。

瘦薄舌总由气血、阴液不足，不能充盈舌体，舌失濡养所致。舌体瘦薄而色淡者，多是气血两虚。舌体瘦薄而色红绛干燥者，多见于阴虚火旺，津液耗伤。

③点刺舌：点，指突起于舌面的红色或紫红色星点。大者为星，称红星舌；小者为点，称红点舌。刺，指舌乳头突起如刺，摸之棘手，称为芒刺舌。点刺舌主脏腑热盛，或血分热盛。

舌生点刺，是邪热内蕴，或营热郁结，舌络充斥所致。一般点刺愈多，邪热愈甚。观察点刺的颜色，可以判断气血运行情况及病情的轻重。如舌红而生点刺，多为热邪内盛；点刺色绛紫，为热入营血，气血壅滞。根据点刺出现的部位，一般可区分热在何脏。如舌尖生点刺，多为心火亢盛；舌边有点刺，多属肝胆火盛；舌中生点刺，多为胃肠热盛。

④裂纹舌：舌面上出现各种形状的裂纹、裂沟，沟裂中无舌苔覆盖。舌上裂纹可多少不等，深浅不一，可见于舌之各个部位，多主邪热炽盛、阴液亏虚、血虚不润、脾虚湿盛。

舌红绛而有裂纹，多属热盛伤津。舌淡白而有裂纹，多为血虚不润。舌淡白胖嫩，边有齿痕又见裂纹者，多属脾虚湿盛。若生来舌面上就有较浅的裂沟、裂纹，裂纹中一般有苔覆盖，且无不适感觉者，称先天性舌裂，应与病理性裂纹加以鉴别。

⑤齿痕舌：舌体边缘有牙齿压迫的痕迹，主脾虚、水湿内盛。

舌边有齿痕，多因舌体胖大而受牙齿挤压所致，故多与胖大舌同见。舌淡胖大而润，舌边有齿痕者，多属阳虚水湿内停。舌质淡红而舌边有齿痕者，多为脾虚。

（4）望舌态　舌态指舌体的动态。舌体伸缩自如，运动灵活，为正常舌态，提示脏腑健旺，气血充盛，经脉通调。病理舌态常有强硬、痿软、歪斜、颤动、吐弄、短缩等。

①强硬舌：舌失柔和，板硬强直，屈伸不利，不能灵动，称为强硬舌，多见于热入心包，或高热伤津，或风痰阻络。多因外感热邪，邪入心包，扰乱心神，致舌无主宰而强硬；或热盛伤津，筋脉失养而风动；或中风入脏，肝风夹痰，阻滞舌体脉络等，致舌体强硬。舌强硬而色红绛者，多因热入心包，或高热伤津所致。舌体强硬、胖大兼厚腻苔，语言謇涩，伴肢体麻木者，多因风痰阻络所致，常见于中风或中风先兆。

②痿软舌：舌体软弱无力，不能随意伸缩回旋，称为痿软舌，主气血两虚，或阴虚，多因气血两虚，或阴液亏虚，舌肌筋脉失养所致。舌痿软而淡白无华者，多属于气血两虚。舌痿软而红绛少苔或无苔者，多见于外感病后期，热灼津伤，或内伤杂病，阴虚火旺。舌痿软而红绛干枯者，为肝肾阴亏，舌肌筋脉失养所致。

③歪斜舌：舌体不正，伸舌时舌体偏向一侧，多见于中风或中风先兆。多因肝风内动，或夹痰、夹瘀，阻滞经络，受阻侧舌肌弛缓，而健侧舌肌如常，故伸舌时向弛缓侧偏斜。

④震颤舌：舌体震颤抖动，不能自主，多为肝风内动之象，可因热盛、阳亢、阴亏、血虚等所致。气血亏虚，使筋脉失于濡养而无力平稳伸展舌体，或因热极阴亏而动风、肝阳化风等，皆可出现舌颤动。久病舌淡白而颤动者，多属血虚动风。新病舌绛而颤动者，多属热极生风。舌红少苔而颤动者，多属阴虚动风或肝阳化风。另外，酒毒内蕴，亦可见舌体颤动。

⑤短缩舌：舌体卷短、紧缩，不能伸长，甚至舌不抵齿。短缩舌常与痿软舌并见。病中见舌短缩，是病情危重的表现，多因寒凝筋脉、热极动风、气血亏虚、肝风夹痰所致。舌短缩，色淡白或青紫而湿润者，多属寒凝筋脉，舌脉挛缩，或气血俱虚，舌失充养。舌短缩而红绛干燥者，多属热盛津伤，筋脉挛急。舌短缩而胖大苔厚腻，多属风痰阻络。此外，先天性舌系带过短，亦可显现出舌短缩。

⑥吐弄舌：舌伸于口外，不能立即回缩者，称为吐舌；舌反复吐而即回，或舌舐口唇四周，掉动不宁者，称为弄舌。一般均属心脾有热。吐舌可见于疫毒攻心，或正气已绝；弄舌多见于热甚动风先兆。吐弄舌亦可见于小儿智力发育不全者。

（5）舌下络脉　将舌尖翘起，舌系带两侧可见青紫色脉络，即为舌下络脉。正常人络脉不扩张，也无分支或瘀点。若舌下络脉青紫迂曲，主血瘀气滞。若舌下出现许多青紫或紫黑色小疱，多属肝郁血瘀。舌下络脉青紫粗胀，则属痰热内阻，或为寒凝血瘀。

2. 望舌苔　望舌苔是通过诊察舌苔苔质和苔色情况，以诊断疾病的方法。

（1）望苔色　苔色的变化主要有白苔、黄苔、灰黑苔，临床可单独出现，亦可相兼出现。

①白苔：舌面上所附着的苔呈现白色，多主寒证，亦可见于正常人。其形成原因：一是由胃气上熏，凝聚于舌而成，为正常舌苔；二是因外寒入侵，或阳虚内寒，阻遏阳气，寒凝于舌所致。

白苔有厚薄之分，因舌质、苔质之别，具有不同的临床意义。

薄白苔：苔白而薄，透过舌苔可看到舌体者，为薄白苔。若舌苔细腻均匀，干湿适中，舌色淡红，为正常舌苔，亦可见于风寒表证初起；舌质淡白，神倦肢冷者，多为阳虚内寒；苔薄色白，舌面湿润水滑者，多见于痰饮水湿上溢。

厚白苔：苔白而厚，不能透过舌苔见到舌体者，为厚白苔。若苔白厚而腻，为脾阳不振，水饮停聚，或痰湿内生；苔白厚如积粉，扪之不燥者，是外感浊邪疫气，热毒内盛所致，常见于瘟疫或内痈；苔白厚如腐渣，多为内有食积痰浊，胃腑积热之故。

②黄苔：舌苔呈现黄色，多主热证。黄苔的形成，是因病邪入里化热，脏腑内热，胃气夹邪热上泛熏灼，导致苔色变黄。苔色愈黄，提示邪热愈甚。淡黄苔为热轻，深黄苔为热重，焦黄苔为热极。

黄苔一般有深浅、厚薄、润燥等不同，主病各异。

淡黄苔：苔色淡黄，或黄白相兼，多由薄白苔转变而来，多见于风热表证，或风寒化热入里。

黄滑苔：苔淡黄而润滑多津，多为阳虚寒湿之体，痰饮聚久化热；或为气血亏虚，复感湿热之邪所致。

黄厚腻苔：苔色黄而厚腻湿润，多见于湿温病，或湿热内结，或饮食积滞，或为痰热内盛。

黄干苔：苔黄而干燥，甚至苔干而硬，颗粒粗大，扪之粗糙，称黄糙苔；黄黑相兼，如烧焦的锅巴，称焦黄苔，均主邪热伤津，燥结腑实之证。

③灰黑苔：苔色浅黑，称为灰苔；苔色深灰，称为黑苔。灰苔与黑苔只是颜色浅深之差别，故常并称为灰黑苔，多主阴寒内盛，或里热炽盛。

灰黑苔多由白苔或黄苔转化而成，多在疾病持续一定时日、发展到严重程度后才出现。灰黑苔可见于寒湿病中里寒之重症，亦可见于热性病中里热之重症。灰黑色越深，病情越重。苔质的润燥是辨别灰黑苔寒热属性的重要指征。在寒湿病中出现灰黑苔，多由白苔转化而成，其舌苔灰黑必湿润多津；在热性病中出现，多由黄苔转变而成，其舌苔灰黑必干燥无津。

（2）望苔质　苔质即舌苔的质地，包括厚薄、润燥、腻腐、剥脱等变化。

①薄、厚苔：透过舌苔能隐隐见到舌质者，称为薄苔；不能透过舌苔见到舌质者，称为厚苔。主要反映邪正的盛衰和邪气之浅深。薄苔主表证，亦见于平人；厚苔主里证，可见于痰湿、食积。

薄苔是正常舌苔的表现之一，舌苔薄而均匀，干湿适中，此为正常舌苔，提示胃有生发之气。厚苔是由胃气夹湿浊、痰浊、食滞等熏蒸，积滞舌面所致。外感疾病初起在表，病情轻浅，或内伤疾病病情较轻，胃气未伤，可见到薄苔。舌苔厚或舌中根部尤著者，多提示外感病邪已入里，或胃肠内有宿食，或痰浊停滞，病情较重。

舌苔由薄转厚，提示邪气渐盛，或表邪入里，为病进；舌苔由厚转薄，或舌上复生薄白新苔，提示正气胜邪，或内邪消散外达，为病退的征象。舌苔的厚薄转化，一般是渐变的过程。如薄苔突然增厚，提示邪气极盛，迅速入里；苔骤然消退，舌上无新生舌苔，为正不胜邪，或胃气暴绝。

②润、燥苔：舌苔润泽有津，干湿适中，不滑不燥，称为润苔。舌面水分过多，伸舌欲滴，扪之湿滑，称为滑苔。舌苔干燥，扪之无津，甚则舌苔干裂，称为燥苔。苔质干燥而粗糙，扪之碍手，称为糙苔。主要反映体内津液的盈亏和输布情况。润苔主津液未伤；滑苔主水湿内聚；燥苔主热盛津伤，或阳虚气不化津。

润苔为体内津液未伤，正常舌苔、风寒表证、湿证初起、食滞、瘀血等均可见润苔。滑苔为水湿内聚之征，多为感受寒湿之邪，或脾阳不振，痰饮、水湿内停之故。燥苔多提示体内津液已伤，如高热、大汗、吐泻后，或过服温燥药物，伤津所致者，常伴舌红苍老；久病阴液亏耗者，多伴舌体瘦小；亦可见于阳虚不能化津者，多伴舌淡白，渴而不欲饮。糙苔可由燥苔进一步发展而成，多见于热盛伤津之重症；若苔质粗糙白厚而不干者，多为秽浊之邪盘踞中焦。

舌苔由润变燥，表示热重津伤，或津失输布；舌苔由燥转润，主热退津复，或饮邪始化。

③腐、腻苔：苔质致密，颗粒细小，融合成片，如涂有油腻之状，中厚边薄，紧贴舌面，揩之不去，称为腻苔。苔质疏松，颗粒粗大，如豆腐渣堆积舌面，边中皆厚，揩之易去，根底松浮，称为腐苔。多由湿浊、痰饮、食积所致。

腻苔多由湿浊、痰饮、食积内蕴，阳气被遏所致。舌苔薄腻，或腻而不板滞者，多为食积，或脾虚湿困，阻滞气机；苔腻而滑，为痰浊、寒湿内阻，阳气被遏；苔白厚而腻，口中发甜，是脾胃湿热，浊邪上泛；苔黄厚而腻，为痰热、湿热、暑湿等邪内蕴。

腐苔的形成，多因阳热有余，蒸腾胃中秽浊之邪上泛所致，主食积或痰湿蕴热上泛。病中腐苔渐退，续生薄白新苔，为正气胜邪，病邪消散之象；若腐苔脱落，不能续生新苔者，为病久胃气衰败，属于无根苔。

④剥落苔：舌苔全部或部分脱落，脱落处可见舌底光滑无苔，称为剥苔。根据舌苔剥脱的部位和范围大小不同，可分为以下几种：舌前半部苔剥脱者，称前剥苔；舌中部苔剥脱者，称中剥苔；舌根部苔剥脱者，称根剥苔。舌苔多处剥脱，舌面仅斑驳残存少量舌苔者，称花剥苔；舌苔全部剥脱，舌面光洁如镜者，称镜面舌。舌苔不规则地剥脱，边缘凸起，界限清楚，形似地图，部位时有转移者，称为地图舌。舌苔剥脱处，舌面不光滑，仍有新生苔质颗粒，或舌乳头可见者，称为类剥苔。剥落苔多主胃气匮乏，胃阴大伤，或气血两虚，亦是全身虚弱的一种征象。

舌红苔剥多为阴虚；舌淡苔剥或类剥苔，多为血虚或气血两虚；镜面舌色红绛者，为胃阴枯竭；镜面舌色淡白者，主营血大亏。

观察舌苔的有无、消长及剥脱变化，能测知胃气、胃阴的存亡，亦可反映邪正盛衰，判断疾病的预后。舌苔从全到剥，是胃的气阴不足，正气渐衰的表现；舌苔剥脱后，复生薄白之苔，为邪去正胜，胃气渐复之佳兆。辨舌苔的剥落还应与先天性剥苔加以区别。先天性剥苔是生来就有的剥苔，其部位常在舌面中央人字形界沟之前，呈菱形，多因舌先天发育不良所致。

⑤真、假苔：舌苔紧贴于舌面，刮之难去，刮后仍留有苔迹，不露舌质，舌苔像从舌体上生长出者，称为有根苔，此属真苔。若舌苔不紧贴舌面，不像舌所自生而似涂于舌面，苔易刮脱，刮后光洁者，称为无根苔，即假苔。辨真假苔对辨别疾病的轻重、预后有重要意义。

判断舌苔真假，以有根、无根为标准。真苔是脾胃之气熏蒸而成，苔有根蒂，故舌苔与舌体不可分离。假苔是因胃气匮乏，不能续生新苔，而已生之旧苔逐渐脱离舌体，浮于舌面，故苔无根蒂，刮后光洁。病之初期、中期，舌见真苔且厚，为胃气壅实，病较深重；久病见真苔，说明胃气尚存。

⑥偏、全苔：舌苔遍布舌面，称为全苔。舌苔仅布于前、后、左、右之某一局部，称为偏苔。病中见全苔，常主邪气散漫，多为湿痰阻滞之征。舌苔偏于某处，常示舌所分候的脏腑有邪气停聚。舌苔偏于舌尖部，是邪气入里未深，而胃气却已先伤；舌苔偏于舌根部，是外邪虽退，但胃滞依然；舌苔仅见于舌中，常是痰浊、食积停滞中焦；舌苔偏于左或右，可能是肝胆湿热之类疾患。偏苔应与剥苔相鉴别，偏苔为舌苔分布上的病理现象，并非剥苔之本来有苔而剥落，以致舌苔显示偏于某处。

复习思考题：

1. 望神的要点是什么？望神为什么能判断病情的轻重预后？

2. 舌质和舌苔变化不一致时应如何分析？

3. 观察温病患者齿与龈的变化，为什么可以诊察胃津和肾液的盛衰？

4. 望舌体的形质有哪些内容？

第二节 闻 诊

闻诊是医生通过听声音和嗅气味，以诊察疾病的方法。听声音是通过听辨患者所发出的语言、呼吸、咳嗽、呕吐、呃逆、嗳气、太息、喷嚏、哮鸣等声响，以了解病情变化；嗅气味是根据病体内所散发的各种气味，以及分泌物、排泄物和病室的气味，以判断病证。

人体的各种声音和气味，都是在脏腑生理活动和病理变化过程中产生的，所以鉴别声音和气味的变化，可以判断脏腑的生理和病理变化，为诊病、辨证提供依据。

一、听声音

听声音是指听辨患者言语气息的高低、强弱、清浊、缓急变化，以及咳嗽、呕吐等脏腑病理变化所发出的异常声响，以判断病变寒热虚实等性质的诊病方法。

声音的发出，不仅是局部器官协调活动共同发挥作用的结果，而且与肺、肾、心、脾等有密切的关系。肺主气、司呼吸，肾主纳气，故有"肺为声音之门""肾为声音之根"之说。心藏神而司语言，故又有"言为心声"之谓。脾主运化，为气血生化之源。因此听声音不仅可以诊察与发音有关脏腑的病变，还可根据声音的变化，进一步诊察疾病的寒热、虚实。

（一）正常声音

正常人生理状态下的声音称为常声，具有发声自然、声调和畅、柔和圆润、语言流畅、应答自如、言与意符等特点，表示人体气血充盈，发声器官和脏腑功能正常。由于年龄、性别和禀赋等个体差异，正常人的声音也有不同。一般男性多声低而浊，女性多声高而清，儿童声尖利而清脆，老年人多浑厚而低沉。声音与情志的变化亦有关，如喜悦时发声欢快而和畅、愤怒时发声忿厉而急疾等，这些因一时感情触动而发的声音，也属正常范围。

（二）病变声音

1. 发声 一般认为，在疾病状态下，语声高亢，洪亮有力，声音连续者，多属阳证、实证、热证；语声低微细弱，懒言而沉静，声音断续者，多属阴证、虚证、寒证。语声重浊者，称为声重，多属外感风寒，或湿浊阻滞，以致肺气不宣，鼻窍不通。常见的发声异常有以下几种。

（1）音哑与失音 语声嘶哑者为音哑，语而无声者为失音。新病音哑或失音者，多属实证，多因外感风寒或风热袭肺，或痰湿壅肺，肺失清肃，邪闭清窍所致，即所谓"金实不鸣"。久病音哑或失音者，多属虚证，为各种原因导致阴虚火旺，肺肾精气内伤所致，即所谓"金破不鸣"。暴怒喊叫或持续高声宣讲，伤及喉咙所致音哑或失音者，亦属气阴耗伤之类。若久病重病，突见音哑，多是脏气将绝之危象。

（2）鼾声 指熟睡或昏迷时鼻喉发出的一种声响，是气道不利所发出的异常呼吸声。熟睡鼾声若无其他明显症状，多因慢性鼻病或睡姿不当所致，常见于体胖、年老之人。若昏睡不醒，或神识昏迷而鼾声不绝者，多属高热神昏或中风入脏之危候。

（3）呻吟 指病痛难忍所发出的痛苦哼哼声。新病呻吟，声音高亢有力，多为实证、剧痛；

久病呻吟，声音低微无力，多为虚证。临床常结合姿态变化，判断病痛部位，如呻吟护腹者多为脘痛或腹痛、扪腮者可能为齿痛。

（4）惊呼　指患者突然发出的惊叫声。其声尖锐，表情惊恐者，多因剧痛或惊恐所致。小儿阵发惊呼，多为受惊。成人发出惊呼，除惊恐外，多属剧痛，或精神失常。

（5）喷嚏　指肺气上逆于鼻而发出的声响。偶发喷嚏，不属病态。若新病喷嚏，兼有恶寒发热、鼻流清涕等症状，多因外感风寒，刺激鼻道之故，属表寒证。久病阳虚之人，突然出现喷嚏，多为阳气回复，病有好转趋势。

（6）呵欠　是张口深吸气，微有响声的一种表现。因困倦欲睡而欠者，不属病态。病者不拘时间，呵欠频频不止，称数欠，多为体虚阴盛阳衰之故。

（7）太息　指患者自觉胸中憋闷不畅时发出的长吁或短叹声，多为肝郁气滞，气机不畅所致。

2. 语言　主要是分析患者语言的表达与应答能力有无异常、吐字的清晰程度等。语言的异常，主要是心神的病变。常见的语言失常有以下几种。

（1）谵语　神志不清，语无伦次，声高有力者，称为谵语。多属热扰心神之实证，可见于温病邪入心包，或伤寒阳明腑实证。

（2）郑声　神志不清，语言重复，时断时续，声音低弱者，称为郑声。属于心气大伤，精神散乱之虚证。

（3）独语　自言自语，喋喋不休，首尾不续，见人则止，称为独语。见于情志病者，多是痰浊内盛，上蒙心窍；见于老年人或久病者，多为气血亏虚，心神失养。

（4）错语　语言颠倒错乱，言后自知说错，不能自主，称为错语。属心气不足，神失所养的虚证。

（5）狂言　精神错乱，声嘶力竭，语无伦次，骂詈不休，喧扰妄动，称为狂言。多见于狂病，因痰火扰乱心神所致。

（6）言謇　说话不流利，含糊不清，缓慢涩滞，语不达意，称为言謇。见于中风先兆或中风后遗症者，多因风痰阻络，舌体失濡所致；见于热病后期者，则属真阴灼伤，舌体失养。

3. 呼吸　肺为气之主，肾为气之根，呼吸与肺肾诸脏及宗气相关，所以诊察呼吸变化，有助于推测五脏及宗气的虚实。有病而呼吸正常，是形病气未病；呼吸异常，是形气俱病。病态呼吸的临床表现有喘、哮、少气、短气等。

（1）喘　即气喘，指呼吸困难，短促急迫，甚则张口抬肩，鼻翼扇动，难以平卧的表现。喘的发生，与肺、肾等脏腑有关，也有虚实之分。发作急骤，呼吸深长，息粗声高，唯以呼出为快者，为实喘，多因风寒袭肺，或痰浊、痰热壅肺，肺失宣肃所致；病势缓慢，呼吸短浅，急促难续，息微声低，唯以深吸为快，动则喘甚者，为虚喘，多因肺肾亏虚，气失摄纳所致。

（2）哮　指呼吸困难，急促似喘，喉间有哮鸣音的表现。多因痰饮内伏，复感外邪，或久居寒湿之地，或过食酸咸生冷所诱发。

喘不兼哮，但哮必兼喘。喘以气息急迫，呼吸困难为主，哮以喉间哮鸣声为特征。临床上哮与喘常同时出现，所以常并称为哮喘。

（3）短气　指自觉呼吸短促而不相接续，气短不足以息的轻度呼吸困难。其表现似喘而不抬肩，气急而无痰声，即只自觉呼吸短促，他觉征象不明显。短气有虚实之别，虚证短气，兼有形瘦神疲、声低息微等，多因体质衰弱或元气虚损所致；实证短气，常兼有呼吸声粗，或胸部窒闷，或胸腹胀满等，多因痰饮、胃肠积滞等所致。

（4）少气　又称"气微"，指呼吸微弱，短而声低，非如短气之不相连续，形体动态一般无异常改变。少气主诸虚不足，是身体虚弱的表现。

4.咳嗽　指肺气向上冲击喉间而发出的一种"咳咳"声音。有声无痰谓之咳，有痰无声谓之嗽，有痰有声谓之咳嗽。咳嗽不独见于肺脏疾患，与其他脏腑病变亦有关。故《素问·咳论》指出："五脏六腑皆令人咳，非独肺也。"凡外感内伤皆可引起咳嗽。临床可根据咳嗽的声响和兼见症状，以鉴别病证的寒热虚实。

咳声重浊，咳痰清稀色白，多属外感风寒。因风寒犯肺，肺失宣肃所致。

咳声不扬，痰稠色黄，不易咳出，兼咽喉疼痛者，多属肺热。因热邪壅肺，肺失宣肃所致。

咳有痰声，色白量多，易于咳出，多为痰饮、湿痰。因脾失健运，聚湿生痰，痰湿阻肺所致。

干咳无痰，或痰少黏稠，伴咽喉、皮肤干燥，多属燥邪犯肺，或肺阴亏虚。因阴津耗损，肺失濡润所致。

咳声低微、气怯，多属肺气亏虚。因肺气不足，失于宣肃所致。

咳声如犬吠，兼音哑，多为"白喉"。因疫毒攻喉，闭塞气道所致。

咳声阵发，发则连声不绝，咳嗽终止时作鹭鸶叫声者，称"顿咳"，也称"百日咳"。因外感时邪，与伏痰搏结，阻遏气道，肺失清肃所致，是儿童易患的传染病。

5.呕吐　指胃失和降，胃内容物如饮食物、痰涎、水液上逆，经口冲出的一种表现。有声有物为呕，有物无声为吐，有声无物为干呕，临床上统称呕吐。根据呕吐声音的强弱和吐势的缓急，可判断病证的寒热虚实。

吐势徐缓，声音微弱，呕吐物清稀者，多属虚寒证。常因脾胃阳虚，胃失和降，胃气上逆所致。

吐势较猛，声音壮厉，呕吐出黏稠黄水，多属实热证。常因热伤胃津，胃气上逆所致。

呕吐呈喷射状者，多为热扰神明，或头颅外伤所致，病情危重。

呕吐酸腐食糜，多因暴饮暴食，或过食肥甘厚味，致食滞胃脘，胃失和降，胃气上逆所致。

共同进餐者皆发吐泻，可能为食物中毒。

6.呃逆　指胃气上逆，从咽喉发出的不由自主的冲击声，为声短而频，呃呃作响的症状。古称"哕"。因胃的经脉贯膈络肺，达咽喉，故胃气上逆，可致横膈拘挛而发生呃逆。

呃声洪亮有力者，属实热证，多因热邪客胃所致；呃声沉缓有力，是因寒邪阻遏胃阳所致；呃声低怯者，属虚证、寒证，多因脾胃气衰或脾胃虚寒所致。久病胃气衰败者，突然呃逆，其声低弱，不连续，良久一声，是病情危重之兆。

若偶因进食过快，或偶感风寒，或大笑等原因引起呃逆，无其他病史及兼症，一般为时短暂，大多能自行终止。

7.嗳气　指胃中气体上出咽喉，所发出的一种声长而缓的症状，古称"噫"。嗳气是胃气上逆的一种表现。饱食之后，或饮汽水后，偶有嗳气，无其他兼症者，是饮食入胃，排挤胃中气体上出所致，不属病态。临床根据嗳声和气味的不同，可判断病性的虚实寒热。

嗳气酸腐，兼脘腹胀满者，多因宿食内停所致；嗳气频作而响亮，嗳气后脘腹胀减，随情志变化而增减者，多为肝气犯胃；嗳气频作，兼脘腹冷痛，得温痛减者，多为寒邪犯胃，或胃阳亏虚；嗳声低沉断续，无酸腐气味，兼见纳呆食少者，为胃虚气逆。

二、嗅气味

嗅气味是指嗅辨与疾病有关的气味，分嗅病体气味与病室气味。由于邪气侵扰，气血运行失常，秽浊排出不利，腐浊之气由此而生，故可出现体气、口气及分泌物、排出物的气味异常。气味酸腐臭秽者，多属实热；气味偏淡或微有腥臭者，多属虚寒。

（一）病体之气

1. 口气　正常人说话时口中无异常之气散出。如口有臭气，多属消化不良，或有龋齿，或口腔不洁。口出酸臭之气，属内有宿食；口出臭秽之气，属胃热；口出腐臭之气，多是内有溃腐疮疡。

2. 汗气　汗有腥膻气，是风湿热久蕴于皮肤所致。腋下汗出臭秽，称"狐臭"，因湿热郁蒸或遗传所致。

3. 鼻臭　鼻出臭气，常流浊涕，为"鼻渊"，多因肺热或脾胃湿热所致。

4. 身臭　身发腐臭气，应考虑有无溃腐疮疡。

5. 排泄物之气味　咳吐浊痰脓血，有腥臭气，为肺痈。大便臭秽为热，有腥气为寒。小便黄赤浊臭，多属湿热。矢气酸臭，多为宿食停滞。妇女经带有腥气为寒，有臭秽之气为热。

（二）病室之气

病室气味是由病体本身或排泄物、分泌物散发而形成。气味从病体充斥病室，说明病情重笃。临床上通过嗅病室气味，可作为推断病情及诊断特殊疾病的参考。

病室臭气触人，多为瘟疫类疾病；病室有血腥味，多属失血证；病室有腐臭气，多属溃腐疮疡；病室有尸臭气味，多为脏腑衰败，病情重笃；病室有尿臊气（氨气味），多见于水肿病晚期；病室有烂苹果样气味（酮体气味），多见于消渴病晚期；病室有蒜臭气味，多见于有机磷中毒。

复习思考题：

1. 试述少气与短气的闻诊特点，其临床意义有何不同？
2. 如何通过咳嗽辨别疾病的寒热虚实？

第三节　问　诊

问诊是医生通过对患者或陪诊者进行有目的的询问，以了解疾病的发生、发展、诊治经过、现在症状和其他有关情况，从而诊察病情的一种方法。

一、问诊的方法与注意事项

张景岳认为问诊乃"诊病之要领，临证之首务"，强调了问诊在疾病诊治过程中的重要性。医生在和患者的短暂交流中，要及时、准确、全面地获得有关病情资料，问诊的方法和技巧则显得颇为重要。问诊时，不仅要重点突出，还要详尽全面，要善于抓住主症、确定主诉，并围绕主诉有目的地进行深入、细致的询问，同时要边问边辨，问辨结合，从而减少问诊的盲目性，有利于及时、准确地诊断疾病。

问诊时，应在安静适宜的环境下进行，以免受到各种因素的干扰，尤其对于某些病情不便当众表述的患者，更应单独询问；态度既要严肃认真，又要和蔼可亲，关心患者的疾苦，以取得患者的信任与合作；语言通俗易懂，切忌使用患者听不懂的医学术语；当患者叙述病情不清楚或不全时，医生可进行必要的提示或启发，但不可凭个人主观意愿去暗示、套问患者；对危急患者应抓住主症，扼要询问，并重点检查，以便争取时机，迅速抢救，待病情缓解后再详细询问，切不可机械地苛求完整记录而延误抢救时机，造成不良后果。

二、问诊的内容

问诊的内容包括一般情况、主诉、现病史、既往史、个人生活史、家族史等。询问时，应根据患者的具体情况，如门诊或住院、初诊或复诊等，系统而有重点地询问。

（一）问一般情况

一般情况包括姓名、性别、年龄、婚否、民族、发病节气、职业、籍贯、工作单位、现住址等。

询问一般情况，既便于与患者或家属进行联系和随访，对患者的诊断和治疗负责；又可使医生获得与疾病有关的资料，为诊断治疗提供一定的依据。如年龄、性别、职业、籍贯等不同，各有不同的多发病。麻疹、水痘、顿咳等病多见于小儿，胸痹、中风等多见于中老年人。妇女有月经、带下、妊娠、产育等疾病，男子可有遗精、阳痿等病变。老年人气血已衰，抗病力弱，患病虚证居多；青壮年气血充盛，抗病力强，患病多属实证。长期在寒冷潮湿环境中工作者，易患寒湿痹病；矽肺、汞中毒、铅中毒等病，常与职业有关。春季多风病，夏季多暑病，长夏多湿病，秋季多燥病，冬季多寒病等。某些地区因水土关系而使人易患瘿类病，疟疾在岭南等地发病率较高等。

（二）问主诉

主诉是患者就诊时最感痛苦的症状、体征及持续时间。

主诉通常是患者就诊的主要原因，也是疾病的主要矛盾所在，亦是调查、认识、分析、处理疾病的重要线索。一般主诉只有一两个症状，确切的主诉常可作为某系统疾病的诊断向导，可初步估计疾病的范畴和类别、病势的轻重缓急。

问诊时医生要善于抓住主诉，并围绕主诉进行深入细致的询问。如引起主诉的原因、部位、性质、程度、时间、加重缓解的因素及伴随症状等。一般病情简单，病程短者，主诉容易确定；病情复杂，病程较长，多脏腑病变，症状繁多者，提取主诉相对困难。这时应以患者目前最感痛苦而急于解决的症状或体征及持续时间作为主诉。

如患者叙述有纳差、神疲、乏力、汗出、心悸、胸痛等感觉，若其中主要症状是心悸、胸痛，医生便可根据此主症，初步考虑为心病，然后围绕该主症进一步询问胸痛的部位、性质、程度、时间及有关兼症和病史，再结合其他三诊全面诊察，便可做出正确诊断。

记录主诉时，要用医学术语描述，文字应简洁精练，一般不超过 20 个字。时间的描述一般为阿拉伯数字整数加上单位，如"胃痛 1 周"，"咳喘反复发作 5 年，加重 1 周"等。通常不能把病名或患者的诊断检查结果作为主诉，但若患者就诊时无自觉症状，也未发现异常体征，仅仅是体检、化验或仪器检查发现异常时可以例外。

（三）问病史

问病史主要指询问现病史、既往史、个人生活史、家族史等。

1. 现病史　现病史是指围绕主诉，从起病到此次就诊时疾病的发生、发展、变化及诊治经过。包括发病情况、病变过程、诊治经过、现在症状四部分。

（1）发病情况　主要包括发病的新久，发病原因或诱因，最初的症状及其性质、部位，当时曾做何处理等。询问患者的发病情况，对辨别疾病的病因、病位、病性有重要作用。一般起病急，病程较短者，多属实证；患病已久，反复发作，经久不愈者，多属虚证或虚实夹杂证。如因情志不舒而致胁肋胀痛、急躁易怒者，多属肝气郁结证；因暴饮暴食而致胃脘胀满疼痛者，多属食滞胃脘证等。

（2）病变过程　一般可按发病时间的先后顺序，询问其病情演变的主要过程。如某一阶段出现过哪些主要表现，症状的性质、程度有何变化，何时好转或加重，何时出现新的病情，有无变化规律等。通过询问病变过程，可以了解邪正斗争情况及病情的发展变化趋势等。

（3）诊治经过　主要询问患者在疾病过程中，曾经做过的诊断及治疗情况。如询问初诊患者，曾做过哪些检查，结果怎样，经过哪些治疗，治疗的效果及反应如何等。了解既往诊治情况，可作为当前疾病诊断与治疗的参考。

（4）现在症状　现在症状是问诊的主要内容，也是辨证与辨病的重要依据。因其包括的内容较多，将在后文专门论述。

2. 既往史　既往史又称过去病史，主要包括患者既往健康状况及既往患病情况。

（1）既往健康状况　患者平素的健康状况，可能与其现患疾病有一定关系，故可作为分析判断病情的依据。如素体健壮，现患疾病多为实证；素体衰弱，现患疾病多为虚证；素体阴虚，易感温燥之邪，现患疾病多为热证；素体阳虚，易受寒湿之邪，现患疾病多为寒证。

（2）既往患病情况　主要询问患者过去曾患过何种疾病，是否接受过预防接种，有无药物或其他物品的过敏史，何时做过何种手术治疗，术后如何等。

询问既往病史，对诊断现患疾病有一定作用。如哮病、痫病等经治疗后，症状虽已消失，但尚未根除，某些诱因常可导致旧病复发。

3. 个人生活史　个人生活史主要包括生活经历、精神情志、生活起居、婚姻生育等。

（1）生活经历　询问患者的出生地、居住地及经历地，有助于排除某些地方病或传染病。

（2）精神情志　精神情志的变化，对某些疾病的发生、发展与变化有一定影响。因此，了解患者的性格特征、当前精神情志状况及其与疾病的关系等，有助于当前疾病的诊断和辅助治疗。

（3）饮食起居　饮食偏嗜、生活起居失调，是导致一些疾病发生变化的原因之一。如素嗜肥甘者，多病痰湿；贪食生冷者，易患寒证；偏食辛辣者，易患热证。素喜凉恶热者，多为阳气偏盛；喜热恶凉者，多为阴气偏盛。好逸恶劳，易生痰湿、瘀血；劳倦过度，易患诸虚劳损；起居失常，饮食无节，嗜酒过度者，易患胃病、肝病等。可见，饮食起居情况，对分析判断病情有一定意义。

（4）婚姻生育　对成年患者，应注意询问是否结婚、结婚年龄、配偶的健康状况，以及有无传染病或遗传病。育龄期女性，应询问月经初潮年龄或绝经年龄，以及末次月经第一天的时间，并询问月经周期、行经天数和带下的量、色、质等变化。对已婚女性，还应询问妊娠次数、生产胎数，以及有无流产、早产、难产等。

4. 家族史　家族史主要询问患者的父母、兄弟姐妹、子女等有血缘关系的亲属的健康和患病情况，必要时应询问直系亲属的死亡原因。询问家族史，对诊断某些遗传病及传染病具有重要意义。

三、问现在症状

问现在症状是指对患者就诊时所感到的痛苦和不适，以及与其病情相关的全身情况进行详细询问。

现在症状是当前病理变化的反映，是诊病、辨证的主要依据。如疼痛、胀满、困重、麻木等，都是患者自身的痛苦感觉，往往缺乏客观征象，只有通过问诊方能得知。因此，中医历来极为重视对现在症状的问诊。

问现在症状的范围广泛，内容较多。清代陈修园《医学实在易·问证诗》在参考《景岳全书·传忠录·十问篇》的基础上，对"十问歌"进行了修改，即："一问寒热二问汗，三问头身四问便，五问饮食六问胸，七聋八渴俱当辨，九问旧病十问因，再兼服药参机变，妇人尤必问经期，迟速闭崩皆可见，再添片语告儿科，天花麻疹全占验。"十问歌内容言简意赅，目前仍有指导意义，但在实际运用中，宜根据患者的不同情况，灵活而有主次地进行询问，不能千篇一律地机械套问。

（一）问寒热

问寒热指询问患者有无怕冷或发热的感觉。寒与热是疾病常见症状之一，是辨别病邪性质和机体阴阳盛衰的重要依据。

寒即怕冷，是患者的主观感觉，临床有恶风、恶寒、寒战、畏寒之别。恶风是指患者遇风觉冷，避之可缓的症状。恶寒是指患者自觉怕冷，多加衣被或近火取暖不缓解者。寒战是指恶寒严重，伴有全身发抖的症状。畏寒是指患者身寒怕冷，加衣覆被，或近火取暖能缓解者。

热即发热，除指体温高于正常外，还包括体温正常而自觉全身或局部发热，如五心烦热（患者自觉胸中烦热，伴手足心发热）。

寒与热的产生，主要取决于病邪性质和机体阴阳盛衰两个方面。邪气致病时，若感受寒邪，寒为阴邪，其性清冷，故寒邪致病多见怕冷等症；若感受热邪，热为阳邪，其性炎热，故热邪致病多见发热等症。机体阴阳失调时，阳盛则热，阴盛则寒，阳虚则寒，阴虚则热。可见，寒热是阴阳盛衰的表现。通过询问患者怕冷与发热情况，可作为辨别病变性质和阴阳盛衰变化的依据。

了解寒热情况，首先应询问患者有无怕冷或发热的症状，还要进一步询问寒热出现的时间、寒热的轻重、持续的长短及其兼症等。

临床常见的寒热症状有寒热并见（恶寒发热）、寒热独见（但寒不热、但热不寒）、寒热往来几种类型。

1. 恶寒发热 指患者恶寒与发热同时并现，多见于外感病初期，是诊断表证的重要依据。因外邪侵袭肌表，卫阳被遏，肌腠失于温煦则恶寒；邪气外束，玄府闭塞，卫阳失宣则郁而发热。在外感病中，恶寒是主症，是发热的前奏，为诊断表证所必须。外邪袭表，无论是否发热，恶寒常为必有之症，故古人云"有一分恶寒便有一分表证"。

由于感受外邪的性质不同，寒热症状的轻重可分为以下三种类型。

（1）**恶寒重发热轻** 即患者感觉恶寒明显，伴有轻微发热。为外感风寒所致，主风寒表证。由于寒为阴邪，寒邪袭表伤阳，故恶寒明显；又因寒性凝滞，使卫阳郁闭失宣，故同时出现轻微发热。

（2）发热重恶寒轻　即患者感觉发热较重，同时又感轻微怕冷。为外感风热所致，主风热表证。由于风热为阳邪，阳邪致病则阳盛，阳盛则热，所以发热较重；又因风热袭表，使腠理开泄，故同时有轻微恶寒。

（3）发热轻而恶风　即患者感觉有轻微发热并有恶风感。多因外感风邪所致，属伤风表证。由于风性开泄，腠理疏松，阳气郁遏不甚，所以发热恶风皆轻。

外感表证的寒热轻重，不仅与病邪性质有关，而且和邪正盛衰密切相关。如邪正俱盛者，恶寒发热皆较重；邪轻正虚者，恶寒发热均较轻。

2. 但寒不热　指患者只感怕冷而不觉发热的症状。多属阴盛或阳虚所致的里寒证。根据发病急缓和病程长短，可分为以下两种类型。

（1）新病恶寒　可见于寒邪直接侵袭脏腑者。如患者突然怕冷，四肢不温，或脘腹冷痛，或咳喘痰鸣者，属里实寒证。多因感受寒邪较重，阳气郁遏，皮毛失其温煦所致。

（2）久病畏寒　指患者经常畏寒肢冷，得温可缓，属里虚寒证。多因阳气虚衰，形体失于温煦所致。常伴面白舌淡、脉沉迟无力等。

3. 但热不寒　指患者只发热不觉寒冷，或反恶热的症状。多属阳盛或阴虚所致的里热证。根据发热的轻重、时间、特点等不同，可分为壮热、潮热、微热三种类型。

（1）壮热　指患者高热（体温39℃以上）持续不退，不恶寒反恶热者。多因外邪入里，邪正相搏，阳热内盛，蒸达于外所致。常见于外感温热病气分阶段或伤寒阳明经证，属里实热证。多伴面赤汗多、烦渴饮冷、舌红苔黄等热盛症状。

（2）潮热　指发热如潮汐之有定时，即按时发热，或按时热甚者。有日晡潮热、湿温潮热和阴虚潮热之分。

①日晡潮热：常于日晡即申时（下午3～5时）发热明显，或热势更甚。见于阳明腑实证，故又称阳明潮热，临床常兼口渴饮冷、腹满硬痛、大便秘结、舌苔黄燥等症。由于阳明经气旺于日晡之时，加之胃肠燥热内结而致。

②湿温潮热：患者午后发热明显，并有身热不扬（肌肤初扪之不觉很热，扪之稍久即感灼手）等特点者，多属湿温发热。因湿邪遏制，热难透达，湿郁热蒸而致。

③阴虚潮热：午后或夜间低热，常伴见五心烦热、颧红盗汗、舌红少苔等症，多属于阴虚火旺。因阴液亏虚，阴不制阳，阳气偏亢，午后卫阳渐入于里，夜间卫阳行于里，使体内偏亢的阳气更加亢盛而生内热，故午后和夜间有低热。若患者自觉有热自骨髓向外蒸发之感觉，称骨蒸潮热，多系久病肾阴亏耗，阴不制阳，虚火内灼而致骨蒸潮热。

（3）微热　指热势不高，体温一般不超过38℃，或仅自觉发热者。多见于温热病后期和某些内伤杂病。

长期低热，兼颧红、五心烦热等症者，多属阴虚发热。

长期微热，劳累则甚，兼疲乏、少气、自汗等症者，多属气虚发热。

每因情志不舒而时有微热，兼胸闷、急躁易怒等症者，多属气郁发热。

小儿于夏季气候炎热时长期发热，兼有烦渴、多尿、无汗等症，至秋凉自愈者，多属气阴两虚发热。

4. 寒热往来　指恶寒与发热交替发作，又称往来寒热。寒热往来是邪正相争、互为进退的病理表现，为半表半里证的特征，可见于少阳病和疟疾。临床常见以下两种类型。

（1）寒热往来，发有定时　指寒战与高热交替发作，每日或二三日发作一次，发有定时，兼头痛剧烈、口渴、多汗等症，常见于疟疾。由于疟邪侵入人体，伏藏于半表半里之间，入与阴争则寒，出与阳争则热，故寒战与高热交替出现，休作有时。

（2）寒热往来，发无定时 指患者时冷时热，一日发作多次，无时间规律。见于少阳病，主半表半里证。因外感病邪达半表半里阶段时，邪正相争，邪胜则恶寒，正胜则发热，故恶寒与发热交替发作。

（二）问汗

问汗指询问患者有无汗出异常的情况。《素问·阴阳别论》曰："阳加于阴谓之汗。"汗是由阳气蒸化津液从汗孔外出于体表而形成，其中阳气是汗出的动力，津液为化生汗的物质基础，汗孔是汗出的门户。正常汗出有调节体温、滋润皮肤、排出废物等作用。一般人在活动加强、进食辛辣、气候炎热、衣被过厚及情绪紧张等情况下出汗，属生理现象。

若全身或身体的某一局部，当汗出而无汗、不当汗出而汗多者，均属病理现象。异常汗出与所感受病邪的性质、机体阳气的盛衰、津液的盈亏及腠理的开阖状态等多种因素有关。问汗出应着重询问有无汗出，汗出的时间、部位、多少及伴随症状等。

1. 无汗 指患者当汗出而不出汗。

（1）表证无汗 多见于表实寒证。寒性收引，使腠理致密，玄府闭塞，因而无汗。

（2）里证无汗 新病里证无汗，多为阴寒内盛，阻遏阳气，蒸化功能失常所致；久病里证无汗，多属阳气虚衰，蒸化无力，或津血亏虚，生化乏源所致。

（3）局部无汗 多表现为半身无汗（或左或右，或上或下）。常见于中风、痿病和截瘫的患者。多因风痰、瘀血、风湿之邪，阻闭经络，使气血运行不周所致。

2. 有汗 指患者不当汗出而汗出，或汗出较多。

（1）表证有汗 多见于伤风表证和风热表证。风热邪气袭表，风性开泄，热性升散，腠理疏松而汗出。

（2）里证有汗 常表现为以下几种情况。

①自汗：指不因外界环境因素的影响，经常日间汗出不止，活动后尤甚，常见于气虚、阳虚证。因气虚或阳虚，肌表失固，津液外泄所致；动则耗气，故活动后汗出尤甚。

②盗汗：指不因外界环境因素的影响，入睡时汗出，醒则汗止，即"寐汗寤止"，多见于阴虚证。阴虚生内热，入睡后卫阳入里，肌表失固，热蒸津液而外泄，故睡眠时汗出；醒后卫阳复出于肌表，肌表固密，津液不得外泄，故醒后汗止。

③大汗：指汗出量多。若蒸蒸大汗，并见壮热、烦躁等，为里热亢盛，蒸津外泄所致，属里实热证；若久病或重病，大汗不止，汗出清冷，并见面色苍白、四肢厥冷、脉微欲绝等，属亡阳证，因阳气暴脱，津随气泄所致；若久病、重病，汗出热而黏，并见身热躁扰、烦渴、尿少、脉细数或疾等，属亡阴证，因阴液大伤，虚热蒸腾，迫使津液外泄而成。由于亡阴、亡阳属危重证候，故其汗出常称为绝汗，又称为脱汗。

④战汗：指先见全身寒冷战栗，而后汗出。多见于外感热病中，提示邪正剧争，常为病情变化的转折点。若汗出热退、脉静身凉，是邪去正复之佳兆；反之，汗出而身热不减、烦躁不安、脉来急疾，是邪盛正衰的危候。

（3）局部有汗

①头汗：指头部或头项部出汗较多。若进食辛辣、热汤，或饮酒时出现头汗较多者，不属病态。导致头汗的常见原因有上焦热盛，邪热迫津外泄；中焦湿热，湿郁热蒸，逼津上越；元气将脱，虚阳上越，津随阳泄。

②心胸汗：指心胸部易汗出或出汗较多。多见于虚证，如心脾两虚、心肾不交等。

③手足心汗：指手足心汗出过多。多由于阴经郁热熏蒸；中焦湿热郁蒸或脾虚失运，津液旁达四肢；阳明燥热内结，热蒸汗出。

④阴汗：指男、女外阴部及其周围汗出过多，多由下焦湿热郁蒸所致。

（三）问疼痛

疼痛是临床上最常见的自觉症状，患病机体的各个部位均可发生，有虚实之分。导致疼痛的原因很多，因感受外邪，或气滞血瘀，或痰浊凝滞，或食滞虫积等，阻滞脏腑经络，闭塞气机，气血运行不畅，为"不通则痛"，属因实致痛；因气血不足，或阴阳亏损，脏腑经络失养，为"不荣则痛"，属因虚致痛。

问疼痛时，应注意询问疼痛的性质、部位、程度、时间、喜恶及伴随症状等。

1. 问疼痛的性质　由于导致疼痛的病因、病机不同，故疼痛的性质各异。询问疼痛的性质特点，对于分析导致疼痛的病因病机具有重要意义。

（1）胀痛　指疼痛伴有胀满的感觉，是气滞作痛的特点。如胸胁、脘腹等处胀痛，时发时止，多属气滞所致。若头目胀痛，则多为肝阳上亢或肝火上炎所致。

（2）刺痛　指疼痛如针刺之状，是瘀血致痛的特征之一。刺痛以胸胁、脘腹等处较为常见，均系血瘀所致。

（3）走窜痛　指痛处游走不定，或走窜攻痛。其中胸胁、脘腹疼痛而走窜不定者，多因气滞所致；肢体关节疼痛而游走不定者，多见于风邪偏盛所致之痹病。

（4）固定痛　指痛处固定不移。胸胁、脘腹等处固定作痛，多属血瘀所致；肢体关节固定疼痛，多见于寒或湿偏盛所致之痹病。

（5）冷痛　指疼痛伴有冷感而喜暖，属寒证，常见于腰脊、脘腹、头部、四肢关节等处。因寒邪阻络，收引凝滞所致者，属实寒证；因阳气不足，脏腑、肢体失于温煦而致者，属虚寒证。

（6）灼痛　指疼痛伴有灼热感，喜凉恶热，属热证，常见于胃脘、胸胁、咽喉、关节等处。因火热之邪窜扰所致者，为实热证；阴虚火旺所致者，为虚热证。

（7）绞痛　指疼痛剧烈如刀绞。多因有形实邪阻闭气机，或寒邪凝滞气机所致。如心脉痹阻所致的"真心痛"、结石阻塞尿路所致的腰腹痛、寒邪内侵肠胃所致的脘腹痛等，多具有绞痛的特点。

（8）隐痛　指疼痛不甚剧烈，尚可忍耐，但绵绵不休，多属虚证，常见于头部、胸胁、脘腹等部位。多由阳气精血亏虚，脏腑经络失养所致。

（9）空痛　指疼痛伴有空虚感觉，常见于头部或小腹部。多由气血精髓亏虚，组织器官失于荣养所致。

（10）重痛　指疼痛伴有沉重感，常见于头部、四肢、腰背部。多因湿邪困阻气机所致。但头部重痛者，亦可因肝阳上亢、气血上壅所致。

（11）酸痛　指疼痛伴有酸软感。多因湿邪侵袭肌肉关节，气血运行不畅所致，或因肾虚骨髓失养而成。

（12）闷痛　指疼痛带有满闷、憋闷的感觉，常见于胸、脘部。多因痰浊内阻、气机不畅所致。

（13）掣痛　指痛由一处而连及他处，抽掣牵扯作痛，也称引痛、彻痛。多因经脉阻滞不通，或经脉失养所致。如心脉痹阻所致之胸痛彻背。

一般而言，新病疼痛，痛势剧烈，持续不解，或痛而拒按者，多属实证；久病疼痛，痛势较轻，时痛时止，或痛而喜按者，多属虚证。冷痛喜温，遇寒痛剧，得温痛减者，属寒证；灼痛喜凉，痛处发热，遇寒觉舒者，属热证。

2. 问疼痛的部位　机体的各个部位与一定的脏腑经络相联系。通过询问疼痛的部位，可以了解病变所在的脏腑、经络等病位。

（1）头痛　指头的某一部位或整个头部疼痛的症状。"头为诸阳之会"，手、足三阳经均直接循行于头部，足厥阴肝经亦上行于头与督脉相交。故根据头痛的部位，结合经脉的循行，可以确定病属何经。如头痛连项者，属太阳经；两侧头痛者，属少阳经；前额连眉棱骨痛者，属阳明经；颠顶痛者，属厥阴经等。

引起头痛的原因甚多，无论外感、内伤、虚实诸证，均可出现头痛。凡发病急，病程短，头痛较剧，痛无休止者，多为外感头痛，属实证，常因外感风、寒、暑、湿、火热之邪所致。凡发病缓，病程长，痛势绵绵，时作时止者，多为内伤头痛，属虚证，常因气血精髓亏少，脑海空虚，脉络失养所致。但内伤头痛也有属实证者，多因瘀血阻滞，或痰浊上扰，或肝火上炎而致。

（2）胸痛　指胸部正中或偏侧疼痛，多为心肺病变。问诊时，首先应注意分辨胸痛的确切部位，如虚里部位作痛，或痛彻臂内者，病位在心；胸膺部位作痛，常兼咳喘者，病位在肺。临床应根据胸痛的部位，结合疼痛的性质及兼症，综合分析判断引起胸痛的原因。

左胸心前区憋闷作痛，时痛时止者，多因痰、瘀等邪阻滞心脉所致，见于胸痹等病。胸痛剧烈、面色青灰、手足青冷者，多因心脉急骤闭塞所致，见于真心痛等。胸痛、壮热、咳吐脓血腥臭痰者，多因痰热壅肺，热灼肉腐所致，可见于肺痈等病。胸痛、颧赤盗汗、午后潮热者，多因肺阴亏虚，虚火灼络所致，可见于肺痨等病。

（3）胁痛　指胁的一侧或两侧疼痛。胁肋为肝胆所居之处，故多与肝胆病变有关。如肝郁气滞、肝胆湿热、肝胆火盛、瘀血阻络，以及饮停胸胁，阻滞气机，经脉不利，常见胁痛。临床应根据胁痛的性质及兼症进行辨证。

（4）脘痛　指上腹部、剑突下疼痛。脘乃胃腑所居之处（胃脘），胃气以和降为顺，若胃失和降，气机不畅，则可导致胃脘痛。因寒、热、气滞、瘀血、食积所致者，属实证；因胃阴虚或胃阳不足，胃失所养所致者，属虚证。实证多在进食后疼痛加重，虚证多在进食后疼痛减轻。若胃脘疼痛失去规律，且痛无休止而见明显消瘦者，应考虑胃癌的可能。临床应根据病史，结合疼痛的性质、特点和兼症进行辨证。

（5）腹痛　指胃脘以下、耻骨毛际以上的部位发生疼痛。由于脏腑气机不利，经脉气血阻滞，或脏腑经络失养而成。腹部的范围较广，可分为大腹、小腹、少腹、脐腹四部分。脐以上为大腹，属脾胃；脐以下至耻骨毛际以上为小腹，属膀胱、胞宫、大小肠；小腹两侧为少腹，是足厥阴肝经所过之处；脐周围的腹部为脐腹，为足太阴脾经循行之处，内藏大小肠。

腹痛可由多种病因引起。临床问腹痛时，应与按诊密切配合。首先查明疼痛的确切部位，判断病变所在脏腑。然后结合疼痛的性质及兼症，了解引起疼痛的原因，以辨病证之虚实。因寒凝、热结、气滞、血瘀、食积、虫积等所致者，属实证；由气虚、血虚、阳虚等所致者，属虚证。

大腹隐痛，喜温喜按，食少便溏者，为脾胃虚寒；小腹胀满而痛，小便频急涩痛者，为膀胱湿热；小腹刺痛，随月经周期而发者，多为瘀阻胞宫；少腹冷痛拘急，牵引阴部者，为寒凝肝脉；小腹疼痛，痛而欲泻，泻后痛减者，为肠道气滞所致。

由于腹痛涉及的脏腑较多，病因病机复杂，临证时还要注意与内科、外科及妇科疾病所致腹痛鉴别。

（6）背痛 指自觉背部疼痛的症状。脊背痛多与督脉、足太阳经、手三阳经病证有关。如脊背痛不可俯仰者，多因督脉损伤所致；背痛连及项部，常因风寒之邪客于太阳经而致；肩背作痛，走窜不定，遇风寒痛增者，多为风寒湿邪侵袭，经脉阻滞不通所致。

（7）腰痛 指腰脊正中或腰部两侧疼痛。因"腰为肾之府"，故腰痛常见于肾脏及其周围组织的病变。多因肾虚失养、寒湿侵袭、瘀血或结石阻滞，或带脉损伤等导致。临床诊察时常结合按诊，询问患者腰部两侧有无叩击痛，作为肾病诊断的重要指征。

腰部经常酸软而痛，多属肾虚；腰部冷痛沉重，阴雨天加重，多属寒湿侵袭；腰痛如刺，固定不移，多为瘀血阻滞；若腰脊疼痛连及下肢，多属经络阻滞；腰部突然剧痛，向少腹部放射，尿血者，多因结石阻滞；腰痛连腹，绕如带状，多因带脉损伤所致。另外，骨痨、外伤亦可导致腰痛。临床应根据病史和疼痛的性质，以确定引起腰痛的原因。

（8）四肢痛 指四肢、肌肉、筋脉、关节等部位疼痛。常见于痹病，多因风寒湿邪侵袭，或风湿郁而化热，或痰瘀、瘀热阻滞气血运行所致。临床主要根据疼痛的性质特点进行辨证。

疼痛游走不定者为行痹，以感受风邪为主；疼痛剧烈，遇寒尤甚，得热痛缓者为痛痹，以感受寒邪为主；重着而痛，阴雨天加重者，为着痹，以感受湿邪为主；四肢关节灼热肿胀而痛者，为热痹，因感受湿热之邪所致；关节疼痛剧烈，伴肿大变形、屈伸受限者，多因湿热久蕴，痰瘀阻络，筋脉拘挛所致。若独见足跟或胫膝酸痛者，则多属肾虚所致，常见于年老体衰之人。

（9）周身疼痛 指头身、腰背、四肢等部位均觉疼痛。临床应注意询问发病时间，了解病程之长短。一般新病周身疼痛，多属实证，常因感受风寒湿邪，经气不舒而致；若久病卧床不起而周身作痛，则属虚证，乃气血亏虚，失其荣养所致。

（四）问饮食口味

问饮食口味指询问患者口渴与饮水、食欲与进食量及口中味觉等情况。饮食的摄纳与消化吸收，主要与脾胃、肝胆、大小肠、三焦等脏腑功能活动密切相关。通过询问饮食与口味情况，可了解体内津液的盈亏及输布情况，脾胃及相关脏腑功能的盛衰，对判断疾病的寒热虚实也有重要意义。

问饮食口味，应注意了解有无口渴、饮水多少、喜冷喜热，有无食欲、食量多少、食物的喜恶，以及口中有无异常味觉等。

1. 口渴与饮水 口渴即口中干而渴的感觉，饮水指实际饮水的多少。口渴与饮水密切相关，口渴与否是体内津液盛衰和输布情况的反映。

（1）口不渴饮 指患者口不渴而不欲饮水。口不渴饮提示津液未伤，多见于寒证、湿证，或无明显燥热证者。由于寒邪或湿邪阻碍津液运行，导致水湿内停，故口不渴而不欲饮。

（2）口渴欲饮 指患者口干渴而欲饮水。口渴欲饮提示津液损伤，多见于燥证、热证。

一般来说，口渴的程度可直接反映病邪的轻重及津液损伤的程度，口渴的时间常可反映病证的虚实。如口干微渴，兼发热者，多见于外感热病初期，伤津较轻；大渴喜冷饮，兼壮热面赤、汗出、脉洪数者，提示热盛伤津较重，多见于阳明经证；口渴多饮，伴小便量多、多食易饥、体渐消瘦者，为消渴类病，因肺胃燥热伤津所致；口燥咽干，夜间为甚，兼颧红盗汗、舌红少津者，属阴虚内热证，由于阴虚津不上承所致。

（3）渴不多饮 指患者口中干渴，但饮水不多，多因津液失于输布所致。常见于湿热证、痰饮内停、瘀血内停及温病营分证。

如渴不多饮，兼身热不扬、头身困重、苔黄腻者，属湿热证，由于湿热内蕴，津失布散所致；渴喜热饮，饮水不多，多为痰饮内停，津不上承所致；口干但欲漱水而不欲咽，兼舌紫暗或有瘀斑者，多属瘀血内停，气化不利所致；口渴饮水不多也可见于温病营分证，多因邪热入营，蒸腾营阴上承所致。

2. 食欲与食量　食欲指对进食的要求和进食的欣快感觉，食量即实际的进食量。食欲和食量与脾胃、肝胆等脏腑功能密切相关。胃气和降，脾气健运，肝胆疏泄条达则有食欲，并能保持适当的食量。如脾胃或相关脏腑发生病变，常可引起食欲与进食的异常。

询问患者的食欲与食量，对于判断患者脾胃等脏腑功能的强弱及疾病的预后转归有重要意义。临床常见食欲减退、厌食、消谷善饥、饥不欲食、偏嗜食物或异物等异常情况。

（1）食欲减退　又称不欲食、食欲不振、纳呆、纳少，指患者进食的欲望减退，或食之无味，食量减少，甚至不想进食的症状。

食欲减退是疾病过程中常见的病理现象，主要为脾胃病变的反映，或是其他脏腑病变影响脾胃功能的表现。其病机有虚实之分。虚者多因脾胃虚弱，运化无力；实者多因饮食积滞或湿邪内阻等所致。如食欲减退，伴腹胀便溏、神疲倦怠、面色萎黄、舌淡脉虚者，多属脾胃虚弱所致；食少纳呆，伴头身困重、脘闷腹胀、舌苔厚腻者，多由湿盛困脾所致。

（2）厌食　或称恶食，指厌恶食物，或恶闻食味。

厌食，兼嗳气酸腐、脘腹胀满者，属食滞胃肠；厌食油腻，兼脘腹痞闷、呕恶便溏、肢体困重者，属脾胃湿热；厌食油腻，伴胁肋胀痛灼热、口苦泛呕、身目发黄者，为肝胆湿热。孕妇厌食，多为妊娠反应，因妊娠后冲脉之气上逆，影响胃之和降所致，一般属生理现象。但严重厌食，反复出现恶心呕吐者，则属病态，为妊娠恶阻。

（3）消谷善饥　又称多食易饥，指食欲亢进，进食量多，但食后不久即感饥饿的症状。多因胃火炽盛，腐熟太过所致。多见于消渴类病，或瘿类病。

若多食易饥，兼多饮多尿等，为消渴类病；兼颈前肿物、心悸多汗等，多为瘿类病；兼大便溏泄者，多属胃强脾弱。胃强则胃腐熟功能亢进而多食，脾弱则运化功能减弱而便溏。

（4）饥不欲食　指患者有饥饿感，但不想进食，或进食不多。多因胃阴不足，虚火内扰所致，常伴脘痞、嗳气、干呕等症。胃阴不足，虚火内扰则有饥饿感，阴虚胃弱，腐熟功能减退，故不欲食。

（5）食量变化　在疾病过程中，食欲恢复，食量渐增，是胃气渐复，疾病向愈之兆；若食欲逐渐不振，食量渐减，是脾胃功能逐渐衰弱的表现，提示病情加重。

久病或重病患者，久不能食，如突然欲食或暴食，称为"除中"，是中气衰败，脾胃之气将绝的危象，属假神。

（6）偏嗜食物或异物　指偏嗜某种食物，或嗜食生米、泥土、纸张等异物，具体病机不详。部分嗜食异物者，可见于小儿虫积，常伴有消瘦、腹痛、腹胀等。

正常人因地域与生活习惯不同，常有饮食偏嗜，一般不会引起疾病。但若偏嗜太过，则有可能导致病变。如偏嗜肥甘，易生痰湿；偏食生冷，易伤脾胃；过食辛辣，易病燥热等。妇女妊娠期间，偏嗜酸辣等食物，属生理现象。

3. 口味　指口中异常味觉或气味。口味异常，常是脾胃功能失常或其他脏腑病变的反映。

（1）口淡　患者自觉口中乏味。多见于脾胃虚弱、寒湿中阻及寒邪犯胃。

（2）口苦　患者自觉口中有苦味。多见于热证，如肝胆火旺，或肝胆湿热。

（3）口酸　患者自觉口中有酸味或泛酸，或酸腐气味。多因肝胃郁热或伤食所致。

（4）口甜　患者自觉口中有甜味。多见于脾胃湿热或脾虚之证。若口中甜而黏腻不爽，兼舌苔黄腻，多属脾胃湿热；若舌苔薄净，口中涎沫稀薄量多，多为脾阳虚所致。

（5）口咸　患者自觉口中有咸味。多与肾虚及寒水上泛有关。

（6）口黏腻　患者自觉口中黏腻不爽。多由湿热、痰热，或痰湿、寒湿中阻所致，常伴有舌苔厚腻。口黏腻常与味觉异常同见，如黏腻而甜，多为脾胃湿热；黏腻而苦，多属肝胆湿热等。

（五）问睡眠

睡眠是维持机体阴阳平衡的重要生理活动。睡眠的情况与人体卫气的循行、阴阳的盛衰、气血的盈亏及心肾等脏腑的功能密切相关。正常情况下，卫气昼行于阳经，阳气盛则醒；夜行于阴经，阴气盛则眠。若机体气血充盈，阴平阳秘，心肾相交，则睡眠正常，精力充沛。若机体阴阳失调，气血亏虚，心肾不交，则可出现睡眠异常的病理变化。

问睡眠主要询问睡眠时间的长短、入睡的难易、有无多梦等情况，并结合其他兼症，以了解机体阴阳气血的盛衰、心脾肝肾等脏腑功能的强弱。睡眠异常主要有失眠和嗜睡。

1. 失眠　指经常不易入睡，或睡而易醒、难以复睡，或睡而不酣、时易惊醒，甚至彻夜不眠的症状，又称不寐或不得眠。失眠主要以睡眠时间不足、深度不够及不能消除疲劳、恢复体力与精力为特征，常并见多梦。

失眠是阳不入阴，神不守舍的病理表现。由于机体阴阳失调，阴虚阳盛所致。其病机有虚实之分：由阴血亏虚、心神失养，或心虚胆怯、神魂不安，或阴虚火旺、内扰心神所致者，属虚证，常见于心脾两虚、心肾不交、心胆气虚等证。由邪气内扰，心神不宁而致者，属实证，如心火、肝火、痰热内扰心神之失眠及食滞内停的"胃不和则卧不安"等。

2. 嗜睡　指神疲困倦，睡意很浓，经常不自主入睡的症状，也称多寐、多睡眠。嗜睡多因机体阴阳失调，阳虚阴盛，或痰湿内盛所致。

如困倦嗜睡，伴头目昏沉、胸闷脘痞、肢体困重者，乃痰湿困脾，清阳不升所致。若饭后嗜睡，兼神疲倦怠、食少纳呆者，多由中气不足，脾失健运所致。大病之后，精神疲乏而嗜睡，是正气未复的表现。若患者精神极度疲惫，欲睡而未睡，似睡而非睡，肢冷脉微者，系心肾阳衰，阴寒内盛之故。

（六）问二便

大小便是水谷代谢的产物。通过排便可以及时清除体内的垃圾（代谢废物），对人体健康具有重要的意义。大便的排泄，虽由大肠所司，但与脾胃的腐熟运化、肝的疏泄、命门的温煦、肺气的肃降等密切相关。小便的排泄，虽由膀胱所主，但与肾的气化、脾的运化转输、肺的肃降和三焦的通调等功能密不可分。

询问大小便状况，不仅可以了解机体消化功能的强弱、水液代谢的情况，而且亦是判断病证寒热虚实的重要依据。如《景岳全书》说："二便为一身之门户，无论内伤外感，皆当察此，以辨其寒热虚实。"

问二便，应注意询问二便的性状、颜色、气味、便量、便次、排便感觉及兼有症状等。这里着重介绍二便的性状、次数、便量、排便感等内容。

1. 大便　健康成人一般每日或隔日大便1次，为黄色成形软便，排便顺畅，便内无脓血、黏液及未消化的食物。便次、便质及排便感的异常，主要有下列情况。

（1）便次异常

①便秘：指大便秘结不通，排便时间延长，或欲便而艰涩不畅的症状，亦称大便难。多因热结肠道，或津液亏少，或阴血不足，以致肠道燥化太过，肠失濡润而传导失常所致。亦有因气机郁滞，或气虚传送无力，或阳虚寒凝，以致腑气不畅而便秘者。

便秘以虚实为纲，实者多因邪滞胃肠，壅塞不通而致；虚者常因气血阴阳不足，肠失温润，推动无力而成。临床不能单凭排便周期长短论便秘，应结合便质及其他兼症等情况进行综合判断。

②泄泻：指便次增多，便质稀薄，甚至便稀如水样的症状。外感风寒湿热疫毒之邪，或内伤饮食，或脾胃虚弱，或命门火衰，或情志失调等，均可导致脾失健运，小肠不能分清别浊，大肠传导亢进，水液直趋于下而致。

一般新病泻急者，多属实证；病久泻缓者，多属虚证。临床应注意询问大便的性状及兼症进行审证求因。如泻下黄糜，腹痛，肛门灼热，舌苔黄腻者，多属湿热泄泻；泻下清稀，腹冷痛，肠鸣者，多属寒湿泄泻；泻下臭秽，嗳腐吞酸，腹胀纳减者，多属食滞内停；因情志所伤，腹痛肠鸣作泻，泻后痛减者，为肝郁乘脾；久泻倦怠，腹痛隐隐，纳少消瘦者，为脾胃虚弱；黎明前腹痛作泻，泻后则安，伴形寒肢冷、腰膝酸软者，为"五更泻"，多由肾虚命门火衰，阴寒湿浊内积所致。

（2）便质异常   除便秘、泄泻常伴有便质异常外，常见的还有以下几种。

①完谷不化：指大便中含有较多未消化的食物残渣。新起者多为食滞胃肠；病久多属脾胃虚寒、肾虚命门火衰。

②溏结不调：若大便时干时稀，多因肝郁脾虚，肝脾不调所致；若大便先干后稀，多属脾胃虚弱。

③脓血便：指大便中夹有脓血、黏液。常因湿热积滞交阻于肠，脉络受损，气血瘀滞，热灼肉腐而化为脓血所致，多见于痢疾或肠癌等疾病。

④便血：指血自肛门排出，包括血随便出，或便黑如柏油状，或单纯下血的症状。多因脾胃虚弱，气不摄血，或胃肠积热，湿热蕴结等所致。便血有远血与近血之分。若血色暗红或紫黑，或便黑如柏油状者，为远血，多见于胃脘等部位出血。若便血鲜红，血附在大便表面或于排便前后滴出者，为近血，多见于内痔、肛裂等肛门部的病变。

（3）排便感异常

①肛门灼热：指排便时肛门有灼热感。多因大肠湿热下注，或大肠郁热下迫直肠所致，见于湿热泄泻或湿热痢疾。

②里急后重：指腹痛窘迫，时时欲便，肛门重坠，便出不爽的症状。多因湿热内阻，肠道气滞所致，常见于湿热痢疾。

③排便不爽：指排便不通畅，有滞涩难尽之感。多因湿热蕴结，肠道气机不畅，或肝气犯脾，肠道气滞，或因食滞胃肠等所致。

④大便失禁：指大便不能控制，滑出不禁，甚则便出而不自知的症状。多因脾肾虚衰、肛门失约所致。见于久病年老体衰，或久泻不愈的患者。

若新病腹泻势急而大便未能控制，或神志昏迷而大便自行流出，虽亦为肛门失约，但不属脾肾虚衰。

⑤肛门气坠：指肛门有下坠感，甚则脱肛。若肛门气坠常于劳累或排便后加重者，多属脾虚中气下陷，常见于久泻久痢或年老体弱患者。

2.小便   一般情况下，健康成人日间排尿3～5次，夜间0～1次，每昼夜总尿量为

1000～1800mL。尿次和尿量受饮水、温度（气温、体温）、出汗、年龄等因素的影响。

小便为津液所化，了解小便有无异常，可诊察体内津液的盈亏和有关脏腑的气化功能。应重点询问尿量、尿次、尿质及有无排尿感觉异常等情况。

（1）尿量异常

①尿量增多：指尿次、尿量皆明显超过正常。小便清长量多，常见于虚寒证，多因阳气亏虚，气化无力，水津直趋膀胱所致。多尿兼多饮、多食、消瘦等症者，为消渴病。

②尿量减少：指尿次、尿量皆明显少于正常。多因津液损伤或水液停聚所致，常见于各种热病和水肿、癃闭、鼓胀等疾病。可因热盛伤津，或汗下伤津，小便化源不足所致；或因肺脾肾功能障碍，气化不利，水湿内停；或因湿热蕴结，或尿路阻塞，水道不利所致。

（2）尿次异常

①小便频数：指排尿次数增多，时欲小便的症状，亦称尿频。多因膀胱湿热，气化失职；或肾气不固，膀胱失约所致。临证时应结合病程长短、小便色质等情况进行综合判断。

新病小便频数，短赤急迫，伴尿道灼痛者，属膀胱湿热；久病小便频数，量多色清，夜间尤甚者，多属肾气不固。

②癃闭：指以排尿困难，排尿量少，甚至小便闭塞不通为主要特征的病证。其中小便不畅，点滴而出为癃；小便不通，点滴不出为闭，合称癃闭。主要由肾与膀胱气化失司所致。癃闭有虚实之分，应结合全身情况进行辨证。虚性癃闭，多因久病或年老肾阳亏虚，气化无力、开阖失司所致；实性癃闭多由瘀血、结石或湿热阻滞，阴部手术等，使膀胱气化失司，尿路阻塞所致。

（3）排尿感异常

①小便涩痛：指排尿时自觉小便涩滞不畅、尿道灼热疼痛的症状。多因湿热蕴结，膀胱气化不利所致，多见于淋证。

②余沥不尽：指小便后点滴不尽的症状，又称尿后余沥。多因肾气不固，膀胱失约所致，常见于老年或久病体衰者。

③小便失禁：指小便不能随意控制而自遗的症状。多属肾气不固或下焦虚寒所致。若神昏而小便自遗者，属危重证候。

④遗尿：指成人或3周岁以上小儿，在睡眠中经常不自主地排尿的症状，俗称尿床。多因禀赋不足，肾气亏虚，膀胱失约所致。

（七）问经带

由于妇女有月经、带下、妊娠、产育等生理病理特点，故对妇女的问诊，还应注意询问月经、带下、妊娠、产育等情况。

妇女月经、带下的异常，不仅是妇科常见疾病，也是全身病理变化的反映。因而即使一般疾病也应询问月经、带下情况，作为诊断妇科或其他疾病的依据。

1. 月经　月经指发育成熟的女子，胞宫周期性出血的生理现象。月经的形成与肾、肝、脾胃、胞宫、冲任二脉及气血等关系十分密切，所以询问月经的有关情况，可以判断机体脏腑功能强弱及气血盛衰。

月经一般每月1次，周期一般为28天左右，行经天数3～5天，经量中等（一般为50～100mL），经色正红，经质不稀不稠，不夹血块。女子14岁左右月经初潮，49岁左右绝经。

问月经，应注意了解月经的周期，行经的天数，月经的量、色、质，以及有无闭经或痛经等表现。必要时可询问末次月经日期及初潮或绝经年龄。

（1）经期异常

①月经先期：指连续 2 个月经周期出现月经提前 7 天以上的症状。多因气虚不摄，冲任不固；或因阳盛血热、肝郁血热、阴虚火旺，热扰冲任，血海不宁而致。

②月经后期：指连续 2 个月经周期出现月经延后 7 天以上的症状。多因精血亏虚，血海不能按时满溢；或因气滞血瘀、寒凝血瘀、痰湿阻滞，冲任受阻所致。

③月经先后无定期：指月经周期或提前或延后达 7 天以上，并连续 3 个月经周期以上的症状。又称经期错乱、月经愆期。多因肝气郁滞，气机逆乱；或因脾肾虚损，冲任气血失调，血海蓄溢失常所致。

（2）经量异常

①月经过多：指月经周期、经期基本正常，但经量较常量明显增多。多因热扰冲任，迫血妄行；或因气虚不摄，冲任不固；或因瘀阻胞络，血不归经所致。

②月经过少：指月经周期基本正常，但经量较常量明显减少，甚至点滴即净的症状。多因精血亏少，血海失充；或因寒凝、血瘀、痰湿阻滞，冲任气血不畅所致。

③崩漏：指非正常行经期间阴道出血的症状。若出血势急而量多者，谓之崩（中）；势缓而量少，淋漓不断者，谓之漏（下），合称崩漏。崩与漏在病势上虽有缓急之分，但发病机理基本相同，在疾病演变过程中，又常互相转化，交替出现。

崩漏的形成，多因热伤冲任，迫血妄行；或因脾肾气虚，冲任不固；或因瘀阻冲任，血不归经所致。

④闭经：指女子年逾 16 周岁，发育成熟，而月经尚未来潮，或已行经后又中断停经 3 个月以上者。闭经有生理与病理之分。在妊娠期、哺乳期或更年期、绝经期的月经停闭，属生理现象；部分少女初潮后，偶尔出现一时性停经，又无其他不适反应者，不作闭经论治。

病理性闭经，主要因冲任气血失调所致。其病因病机有虚实两个方面：因脾肾亏损，冲任不足，血海空虚所致者，属虚证；因气滞或寒凝血瘀，或痰湿阻滞，胞脉不通而致者，属实证。

（3）经色、经质异常　色淡红质稀，多为气虚或血少不荣；色深红质稠，乃血热内炽；经色紫暗，夹有血块，兼小腹冷痛，属寒凝血瘀所致。

（4）痛经　指在经期或行经前后，出现周期性小腹疼痛，或痛引腰骶，甚至剧痛难忍的症状，亦称经行腹痛。临床主要根据疼痛的性质特点及时间进行辨证。若经前或经期小腹胀痛或刺痛，多属气滞或血瘀；小腹冷痛，得温则痛减者，多属寒凝或阳虚；经期或经后小腹隐痛，多属气血两虚，胞脉失养所致。

2. 带下　带下是妇女阴道内的分泌物。生理性带下为少量、无色、无臭的分泌物，具有润泽阴道的作用。若带下过多，淋漓不断，或有色、质、气味的异常变化，即为病理性带下。但妇女在月经期前后、排卵期或妊娠期，带下量略有增加，仍属生理现象。

问带下，应注意询问量、色、质和气味等情况。因带下颜色不同，故有白带、黄带、赤白带、五色带等。

（1）白带　指带下色白量多。若白带质稀如涕，淋漓不绝而无臭味，多属脾肾阳虚，寒湿下注；白带质稠，状如凝乳或豆腐渣状，气味酸臭者，多属湿浊下注所致。

（2）黄带　指带下色黄，质地黏稠，气味臭秽的症状，多属湿热下注所致。

（3）赤白带　指白带中混有血液，赤白杂见的症状。多属肝经郁热，或湿毒蕴结所致。中老年妇女带下黄赤略褐，伴异常臭秽气味，多因湿热夹毒下注所致，应做妇科检查，以进一步明确诊断。

复习思考题：

1. 恶寒和发热同时并见有何临床意义？
2. 盗汗为什么"寐汗寤止"？
3. 阴虚潮热与阳明潮热有何异同？

第四节　切　诊

切诊是医生用手对患者体表某些部位进行触、摸、按、压，以获得病情资料的一种诊察方法。切诊包括脉诊和按诊两部分。

一、脉诊

脉诊，又称切脉，是医生用手指切按患者的脉搏，根据脉动应指的形象以了解病情、判断病证的一种诊察方法。

脉象的形成，不仅与心脏的搏动、脉道的通利和气血的盈亏直接相关，而且与全身其他脏腑的功能活动关系密切。人体的血脉贯通全身，内连脏腑，外达肌表，运行气血，周流不休，所以脉象能反映全身脏腑和气血的状况，通过脉诊可以了解疾病的病因、病位、病性、邪正盛衰，推断病情轻重及预后情况。

（一）诊脉的方法

诊脉根据部位不同有遍诊法、三部诊法和寸口诊法，目前临床常用寸口诊法。

1. 遍诊法　指《素问·三部九候论》所提出的三部九候诊法。诊脉的部位分头、手、足三部，每部又各分天、地、人三候，故称三部九候诊法。

2. 三部诊法　指诊人迎、寸口、趺阳三脉，见于《伤寒杂病论》。

3. 寸口诊法　寸口又称气口或脉口，即腕后桡动脉搏动处。

（1）寸口诊法的原理　一是寸口属手太阴肺经，为脉之大会，而肺朝百脉，全身的气血通过经脉均会合于肺而变见于寸口。二是手太阴肺经起于中焦，还循胃口，与脾经同属太阴，脾的精微上输于肺而灌注五脏六腑，此后从百脉又朝于气口。所以寸口诊法可以诊察脏腑气血阴阳的盛衰和整体的情况。

（2）寸口脉分部　寸口脉分寸、关、尺三部，以腕后高骨（桡骨茎突）内侧为关部，关前为寸部，关后为尺部，两手共六部脉（图4-3）。

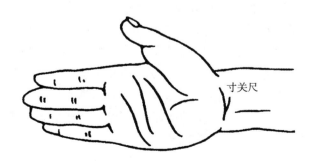

图 4-3　寸关尺示意图

（3）寸口分部候脏腑   寸、关、尺三部各分候不同的脏腑，历代文献记载有不同的说法。目前临床上常用的划分方法是：左手寸部候心，关部候肝，尺部候肾；右手寸部候肺，关部候脾胃，尺部候肾（命门）。

（二）诊脉的方法和注意事项

1. 指法   临床诊脉常用的指法，可概括为布指、运指等。

（1）布指   医生用左手或右手的食指、中指与无名指诊脉。三指指端平齐，自然弯曲呈弓形，并以中指确定关脉部位（高骨定关），食指按于关前的寸脉，无名指按于关后的尺脉，指目（指端隆起螺纹处）紧贴于脉动部位。同时须依据患者身高、臂长的差别，调整布指的疏密。患者身高臂长者，布指宜疏，反之宜密。小儿寸口短，常用"一指定关法"。

（2）运指   运用指力的轻重、挪移及布指变化以体察脉象，包括举、按、寻、总按和单按等。轻指力触及皮肤者为举，又叫浮取；重指力按在肌肉与筋骨之间者为按，又叫沉取；手指用力适中，按至肌肉者，称为"中取"。指力从轻到重，从重到轻，左右前后推寻，以寻找脉动最明显的特征，称为寻。三指用同样的指力切三部脉，称总按；仅一指用力，重点辨某部脉，称单按。

2. 体位   患者取坐位或仰卧位，手臂平展，与心脏处于同一水平，直腕，手心向上，手指略弯曲，并在腕关节背部垫上脉枕，以便于切脉。

3. 时间   《素问·脉要精微论》谓"诊法常以平旦"，认为清晨诊脉最好。临床在机体内外环境安静的条件下，随时都可诊脉。

每次诊脉的时间不应少于1分钟，古人认为不应少于"五十动"。诊脉时，医生的呼吸要自然均匀，用一呼一吸的时间去计算患者脉搏跳动的次数，此即平息。

4. 平息   平息是指诊脉时医生要保持呼吸自然均匀，用自己一呼一吸的时间去计算患者脉搏的至数。医生诊脉时必须虚心冷静，思想集中，全神贯注，仔细体会，才能识别指下的脉象，正如《素问·脉要精微论》所谓："持脉有道，虚静为保。"

（三）正常脉象

正常人的脉象又称平脉。切脉时须掌握正常脉象的特征和生理变异，才能以常衡变，辨别各种病脉。

1. 正常脉象的形态   寸关尺三部有脉，一息四五至，不浮不沉，不大不小，从容和缓，柔和有力，节律一致，尺脉沉取有一定力量，并随生理活动和气候环境的不同而有相应正常变化。

2. 正常脉象的特点   平脉有胃、神、根三个特点。脉有胃气，指脉象从容和缓，不疾不徐；脉有神，指脉象柔和有力，节律整齐；脉有根，指沉取应指有力，尺部尤显。

3. 正常脉象的变异因素   正常脉象受人体内外因素的影响会有生理性变化。不同季节，脉象会有一定变化，如春稍弦、夏稍洪、秋稍浮、冬稍沉。年龄不同，脉象亦不同，年龄越小脉搏越快，如3岁以内婴幼儿一息七八至为平脉，5～6岁幼儿一息六至为平脉。青壮年脉偏实，老年人脉多弦。脉象亦因体格而异，身高者脉长，身矮者脉短；瘦者肌肉薄则脉常浮，胖者皮下脂肪厚故脉常沉。性别不同，脉象亦有不同，女子脉偏弱略快，男子脉偏实有力。此外，尚有因桡动脉异位，脉不见于寸口而从尺部斜向手背的斜飞脉，或脉出现在寸口背部的反关脉，均不作病脉论。

（四）常见病脉及主病

历代医家对常见脉象的分类和命名不同。我国最早的脉学专书《脉经》提出 24 种脉象，《濒湖脉学》提出 27 种，《诊家正眼》又增加疾脉，分 28 种脉论述。

脉象的辨别是通过位、数、形、势四方面来体察的。其中位是指脉动部位的浅深。数是指脉动频率的快慢和脉动节律的整齐与否。形是指脉动的形态，具体是指脉形的粗细、长短，脉管的紧张度及脉搏往来的流利度。脉势是指脉搏应指的强弱，与脉的紧张度和流利度也相关。如浮沉是脉位的不同，迟数是至数的不同，虚实是力量强弱（气势）的不同。有些脉象，又是几个方面相结合，如洪、细则是形态和气势的不同。以下分类讲解 18 种常见脉象。

1. 按脉位分类

（1）浮脉

脉象特征：轻取即得，重按稍减而不空，举之泛泛有余，如水上漂木。

临床意义：表证，亦可见于久病虚证。

机理分析：外邪袭表，邪正相争在肌表腠理，脉气鼓动于外，故脉位浅显，轻取即得。久病因阴血衰少，或阳气亏乏，不能内守而致虚阳外浮者，可见浮脉，多浮大无力。其脉虽浮，但举按皆不足，有别于表证的浮脉，是病情较为严重的表现。

生理性浮脉可见于形体偏瘦者。夏秋之时阳气升浮，也可见浮脉。

（2）沉脉

脉象特征：轻取不应，重按始得，如石沉水底。

临床意义：里证。有力为里实，无力为里虚。

机理分析：邪郁于里，气血阻滞，故脉沉有力。若脏腑虚弱，阳虚气陷，脉气鼓动不足，则脉沉无力。

生理性沉脉可见于肥胖者。冬季气血收敛，脉象也偏沉。

2. 按脉率分类

（1）迟脉

脉象特征：脉来迟慢，一息不足四至（一般每分钟脉搏 60 次以下）。

临床意义：寒证。有力为实寒，无力为虚寒。

机理分析：寒则凝滞，气血运行缓慢，故脉迟而有力。若阳气亏虚，无力运行气血，则脉迟而无力。此外，邪热结聚，阻滞血脉流行，也见迟脉，但迟而有力，如伤寒阳明腑实证。所以迟脉不可概认为寒证，临证当脉症合参。

生理性迟脉可见于久经锻炼之人，脉迟而有力。

（2）缓脉

脉象特征：一息四至，来去怠缓或脉势纵缓。

临床意义：湿病、脾胃虚弱。

机理分析：湿邪黏滞重着，阻遏气机，或脾胃虚弱，气血乏源，气血不足以充盈鼓动，故脉缓。

平缓之脉，是为气血充足，百脉通畅。若病中脉转缓和，是正气恢复之征。

（3）数脉

脉象特征：脉来快数，一息五至以上（相当于每分钟脉搏 90 次以上）。

临床意义：热证。有力为实热，无力为虚热。

机理分析：邪热亢盛，气血运行加速，故脉数有力；久病阴虚火旺，虚热内生，故脉数无力。此外，虚阳外浮，脉气散乱，也可表现为脉数而无力。

生理性数脉可见于儿童和婴儿。正常人在运动和情绪激动时，脉率也加快。

（4）结脉

脉象特征：脉来缓慢，时有一止，止无定数。

临床意义：结而有力主寒痰、瘀血、癥瘕积聚；结而无力主虚，见于气血虚衰。

机理分析：寒痰、瘀血、癥瘕积聚，阻碍血行，而致心阳涩滞，脉中气血运行不相连续，故脉结而有力；气血虚衰，心阳不振，脉气不续，故脉结而无力。脉中气血运行断续不定，故歇止无定数。

（5）代脉

脉象特征：脉来时有一止，止有定数，良久方来。

临床意义：脏气衰微，或跌打损伤、痛证、惊恐。

机理分析：脏气衰微，气血虚损，气不连续，无力推动血行，致脉缓而有歇止，良久复来；惊恐、跌打损伤或痛证，因气机受阻，心气失和，而致脉气不相衔接时，也可见代脉。

（6）促脉

脉象特征：脉来急速，时有一止，止无定数。

临床意义：促而有力主阳热亢盛、气血壅滞、痰食停滞等实证；促而无力多为气血虚衰。

机理分析：阳盛实热，阴不和阳，故脉来急数有力；气血痰食停滞，脉气接续不及而时见歇止。脏气虚弱，阴血衰少，致脉气不相接续，则见脉促而无力。

3. 按脉形分类

（1）滑脉

脉象特征：往来流利，如珠走盘，应指圆滑。

临床意义：痰饮、食积、实热。

机理分析：邪气壅盛，气实血涌，血行流利、通畅而无碍滞，故脉应指如珠圆滑。

青年人脉偏滑是气血充实之象；妇女妊娠也常见滑脉，是气血充盛养胎之征，均属生理现象。

（2）涩脉

脉象特征：脉细行迟，往来不畅，应指艰涩，如轻刀刮竹。

临床意义：涩而无力主精伤、血少；涩而有力主气滞、血瘀、痰食内停。

机理分析：精伤、血少，脉失濡润，血行不畅，多见脉涩而无力；气滞、血瘀、痰食胶固，气机不畅，血行受阻，则脉涩而有力。

（3）洪脉

脉象特征：脉体宽大而浮，充实有力，如波涛汹涌，来盛去衰。

临床意义：热盛。

机理分析：热邪充斥，脉道扩张，气盛血涌，故见洪脉，属实证。若久病气虚或虚劳，失血，久泻等病证而出现洪脉，是正虚邪盛的危险证候或为阴液枯竭，孤阳独亢或虚阳亡脱。此时，浮取洪盛，沉取无力无神。

生理性洪脉可见于夏季，夏季阳气亢盛，脉象稍显洪大。

（4）细脉

脉象特征：脉细如线，但应指明显，按之不绝。

临床意义：气血两虚、诸虚劳损、湿病。

机理分析：血虚不能充盈脉道，气虚无力帅血运行，或湿邪阻遏脉道，气血运行不利，均可见细脉。

（5）弦脉

脉象特征：端直体长，如按琴弦，脉势较强而硬。

临床意义：肝胆病、痛证、痰饮、疟疾。

机理分析：邪气犯肝，肝失疏泄，气机不利，或疼痛、痰饮内停，气机阻滞，脉气因而紧张，均见弦脉。

疟邪为病，伏于半表半里，少阳枢机不利而见弦脉。

生理性弦脉可见于春季，应自然生发之气，故脉象微弦而柔和。

（6）紧脉

脉象特征：脉势紧张有力，绷急弹指，状如牵绳转索。

临床意义：实寒、痛证、食积。

机理分析：寒邪侵袭人体，寒性收引，脉道紧张，而见紧脉；痛证、食积之紧脉，亦为气机失和，脉气受阻所致。

4. 按脉势分类

（1）虚脉

脉象特征：三部脉举之无力，按之空虚，应指软弱。

临床意义：虚证。

机理分析：气虚无力，鼓动血行，或血虚不足，无以充脉，均可见脉来无力。虚脉常提示气血阴阳及脏腑虚损。

（2）实脉

脉象特征：三部脉举按均应指坚实有力。

临床意义：实证。

机理分析：邪气亢盛，而正气未虚，正邪相搏，气血壅盛，脉道充盈、坚满，搏动有力。

（3）濡脉

脉象特征：浮细而软，如帛在水中，轻手相得，按之无有。

临床意义：虚证、湿证。

机理分析：精血亏虚，阴虚不能维阳，则脉浮而软；阴血不足，脉道不充，则脉形细小；或气虚不摄，脉气浮浅，均见濡脉；湿邪困阻约束脉道，也见濡脉。

（4）弱脉

脉象特征：极软而沉细。

临床意义：气血不足、阳气亏虚。

机理分析：血虚脉道不充，则脉细而软；气虚无力鼓动脉气；或阳气亏虚，鼓动乏力，则脉位深沉而软弱无力。

（五）相兼脉的主病规律

两种或两种以上的单一脉象相兼出现，称相兼脉。相兼脉的主病，多为组成该相兼脉的各单脉主病的组合。如浮为表，数为热，故浮数脉主表热证；沉为里，迟为寒，故沉迟脉主里寒证。凡是性质相反的脉不能相兼，如迟与数、洪与细、滑与涩等。

临床上常见的相兼脉及其主病举例如下。

浮数脉：主风热袭表的表热证。

浮缓脉：主外感风邪的伤风表证。

浮紧脉：主外感寒邪的表寒证。

沉迟脉：主里寒证。

沉弦脉：主肝郁气滞。

滑数脉：主痰热、湿热，或食积化热。

洪数脉：主气分热盛。

弦数脉：主肝郁化火，或肝火上炎。

弦细脉：主肝肾阴虚，或血虚肝郁。

沉细数脉：主阴虚内热。

弦滑数脉：主肝火夹痰、痰热内扰。

二、按诊

按诊是医生用手直接触摸或按压患者的某些部位，以了解局部冷热、润燥、软硬、压痛、肿块或其他异常变化，从而推断出疾病部位、性质和病情轻重等情况的一种诊察方法。

（一）按诊的方法

按诊的手法主要有触、摸、按、叩四法。

1. 触法　以手指或手掌轻轻接触患者局部皮肤，如额头、四肢及胸腹部的皮肤，以了解肌肤的凉热、润燥等。

2. 摸法　以手指稍用力寻抚局部，如胸腹、腧穴、肿胀部位等，以探明局部的感觉情况、有无疼痛，以及肿物的形态、大小等。

3. 按法　以重手按压或推寻局部，如胸腹、肿物部位，以了解深部有无压痛或肿块，以及肿块的形态、质地、大小、活动程度、肿胀程度、性质等。

4. 叩法　是医生用手叩击患者身体某部，使之震动产生叩击音、波动感或震动感，以了解病变情况的检查方法。叩击法有直接叩击法和间接叩击法两种。

（1）直接叩击法　指医生用中指指尖或并拢的二、三、四、五指掌面轻轻地直接叩击或拍打被检查部位的检查方法。

（2）间接叩击法　医生用左手掌平贴在患者受检部位体表，右手握成空拳叩击左手背，边叩边询问患者叩击部位的感觉，有无局部掣痛等，以推测病变部位和程度。

临床上，这4种手法常综合应用，先触摸，后按压，由轻到重，由浅入深，从健康部位开始，逐渐移向病变区域，先远后近，先上后下地进行诊察，逐层了解病变的情况。

（二）按诊的体位

根据按诊的目的和准备检查的部位不同，应采取不同的体位。按诊时患者可取坐位或仰卧位。

1. 坐位　头颈部、乳房、皮肤、手、足部位的按诊，患者一般取坐位。医生面对患者，用左手稍扶病体，右手触摸按压某一局部。根据需要，医生也可以位于患者的背后进行按诊，例如颈部瘿瘤的按诊。

2. 仰卧位　按胸腹时，患者一般取仰卧位，全身放松，两腿自然伸直，两手放在身旁。医生站在患者右侧，用右手或双手对患者胸腹某些部位进行按诊。在切按腹内肿块或腹肌紧张度时，可令患者屈起双膝，使腹肌松弛，或嘱患者做深呼吸动作，便于按诊。

（三）按诊的注意事项

按诊时，医生要体贴患者，举止要稳重大方，态度要严肃认真，手法要轻巧柔和，避免突然暴力或冷手按诊，并嘱咐患者主动配合。要边检查边注意观察患者的反应及表情变化，让患者尽量放松，以避免患者因精神紧张而出现假象反应，保证按诊检查结果的准确性。

（四）按诊的内容

按诊的应用范围很广，这里主要介绍按肌肤、按手足、按胸胁、按脘腹。

1. 按肌肤　按肌肤是医生用手触摸某些部位的肌肤，从肌肤的寒热、润燥、滑涩、疼痛、肿胀、疮疡等，分析疾病的寒热虚实及气血阴阳盛衰的诊察方法。

（1）诊寒热　按肌肤的寒热可了解人体阴阳的盛衰和邪气的轻重。如肌肤寒冷，多为寒证；肌肤灼热，为阳热炽盛；肌肤寒冷而冷汗淋漓，脉微欲绝，为亡阳之征；汗出如油，四肢肌肤尚温而脉躁疾无力，为亡阴之象；身灼热而手足厥冷，为里热壅盛，阳气不得外达四末，属真热假寒证。

（2）诊润燥、滑涩　通过触摸患者皮肤的滑润和燥涩，可了解汗出与否及气血津液的盈亏。

皮肤干瘪者，为津液不足；肌肤润滑者，为津血充盛；肌肤枯涩者，为气血不足。新病皮肤多润滑而有光泽，为气血未伤之表现。久病肌肤枯涩者，为气血两伤，气血不能濡养体表所致；肌肤甲错者，多为瘀血日久，或血虚失荣所致。

（3）诊疼痛　触摸肌肤疼痛的部位、性质及程度，可辨别病位和病性。局部肌肤柔软，按之痛减者，为虚证；肌肤硬痛拒按，按之痛甚者，为实证。

（4）诊肿胀　用手按压肌肤肿胀部位，以辨别水肿和气肿。如按之凹陷，举手不能即起者，为水肿；按之凹陷，举手即起者，为气肿。

（5）诊疮疡　触按疮疡局部的凉热、软硬，可判断病证之阴阳寒热及是否成脓。一般肿硬不热者，属寒证；肿处灼手而有压痛者，属热证；根盘平塌漫肿者，属阴证；根盘紧束而隆起者，属阳证。患处坚硬多无脓，边硬顶软为已成脓。

2. 按手足　按手足是通过触摸患者手足部位的冷热程度，以判断病情的寒热虚实及表里内外顺逆的诊察方法。

凡手足俱冷者，是阳虚寒盛；手足俱热者，多为阳盛热炽。热证反见手足逆冷者，多因热盛而阳气闭结于内，不得外达所致，提示病情严重。

诊手足时，还可做手足心、手足背的比较。如手足背热甚者，多为外感发热；手足心热甚者，多为内伤发热。

诊手足寒温对判断阳气存亡，推测疾病预后，亦具有重要意义。阳虚之证，四肢犹温，为阳气尚存；若四肢厥冷，多病情深重。

3. 按胸胁　包括按胸部和按胁部两部分。

（1）按胸部　胸部按诊可了解心、肺、虚里等病变的情况（图4-4）。

①按虚里：虚里位于左乳下第4、5肋间，乳头下稍内侧，为心尖搏动处，诸脉之所宗。按虚里可测知宗气之强弱、疾病之虚实、预后之吉凶。正常情况下，虚里搏动不显，仅按之应手，

其搏动范围直径为 2 ～ 2.5cm，动而不紧，缓而不息，动气聚而不散，节律清晰，是心气充盛，宗气积于胸中，为平人无病的征象。虚里按之其动微弱者为不及，是宗气内虚之征，亦可因饮停心包所致；动而应衣太过，是宗气外泄之象；按之弹手，洪大而搏，或绝而不应者，是心气衰竭，证属危候。

前胸高起，胸如桶状，按之气喘，为肺胀；按之胸痛，叩之音实者，常为饮停胸膈。

②按乳房：乳房按诊的正确方法：将手指并拢，将手指末两节的指腹平放在乳房表面，轻轻触按，切忌用手指抓捏，否则会将正常的乳腺组织误认为肿块。乳房以乳头为中心画水平和垂直两线，分为内上、内下、外上、外下 4 个象限。先从健侧乳房开始，后检查患侧。检查的顺序，习惯上从乳房的外上象限→外下象限→内下象限→内上象限（左侧按顺时针方向，右侧按逆时针方向），然后触摸乳头、乳晕部，并注意检查时有无乳头溢液。由于乳房外上方为乳腺癌的好发部位，故对此部分要反复触诊。如有副乳，还要仔细触诊有无肿块。

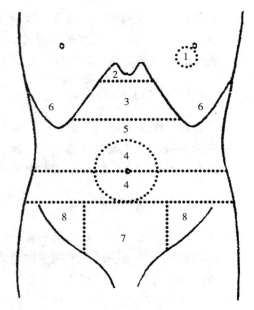

图 4-4　胸腹部位划分图

1. 虚里；2. 心下；3. 胃脘；4. 脐腹；5. 大腹；
6. 胁肋；7. 小腹；8. 少腹

乳房触诊的内容：有无触痛及触痛的部位、范围、浅深、性质；有无肿块及肿块位置、大小、形态、硬度、数目、表面、活动度、边界、有无粘连、有无压痛等，并注意腋窝、锁骨下淋巴结的情况；乳头肿块与乳头溢液的关系。

乳房常见病证特征：乳房轻触即痛，皮肤发红有灼热感，肿块增大较迅速，多为乳痈。乳房肿块大小不一，呈片状、结节、条索、颗粒状，边界欠清，质地不坚，活动度好，常有压痛者，多为乳癖。乳房肿块，呈圆形、椭圆形或结节形，质地坚韧，边界清楚，表面光滑，推之活动而不痛者，多为乳核。乳房有结节如梅李，质地较硬，边界不清，皮肉相连，触痛不明显，病变发展缓慢，日久破溃，流稀脓夹有豆渣样物者，多为乳痨。乳房肿块质硬，形状不规则，高低不平，边界不清，腋窝多可扪及肿块，应考虑乳腺癌的可能。

（2）按胁部　胁部按诊主要是了解肝胆的病变情况。胁痛喜按，多为肝虚；胁下扪及肿块，多为血瘀；右胁下肿块，质地坚硬，按之表面凹凸不平，边缘不规则，常伴压痛，应注意排除肝癌；疟疾日久左胁下可触及痞块，按之硬者，为疟母。

4. 按脘腹　按脘腹部可以了解局部的冷热、软硬、胀满、肿块及压痛等情况，脘腹内有许多重要的脏腑，胸骨鸠尾穴以下凹陷称心下，心下为胃脘，脐上 2 寸（以同身寸计算）为下脘穴，脐下 1.5 寸为气海穴，以下脘至气海之间为直径画一圆周，其圆周之内称为脐腹，属脾、大小肠；脐以上称为大腹，属脾；脐腹以下为小腹，属膀胱、胞宫、大小肠；小腹两侧为少腹，属足厥阴肝经。按脘腹有助于辨别有关脏腑的病变及病性的寒热虚实。

（1）按脘部　按脘部主要诊察胃腑病证。脘部痞满，按之较硬而疼痛者，属实证，多因实邪聚结胃脘所致；按之濡软而无痛者，属虚证，多因胃腑虚弱所致；脘部按之有形而胀痛，推之辘辘有声者，为胃中有水饮。

（2）按腹部　按腹部主要是诊察肝、脾、小肠、大肠、膀胱、胞宫等脏腑的病证。腹部按之凉而喜温者，属寒证；腹部按之热而喜凉者，属热证；腹痛喜按者，多属虚证；腹痛拒按者，多属实证。若腹部有肿块，按诊时要注意肿块的部位、形态、大小、硬度、有无压痛和移动度等情况。肿块推之不移，痛有定处者，为癥积，病属血分；肿块推之可移，或痛无定处，聚散不定者，为瘕聚，病属气分。

腹部高度胀大，如鼓之状者，称为鼓胀。鼓胀中水臌与气臌的鉴别：两手分置于腹部两侧对称位置，一手轻轻叩拍腹壁，另一手若有波动感，按之如囊裹水者为水臌；一手轻轻叩拍腹壁，另一手无波动感，以手叩击如鼓之膨膨然者为气臌。

右少腹剧痛而拒按，按之有包块应手者，多为肠痈。左少腹作痛，按之累累有硬块者，多为肠中宿粪。腹中结块，按之起伏聚散，往来不定，或按之形如条索，久按转移不定，或按之手下如蚯蚓蠕动者，多为虫积。

5. 按腧穴　通过按压身体上某些特定腧穴以判断脏腑的病变。腧穴的变化主要是出现结节或条索状物，或者出现压痛及敏感反应。如肺病患者，有些可在肺俞穴摸到结节，有些在中府穴出现压痛；肝病患者可出现肝俞穴或期门穴压痛；胃病在胃俞穴和足三里穴有压痛；肠痈在阑尾穴有压痛。此外，还可以通过指压腧穴做试验性治疗，从而协助鉴别诊断。如胆道蛔虫腹痛，指压双侧胆俞则疼痛缓解，其他原因腹痛则无效，可资鉴别。

复习思考题：

1. 简述脉象形成的原理。
2. 试述脉诊的方法和注意事项。
3. 简述弦脉、滑脉的脉象特征及其主病。
4. 叩法有几种？简述手法要领。
5. 简述腹部按诊的要点及临床意义。

第五章
中医常用的辨证方法

扫一扫，查阅本章数字资源，含PPT、音视频、图片等

　　辨证，就是在中医基础理论的指导下，对患者的临床资料进行综合分析，对照各种证的概念，从而对疾病当前的病理本质做出判断，并概括为具体证名的过程。辨证的依据，即四诊等各种诊察所获得的有关疾病的起因、病史、症状、体征、社会及自然环境因素等临床资料。辨证的方法有八纲辨证、气血津液辨证、脏腑辨证、病因辨证、六经辨证、卫气营血辨证、三焦辨证、经络辨证等。

　　学习中医辨证的内容，首先应明确证、病、症的区别。证，即证候，是疾病发生和演变过程中某一阶段本质的反映。它以某些相关的脉症，不同程度地提示病因、病机、病位、病性、病势等，为论治提供依据。病，是在病因作用下，体内出现的具有一定发展规律的邪正交争、阴阳失调等演变过程，具体表现为若干特定的症状和各阶段相应的证候。症，即症状，是患者自觉的异常变化及医者通过四诊等诊察手段获得的异常特征，是疾病与证候的表现。

第一节　八纲辨证

一、概念与意义

　　八纲是指阴、阳、表、里、寒、热、虚、实八类证候。

　　八纲辨证是中医诊断学的主要内容之一。疾病的临床表现尽管千变万化、极其复杂，但不外乎八纲辨证的八类证候，因此，运用八纲辨证可起到执简驭繁、高屋建瓴的作用，历来为临床医家所重视。

　　八纲辨证就是根据望、闻、问、切四诊搜集和掌握的各种病情和资料，运用八纲进行分析综合，从而辨别病变部位的浅深、疾病性质的寒热虚实、邪正斗争的盛衰和疾病类别的阴阳，作为辨证的纲领。八纲之中阴阳又是总纲。即：表、热、实证属阳证，里、寒、虚证属阴证。根据病位、病性及邪正力量对比情况，八纲辨证可归纳为四对纲领的辨证，即表里辨证、寒热辨证、虚实辨证、阴阳辨证。

　　中医学的诸多辨证方法中最基本的是八纲辨证。它把千变万化的病证，归纳为四对纲领性证候。八纲辨证在诊病辨证过程中，可起到提纲挈领的作用，不仅适用于内、外、妇、儿科，同样适用于眼、喉、正骨、针灸、按摩等临床各科。

　　八纲辨证，并不意味着把各种证候截然划分为八个区域，它们是相互联系而又不可分割的。如表里与寒热虚实相联系，寒热与表里虚实相联系，虚实又与寒热表里相联系。疾病的变化，往往不是单纯的，常常是表里、寒热、虚实夹杂在一起的，如表里同病证、虚实夹杂证、寒热错杂

证。在一定条件下，疾病可以出现不同程度的转化，如表邪入里证、里邪出表证、寒证化热证、热证转寒证、实证转虚证、因虚致实证等。疾病发展到一定阶段时，还可能出现一些与疾病性质相反的假象，如真寒假热证、真热假寒证、真虚假实证、真实假虚证等。阴证、阳证也是如此，阴中有阳，阳中有阴，疾病可以由阳入阴、由阴出阳，又可以从阴转阳、从阳转阴。因此，进行八纲辨证，不仅要熟练掌握各类证候的特点，还要掌握它们之间的相兼、转化、夹杂、真假，才能正确而全面地认识疾病。

八纲是各种病证的高度概括。因此，在诊断疾病的过程中，辨明八纲之后，还必须进一步运用气血、脏腑、病因、六经及卫气营血等有关辨证方法分析疾病，以求辨证诊断尽可能做到病位准确、病性清楚，从而正确地指导临床治疗。例如：表证，尚须辨别表寒还是表热；里证，须辨别病在肠胃还是病在肝肾等。

二、八纲的基本证候

八纲的基本证候，即通过表里辨证、寒热辨证、虚实辨证、阴阳辨证四对纲领的辨证，区分出的表证与里证、寒证与热证、虚证与实证、阴证与阳证八个证候。但对中医临床而言，还不是完整而具体的证候，只是对病情的大体分类，需要结合其他辨证方法，进一步具体化。

（一）表里辨证

表里辨证是辨别病变部位外内深浅、病情轻重和病变趋向的一对纲领。需要注意的是，对于表里要从两个方面理解，广义表里是一个相对概念，如：躯壳与脏腑相对而言，躯壳为表，脏腑为里；经络与脏腑相对而言，经络为表，脏腑为里；脏与腑相对而言，腑为表，脏为里；三阳经与三阴经相对而言，三阳经为表，三阴经为里。狭义表里是一个确定概念，如病在皮毛、肌腠，部位浅在者属表证；病在脏腑、血脉、骨髓，部位深在者属里证。

病变有初起即是表证或里证的；也有表证渐次传化为里证，而表证全无；亦有表证未罢，里证又起；或病本在里，并及于表，以致表里证候错杂出现种种情况，临证时当辨别清楚。

1. 表证　表证是病位浅在肌肤的一类证候。一般是指六淫、疫疠等邪气经皮毛、口鼻侵入时，正气抗邪所表现的轻浅证候的概括。因外感六淫及疫疠等邪气，经皮毛、口鼻侵入，正气抗邪所致。多见于外感病的初期阶段，具有起病急、病程较短、病情较轻、病位较浅的特点。

【临床表现】 发热，恶寒（或恶风），头身疼痛，鼻塞流涕，喉痒咳嗽，咽痛，舌苔薄白，脉浮。

【证候分析】 由于六淫、疠气客于肌表，邪正相争，故发热。卫气受遏，失去温养肌表的功能，故见恶寒。邪气郁滞经络，气血流行不畅，致头身疼痛。肺主皮毛，鼻为肺窍，邪气从皮毛、口鼻而入，肺系皆受邪气，肺气失宣，故鼻塞流涕、咳嗽、咽痛诸症常并见。邪气在表，未伤及里，故舌苔可无变化，仍以薄白为主。正气奋起抗邪，脉气鼓动于外，故脉浮。

由于外邪有不同种类，故表证的临床证候表现也有差别。但一般以新起恶寒、发热并见，内在脏腑病变不明显为共有特征。因表证病位较浅、病情较轻，病性一般属实，较易治愈。如久延不愈，外邪内传，可发展为半表半里证，或致里证。

【辨证要点】 本证一是感受外邪，为外感初起；二是以恶寒发热并见为必有症状。

2. 里证　里证是与表证相对而言，泛指病位深在于内（脏腑、气血、骨髓等）的一类证候。

里证的成因，可以概括为三个方面：一是病邪由表渐次入内，侵犯脏腑而成；二是外邪直接侵犯内里而发；三是七情内伤、饮食劳倦等直接损害脏腑使脏腑功能失调而发病。

【临床表现】里证临床表现庞杂，因里证所包括的范围极广，如内伤杂病，大多见里证，其临床表现多种多样，详见虚实寒热辨证及脏腑辨证、气血津液辨证等有关章节。如外感发病，传变入里所出现的里证，则多是热证和实证。其主要证候是壮热或潮热，不恶寒，反恶热，或烦渴，腹胀或腹痛，或呕恶，大便干结或大便热臭，小便黄赤短少，或神昏烦躁谵语，舌质红苔黄厚，脉洪数或沉数有力。

【证候分析】上述实热证，多由表邪入里，从阳化热所致。热邪炽盛于阳明，阳明主肉，故肌肤壮热或潮热不退，反恶热。里热炽盛伤津，故烦渴欲饮。热在阳明，壅滞于大肠，故腹胀腹痛、大便干结或热臭、小便黄而量少。热扰胃腑，胃气上逆，故恶心呕吐。热扰神明，神志不安，故神昏烦躁。脉沉主里，脉数主热，脉洪或有力为实，或洪数或沉数有力为里实热证的病理反映。阳明腑实，火热熏蒸，故舌质红、舌苔黄而厚。

【辨证要点】本证一是病位在里，邪已深入于内；二是出现上述里证的一些症状。

3. 半表半里证　外邪由表内传，尚未入里，或里邪透表，尚未达于表，邪正相搏于表里之间，称为半表半里证。成因可以概括为三个方面：一是外邪由表传内，尚未入于里；二是里邪透表，尚未透于表，邪气居于半表半里之间；三是邪气直犯少阳，正气渐虚，正邪分争，少阳枢机不利。

【临床表现】寒热往来，胸胁苦满，心烦喜呕，默默不欲饮食，口苦，咽干，目眩，脉弦等（参见六经辨证中的少阳病证）。

【证候分析】邪客少阳，正邪分争，故寒热往来。邪踞少阳，经气不利，故胸胁苦满。胆火内郁，脾胃失运，故不欲饮食。胆火上扰，心神不宁，故心烦。胆火内扰，胃失和降，故喜呕。胆火上炎，灼伤津液，故口苦咽干。少阳胆病可见脉弦。

【辨证要点】本证必见寒热往来，可兼见胸胁苦满、口苦、咽干、目眩、脉弦等症状。

4. 表证和里证的鉴别　询问病史，审察病证寒热及舌苔、脉象等变化，对于辨别表证还是里证有重要意义。一般地说，新病、病程短者，多属表证；久病、病程长者，多属里证。发热恶寒同时并见的属表证，但热不寒或但寒不热的属里证。表证舌苔少有变化，里证舌苔多有变化，脉浮主表证，脉沉主里证。

表证与里证不是孤立存在的，而是与寒热虚实相互联系。单纯地辨别表证里证，只解决了发病部位的深浅问题，而病变的实质究竟属寒属热，机体抗病能力是虚是实，仍须进一步分辨。因此，在辨别表证里证之后，还要进一步辨别表里之属寒、属热、属虚、属实，才能分清表里疾病的实质。

表寒证与表热证的主要区别：一为恶寒发热的轻重。表寒者，恶寒较明显而发热较轻；表热者，恶寒较轻而发热明显。二是脉象与舌象之不同。表寒者，脉浮紧，苔薄白而润；表热者，脉浮数，苔薄白不润而干，舌边尖红赤。

表虚证与表实证之主要区别：以患者有汗无汗为重要指征。有汗者为表虚，无汗者为表实。但须指出，此"虚"系指营卫不和，卫表不固，汗出而热不解，汗液外泄征象，与发热无汗之卫气壅遏情况有区别。故表虚、表实仅是指人体卫气抗御外邪的不同情况而言，与一般全身性之虚实概念有所不同。

它们之间的鉴别见表5-1、表5-2。

表 5-1　表证寒、热、虚、实鉴别

表证类别	共有症状	主要鉴别症状
表寒		恶寒重，发热轻，身痛，苔薄白润，脉浮紧
表热	恶寒，发热，头痛，四肢痛，苔薄白，脉浮	恶寒轻，发热重，口微渴，苔薄白干，舌边尖红，脉浮数
表虚		有汗或汗出恶风，脉浮缓而无力
表实		无汗，脉浮而有力

表 5-2　里证寒、热、虚、实鉴别

里证类别	主要鉴别症状	舌象	脉象
里寒	面色苍白，形寒肢冷，口不渴或渴喜热饮，腹痛喜温，小便清长，大便溏薄或清稀	质淡苔白腻滑	沉迟
里热	面红或潮红，身热，恶热，烦躁，口干咽燥，渴喜冷饮，小便短赤，大便秘结，或泻下臭秽或夹脓血	质红或绛苔黄	洪数
里虚	疲倦乏力，气短，语音低微，眩晕，目花，心悸，精神萎靡，食少便溏，消瘦	舌胖嫩无苔	细弱无力
里实	腹满胀痛拒按，便秘，痞满，肿胀，壮热，谵狂，形实气粗，语声高扬等	苔老黄或厚浊	沉实有力

上面两个表可见里证之范围远较表证广泛，各种疾病皆有不同之里证，各种病邪、各个脏腑亦有其不同的临床表现。因此，关于里证辨证，外感热病入里，须结合六经辨证、卫气营血辨证及病因等进一步分析；内伤杂病则须结合脏腑辨证及气血津液等情况细致推敲，方能切中病情。

（二）寒热辨证

寒热，是辨别疾病性质的一对纲领，概括说明了机体阴阳的偏盛偏衰。《素问·阴阳应象大论》云："阳胜则热，阴胜则寒。"《素问·调经论》云："阳虚则外寒，阴虚则内热。"中医学十分重视正邪相互作用在发病学上的意义。正气有阳气与阴液之分，邪气有阳邪与阴邪之别。阳邪致病往往导致机体阳气偏盛、阴液受损，或阴液亏虚、阳气偏亢，均可出现热证；阴邪致病往往导致机体阴气偏盛、阳气受损，或阳气虚衰、阴寒内盛，均可出现寒证。

由于寒热是阴阳偏衰和偏盛的具体表现，所以辨证之寒热，实际上就是辨阴阳之盛衰。一般地说，寒证是机体阳气不足或感受寒邪所表现的证候，热证是机体阳气偏盛或感受热邪所表现的证候。病有属于单纯之寒证或热证者，有寒热错杂出现者，有原为热证而转为寒者，或原为寒证而化为热者，有本病真寒而见假热者，也有本病真热而见假寒者。同时，寒证热证往往与表里虚实相联系，致使临床表现错综复杂，必须详辨。

1. 寒证　寒证是感受阴寒之邪，或自体阳虚所表现的证候。寒证的形成，可以概括为三个方面：一是外感阴寒邪气；二是过服生冷寒凉，阴寒内盛；三是内伤久病，阳气耗伤。寒证包括表寒、里寒、虚寒、实寒等。

【临床表现】因寒证的类型不同而临床表现不尽一致，但一般可常见：恶寒喜暖，面色㿠白，肢冷蜷卧，口淡不渴，痰、涎、涕清稀，小便清长，大便稀溏，舌淡苔白而润滑，脉迟或紧等。

【证候分析】由于阳气不足或为外寒所伤，不能发挥其温煦形体的作用，故见形寒肢冷、蜷卧、面色㿠白。阴寒内盛，津液不伤，所以口不渴。阳虚不能温化水液，以致痰、涎、涕、尿等排出物皆为澄澈清冷。寒邪伤脾，或脾阳久虚，则运化失司而大便稀溏。阳虚不化，寒湿内生，则舌淡苔白而润滑。阳气虚弱，鼓动血脉运行之力不足，故脉迟。寒主收引，受寒则脉道收缩而拘急，故见紧脉。

【辨证要点】本证以阳气不足或阴盛伤阳为其主要病机，以脏腑功能低下，肌体失于温煦为主要临床表现。

2. 热证　热证是感受阳热之邪，或自体阳盛阴虚所表现的证候。热证的形成，多因外感火热之邪，或寒邪化热入里；或七情过激，郁而化热；或饮食不节，积蓄为热；或房事劳伤，劫夺阴精，阴虚阳亢所致。热证包括表热、里热、虚热、实热等。

【临床表现】因热证的类型不同而不尽一致，但一般可常见：恶热喜冷，口渴喜冷饮，面红目赤，烦躁不安，痰涕黄稠，吐血、衄血，小便短赤，大便干结，舌红苔黄而干燥，脉数等。

【证候分析】由于阳热偏盛，则恶热喜冷。火热伤阴，津液被耗，故小便短赤；津伤则需引水自救，所以口渴喜冷饮。火性上炎，则见目红面赤。热扰心神，则烦躁不安。津液被阳热煎熬，则痰涕等分泌物黄稠。火热之邪灼伤血络，迫血妄行，则吐血、衄血。肠热津亏传导失司，势必大便干结。舌红苔黄为热证，舌干少津为伤阴。阳热亢盛，血行加速，故脉数。

【辨证要点】本证以阳热亢盛或阴虚内热为主要病机，以脏腑功能亢奋，热盛津伤为主要临床表现。

3. 寒证与热证的鉴别

（1）寒证与热证　程钟龄在《医学心悟》中云："一病之寒热，全在口渴与不渴，渴而消水与不消水，饮食喜热与喜冷，烦躁与厥逆，溺之长短赤白，便之溏结，脉之迟数以分之。"辨别寒证与热证，不能孤立地根据某一症状做出判断，应对疾病的全部表现进行综合观察、分析，尤其是对寒热的喜恶、口渴与不渴、面色的赤白、四肢的凉温、二便、舌象、脉象等分析最为重要。寒证与热证的区别见表5-3。

表5-3　寒证与热证的鉴别

证型	寒热	口渴	面色	四肢	二便	舌象	脉象
寒证	恶寒喜热	不渴	白	冷	大便稀溏 小便清长	舌淡 苔白	迟或紧
热证	恶热喜冷	渴喜冷饮	红赤	热	大便干结 小便短赤	舌红 苔黄	数

（2）寒热的虚实鉴别　在临床辨证实践中，明确了证候的属寒属热之后，还必须进一步区别寒证或热证的虚实（表5-4）。

①热证的虚实鉴别：主要辨别产生热证的原因是热邪炽盛还是阴虚内热，前者为实热，后者为虚热。实热的特点是以热邪盛为主，故以壮热、烦渴、神昏、谵语，或腹满胀痛拒按、大便秘结、舌红、苔黄厚燥、脉数或洪数等症为多见。虚热的特点是以阴液虚损为主，故以消瘦、疲乏、潮热、盗汗、五心烦热、咽干、口燥不欲饮、舌红绛、少苔或无苔、脉细数等症为多见。

②寒证的虚实鉴别：主要辨别产生寒证的原因是寒邪偏盛还是阳气虚衰，前者为实寒，后者为虚寒。实寒的特点是以寒邪盛为主，故以怕冷、四肢厥冷、脘腹冷痛剧烈、舌淡苔白、脉沉弦或沉迟等症为多见。虚寒的特点是以阳虚不足为主，故以面色㿠白、形寒肢冷、倦怠懒言、下利清谷、小便清长、舌淡胖嫩、苔薄白润、脉迟细或微等症为多见。

总之，辨别寒证或热证的虚实，主要是分辨邪正盛衰。邪盛而正未衰，多为实寒或实热。邪盛正衰或邪正俱衰，则多为虚寒或虚热。同时在疾病的发展过程中，寒热的虚实也不是一成不变的，在一定的条件下可以转化。阳邪伤阴，阴邪伤阳，如实寒之证日久必伤阳，实热之证日久必伤阴，因此，实寒可向虚寒转化，实热可向虚热转化。

表 5-4　寒证和热证的虚实鉴别

证候类别		病机	主要鉴别症状
寒证	实寒	寒邪壅盛 阳气被遏	恶寒，四肢厥冷，腹冷痛，有时便秘，舌质淡，苔白，脉沉弦或沉迟有力
	虚寒	阳气虚衰 阴寒内盛	形寒怕冷，四肢发凉，面色㿠白，精神萎靡，下利清谷，小便清长，舌淡而胖，苔薄润，脉迟细或微细
热证	实热	热邪炽盛	壮热，烦渴，神昏谵妄，腹胀满疼痛、拒按，大便秘结，舌红苔黄厚燥，脉数或洪数
	虚热	阴虚火旺	潮热，盗汗，消瘦，乏力，五心烦热，咽干口燥，不欲饮食，舌红少苔，脉细数

（三）虚实辨证

虚实辨证，是分析辨别邪正盛衰的一对纲领，概括说明了病变过程中人体正气的强弱和致病邪气的盛衰。虚指正气不足，虚证是由正气不足所表现的证候。实指邪气过盛，实证是由邪气过盛所表现的证候。《素问·通评虚实论》说："邪气盛则实，精气夺则虚。"

病证有虚实之分，而虚实又与表里寒热相联系，故其证候亦较复杂。有原为实证而后转为虚证的，有原为虚证而后转为实证的，有本为实证而反见虚象的，有本为虚证而反见实象的，更有同一患者在同一时期出现虚实错杂情况。

虚实辨证的意义在于了解机体邪正的盛衰，为治疗提供依据，即实者宜攻，虚者宜补。如长沙马王堆汉墓帛书所说："治病者，取有余而益不足。"

1. 虚证　虚证是指人体正气虚弱，机体抗病能力降低，生理功能表现不足或衰退的一类证候。虚证的形成，有先天不足和后天失养两个方面，但以后天失于调养为主。如饮食失调，后天之本不固；七情劳倦，内伤脏腑气血；房事过度，耗散肾脏真元；或久病及失治、误治损伤正气等，均可形成虚证。一般来说，正与邪、虚与实之间是相互联系、相互影响的，但临床上确有不少属于气虚、血虚或阴虚、阳虚的病证，至于邪气的有无盛衰，则又当临证时进行具体分析。

【临床表现】由于虚证有阴虚、阳虚、气虚、血虚等多种证候的不同，所以临床表现亦不一致，很难概括全面。常见的有面色苍白或萎黄，精神萎靡，身疲乏力，心悸气短，形寒肢冷或五心烦热，自汗盗汗，大便滑脱，小便失禁，舌上少苔无苔，脉虚无力等。虚证的临床特点是病程较久，病势较缓，体质素虚。

虚证因气血阴阳的不同亏虚，而有不同的临床表现。气虚可见神疲乏力、自汗懒言、声低气怯、动则气急、纳少不化、舌质淡胖、脉虚无力。阳虚有气虚表现，同时见虚寒症状，如畏寒、形寒肢冷、小便清长、下利清谷、脉迟等。血虚可见头晕目眩、失眠心悸、面色苍白无华或萎黄、手足麻木、口唇指甲淡白、舌质淡、脉细弱无力。阴虚可见头晕目眩、失眠心悸表现，同时见虚热症状，如颧红、微热或潮热、五心烦热、口干咽燥、盗汗、舌质红绛瘦薄或有裂纹、苔剥或无苔、脉细数。

【证候分析】因阳气亏虚，失去温运、固摄的功能，所以面色苍白、形寒肢冷、神疲乏力、气短自汗、二便不禁。阴血虚不能制阳，失去其濡养滋润的作用，故见手足心热、心烦心悸、面色潮红或萎黄、盗汗等症。气血两虚，经脉既不能充盈，血行又失于鼓动，故脉来虚而无力。阳虚不能蒸化水津，阴亏无以滋养上承，所以舌上少苔甚至无苔。

【辨证要点】本证有人体正气虚弱，机体抗病能力降低，生理功能不足或衰退的临床表现，具备病程较久、病势较缓、体质素虚的临床特点。

2. 实证　实证是由于邪气亢盛，机体功能亢奋或代谢障碍，病理性产物停积而出现的一类证候。实证的形成多因两个方面：一是感受外邪；二是脏腑功能失调，痰饮、水湿、瘀血、脓液、宿食、虫积、结石等蓄积。一般来说，实证虽以邪气亢盛为主，但正气犹能抵抗，未至亏损的程度，故实证往往显示邪正斗争处于激烈的阶段。

【临床表现】由于实邪的性质及所在部位的不同，实证的临床表现亦极不一致。主要有发热，腹胀痛拒按，胸闷烦躁，甚至神昏谵语，呼吸气粗，痰涎壅盛，大便秘结，小便不利，舌苔厚腻，脉实有力等。

【证候分析】由于邪气过盛，正气与之抗争，阳热亢盛，故发热。实邪扰心，或蒙蔽心神，所以烦躁，甚至神昏谵语。邪阻于肺，则宣降失常而胸闷、喘息气粗。痰盛者，可见痰声辘辘。实邪积于肠胃，腑气不通，故腹胀满疼痛拒按、大便秘结。水湿内停，气化不行，所以小便不利。湿浊蒸腾，故舌苔多见厚腻。邪正相争，搏击于血脉，故脉实有力。

【辨证要点】本证一是有感受外邪，或内脏气机失调、水液代谢障碍，以致痰饮、水湿、瘀血等病理产物停留在体内等的病理基础；二是其临床特点是新起、暴病，以及病情剧烈、体质壮实。

3. 虚证与实证的鉴别　虚证与实证的鉴别，主要在于对体质的强壮与虚弱、病之新久、有汗无汗、胀之减与不减、疼痛的喜按与拒按、脉之有力无力等的分析。一般来说，体壮初病多属实；体弱久病多属虚。当邪气亢盛或痰、食、水饮、瘀血等停于体内时，多属实；若正气素虚，或脏腑功能衰退时，则多属虚。又如发热恶寒为邪在肌表，无汗为表实，有汗为表虚。见胃肠症状，为病变在里，如腹痛拒按、便秘，属里实；腹痛喜按、便溏，属里虚等（表5-5）。

表5-5　虚证与实证的鉴别

证候	实证	虚证	证候	实证	虚证
病程	短（新病）	长（久病）	胸满	胀满不减	胀满时减
体质	多较强壮	虚弱	发热	蒸蒸壮热	五心烦热、午后微热
精神	兴奋	萎靡	恶寒	添衣加被不减	得衣近火则解（畏寒）
声息	声高息粗	声低息微	舌象	质老苔厚	质嫩苔少或无苔
疼痛	拒按	喜按	脉象	有力	无力
胸腹	按之疼痛	按之不痛			

（四）阴阳辨证

阴阳是对事物相互对立的两个方面的高度概括，是证候分类（类证）的纲领。

阴阳是辨识证候总的纲领。阴阳的基本属性：阳具有兴奋、躁动、亢进、明亮等特征，多指外在的、向上的、容易发生的事物，阳邪致病，病变较快，多出现表证、热证、实证。阴具有抑制、沉静、衰退、晦暗等特征，多指内在的、向下的、不易发生的事物，阴邪致病，病变较慢，多出现里证、寒证、虚证。

临床证候虽然复杂多变，但总不外阴阳两大类别，而诊病要点必须首先辨明病性属阴属阳，任何证候都可用阴阳从整体上加以最基本的概括。从这个意义上说，阴阳是八纲辨证的总纲，用以统括其余的六个方面，即表、热、实证属阳证，里、寒、虚证属阴证。故又称二纲六要。

1. 阴证和阳证

（1）阴证　主要是指机体阳气虚衰，阴气偏盛所表现的证候，其病多属寒属虚，病位大多在里，病证反应多呈衰退性的表现。临床表现多见精神萎靡，面色㿠白，目光无神，气短音低，舌质淡，苔白，脉沉迟细而无力等。

（2）阳证　主要是指邪热炽盛，机体阳气偏亢所表现的证候。其病多属热属实，其病证反应多呈亢进性表现。临床表现多见精神兴奋，狂躁不安，面色红赤，气粗声高，目视有神，动作有力，壮热恶热，去衣喜凉，烦渴喜冷饮，小便黄赤，大便干结，舌质红绛，苔黄厚，脉洪数或滑数有力等。

（3）阴证和阳证的鉴别　见表5-6。

表5-6　阳证与阴证鉴别

类　型	症　状							
	精　神	面　色	寒　热	呼吸语音	二　便	渴　饮	舌　象	脉　象
阳证	兴奋狂躁	红赤	壮热恶热	气粗声高	便干溲赤	口渴喜冷饮	质红绛苔黄	洪数滑数有力
阴证	萎靡	白	肢冷畏寒	气短音低	便溏溲清	口不渴喜热饮	质淡苔白	沉迟细无力

2. 阴虚证与阳虚证　阴阳辨证还需要辨别人体阴液与阳气是否偏虚，阴液不足为阴虚，阳气不足为阳虚。阴虚、阳虚皆属于虚证范围，但有寒热之分：阴虚多有热象，阳虚多见寒象。

（1）阴虚证　形体消瘦，午后低热，潮热盗汗，五心烦热，腰膝酸软，遗精早泄，咽干口燥，舌质红，瘦小少津，少苔或无苔，脉细数。

（2）阳虚证　面色㿠白，肢冷畏寒，神疲乏力，声低息微，气短自汗，腰酸腿软，阳痿遗泄，口淡纳呆，尿频清长，大便溏薄，舌苔薄白，脉沉迟或大而无力。

3. 亡阴证与亡阳证　阴阳辨证的另一意义，是辨别人体阴液与阳气是否衰竭，阴液衰竭为亡阴，阳气衰竭为亡阳。由于人体生命活动的最基本物质是肾中阴精和阳气，即真阴和真阳。亡阴、亡阳与肾阴肾阳的虚损与衰竭有密切关系，可由慢性病引起肾阴肾阳不足发展而来，也可由急性病急剧变化而出现，如高热、大汗，或治疗发汗过多，或吐泻过度，或大量失血等，皆可导致亡阴、亡阳。

亡阴、亡阳证候也属于虚证范围，也有寒热之分，亡阴可有热象，亡阳则有寒象。

（1）亡阴　多见汗出如油，热而黏手，身热肢温，神情烦躁不安，甚则昏迷气粗，口干喜冷饮，舌红而干，脉细数无力。

（2）亡阳　多见冷汗淋漓，汗稀质清，肢冷畏寒，精神淡漠，气息微弱，口不渴喜热饮，舌淡，脉微细欲绝。

（3）亡阴证与亡阳证的鉴别　见表5-7。

表 5-7　亡阴证与亡阳证鉴别

类　型	症　状					
	汗	寒　热	渴　饮	呼　吸	舌　象	脉　象
亡阴证	汗热黏腻	身热肢温	渴喜冷饮	气粗	舌质红干	细数无力
亡阳证	汗冷如珠	畏寒肢冷	口不渴喜热饮	气微	舌质淡滑	脉微欲绝

但需要注意的是，由于阴阳是互根的，阴液耗损，阳气必无所依附而散越；阳气衰亡，阴液亦必无以化生而耗竭。所以，亡阴可迅速转化为亡阳，亡阳之后亦往往出现亡阴。必须指出，亡阴之时并不是阳气未衰，亡阳之时亦不是阴液无伤，亡阴与亡阳难以截然割裂，只是有先后主次的不同而已。

三、八纲证候间的关系

八纲证候之阴阳表里寒热虚实，都各自概括了某一方面的病理本质，有明确的概念。但在中医临床实际工作中，各个独立的证候又是相互联系的。如反映疾病性质的寒、热证，同时与代表病位的表、里证并存；寒、热证又可以同时与表、里证或虚、实证并存。八纲辨证的证候并不是绝对的、孤立的、一成不变的，而是可以相互兼夹、错杂的。因此，在临床辨证中，不但要掌握八纲辨证八类证候的区别，还应注意八纲证候间的相互关系。八纲证候间的关系可概括为 4 个方面，即证候相兼、证候错杂、证候真假、证候转化。

（一）证候相兼

证候相兼是指疾病在某一阶段，出现证候相兼状况，但排除表与里、寒与热、虚与实等相反的证候同时出现。八纲证候相兼主要有表寒证、表热证、实寒证、实热证、表虚证、表实证、里虚证、里实证、虚寒证、虚热证等，其临床表现一般是相关纲领证候相加。

1. 表寒证　为寒邪侵袭肌表所表现的证候。临床表现为恶寒重，发热轻，头身疼痛，无汗，脉浮紧，苔薄白润。治疗原则是辛温解表。

2. 表热证　为温热病邪侵犯肌表的证候。临床表现为发热，微恶风寒，口干微渴，汗出，头痛，舌边尖红，脉浮数。治疗原则是辛凉解表。

3. 表虚证　有两种情况，一是感受风邪而致的表证，可见恶风、有汗，属于外感表虚证；二是肺脾气虚，卫表不固而致的表证，可见常自汗、易感冒，属于内伤表虚证。表虚与表实区别：表虚证汗出脉浮缓，表实证无汗脉浮紧。

4. 里虚证　包含脏腑、气血、阴阳虚损，可分为虚寒证和虚热证。

5. 里实证　指邪气内盛的证候，可分为实寒证和实热证。

6. 虚寒证　指阳气亏虚的证候。临床表现为精神不振，少气懒言，面色㿠白，畏寒肢冷，腹痛喜按，便溏，小便清长，舌淡白，脉沉迟无力或弱。

7. 虚热证　指阴液亏虚的证候。临床表现为形体消瘦，口干咽燥，颧红，午后低热，盗汗，五心烦热，舌红绛少苔或无苔、脉细数。

8. 实寒证　指感受寒邪，阳气被遏的证候。临床表现为恶寒喜暖，面色苍白，腹冷痛拒按，脉有力或紧。

9. 实热证　指阳热炽盛表现的证候。临床表现为恶热喜凉，面红目赤，腹胀满拒按，脉洪数有力。

另外，里实寒证多因寒邪直中脏腑所致；里虚寒证多因机体阳气虚衰形成；里实热证多缘于外邪传里化热，或热邪直中脏腑所致；而里虚热证为阴液不足，阳热偏亢的证候。

（二）证候错杂

证候错杂是指疾病在某一阶段，同时出现表与里、寒与热、虚与实等病位、病性相反的证候。如表与里并见、寒与热错杂、虚与实夹杂等，病情异常复杂。八纲证候错杂主要有表里同病、寒热错杂、虚实夹杂等，其临床表现一般是相关纲领证候相加，但须辨清患者机体状况、病邪性质，以及病位的内外、上下之不同。

1. 表里同病证　即表证和里证在同一时期出现。这种情况的出现，除初病即见表证又见里证外，多因表证未罢，而又及里，或旧病未愈，又加新病，如本有内伤又加外感，或先有外感又伤饮食等。表里同病的出现，往往与寒热、虚实互见，常见表热里寒、表虚里实、表实里虚等（详见寒热虚实辨证）。

2. 寒热错杂证　即寒证和热证在同一患者身上同时出现，有上热下寒、上寒下热、表寒里热、表热里寒之不同。

（1）上热下寒证　患者在同一时间内，上部表现为热、下部表现为寒的证候。如既见胸中烦热、频欲呕吐的上热证，又见腹痛喜暖、大便稀薄的下寒证，即属此类病证。

（2）上寒下热证　患者在同一时间，上部表现为寒、下部表现为热的证候。例如，胃脘冷痛、呕吐清涎，同时又兼见尿频、尿痛、小便短赤，此为寒在胃而热在膀胱之证候。

上热下寒证和上寒下热证病因多为寒热错杂，病理为阴阳之气不相协调，或为阴盛于上、阳盛于下，或阳盛于上、阴盛于下所致。

（3）表寒里热证　寒在表，热在里，是表里寒热错杂的一种表现。常见于本有内热，又外感风寒；或外邪传里化热而表寒未解的病证。如恶寒发热、无汗、头痛身痛、气喘、烦躁、口渴、脉浮紧，这是寒在表而热在里的证候。

（4）表热里寒证　也是表里寒热错杂的一种表现。多见于素有里寒而又感风热；或表热证未解，误下以致脾胃阳气损伤的病证。如平素脾胃虚寒，又感风热，临床上既能见到发热、头痛、咳嗽、咽喉肿痛的表热证，又可见到大便溏泄、小便清白、四肢不温的里寒证。寒与热同时并见，除了要分清表里上下及经络脏腑病位之外，还要分清寒热孰多孰少和标本先后主次，这些鉴别十分重要，是论治的准绳。

3. 虚实夹杂证　凡虚证中夹有实证，或实证中夹有虚证，以及虚实齐见，同时存在正虚和邪实的证候，谓之虚实夹杂证。例如表虚里实、表实里虚、上虚下实、上实下虚等证。虚实夹杂的证候，由于虚和实错杂互见，所以在治疗上便有攻补兼施法。但在攻补兼施中，还要分清虚实孰多孰少，因而用药则有轻重主次之分。

（1）实证夹虚　此证常发生于实证过程中正气受损的患者，亦可见于原来体虚而新感外邪的患者，或实证失治、误治损伤正气的情况。它的特点是以实邪为主，正虚为次。例如在阳明热盛见壮热、口渴、汗出、脉洪大等证候的同时，又见气阴两伤的口燥渴、心烦、背微恶寒等表现。又如外感伤寒，经发汗，或经吐、下之后，心下痞硬，嗳气不除，即胃有痰湿、浊邪而胃气受损的实中夹虚之证。

（2）虚证夹实　此证往往见于实证深重，拖延日久，正气大伤，余邪未尽的患者，亦可见于素体大虚，复感邪气的患者。其特点是以正虚为主，实邪为次。例如春温病的肾阴亏损证，出现于疾病的晚期，是邪热劫烁肝肾之阴而呈现邪少虚多的证候，见低热不退、口干、舌质干绛，此时治法拟滋阴养液，以扶正为主，兼清余邪。

（3）虚实并重　此证多见于以下两种情况：一是原为严重的实证，迁延时日，正气大伤，实邪未减；二是原来正气甚弱，又感受较重邪气。其特点是正虚与邪实均十分明显，病情比较沉重。例如鼓胀表现为腹胀如鼓、腹壁青筋暴露、二便不通，同时见形体羸瘦、不能食、精神萎靡等正气大伤的表现。又如小儿疳积症见大便泄泻、完谷不化、腹部膨大、形瘦骨立、午后烦躁、贪食不厌、脉细略弦，病起于饮食积滞，损伤脾胃，虚实并见，治应消积与健脾同用。

（三）证候真假

1. 寒热真假证　当疾病发展到寒极或热极的时候，有时会出现与疾病的本质相反的一些假象。如"寒极似热""热极似寒"，即所谓真寒假热证或真热假寒证。

（1）真寒假热证　此证是内有真寒而外见假热的证候。其产生机理是由于阴寒内盛，格阳于外，阴阳寒热格拒而成，又称"阴盛格阳证""戴阳证"。临床表现为身热、面红、口渴、脉大，似属热证，但身热反欲盖衣被、口渴喜热饮、饮亦不多、脉大而无力，还可见四肢厥冷、下利清谷、小便清长、舌淡苔白等一派寒象。

（2）真热假寒证　此证是内有真热而外见假寒的证候。其产生机理是由于阳热内盛，格阴于外，又称"阳盛格阴证"。常见内热愈盛则肢冷愈严重，即所谓"热深厥亦深"。临床表现为手足逆冷、脉沉，似属寒证，但肢冷而身热不恶寒反恶热、脉沉数而有力，更见烦渴喜冷饮、咽干、口臭、谵语、小便短赤、大便燥结或热痢下重、舌质红、苔黄而干等。此时的手足厥冷、脉沉之寒象，是因为内热过盛，阳气闭郁，不能外达于表所致，所以热为疾病本质，而所见寒象为疾病的假象，即阳盛于内，拒阴于外，故又称"阳盛格阴""阳证似阴""阳厥""热厥"。

（3）寒热真假证的鉴别要点　假象是疾病的表面现象，真象是疾病的本质。在辨证时必须透过现象看本质，故辨别寒热真假在辨证时意义重大，可从以下两方面去考虑。首先，假象的出现多在四肢、皮肤或面色等方面，而脏腑、气血、津液方面的表现才是疾病的本质，应以里证、脉象、舌象等为诊断、鉴别的关键。其次，假象与真象的区别，例如：面红，假热的面红仅在颧颊上，颜色浅红而娇嫩，如浮在皮表，时隐时现；真热的面红是满面通红。肢冷，假寒是虽见肢冷而反不欲近衣被，胸腹灼热；真寒则为肢冷并见身蜷卧，欲得衣被。上述这些症状，如果认真观察和询问，便不难区别（表5-8）。

表5-8　寒热真假证的鉴别

		真寒假热证（阴证似阳）	真热假寒证（阳证似阴）
望诊	面部	两颧嫩红，唇色淡白	面色虽多晦滞，但目光炯炯有神，唇红焦燥
	神志	虽躁扰不宁，状如阳证，但精神委顿，形体倦息	神志昏沉状若阴证，但时有烦躁，扬手掷足，形强有力
	舌象	舌色暗淡，苔灰黑而润滑	舌质红绛，苔焦黄或黑，干燥起刺
闻诊		气冷息微，语声无力，排泄物多无臭秽气味	气热息粗，声音响亮，口气臭秽，排泄物多有臭秽气味
问诊		口虽渴，但不欲饮，或喜热饮；身热反欲得衣被；小便清白，大便自利或便秘；咽喉痛，但不红肿	口渴欲饮，且喜冷饮，身大寒反不欲得衣被；小便黄赤，大便秘结，肛门灼热

续表

	真寒假热证（阴证似阳）	真热假寒证（阳证似阴）
切诊	脉虽疾数但不鼓击指下，按之无力或微细欲绝；胸腹按之不灼手	脉滑数按之鼓指，或虽沉而按之有力；手足虽冷，但胸腹热且按之灼手
病机	阴盛于内，格阳于外	阳热内郁不能外达，格阴于外
治法	回阳救逆，引火归原	清泄里热，疏达阳气

2. 虚实真假证　虚和实都有真假疑似之证，辨证时尤当仔细。《内经知要》针对这种情况指出："至虚有盛候，大实有羸状。"

（1）**真实假虚证**　指病证本质为实证，反见某些虚羸现象，即所谓"大实有羸状"。由于大积大聚以致经脉阻滞，气血不能畅达，表现出一些类似虚证的假象，如神情默默、倦怠懒言、身体羸瘦、脉象沉细等。如热结肠胃、痰食壅滞等证，大积大聚，经络阻滞，气血不畅，因而出现精神默默、身寒肢冷、脉象沉迟或伏等虚证。但仔细观察患者，语声高亢、气粗、脉虽沉迟但按之有力，说明内在的痰食热结是病变真正的本质，而表现于外的虚象却是假象，这就是真实假虚证。

（2）**真虚假实证**　指本质为虚证，反见某些实盛现象，即所谓"至虚有盛候"。如脏腑虚衰，气血不足，运化无力，出现腹部胀满、呼吸喘促、二便闭涩等症。病本为虚证，因内脏气血不足，运化无力，故出现腹满、腹胀、腹痛、脉弦等类似实证的现象。但患者腹虽胀满，却有时缓解而不是持续不止；腹虽痛，却不拒按，反而按则痛减；脉虽弦，但重按却无力。从这些情况看来，气血不足运化无力是病变的本质，腹满痛等是假象，是真虚假实证。

（3）**虚实真假证的鉴别要点**　辨别虚实真假，应注意下述几点：一是脉象，辨脉象的有力无力、有神无神、浮候沉候；二是舌象，辨舌象的苍老与胖嫩；三是声息，辨语言气息高亢与低怯；四是疾病全程，注意发病原因、诱因、疾病演化、体质强弱、病之新久，以及治疗经过如何等。上述四点是辨别虚实真假的要点。此外，还要特别注意在证候群中的疑似证候。

（四）证候转化

证候转化是指八纲中相互对立的证候之间，在一定条件下可以发生相互转化。大多是指一种证候转化为对立的另一种证候，其本质与现象均已变换，因此不同于证候的相兼、错杂、真假。但证候转化是一种质变，往往在之前有一个量变的过程，如证候转化之前，会出现证候的相兼、错杂等情况。

1. 表里出入　表里出入指疾病发展过程中，在一定条件下，病变部位的变化，表邪不解内传入里，而见里证，称为表邪入里；或某些里证，病邪从里透达肌表，为里邪出表。

（1）**表邪入里**　指先有表证，表邪不解，内传入里，称为表邪入里。多因机体抗邪能力降低，或邪气过盛，或护理不当，或误治、失治等因素所致。例如，原病表证，本有恶寒发热，若恶寒消失，不恶寒而反恶热，并见发热渴饮、舌红苔黄、尿赤等症，便是表邪入里的证候。

（2）**里邪出表**　某些里证，病邪从里透达于外，为里邪出表。这是由于治疗护理得当，机体抵抗力增强的结果。例如：内热烦躁，咳逆胸闷，继而发热汗出，或斑疹、白㾦外透，这是病邪由里达表的证候。

表邪入里表示病势加重，里邪出表反映邪有去路，病势减轻。病势所以有表里出入之变化，主要取决于邪正的盛衰、治疗是否及时、护理是否得当等因素。掌握表里出入的变化，对于推断疾病的发展转归有重要意义。

2. 寒热转化 寒热转化是指寒证或热证发展过程中，在一定条件下，可以相互转化。它是疾病性质的变化，也是阴阳转化在病性方面的具体表现。临床表现有以下两种情况。

（1）寒证转化为热证 先出现寒证，后出现热证，热证出现之后，寒证便渐渐消失，这就是寒证转化为热证。多因机体阳气偏盛，寒邪从阳化热所致，也可见于治疗不当，过服温燥药物的患者。例如感受寒邪，开始为表寒证，恶寒发热、身痛无汗、苔白、脉浮，病情进一步发展，寒邪化热入里，恶寒症状消退，而壮热、心烦口渴、苔黄、脉数等相继出现。这就表示其证候由表寒而转为里热。

（2）热证转化为寒证 原来是热证，后来出现寒证，寒证出现后，热证便渐渐消失，这就是热证转化为寒证。多因邪盛或正虚，正不胜邪，功能衰败所致，也见于误治、失治损伤阳气的患者。这种转化可缓可急。如热痢日久，阳气日耗，出现虚寒痢，这是缓慢转化的过程。若高热患者，由于大汗不止，阳从汗泄，或吐泻过度，阳随津脱，出现体温骤降、四肢厥冷、面色苍白、脉微欲绝的虚寒证（亡阳），这是急骤转化的过程。

（3）寒热转化证的条件及意义 寒证与热证的相互转化是有条件的，关键要看邪正双方的力量对比。一般由寒化热，是人体正气充实，阳气亢盛，邪气才会从阳化热。若虽为热证，正邪斗争结果为正不胜邪，阳气损伤，则热证也要转化为寒证。寒证与热证的相互转化，其意义在于了解邪正双方的对比情况。寒证转化为热证，是人体正气尚强，阳气尚旺，邪气才会从阳化热，提示人体正气尚能胜邪。热证转化为寒证，是阳气耗伤，多由大汗不止，阳从汗泄，或吐泻过度，阳随津耗，以致阳气虚衰，提示正不胜邪，病情恶化。所以说，寒热证的相互转化，实质上是反映邪正盛衰的情况，掌握这一病机，则可初步预测病情的发展趋势，为防治疾病提供依据。

3. 虚实转化 疾病的过程往往是邪正斗争的过程。邪正斗争在证候上的反映，主要表现为虚实的变化。在疾病的过程中，有些本来是实证，由于病邪久留，损伤正气，从而转为虚证；有些由于正虚，脏腑功能失常，而致痰、食、血、水等凝结阻滞为患，即因虚致实。

（1）实证转虚证 先患实证，后出现虚证而实证消失。例如高热、口渴、汗出、脉大之实热证，因治疗不当，日久不愈，导致津气耗损，而见肌肉消瘦、面色枯白、不欲饮食、虚赢少气、舌上少苔或光净无苔、脉细无力等，证由实转虚。又如：原为寒邪客肺之实证，因咳嗽气喘日久，损伤肺气，又因寒性凝滞，气血运行不利，日久失治，肺失宣肃，喘咳久久不愈，形体赢瘦，动则气喘，虚象日显，证由实转虚。

（2）因虚致实证 原本为虚证，由于脏腑功能失调，实邪凝结，出现实证。例如病本心脾气虚，见心悸气短，久治未愈，突然心痛不止，这是气虚血滞，心脉瘀阻所致，为因虚致实，治当活血祛瘀止痛。

复习思考题：

1. 表证和里证各有何特点及临床表现？

2. 寒证与热证主要从哪几方面加以鉴别？

3. 试述实证和虚证的成因、特点及临床表现。

4. 实证与虚证主要从哪几方面加以鉴别？

5. 病案分析（运用八纲基本证候辨证）。

（1）李某，男，29岁。自述遗精早泄2年，每月10余次，伴见腰酸膝软、头晕耳鸣、健忘，五心烦热，潮热盗汗，口咽干燥，舌红少苔，脉细数。

（2）某患者身体素盛，3天前气温骤高，汗出当风，次日即见咳嗽，发热微恶风。今日上症加剧而来医院门诊。症见咳嗽频作，咯痰黄稠，发热微恶风，鼻塞流浊涕，咽喉红肿疼痛，口微渴，少汗，舌尖红，苔薄黄，脉浮数。

第二节　气血津液辨证

一、概念与意义

气血津液辨证是根据气血津液的相关理论，分析四诊所获得的临床资料，在八纲辨证的基础上，进行分析、归纳、判断，辨别疾病当前的病理本质，判断是否存在气血津液证候的辨证方法。由于气血津液是脏腑功能活动的物质基础，其生成及运行又有赖于脏腑的功能活动，而脏腑功能活动也依赖于气血津液的运行与推动。因此，在病理上，脏腑病变可以影响气血津液的变化；气血津液的病变也能影响脏腑的功能，故气血津液病与脏腑密切相关。气血津液辨证与脏腑辨证应互相结合，互为补充。本节辨证内容主要包括气血辨证和津液辨证。

二、气血辨证

气血辨证是根据气血的生理功能和病理特点，对四诊所收集的各种病情资料进行分析、归纳和总结，辨别疾病当前的病理本质是否存在气血病证的辨证方法。气血辨证主要包括气病辨证、血病辨证和气血同病辨证。

（一）气病辨证

气病的范围较为广泛，《素问·举痛论》云"百病生于气也"，指出了因气为病的广泛性。此处的"气"是指人体的气机。人体脏腑气机宜和畅通达，升降出入有序。故当人体气失调和，百病由此而生。气病以气的生理功能减退，气机失调为基本病机，临床常见证候有气虚证、气陷证、气滞证、气逆证等。

1.气虚证　是指机体元气不足，脏腑组织功能减退，以神疲乏力、少气懒言、脉虚等为主要表现的证候。

【临床表现】神疲乏力，少气懒言，气短，头晕目眩，自汗，活动时诸症加剧，舌淡，苔白，脉虚无力。

【证候分析】本证多由先天不足，或后天失养，或久病体虚、劳累过度、年老体弱等因素，导致元气不足，使气的推动、固摄、防御、气化等功能失常而成。机体由于元气亏虚，脏腑组织功能减退，故临床表现为神疲乏力、少气懒言、气短。气虚清阳不升，头目失养，则出现头晕目眩。气虚毛窍疏松，卫外不固则自汗。劳则耗气，故活动时上述诸症加剧。气虚鼓动血脉无力，血不能上荣于舌，可见舌淡、苔白。气虚无力鼓动血脉，故脉象按之无力。

【辨证要点】以神疲乏力、少气懒言、脉虚、动则诸症加剧等为辨证要点。

2.气陷证　是指气虚无力升举而反下陷，以自觉气坠或内脏下垂为主要表现的证候。

【临床表现】头晕目眩，少气倦怠，久痢久泻，腹部有坠胀感，脱肛或子宫脱垂等，舌淡，苔白，脉弱。

【证候分析】本证常见于气虚证的进一步发展，或为气虚证的一种特殊表现形式；或劳累用力过度，损伤某一脏器所致。气虚则脏腑功能衰退，故少气倦怠。清阳之气不能升举，可见头晕目眩。脾气不健，清阳不升，则久痢久泻。气陷于下，诸脏器升举无力，故见腹部坠胀、子宫脱垂、脱肛及胃等内脏下垂。气虚不足，则舌淡、苔白、脉弱。

【辨证要点】以气坠、内脏下垂与气虚症状共见为辨证要点。

3. 气滞证　是指人体某一脏腑、经络或某一部位气机阻滞，运行不畅，以胀闷、疼痛、脉弦为主要表现的证候。又称气郁证、气结证。

【临床表现】胸胁、乳房、脘腹等处胀闷或疼痛，或攻痛，或窜痛，疼痛时轻时重，痛无定处，按之无形，胀痛常随嗳气、矢气、叹息或情绪好转而减轻，或随忧思恼怒而加重，脉象多弦，舌象无明显变化。

【证候分析】本证多因情志不舒，忧郁悲伤，思虑过度等致气机阻滞；或痰饮、瘀血、食积、虫积、砂石等邪气阻塞；或阴寒凝滞，湿邪阻碍，外伤络阻等因素，导致气机不畅；或因阳气不足，脏气虚弱，运行乏力而引起气机阻滞。气机运行不畅，不通则痛，故轻则胀闷不舒，重则疼痛，因气滞聚散无常，故疼痛多见胀痛、窜痛、攻痛，按之无形，症状时轻时重，胀痛常随嗳气、矢气、叹息或情绪好转而减轻，或随忧思恼怒而加重。脉弦为气机不利、脉气不舒之象。

因气滞的原因不同，胀、痛的部位和表现各异，食积阻滞则脘腹胀闷疼痛，肝气郁滞则胁肋窜痛。气滞于经络、脏腑的临床表现，又与其部位密切相关，故气滞证的辨别应与其病因、病位密切结合。临床常见的气滞证有肝郁气滞证、胃肠气滞证、肝胃气滞证等。

【辨证要点】以胀闷、疼痛、气行则舒、气郁加重等为辨证要点。

4. 气逆证　是指气机升降失常，逆而向上，以咳喘、呕恶、头痛眩晕等为主要表现的证候，临床以肺胃之气上逆和肝气升发太过的病变为多见。

【临床表现】肺气上逆，可见咳嗽喘息；胃气上逆，见嗳气、呃逆、恶心、呕吐；肝气上逆，见眩晕、头痛、昏厥、呕血等。

【证候分析】气逆一般是在气滞基础上气机阻滞程度更甚的一种表现形式，表现为气机当降不降反上升，或升发太过。常因外邪侵袭，饮食不节，痰饮瘀血内阻，寒热刺激，情志过激等引起。肺气上逆，多因感受外邪或痰浊壅滞，使肺气不得宣发肃降，而发咳喘。胃气上逆，可因寒饮、痰浊、食积等停留于胃，阻滞气机，或外邪犯胃，使胃失和降，而为嗳气、呃逆、恶心、呕吐。肝气上逆，常因郁怒伤肝，肝气升发太过，气火上逆而见眩晕、头痛、昏厥。血随气逆而上涌，可致呕血。

【辨证要点】以气机逆而向上，表现咳喘、呕吐、呃逆、头痛、眩晕等为辨证要点。

（二）血病辨证

血病的主要病理变化为血液不足，或血行障碍，因病因不同而有寒热虚实之别，其常见证型有血虚证、血瘀证、血热证、血寒证等。

1. 血虚证　是指血液亏虚，脏腑、经络和组织失养，以面、睑、唇、舌色淡白，脉细为主要表现的证候。

【临床表现】面白无华或萎黄，唇色淡白，头晕眼花，心悸失眠，手足发麻，爪甲苍白，妇女经血量少色淡，月经愆期或闭经，舌淡，苔白，脉细无力。

【证候分析】本证常因禀赋不足，或脾胃虚弱，生化乏源；或久病不愈及思虑劳心过度，暗耗阴血；或各种急慢性出血；或瘀血阻络，新血不生，或因肠道寄生虫病，耗吸营血等引起。

机体脏腑组织赖血液濡养，血盛则肌肤红润，体壮身强，血虚则肌肤失养，面、唇、爪甲、舌体皆呈淡白色。血虚脑髓失养，目睛失滋，故头晕眼花。心主血脉而藏神，血虚心失所养则心悸，神失滋养而失眠，经络失养则手足发麻，脉道失充则脉细无力。女子以血为用，全身血亏，经血乏源，故经血量少色淡或愆期，甚则闭经。舌淡、苔白、脉细无力均为血虚之象。

血虚证临床主要见于心血虚证和肝血虚证，或心肝血虚证，并可有血虚肠燥证、血虚肤燥证、血虚生风证等。

【辨证要点】以面色、口唇、爪甲等部位失其血色及全身虚弱为辨证要点。

2. 血瘀证　是指瘀血内阻，以疼痛、肿块、出血及瘀血色脉为主要表现的证候。

【临床表现】疼痛如针刺刀割，痛有定处、拒按，入夜加剧；肿块在体表呈青紫色，在体内按之硬而不移，称为癥积；面色黧黑，肌肤甲错，口唇爪甲紫暗，或皮下紫斑，或肤表丝状红缕，或腹壁青筋外露，或下肢筋青胀痛，或大便色黑如柏油等；妇女常见闭经，舌质紫暗，或见瘀点瘀斑，脉细涩。

【证候分析】本证常因寒邪凝滞，气滞血瘀，或气虚、阳虚推动无力而成血瘀，或外伤、跌仆及其他原因等致血溢脉外，不能及时排出和消散，蓄积而成；或湿浊、痰浊、砂石等实邪阻塞脉络，血运受阻，或血脉空虚，血行迟缓等而成。

瘀血阻塞经脉，不通则痛，故疼痛是瘀血最突出的症状。因夜间血行较缓，瘀阻加重，故夜间痛甚。瘀积不散而凝结，可形成肿块，故外见肿块色青紫，体内肿块触之坚硬不消。瘀血内阻，气血运行不利，肌肤失养，则见面色黧黑，肌肤甲错，口唇、舌体、指甲青紫色暗等。妇女经闭、大便色黑如柏油、丝状红缕、青筋显露、舌体紫暗、脉细涩等皆为瘀血之征。

【辨证要点】以痛如针刺、痛有定处拒按、肿块、唇舌爪甲紫暗、脉涩等为辨证要点。

3. 血热证　是指脏腑火热炽盛，热迫血分，以出血和实热症状为主要表现的证候。

【临床表现】咳血，吐血，尿血，衄血，便血，妇女月经先期、量多，心烦，口渴，舌红绛，脉滑数。

【证候分析】本证多由感受外邪，或过食辛辣燥热之品，或恼怒伤肝及房事过度等因素引起。热邪灼伤血络，血不循经，而致出血。由于火热所伤脏腑不同，其出血的部位各异，如肺络伤则咳血，胃络伤则吐血，肾及膀胱络伤则尿血，肠络伤则便血，胞络受损则见崩漏、妇女月经过多或月经先期等。炽热伤津，故身热、口渴。热扰心神则心烦。热迫血行，壅于脉络则舌红绛、脉滑数。

【辨证要点】以出血和全身热象共见为辨证要点。

4. 血寒证　是指寒邪客于血脉，凝滞气机，血行不畅，以拘急冷痛、形寒、肤色紫暗为主要表现的证候。

【临床表现】手足或少腹冷痛，肤色紫暗发凉，形寒肢冷，得温痛减，或少腹拘急冷痛，妇女月经愆期，痛经，经色紫暗，夹有血块，舌紫暗，苔白润或滑，脉沉迟涩。

【证候分析】本证常由感受寒邪引起，或阴寒内盛，凝滞脉络，血行不畅而致。寒为阴邪，其性凝滞，寒凝血脉，脉道收引，血行不畅，致手足络脉瘀滞，气血不达于局部，故手足或少腹冷痛，得温则行，故喜暖怕冷、得温痛减。寒凝胞宫，经血受阻，故妇女经期推迟、色暗有块。舌紫暗、脉沉迟涩，皆为寒凝血滞、血行不畅之象。

【辨证要点】以手足局部疼痛、肤色紫暗、妇女痛经或月经愆期与实寒证共见为辨证要点。

（三）气血同病辨证

气为血之帅，血为气之母。气和血具有相互依存、相互资生、相互为用的关系，因而在发病时，二者常相互影响，既见气病，又见血病，称为气血同病。因此，气血同病辨证是根据气与血的关系，分析辨认气血病证的辨证方法。临床常见的证候有气虚血瘀证、气滞血瘀证、气血两虚证、气不摄血证、气随血脱证等。

1.气虚血瘀证　是指因气虚运血无力，而致血行瘀滞，以气虚和血瘀症状相兼为主要表现的证候。

【临床表现】面色淡白或晦滞，身倦乏力，少气懒言，疼痛如刺，常见于胸胁，痛处不移、拒按，舌淡暗或有瘀斑，脉沉涩。

【证候分析】本证多因素体气虚，或久病气虚，或年高脏气亏虚，运血无力，以致血行不畅而瘀滞，进而导致气虚血瘀互见。气虚导致脏腑功能减退，故见身倦乏力、少气懒言。气虚运血无力，血不能上荣于面，则面色淡白。血行缓慢，脉络瘀阻，故面色晦滞。血行瘀阻，不通则痛，故疼痛如刺、痛处不移、拒按。临床以心肝病变为多见，故疼痛主要部位在胸胁。舌淡暗、脉沉涩为气虚血瘀之征。

【辨证要点】以气虚证和血瘀证共见为辨证要点。

2.气滞血瘀证　是指由于气滞不行以致运血障碍，或血瘀导致气行阻滞，出现既有气滞又有血瘀的证候。

【临床表现】胸胁胀满走窜疼痛，性情急躁易怒，面色紫暗，皮肤青筋暴露，兼见痞块刺痛拒按，妇女闭经或痛经、经色紫暗夹有血块，乳房胀痛等，舌质紫暗或有瘀斑，脉弦涩。

【证候分析】本证多因情志不遂，或因痰湿、阴寒内阻，或外邪侵袭，或因跌仆损伤，导致气机阻滞，气血运行不畅而致。肝主疏泄而藏血，具有条达气机、调节情志的功能。如情志不遂，则肝气郁滞而见性情急躁，气机不畅则胸胁胀满走窜疼痛。气为血帅，气滞则血凝，瘀血内停，则见痞块刺痛、疼痛拒按固定不移。瘀血阻滞胞脉，血行不畅，则痛经、经色紫暗有块。经血不行，则经行不畅，出现妇女闭经、乳房胀痛等。舌质紫暗或有瘀斑、脉弦涩为气滞血瘀之象。

【辨证要点】以气滞证和血瘀证共见为辨证要点。

3.气血两虚证　是指气血不能相互化生，以气虚与血虚症状共见为主要表现的证候。

【临床表现】神疲乏力，少气懒言，自汗，面色淡白或萎黄，口唇、眼睑、爪甲颜色淡白，头晕目眩，心悸失眠，形体消瘦，肢体麻木，月经量少色淡、愆期，甚或闭经，舌质淡白，脉弱。

【证候分析】本证常由素体虚弱，或久病不愈，耗伤气血；或气虚不能生血，或血虚无以化气；或失血，气随血耗等引起。气虚，脏腑功能减退，则见神疲乏力、少气懒言。气虚，卫外不固，则见自汗。气血不足，脑窍失养，故见头晕目眩。气血不足，不能上荣头面，则面色淡白或萎黄、口唇及眼睑颜色淡白。血液亏虚，冲任失养，则见月经量少色淡、愆期，甚或闭经。血虚，血不养心，神不守舍，故心悸失眠。血液亏虚，不能滋养形体、筋脉、爪甲，故见形体消瘦、肢体麻木、爪甲淡白。舌质淡白、脉细无力等均为气血两虚征象。

【辨证要点】以气虚证与血虚证共见为辨证要点。

4.气不摄血证　又称气虚失血证，是指气虚不能统摄血液而致出血，以气虚与出血症状共见为主要表现的证候。

【临床表现】吐血，便血，皮下瘀斑，崩漏，气短，倦怠乏力，面色白而无华，舌淡，脉弱。

【证候分析】本证多因久病、劳倦等因素导致气虚，或慢性失血，气随血耗，导致气虚摄血失职所引起。气虚统摄无权，致血液离经外溢，溢于胃肠，便为吐血、便血，溢于肌肤，则见皮下瘀斑。脾虚统摄无权，冲任不固，渐成月经过多或崩漏。气虚则气短、倦怠乏力，血虚则面白无华。舌淡、脉弱皆为气血不足之征。

【辨证要点】以出血和气虚证共见为辨证要点。

5. 气随血脱证　是指大出血时引发气随之暴脱，以大出血及气脱症状为主要表现的证候。

【临床表现】大出血时突然面色苍白，气少息微，大汗淋漓，四肢厥冷，甚至晕厥，舌淡，脉微或芤。

【证候分析】本证多因肝、胃、肺等脏器本有宿疾而脉道突然破裂，或外伤，或妇女崩中、分娩、异位妊娠破裂等大量出血引起。血亡气脱，气血不能上荣于面，则面色苍白。气脱致宗气不足，故见气少息微。气脱亡阳，不能温煦四肢则手足厥冷，不能温固肌表则大汗淋漓。神随气散，神无所主，则为晕厥。血失气脱，正气大伤，舌体失养则色淡，脉道失充而微细欲绝。阳气浮越外散，脉见浮大而散或芤脉，更为险恶。

【辨证要点】以大量出血，随即出现气脱之证为辨证要点。

三、津液辨证

津液辨证是根据津液的生理和病理特点，对四诊所收集的各种病情资料，进行分析、归纳，辨别疾病当前病理本质是否存在津液病证的辨证方法。津液病主要以津液亏虚和津液输布与运行障碍为主，常见病证有津液亏虚证和水液不正常停留引起的痰证、饮证和水停证。

（一）津液亏虚证

津液亏虚证是由于体内津液亏少，形体、脏腑、官窍失其濡润滋养，以口渴欲饮、尿少便干、官窍及皮肤干燥等为主要表现的证候，属内燥证。

【临床表现】口渴咽干，唇燥而裂，皮肤枯瘪缺乏弹性，眼球深陷，小便短黄而少，大便干结难解，舌红少津，脉细数无力。

【证候分析】本证常由津液的生成不足或丢失、损伤过多引起。如脾胃虚弱，运化无权，导致津液生成减少；或高热、大汗、大吐、大下、烧伤等导致津液丢失、耗伤太过；外界气候干燥，或机体阳气偏亢，暗耗津液；饮水过少，或脏气虚衰，津液生化不足，引起津液不足证。

津液亏少，脏腑、组织、官窍失于濡润滋养，则见皮肤、口唇、咽干等津亏不荣之象，甚或皮肤枯瘪无弹性、眼球深陷等症。津伤则尿液化源不足，故小便短黄而少。大肠失其濡润，故大便秘结。舌红少津、脉细数皆为津亏内热之象。

津液亏虚程度较轻者，一般称为伤津证或津亏证，临床以干燥症状为主要表现；津液亏虚程度较重者，一般称为液耗或液脱，临床多以皮肤枯瘪、眼球深陷为特征。根据脏腑病位不同，常分为肺燥津伤证、胃燥津亏证和肠燥津亏证等。

津液亏虚属于阴虚的范畴，气虚、血虚及津液亏虚可互为因果或同病，从而形成阴液亏虚证、津气亏虚证、津枯血燥证等。

【辨证要点】以皮肤、口唇、舌咽干燥及尿少便干为辨证要点。

（二）痰证

痰证是指痰浊停聚或流窜于脏腑、经络及组织之间，临床以痰多、胸闷、呕恶、眩晕、体胖、包块等为主要表现的证候。

【临床表现】咳嗽咳痰，痰质黏稠，胸脘满闷，纳呆呕恶，头晕目眩，或神昏癫狂，喉中痰鸣，或肢体麻木，见瘰疬、瘿瘤、乳癖、痰核等，舌苔白腻，脉滑。

【证候分析】本证常由外感六淫，内伤七情、饮食等导致脏腑功能失调而致。临床表现多端，古人有"百病皆由痰作祟""怪病多痰"之说，临床上应根据不同部位的特有症状进行辨识。痰阻于肺，肺气上逆，则咳嗽咳痰。痰湿中阻，气机不畅，胃失和降，见脘腹胀闷、纳呆呕恶等。痰浊蒙蔽清窍，清阳不升，则头晕目眩。痰迷心神，则神昏，甚或癫狂。痰阻经络，气血运行不利，可见肢体麻木。痰停聚于局部，则可见瘰疬、瘿瘤、乳癖、痰核等。苔白腻、脉滑皆为痰湿之征。

【辨证要点】以咳吐痰多、胸闷、呕恶、眩晕、体胖、局部圆润包块、苔腻、脉滑等为辨证要点。

（三）饮证

饮证是指饮邪停聚于腔隙或胃肠，以胸闷脘痞、呕吐清水、咳吐痰涎清稀、肋间饱满等为主要表现的证候。根据停饮部位的不同，临床常分为饮停胃肠证、饮停胸胁证、饮停心包证、饮邪阻肺证等。

【临床表现】咳嗽气喘，痰多而稀，胸闷心悸，甚则倚息不能平卧，或脘腹痞满，水声辘辘，泛吐清水，或头晕目眩，小便不利，肢体浮肿，沉重酸困，苔白滑，脉弦。

【证候分析】本证多由脏腑功能衰退或障碍引起。饮邪易停于胃肠、胸胁、心包、肺等部位。停于胃肠，阻滞气机，胃失和降，则脘腹痞满、泛吐清水、脘腹部水声辘辘，是狭义之"痰饮"。饮停于胸胁，阻碍气机，则肋间饱满、咳唾引痛、胸闷息促，是为"悬饮"。饮停于心肺，阻遏心阳，则胸闷心悸、气短不得卧，是为"支饮"。饮邪流行，溢于四肢，则身体、肢节疼重，是为"溢饮"。饮邪犯肺，肺失宣降，气道滞塞，则见胸部紧闷、咳吐清稀痰涎，或喉间哮鸣有声。饮阻清阳，则头晕目眩。苔白滑、脉弦均为饮阻气机之象。

【辨证要点】以胸闷脘痞、呕吐清水、咳吐清稀痰涎、肋间饱满、苔滑、脉弦等为辨证要点。

（四）水停证

水停证又称水肿，是指体内水液停聚，泛滥肌肤所引起的面目、四肢、胸腹甚至全身浮肿，小便不利，或腹大胀满，舌质淡胖等为主要临床表现的证候。临床时应区分阳水、阴水，以明虚实。

1.阳水　是指发病较急，水肿性质属实者。

【临床表现】眼睑先肿，继而头面，甚至遍及全身，小便短少，来势迅速，皮肤薄而光亮，兼有恶寒、发热、无汗、舌苔薄白、脉浮紧；或兼见咽喉肿痛、舌红、脉浮数；或全身水肿，来势较缓，按之没指，肢体沉重而困倦，小便短少，脘闷纳呆，呕恶欲吐，舌苔白腻，脉沉缓。

【证候分析】多因外感风邪，或水湿浸淫等引起。风邪侵袭，肺卫受病，宣降失常，通调失职，以致风遏水阻，风水相搏，泛溢肌肤而成水肿。风为阳邪，上先受之，风水相搏，故水肿起于眼睑头面，继而遍及肢体全身。若伴恶寒、发热、无汗、苔薄白、脉浮紧，为风水偏寒之证。如兼有咽喉肿痛、舌红、脉浮数，是风水偏热之象。水湿浸渍，脾阳受困，运化失常，水泛肌肤，则渐致全身水肿。水湿内停，三焦决渎失常，膀胱失于开阖，见小便短少。水湿甚而无出路，泛溢肌肤，肿势日增，按之没指，身重困倦，脘闷纳呆，泛恶欲呕。舌苔白腻、脉沉缓等皆为湿盛困脾之象。

【辨证要点】以发病急，来势猛，先见眼睑头面、上半身肿甚为辨证要点。

2.阴水　是指发病较缓，水肿性质属虚实夹杂证者。

【临床表现】身肿，腰以下为甚，按之凹陷不易恢复，脘闷腹胀，纳呆食少，大便溏稀，面色㿠白，神疲肢倦，小便短少，舌淡，苔白滑，脉沉缓；或水肿日益加剧，小便不利，腰膝冷痛，四肢不温，畏寒神疲，面色㿠白，舌淡胖，苔白滑，脉沉迟无力。

【证候分析】本证多由劳倦内伤，脾肾阳衰，正气虚弱等因素引起。脾主运化水湿，肾主水，故脾虚或肾虚，均可致水液代谢障碍，下焦水泛而为阴水。阴盛于下，故水肿起于足，并以腰以下为甚，按之凹陷不起。脾虚及胃，中焦运化无力，故见脘闷纳呆、腹胀便溏。脾主四肢，脾虚水湿内渍，则神疲肢困。腰为肾府，肾虚水气内盛，故腰膝冷痛。肾阳不足，命门火衰，肢体失于温养，故四肢厥冷、畏寒神疲。阳虚不能温煦于上，故面色㿠白。舌淡胖、苔白滑、脉沉迟无力为脾肾阳虚，寒水内盛之象。

【辨证要点】以发病较缓，足部先肿，腰以下肿甚、按之凹陷不起为辨证要点。

复习思考题：

1. 何为血瘀证？简述其临床表现。
2. 试述气不摄血证和气随血脱证的异同。
3. 何谓气逆证？胃气上逆和肝气上逆的主要临床表现有哪些？
4. 试述"水停证"中阳水与阴水在病因、证候性质及临床表现方面的异同。

第三节　脏腑辨证

脏腑辨证是根据脏腑的生理功能和病理变化，对四诊收集的临床资料进行综合分析，以判断疾病的病因病机、确定证候类型的一种辨证方法。简言之，即以脏腑为纲，对疾病进行辨证，是中医辨证体系中的重要组成部分，是临床各科诊断疾病的基本方法。脏腑辨证包括脏病辨证、腑病辨证、脏腑兼病辨证，其中脏病辨证是脏腑辨证的主体。

一、心与小肠病辨证

心居胸中，与小肠互为表里，心包络卫护其外。心主血脉，主神明，在体合脉，其华在面，开窍于舌。心病以血脉功能紊乱和神志功能异常为主要病理变化，常见症状有心悸、怔忡、心痛、失眠、健忘、谵语、神志异常、舌疮、脉结或代等。小肠主受盛化物和泌别清浊。小肠病以其泌别清浊功能失常为主要病理变化。常见症状有腹胀、腹痛、肠鸣、腹泻、尿赤涩灼痛、尿血等。心与小肠病的主要证候如下。

（一）心气虚证

心气虚证是指心气不足，推动无力所致的证候。

【临床表现】心悸怔忡，胸闷气短，神疲自汗，活动后诸症加重，面白，舌淡，脉虚细。

【证候分析】本证多因先天不足、久病体弱、年高气衰所致。心气不足，鼓动无力，故见心悸怔忡。心气虚，胸中宗气运转无力，则胸闷气短。"劳则气耗"，故活动后诸症加重。气虚卫外不固，鼓动运行气血无力，则神疲自汗、面白、舌淡、脉虚细。

【辨证要点】以心悸怔忡伴气虚症状为辨证要点。

（二）心阳虚证

心阳虚证是指心阳虚衰，温运失司，虚寒内生所致的证候。

【临床表现】心悸怔忡，胸痛憋闷，畏寒肢冷，神疲乏力，气短自汗，面色㿠白（或青紫），舌淡胖或紫暗，苔白滑，脉细微或结代。

【证候分析】心阳虚由心气虚发展而来，阳虚生内寒所致。心阳虚衰，鼓动无力，心动失常，则心悸怔忡。阳虚寒盛，寒凝心脉，心脉痹阻，则胸痛憋闷。阳虚卫外不固，故见自汗。阳虚生内寒而温煦失职，则畏寒肢冷、面色㿠白。阳虚水湿不化，故舌淡胖嫩、苔白滑。阳虚寒凝，血行不畅，则面色青紫，舌紫暗，脉细微或结代。

【辨证要点】以心悸怔忡、胸痛憋闷伴阳虚症状为辨证要点。

（三）心阳暴脱证

心阳暴脱证是指心阳衰极，阳气暴脱所表现的一种亡阳证，属危重证候。

【临床表现】素有心阳虚证，突发冷汗淋漓，四肢厥冷，面色苍白，呼吸微弱，心痛剧烈，口唇青紫，神志模糊或昏迷，唇舌紫暗，脉微欲绝。

【证候分析】本证由心阳虚证进一步发展而来，或由寒邪暴伤心阳，或由失血亡津，气随液脱，或痰瘀阻滞心脉引起。心阳暴脱，津随气泄，则见冷汗淋漓。阳衰不能温煦四末，则四肢厥冷。阳气外脱，脉络失充，故见面色苍白。宗气外泄，不能助肺司呼吸，则呼吸微弱。阳衰寒凝，血行不畅，脉道痹阻，则见心痛剧烈、口唇青紫、舌质紫暗。阳气暴脱，心神涣散，则见神志不清或昏迷。阳气衰亡则脉微欲绝。

【辨证要点】以心痛、冷汗淋漓、肢厥、脉微为辨证要点。

（四）心血虚证

心血虚证是指心血不足，心失濡养所致的证候。

【临床表现】心悸，失眠，多梦，健忘，头晕眼花，面色苍白或萎黄，唇舌色淡，脉细无力。

【证候分析】本证可因脾虚生血不足，或失血过多，或劳神过度，或久病失养，或精亏化血不足，或气郁化火，暗耗阴血所致。心血不足，心失所养，而见心悸。血虚心神失养，神不守舍，则见失眠、多梦。血虚不能上荣头面，故头晕眼花，健忘，面色苍白或萎黄，唇、舌色淡。血少无以充盈脉道，故见脉细无力。

【辨证要点】以心悸、失眠、健忘伴血虚症状为辨证要点。

（五）心阴虚证

心阴虚证是指心阴亏虚，心神失养，虚热内扰所致的证候。

【临床表现】心悸，心烦，失眠多梦，口干咽燥，形体消瘦，或见五心烦热，潮热盗汗，舌红，苔少，脉细数。

【证候分析】本证因思虑太过，暗耗心阴，或温热之邪，耗伤阴液，或肝肾阴亏，不能上济，累及心阴所致。心阴不足，心失濡养，故见心悸。心阴不足，心火独亢，虚火扰神，见心烦、失眠多梦。阴虚失濡，见口干咽燥、形体消瘦。阴不制阳，阳亢则虚火内生，见五心烦热、潮热盗汗、舌红、少苔、脉细数。

【辨证要点】以心悸、心烦、失眠、多梦伴阴虚症状为辨证要点。

（六）心火亢盛证

心火亢盛证是指火热内炽，扰乱神明，迫血妄行所致的证候。

【临床表现】身热面赤，心烦不寐，口渴喜饮，便秘溲黄，舌红，苔黄，脉数有力。或口舌生疮，溃烂疼痛；或小便短赤，灼热涩痛；或见吐血、衄血；或见神志不清，谵语狂躁。

【证候分析】本证因火热暑邪内侵，或七情久郁化火，或过食肥甘辛温之品，久蕴化火，内炽于心所致。里热炽盛，故身热面赤、口渴喜饮、便秘溲黄、舌红苔黄、脉数有力。舌为心之苗，心火亢盛，火热循经上扰，则口舌生疮，甚至糜烂疼痛。心与小肠相表里，火热循经下移小肠，则见小便短赤、灼热涩痛。热盛迫血妄行，则见吐血、衄血。心火炽盛，热扰心神，故心烦失眠。火热闭窍扰神，见神志不清、谵语狂躁。

【辨证要点】以神志不清、谵语狂躁、吐衄、口舌生疮伴实热症状为辨证要点。

（七）心脉痹阻证

心脉痹阻证是指瘀血、痰浊、寒邪、气滞等因素痹阻心脉所致的证候。

【临床表现】心悸怔忡，心胸憋闷疼痛，痛引肩背内臂，时发时止。血瘀心脉者，则心痛如刺，舌紫暗（或舌见瘀斑、瘀点），脉细涩或结代；痰阻心脉者，则心胸闷痛，身重困倦，体胖痰多，舌苔白腻，脉沉滑；寒凝心脉者，则突发胸部剧痛，遇寒加重，得温则减，形寒肢冷，舌淡苔白，脉沉迟或沉紧；气滞心脉者，则心胸胀痛，善太息，脉弦。

【证候分析】本证多因正气先虚，阳气不足，心失温养，心动失常，则心悸怔忡。心阳不足，血行无力，容易继发瘀血内阻、痰浊停聚、阴寒凝滞、气机阻滞等病理变化以致心脉痹阻，气血不畅而发生疼痛。手少阴心经横出腋下，循肩背内臂而行，故痛引肩背内臂。

【辨证要点】以心悸怔忡及心胸憋闷作痛、痛引肩背内臂、时作时止为辨证要点。

（八）痰迷心窍证

痰迷心窍证是指痰浊蒙蔽心包，以神志昏蒙为主要表现的证候，又称为痰蒙心窍证。

【临床表现】意识模糊，甚则昏不知人；或为精神抑郁，神志痴呆，表情淡漠，喃喃自语，举止失常；或为突然昏仆，不省人事，两目上视，喉中痰鸣，口吐涎沫，口中发出猪羊叫声，手足抽搐，并见面色晦暗，胸闷呕恶，苔白腻，脉滑。

【证候分析】本证由湿浊酿痰；或情志不畅，气郁生痰；或痰浊内盛，肝风夹痰内扰，致痰浊蒙蔽心窍所致。痰浊上蒙清窍，则意识模糊、神志痴呆，甚则昏不知人。痰浊上扰，肝失疏泄，气郁生痰，痰蒙心神，则精神抑郁、神志痴呆、表情淡漠、喃喃自语、举止失常。肝风夹痰上扰心窍，则突然昏仆、不省人事。风痰走窜肝之经脉，则两目上视、手足抽搐。肝气上逆，气逆痰升，则喉中痰鸣、口吐涎沫、口中发出猪羊叫声。痰浊内阻，气机不畅，气滞血瘀，故面色晦暗。痰浊中阻，胃失和降，则胸闷呕恶。痰浊内盛，则苔腻脉滑。

【辨证要点】以抑郁性精神失常与痰浊壅盛症状共见为辨证要点。

（九）痰火扰心证

痰火扰心证是指痰火扰乱心神，神志异常所致的证候，又称痰火扰神证。

【临床表现】身热气粗，面红目赤，喉间痰鸣，咳痰黄稠，神昏谵狂，舌红，苔黄腻，脉滑数。或见心烦失眠，头晕目眩，胸闷痰多；或见神志不清，言语错乱，哭笑无常，狂言怒骂，不避亲疏，登高而歌，弃衣而走，打人毁物，力逾常人，属狂证。

【证候分析】本证因情志所伤导致气郁，气郁化火，炼液为痰；或外感温热、湿热之邪，热邪煎熬，灼津为痰，痰火内盛，扰乱心神所致。外感热邪，里热炽盛，则见身热气粗、面红目赤。热盛灼津成痰，则见喉间痰鸣、咳痰黄稠。七情化火，炼液为痰，痰火扰心者，则心烦失眠，重者则神志不清、言语错乱、哭笑无常、狂言怒骂、不避亲疏。火为阳邪、主动，火热为病可见登高而歌、弃衣而走、打人毁物、力逾常人。痰阻清窍，则头晕目眩。痰阻气道，气机郁闭，则胸闷、痰多。舌红、苔黄腻、脉滑数为痰火内盛之象。

【辨证要点】临床外感病以高热、痰盛、神昏为辨证要点；内伤病以心烦失眠、神志狂乱为辨证要点。

（十）小肠实热证

小肠实热证是指心火移热小肠，小肠邪热炽盛，泌别清浊失职所致的证候。

【临床表现】心烦口渴，口舌生疮，小便短、赤、涩、痛，或尿血，舌红，苔黄，脉数有力。

【证候分析】本证为心热循经下移小肠所致。心火炽盛则见心烦口渴。舌为心之苗，心火上炎则见口舌生疮。心火炽盛下移小肠，小肠泌别失司，则为小便短赤涩痛。热伤血络，则见尿血。里热亢盛，则舌红、苔黄、脉数有力。

【辨证要点】以小便涩痛与心火炽盛症状为辨证要点。

二、肺与大肠病辨证

肺居胸中，与大肠互为表里。肺主气司呼吸，主宣发肃降，通调水道，在体合皮，其华在毛，开窍于鼻。肺病以呼吸功能障碍、水液输布失常、卫外功能失调、宣降失司等为主要病理变化，常见症有咳嗽、气喘、咳痰、胸痛、鼻塞流涕、水肿等。大肠主传导、排泄糟粕。大肠病以传导功能失常为要，常见症状有便秘、泄泻、腹胀、腹痛、肠鸣矢气、里急后重、泻下脓血等。肺与大肠病的主要证候如下。

（一）肺气虚证

肺气虚证是指肺气不足，卫外不固，宣降无力所致的证候。

【临床表现】咳喘无力声低，咳痰清稀，少气懒言，动则尤甚，伴面色淡白、神疲乏力、自汗、恶风，易于感冒，舌淡，苔白，脉细弱。

【证候分析】本证为久病肺气虚弱，或脾虚致肺气生化不足所致。肺气虚弱，宗气不足，呼吸功能低下，宣降功能失常，则见咳喘无力声低、少气懒言、动则尤甚。肺气虚弱，气不布津，痰饮内停，随气上逆，则咳痰清稀。肺气虚弱，卫气不固，肌腠失密则自汗、恶风而易于感冒。面色淡白、神疲乏力、舌淡、苔白、脉虚弱为气虚之象。

【辨证要点】以咳喘无力、痰液清稀伴气虚症状为辨证要点。

（二）肺阴虚证

肺阴虚证是指肺阴亏虚，虚火内生所致的证候。

【临床表现】干咳无痰，或痰少而黏不易咳出，甚或痰中带血，声音嘶哑，伴五心烦热、潮热盗汗、形体消瘦、两颧潮红、口燥咽干，舌红少苔，脉细数。

【证候分析】本证由内伤杂病，久咳耗伤肺阴，或燥邪伤肺，或痨虫蚀肺所致。肺阴不足，肺失滋润，虚热内生，则见干咳无痰，或痰少而黏不易咳出。热伤肺络，则痰中带血。阴虚津亏，则声音嘶哑、口燥咽干。津亏无以濡养肌肤形体，则形体消瘦。虚热内炽，则五心烦热、潮热盗汗、两颧潮红、舌红少苔、脉细数。

【辨证要点】以干咳无痰、痰少难咳伴阴虚症状为辨证要点。

（三）风寒束肺证

风寒束肺证是指由于风寒侵袭，肺卫失宣所致的证候。

【临床表现】咳喘、痰白清稀，恶寒重发热轻，鼻塞流清涕，头身痛，无汗，苔薄白，脉浮紧。

【证候分析】风寒之邪经皮毛、口鼻内犯于肺，肺气失宣而上逆，则咳嗽。肺不布津，聚成痰饮，则见痰白清稀；风寒袭表，卫阳被遏，肌表失于温煦，则恶寒。阳气郁遏，则发热。肺气失宣，鼻窍不通，则鼻流清涕。寒邪凝滞经脉，气血运行不畅，则头身痛。腠理闭塞，则无汗。苔薄白、脉浮紧则是风寒在表之象。

【辨证要点】以咳嗽、痰白清稀与风寒表证共见为辨证要点。

（四）风热犯肺证

风热犯肺证是指风热侵犯，肺卫失宣所致的证候。

【临床表现】咳嗽、咳痰黄稠，发热微恶寒，口微渴，咽喉肿痛，流黄浊涕，舌边尖红，苔黄，脉浮数。

【证候分析】多由风热邪气侵犯肺卫所致。风热犯肺，卫气被遏，肺失宣肃，则咳嗽。风热阳邪灼津为痰，则痰黄稠。卫阳被遏，肌表失于温煦，则恶寒。卫阳与邪气相争，则发热。热为阳邪，郁遏卫阳较轻，故热重寒轻。风热上扰，咽喉不利，则咽喉肿痛。风热在肺伤津，则口微渴。舌边尖红、苔薄黄、脉浮数均为风热犯表之征。

【辨证要点】以咳嗽、痰黄稠与风热表证共见为辨证要点。

（五）燥邪犯肺证

燥邪犯肺证指燥邪犯肺，肺卫失宣，肺失清润所致的证候。

【临床表现】干咳无痰，或痰少而黏且不易咳出，轻微恶寒发热，口、唇、舌、鼻、咽干燥，或见鼻衄，少汗或无汗，苔薄干燥，脉浮紧或浮数。

【证候分析】多因在秋季或身处干燥环境，外感燥邪，侵犯肺卫所致。燥邪犯肺，肺失清肃滋润，则干咳无痰或痰少而黏、不易咳出。邪犯卫表，卫阳被遏，肌表失于温煦，则恶寒。卫阳与邪气相争，则发热。燥邪伤津，清窍、皮肤失于滋润，则口、唇、舌、鼻、咽干燥。燥邪在表，或夹寒或夹热，故见少汗或无汗、脉浮紧或浮数。

【辨证要点】以干咳少痰、口鼻干燥伴轻微表证为辨证要点。

（六）痰热壅肺证

痰热壅肺证是指痰热交结，壅滞于肺，肺失宣肃所致的证候。

【临床表现】咳喘，呼吸气粗，甚则鼻翼扇动，痰黄稠而量多或为脓血腥臭痰，胸痛，壮热，口渴，小便黄赤，大便秘结，舌红，苔黄腻，脉滑数。

【证候分析】本证为温邪犯肺，或痰湿内盛，郁而化热，热伤肺津，炼液为痰，痰热阻肺所致。痰热壅肺，肺失清肃，气逆于上，则见咳喘、呼吸气粗，甚则鼻翼扇动。痰热互结，上逆气道，则痰黄稠而量多。痰热交阻，热盛肉腐，则见脓血腥臭痰。肺气壅塞，则胸痛。里热炽盛，则见壮热、小便黄赤、大便秘结。痰热内盛，则舌红、苔黄腻、脉滑数。

【辨证要点】以咳喘、痰黄稠而量多或吐脓血腥臭痰伴里热实证为辨证要点。

（七）寒饮阻肺证

寒饮阻肺证是指素有伏饮，复感寒邪，水饮上逆，肺失宣肃所致的证候。

【临床表现】咳嗽，痰液清稀量多，背寒肢冷，咳喘倚息不得平卧，舌淡，苔白滑或白腻，脉弦紧。

【证候分析】本证为久咳，伏饮内停，又为外寒引动所致。寒饮内停，肺失宣肃，肺气上逆，可见咳嗽、痰液清稀量多、咳喘倚息不得平卧。寒饮内停，损伤阳气，背为胸之府，故背寒。阳气不能外达四末，故肢冷。痰饮内盛，可见舌淡苔白滑或白腻、脉弦紧。

【辨证要点】以咳喘不得平卧、痰液清稀量多伴实寒症状为辨证要点。

（八）大肠湿热证

大肠湿热证是指湿热壅阻肠道气机，大肠传导失职所致的证候。

【临床表现】腹痛腹胀，下痢脓血，里急后重，或暴泻黄浊臭水，肛门灼热，小便短赤，或发热烦渴，舌红苔黄腻，脉滑数。

【证候分析】本证多因夏月暑湿热毒内蕴，或饮食不洁，湿热秽浊蕴结肠道所致。湿热之邪蕴结大肠，壅滞肠道，气滞不通，则腹痛腹胀、里急后重。湿热内蕴，损伤肠络，则下痢脓血。湿热下注，气机紊乱，清浊不别，则暴泻黄浊臭水、肛门灼热。热甚伤津，则发热烦渴、小便短赤。舌红苔黄腻、脉滑数为湿热内蕴之表现。

【辨证要点】以腹痛、下痢脓血、里急后重或暴泻黄浊臭水伴湿热症状为辨证要点。

（九）肺热炽盛证

肺热炽盛证是指热邪壅盛于肺经，肺失宣肃所致的证候。

【临床表现】壮热，口渴喜饮，呼吸气粗，咳嗽，痰黄稠，甚则呼吸困难，鼻翼扇动，衄血咳血，便结，尿短赤，舌红，苔黄，脉洪数或滑数。

【证候分析】本证为风寒化热入里，或风热内传于里所致。外邪化热入里，壅滞于肺，里热炽盛，则见壮热、舌红、苔黄、脉洪数或滑数。热盛津伤，则口渴喜饮、痰黄稠、大便干结、小便短赤。肺热炽盛，肺失宣肃，气逆于上，则见呼吸气粗、咳嗽甚则呼吸困难、鼻翼扇动。热伤肺络，络损血溢，则见衄血、咳血。

【辨证要点】以咳喘气粗、鼻翼扇动伴里热实证为辨证要点。

（十）肠热腑实证

肠热腑实证是指热邪与糟粕互结大肠所致的里实热证，又称阳明腑实证或大肠实热证。

【临床表现】壮热或日晡潮热，口渴，腹满胀痛拒按，大便秘结，或热结旁流，小便短赤，或时有谵语，舌红苔黄而焦燥，脉沉实有力。

【证候分析】本证因外感温热之邪，或误用汗法，里热炽盛，燥屎内结所致。阳明里热炽盛，而阳明经气旺于日晡之时，故见壮热或日晡潮热。热甚伤津，则口渴、小便短赤、舌红、苔黄而焦燥。热与燥屎内结，腑气不通，则见腹满胀痛拒按、大便秘结。或逼迫肠中津液从旁而下，则为热结旁流。热扰心神，则时有神昏谵语。邪热与燥屎内结，则脉沉实有力。

【辨证要点】以腹满胀痛拒按、大便秘结或热结旁流伴里热炽盛证为辨证要点。

（十一）肠燥津亏证

肠燥津亏证是指大肠津液亏损，肠失濡润，传导失司所致的证候。

【临床表现】大便秘结干燥，难以排出，常数日一行，口干咽燥，或伴口臭、头晕、腹胀，舌红少津，脉细涩。

【证候分析】本证因素体阴亏，或年老久病阴伤，或热病后期津伤，或汗、吐、下太过所致。各种原因导致体内津液不足，肠道失其濡润，则大便秘结干燥，难以排出，常数日一行。津液不足，无津上濡舌面，则口干咽燥。六腑以通为用，大便不行，腑气不通则腹胀，浊气上泛则口臭、头晕。舌红少津、脉细涩为阴虚内热、津亏失充之征。

【辨证要点】以慢性、习惯性便秘及大便燥结并伴津亏症状为辨证要点。

三、脾与胃病辨证

脾居中焦，与胃互为表里。脾主运化，主统血，主升清，在体合肉、主四肢，其华在唇，开窍于口，喜燥恶湿。脾病以运化功能失常，致气血生化不足、生湿生痰，以及脾不统血、清阳不升为主要病理变化，临床常见症状有食欲不振、腹满、便溏、内脏下垂、出血、水肿等。胃为水谷之海，主受纳腐熟水谷，以降为顺，喜润恶燥。胃病以受纳腐熟功能障碍，胃失和降、胃气上逆为主要病理变化，常见症状有胃脘胀痛、恶心、呕吐、嗳气、呃逆等。脾与胃病的常见证候如下。

（一）脾气虚证

脾气虚证是指脾气不足，运化失司所致的证候。

【临床表现】腹胀纳呆，食后胀甚，大便溏薄，面色苍白或萎黄，少气懒言，肢体倦怠，或浮肿或消瘦，舌淡苔白，脉缓弱。

【证候分析】本证因饮食不节，思虑、吐泻太过伤脾，或劳累过度、先天禀赋不足、年高体弱、病后失养，耗伤脾气所致。脾气虚，运化失司，消化迟缓，可见腹胀纳呆、食后胀甚。脾失健运，水湿不化，则大便溏薄。脾气不足则气血化源不足，血脉不充，肌肉四肢失养，可见面色苍白或萎黄、少气懒言、肢体倦怠、日久形体消瘦。脾虚水湿不化，水溢皮肤、四肢则浮肿。舌淡苔白、脉缓弱是脾气虚弱之征。

【辨证要点】以腹胀纳呆、便溏伴气虚症状为辨证要点。

（二）脾阳虚证

脾阳虚证是指脾阳虚衰，失于温运，阴寒内生所致的证候。

【临床表现】腹胀纳呆，大便稀溏或完谷不化，脘腹冷痛绵绵，喜温喜按，形寒肢冷，神倦气短，口淡不渴，小便清长，或尿少浮肿，或妇人带下清稀量多色白，舌淡胖边有齿痕，苔白滑，脉沉迟无力。

【证候分析】本证多由脾气虚发展而来，也可由外寒直中，或过食生冷或寒凉药物用之太过耗损脾阳，或肾阳虚衰累及脾阳所致。脾阳虚衰，运化失权，则纳呆、脘腹胀满、大便稀溏或完谷不化。阳虚生内寒，寒凝气滞，则见脘腹冷痛绵绵、喜温喜按。阳气不能外达四末，则形寒肢冷。中阳不振，不能温化水湿，水湿内停，则小便清长。水湿溢于肌肤，则尿少浮肿。阳虚湿甚，水湿下注，带脉不固，则妇人带下清稀、量多、色白。舌淡胖边有齿痕、苔白滑、脉沉迟无力均为阳虚内寒、水湿内停之象。

【辨证要点】以纳呆、腹胀腹痛、便溏伴虚寒症状为辨证要点。

（三）中气下陷证

中气下陷证是指脾气虚弱，升举无力，清阳下陷所致的证候，又称脾虚气陷证。

【临床表现】脘腹坠胀，头晕耳鸣，久泻久痢，便意频作，食后尤甚，肛门坠胀；或内脏、子宫下垂，脱肛，小便浑浊如米泔，伴气短懒言、神疲乏力，面白无华，舌淡苔白，脉缓弱。

【证候分析】本证由脾气虚进一步发展而来，或久泻久痢，劳力太过，孕产太多，产后失于调养所致。脾气虚弱，中气下陷，升托无力，气坠于下，则脘腹坠胀，便意频作，肛门坠胀，或内脏、子宫下垂，脱肛或久泻久痢。脾气下陷，精微不能正常布散，清浊不分，下注膀胱，则小便浑浊如米泔。清阳不升，清窍失养，则头晕耳鸣。神疲乏力、气短懒言、舌淡苔白、脉缓弱均为脾气虚弱之征。

【辨证要点】以脘腹坠胀、内脏下垂伴气虚症状为辨证要点。

（四）脾不统血证

脾不统血证是指脾气亏虚不能统摄血液所致的证候，又称气不摄血证。

【临床表现】鼻衄、齿衄、肌衄、吐血、尿血、便血，或妇女月经过多、崩漏，伴食少便溏、神疲乏力、面色无华、少气懒言，舌淡苔白，脉细弱。

【证候分析】本证多由久病脾虚，过度伤脾，损伤脾气而统摄失职，血溢脉外所致。脾主统血，脾气虚弱，统摄无权，血溢脉外，则见出血诸证。如溢于鼻窍，则为鼻衄；溢于齿龈，则为齿衄；溢于肌肤，则为肌衄；溢于胃肠，则为吐血、便血；溢于膀胱，则为尿血；溢于胞宫，则为月经过多，甚则崩漏。气虚则见面色无华、神疲乏力、少气懒言、舌淡苔白、脉细弱。

【辨证要点】以各种出血与脾气虚症状共见为辨证要点。

（五）寒湿中阻证

寒湿中阻证是指寒湿内盛，中阳受困所致的证候。

【临床表现】脘腹痞闷，食欲不振，泛恶欲吐，便溏，口淡不渴，头身困重，或身目发黄色暗如烟熏，或浮肿尿少，或妇人带下色白量多，舌淡胖，苔白腻，脉濡缓或沉细。

【证候分析】本证多为过食生冷肥甘，或冒雨涉水，或久居湿地，致寒湿内盛，脾阳受困所致。脾性喜燥恶湿，寒湿内侵，中阳受困，脾气被遏，运化失司，故见脘腹痞闷、食欲不振、便溏。胃失和降，则泛恶欲吐。湿为阴邪，则口淡不渴。湿性重浊，湿邪循经上扰，清阳不展，则头身困重。寒湿阻遏中焦，土壅木郁，肝胆疏泄失职，胆汁外溢，则身目发黄色暗如烟熏。寒湿困遏脾阳，水液代谢失常，则见尿少、浮肿。寒湿下注，带脉不固，则妇人带下色白量多。寒湿内甚，则为舌淡胖、苔白腻、脉濡缓或沉细。

【辨证要点】以脘腹痞胀、呕恶便溏伴寒湿内停症状为辨证要点。

（六）中焦湿热证

中焦湿热证是指湿热中阻，脾失健运所致的证候。

【临床表现】脘痞腹胀，纳呆厌食，恶心欲呕，口中黏腻，渴不多饮，身重肢倦，心中烦闷，大便溏泄不爽，或皮肤瘙痒，或身热不扬，汗出不解，小便短黄，舌红苔黄腻，脉濡数。

【证候分析】本证多为外感湿热，或过食肥甘、嗜烟酒，酿湿生热所致。湿热中阻，气机不畅，浊气不降，则脘痞腹胀、纳呆厌食。胃气上逆，则恶心欲呕。湿热蕴脾，上蒸于口，则口中黏腻、渴不多饮。湿性重浊，则身重肢倦。湿热熏扰心胸，则心中烦闷。湿热下注，则大便溏泄不爽、小便短黄。湿热行于皮里，则皮肤发痒。湿遏热伏，热处湿中，故身热不扬、汗出不解。湿热内盛，则舌红、苔黄腻、脉濡数。

【辨证要点】以脘腹痞闷、纳呆、呕恶与湿热内蕴症状共见为辨证要点。

（七）胃阴虚证

胃阴虚证是指胃之津液受损，胃失濡润、和降所表现的证候。

【临床表现】胃脘隐隐灼痛、时断时续，饥不欲食，胃脘嘈杂，干呕呃逆，口燥咽干，大便干结，小便短少，舌红苔少，脉细数。

【证候分析】本证多为外感热病后期津液受损，或平素嗜食辛辣，或气郁化火伤津耗液，或温燥药物用之太过，或胃病迁延不愈所致。胃喜润恶燥，胃阴不足，虚热内生，则胃脘隐隐灼痛、时断时续。胃失和降，则饥不欲食。虚热内扰，胃气上逆，则胃脘嘈杂、干呕呃逆。阴亏津不上承，则口燥咽干。肠失濡润，则大便干结、小便短少。阴虚火旺，则舌红苔少、脉细数。

【辨证要点】以胃脘隐隐灼痛、饥不欲食伴阴虚症状为辨证要点。

（八）寒滞胃脘证

寒滞胃脘证是指寒邪犯胃，胃气郁滞，胃失和降所致的证候。

【临床表现】胃脘冷痛或剧痛，得温则减，遇寒痛甚，恶心呕吐，吐后痛减，口淡不渴，或口泛清水，形寒肢冷，舌淡，苔白滑，脉沉紧。

【证候分析】本证多为外寒直中，或过食生冷，或脾胃阳气素虚又复感外寒所致。寒邪阻胃，寒性凝滞，气机郁滞，可见胃脘冷痛或疼痛剧烈。寒为阴邪，得阳始化，故得温痛减、遇寒痛甚。胃气上逆，则恶心呕吐，吐后邪减则痛缓。津液未伤，则口淡不渴。寒伤胃阳，水饮不化，随气上逆，则口泛清水。寒邪伤阳，肢体失于温煦，故形寒肢冷。胃寒甚，则舌淡苔白滑、脉沉紧。

【辨证要点】以胃脘冷痛、得温痛减与实寒症状共见为辨证要点。

（九）胃热炽盛证

胃热炽盛证是指火热内蕴于胃腑，胃失和降所致的证候。

【临床表现】胃脘灼痛，吞酸嘈杂，渴喜冷饮，口臭，牙龈肿痛溃烂，齿衄，或消谷善饥，便秘，尿短赤，舌红苔黄，脉数有力。

【证候分析】本证多为饮食不洁，或七情久郁化火，或过食辛辣之品所致。胃中积热，壅塞胃气，则胃脘灼痛。肝郁化火横逆犯胃，则吞酸嘈杂。热伤胃津，则渴喜冷饮。胃中浊气上冲，则口臭。胃热循经上熏，则牙龈肿痛溃烂、齿衄。胃热炽盛，腐熟太过，则消谷善饥。热甚津伤，大肠失润，小便化源不足，则大便秘结、小便短赤。里热炽盛，则舌红、苔黄、脉数有力。

【辨证要点】以胃脘灼痛、口臭、牙龈肿痛溃烂伴实热症状为辨证要点。

（十）食滞胃脘证

食滞胃脘证是指饮食不化，停滞于胃脘，胃气失和所致的证候。

【临床表现】胃脘胀满疼痛拒按，厌食，嗳腐吞酸，呕吐酸腐馊食，吐后觉舒，或肠鸣矢气，便泻不爽，泻下酸腐臭秽，舌苔厚腻，脉沉实或弦滑。

【证候分析】本证多为饮食不节，暴饮暴食所致，也可因脾胃虚弱，运化失司等原因所致。胃主受纳腐熟水谷，以降为和，暴饮暴食，饮食不化，积于胃肠，气滞不通，则胃脘胀满疼痛拒按。食积不化，拒于受纳，则厌食。食积化腐，腐食随浊气上泛，则嗳腐吞酸、呕吐酸腐馊食，吐后积滞得减则胀痛减轻。食浊下行大肠，气机阻塞，则见肠鸣矢气、便泻不爽、泻下酸腐臭秽如败卵。食积于内，则舌苔厚腻、脉沉实或弦滑。

【辨证要点】以胃脘胀痛拒按、厌食、呕吐或泻下酸腐为辨证要点。

四、肝与胆病辨证

肝居右胁，与胆互为表里。肝主疏泄，主藏血，在体合筋，其华在爪，开窍于目。肝病以肝失疏泄、肝不藏血、阴血亏虚、筋脉失养、动风化火为主要病理变化，故肝病常见症状有精神抑郁，急躁易怒，头晕目眩，胸胁、少腹胀痛，肢体震颤，四肢抽搐，视物不清，月经不调等。胆主贮存和排泄胆汁，以助消化，并与情志活动有关。胆病以胆汁排泄失常和主决断失常为主要病理变化，常见症状有口苦、呕胆汁、黄疸、胆怯等。肝与胆病常见证候如下。

（一）肝气郁结证

肝气郁结证是指肝失疏泄，气机郁滞所表现的证候。

【临床表现】情志抑郁易怒，胸胁、少腹胀闷窜痛，喜太息，或咽部有异物感，或见颈部瘿瘤、瘰疬，或胁下肿块，或妇人经前期乳房胀痛、月经不调、痛经，舌苔薄白，脉弦。

【证候分析】本证多为精神刺激，情志不舒，或其他病邪侵扰使肝失疏泄、条达所致。肝失疏泄，气机郁滞，失于条达，则情志抑郁易怒、喜太息。肝之经脉循行胁肋、少腹，气机失调，经气不利，则胸胁、少腹胀闷窜痛。气郁生痰，痰随气逆，循经上行，搏于咽喉，则咽部有异物感；积聚于颈项，则见瘿瘤、瘰疬。气滞日久，肝脉瘀阻，可见胁下肿块。肝郁气滞，血行不畅，冲任失调，则见妇人经前期乳房胀痛、月经不调、痛经。肝郁气滞，则舌苔薄白、脉弦。

【辨证要点】以情志抑郁易怒、肝经循行部位胀闷窜痛、妇女月经不调为辨证要点。

（二）肝火上炎证

肝火上炎证是肝火炽盛，气火上逆所致的证候，又称肝火炽盛证。

【临床表现】头晕胀痛，面红目赤，口干口苦，急躁易怒，失眠或噩梦纷纭，耳鸣如潮，甚或耳痛流脓，或胁肋灼痛，或吐血衄血，便结尿黄，脉弦数。

【证候分析】本证多因情志不遂，久郁化火，或他脏之火传于肝，肝火内盛所致。肝火内盛，上冲头面，则头晕胀痛、面红目赤。火盛灼津，则口干口苦。火扰心神，神魂不宁，则失眠或噩梦纷纭。足少阳胆经入耳，肝火循经入耳，则耳鸣，甚或耳痛流脓。肝失条达，则急躁易怒、胁肋灼痛。热盛迫血妄行，血溢于脉外，则吐血、衄血。热盛津伤，则便结、尿赤。肝经火炽，则舌红、苔黄、脉弦数。

【辨证要点】以头晕胀痛、急躁易怒、胁肋灼痛伴实火症状为辨证要点。

（三）肝血虚证

肝血虚是指肝血亏虚，机体失去濡养所致的证候。

【临床表现】头晕目眩，视力减退，或夜盲，面色无华，夜寐多梦，或见四肢麻木，关节拘挛，手足震颤，肌肉瞤动，爪甲不荣，或妇人月经量少、色淡，甚则闭经，舌淡苔白，脉细。

【证候分析】本证多为肾精亏虚，精不化血，或脾胃虚弱，生血不足，或久病重病，营血暗耗，或失血太过所致。肝血不足，不能上荣头面，则面色无华、头晕目眩、视力减退或夜盲。肝血不足，心失所养，则夜寐多梦。肝主筋，肝血虚，筋脉失养，则四肢麻木、关节拘挛、手足震颤、肌肉瞤动、爪甲不荣。肝藏血，肝血亏损，冲任失调，则见妇人月经量少、色淡，甚则闭经。舌淡苔白、脉细均为血虚之象。

【辨证要点】以筋脉、目睛、爪甲失养伴血虚症状为辨证要点。

（四）肝阴虚证

肝阴虚证是指肝阴亏虚，阴不制阳，虚火内生所致的证候。

【临床表现】头晕眼花，两目干涩，视物不清，面部烘热，或两颧潮红，五心烦热，潮热盗汗，或胁肋灼痛，或手足蠕动，口燥咽干，舌红少苔，脉弦细数。

【证候分析】本证多为热病后期，肝肾之阴亏损；或情志不遂，郁而化火，耗损肝阴；或肾阴不足，水不涵木，肝阴亏损；或肝郁化火，火灼阴伤所致。肝阴亏损，不能上濡头目，头目失养，则为头晕眼花、两目干涩、视物不清。阴虚火旺，虚火上冲，则面部烘热、两颧潮红。虚热内蒸则见潮红、五心烦热。阴虚内热，热迫津泄，则见盗汗。阴虚火旺，灼伤肝络，则胁肋灼痛。肝阴不足，筋脉失养，则见手足蠕动。阴亏无津上承，则口燥咽干。舌红少苔、脉弦细数为阴虚火旺之象。

【辨证要点】以头目、筋脉、肝络失润伴阴虚症状为辨证要点。

（五）肝阳上亢证

肝阳上亢证是指肝肾之阴不足，阴不制阳，肝阳上亢所致的证候。

【临床表现】头目胀痛，眩晕耳鸣，面红目赤，耳鸣耳聋，急躁易怒，失眠多梦，腰膝酸软，头重脚轻，舌红少津，脉弦或弦细数。

【证候分析】本证多为肝肾阴虚，阴不制阳；或情志不遂，久郁化火，内耗阴血；或素体阴亏，房劳太过，年高阴亏，阴不制阳，阳亢于上所致。肝阴不足，肝阳上亢，气血并走于上，则眩晕、头目胀痛、面红目赤、失眠多梦。虚火循经入耳，则耳鸣耳聋。肝木失养，失其条达，则急躁易怒。肝肾之阴亏于下，肝阳亢于上，上盛下虚，则腰膝酸软、头重脚轻。舌红少津、脉弦或弦细数为肝肾阴亏、肝阳上亢之象。

【辨证要点】以头晕胀痛、腰膝酸软、头重脚轻为辨证要点。

（六）肝风内动证

肝风内动证是指具有眩晕欲仆、抽搐、震颤等"动摇"特征的一类证候。临床常见肝阳化风、热极生风、阴虚动风、血虚生风等证。

1. 肝阳化风证　是指肝阳上亢无制而引动肝风所致的证候。

【临床表现】头胀头痛，眩晕欲仆，步履不稳，项强肢颤，语言謇涩，手足麻木，或突然昏倒，不省人事，口眼㖞斜，半身不遂，舌强不语，喉中痰鸣，舌红，苔白或腻，脉弦细或弦滑。

【证候分析】本证多为平素肝肾不足，阴不制阳，肝阳失潜，日久化风所致。肝阴不足，肝阳上亢，阳亢化风，风阳上扰，则头胀头痛、眩晕欲仆。阴亏于下，阳亢于上，上盛下虚，则步履不稳。风痰阻络，则项强肢颤、手足麻木。足厥阴肝经络舌本，风痰扰络，则语言謇涩。若风盛夹痰上冲清窍，则见突然晕倒、不省人事、喉中痰鸣。风痰窜络，经气不利，则见口眼㖞斜、半身不遂、舌强不语。肝阴不足，则为舌红、脉弦细。若内有痰浊，可见苔白或腻、脉弦滑。

【辨证要点】以素有肝阳上亢病史及突发动风或突然晕倒、半身不遂为辨证要点。

2. 热极生风证　是指热邪亢盛，筋脉失养，引动肝风所致的证候。

【临床表现】高热口渴，神昏谵妄，颈项强直，两目上视，牙关紧闭，四肢抽搐，甚或角弓反张，舌红，苔黄燥，脉弦数有力。

【证候分析】本证多为外感热病热入营血，热扰心神，燔灼肝经，引动肝风所致。热邪亢盛，充斥内外，则高热。热闭心包，扰乱心神，则神昏谵妄。邪热炽盛，燔灼肝经，筋脉失养，则颈项强直、两目上视、牙关紧闭、四肢抽搐，甚或角弓反张。邪热炽盛伤津，则口渴、舌红苔黄燥。肝经火热亢盛，则脉弦数有力。

【辨证要点】以高热、神昏伴动风症状为辨证要点。

3. 阴虚动风证　是指肝肾阴亏，筋脉失养，虚风内动所致的证候。

【临床表现】手足蠕动甚或瘈疭，眩晕耳鸣，两目干涩，视物模糊，五心烦热，潮热盗汗，颧红咽干，形体消瘦，舌红少津，脉弦细数。

【证候分析】本证多为外感热病后期，伏热久耗真阴，水不涵木；或内伤久病，暗耗阴血，筋脉失养所致。热灼肝肾之阴，筋脉失却濡养，则手足蠕动甚或瘈疭。风阳上扰，则眩晕耳鸣。阴液不足，则两目干涩、视物模糊。阴虚生内热，则五心烦热、潮热盗汗、颧红。阴伤津液不能上承于口及不能濡养肌肤，则口燥咽干、形体消瘦。舌红少津、脉弦细数为肝阴不足、虚热内炽之征。

【辨证要点】以阴虚与动风症状共见为辨证要点。

4. 血虚生风证　指肝血亏虚，筋脉失养，虚风内动所致的证候。

【临床表现】头晕眼花，失眠多梦，肢体震颤，四肢麻木，肌肉眴动，关节拘急不利，面色无华，爪甲不荣，舌淡苔白，脉细或弱。

【证候分析】本证多因久病营血暗耗及各种急慢性出血，使筋脉失养所致。肝血不足，不能上荣头面，则头晕眼花、面色无华。肝血不足则神魂不安，故失眠多梦。肝在体为筋，爪甲为筋之余，筋脉失养，则爪甲不荣、肢体震颤、四肢麻木、肌肉眴动、关节拘急不利。舌淡苔白、脉细或弱为血虚之象。

【辨证要点】以血虚与动风症状共见为辨证要点。

（七）寒凝肝脉证

寒凝肝脉证是指寒邪凝滞肝脉所致的证候。

【临床表现】少腹牵引睾丸坠胀冷痛，或阴囊收缩引痛，或颠顶冷痛，形寒肢冷，得温则减，舌淡，苔白滑，脉沉紧或弦紧。

【证候分析】本证多为感受寒邪所致。足厥阴肝经环绕阴器，抵少腹，上颠顶，寒邪内侵肝经，导致气血运行不畅，经气不利，则少腹牵引睾丸坠胀冷痛，或阴囊收缩引痛，或颠顶冷痛。寒邪伤阳，则形寒肢冷、得温则减。阴寒内盛，则舌淡、苔白滑、脉沉紧或弦紧。

【辨证要点】以肝经循行部位（少腹、阴部、颠顶）冷痛伴实寒症状为辨证要点。

（八）胆郁痰扰证

胆郁痰扰证是指胆失疏泄，痰热内扰所致的证候。

【临床表现】胆怯易惊，惊悸失眠，烦躁不宁，眩晕耳鸣，胸胁胀闷，口苦欲呕，舌红苔黄腻，脉弦数。

【证候分析】本证多由情志不遂，肝胆失于疏泄，气郁生痰，郁久化热，痰热交阻，胆气被扰所致。胆为清净之府且主决断，痰热内扰，胆气不宁则见惊悸、失眠、烦躁不宁。胆居右胁，痰热内扰，经气不利，则胁肋胀闷。胆络头目，痰热上扰，则眩晕耳鸣。胆气上逆，则口苦。胆热犯胃，胃气上逆，则欲呕。舌红苔黄腻、脉弦数为胆热之征。

【辨证要点】惊悸胆怯、失眠、眩晕、口苦为主要表现。

（九）肝胆湿热证

肝胆湿热证是指湿热之邪蕴结肝胆，疏泄失职所致的证候。

【临床表现】胁肋胀痛，腹胀口苦，厌食油腻，大便不调，小便短赤，或寒热往来，或胁下有痞块，或身目发黄，或阴囊湿疹，或外阴瘙痒难忍，或睾丸灼痛肿胀，或妇人带下黄臭，舌红，苔黄腻，脉弦数。

【证候分析】本证多为外感湿热之邪；或嗜食肥甘，湿热内生；或脾胃失健，湿邪内生，湿郁化热所致。湿热蕴结肝胆，疏泄失职，肝气郁滞，则胁肋胀痛。气滞血瘀，则见胁下有痞块。胆热郁蒸，胆汁上泛外溢，则口苦、身目发黄。肝木克脾土，脾失健运，则厌食油腻、腹胀、大便不调。少阳郁热，枢机不利，邪正交争，则为寒热往来。湿热下注，则小便短赤、阴囊湿疹，或外阴瘙痒难忍，或睾丸灼痛肿胀，或妇人带下黄臭。湿热并重于内，则舌红、苔黄腻、脉弦数。

【辨证要点】以胁肋胀痛、厌食油腻、腹胀阴痒、身目发黄伴湿热症状为辨证要点。

五、肾与膀胱病辨证

肾居腰部，膀胱与之互为表里。肾藏精，主生殖，为先天之本，主水，主纳气，主骨生髓充脑，在体为骨，开窍于耳和前后二阴，其华在发。肾病以人体生长发育、生殖、呼吸、水液代谢异常为主要病理变化，常见症状有腰膝酸软或疼痛、耳鸣耳聋、齿动发脱、男子阳痿遗精或精少不育、女子经少闭经不孕、水肿、虚喘、二便排泄异常等。膀胱主贮存和排泄尿液。膀胱病以排尿异常为主要病理变化，常见症状有尿频、尿急、尿痛、尿闭、遗尿、小便失禁等。肾与膀胱病的主要证候如下。

（一）肾阳虚证

肾阳虚证是指肾阳不足，失于温煦，虚寒内生所致的证候，又称"命门火衰"。

【临床表现】腰膝酸软而冷痛，形寒肢冷，下肢尤甚，神疲乏力，面色㿠白或黧黑，男子阳痿、滑精、早泄，女子宫寒不孕，白带清稀量多，五更泄泻，或尿频清长，夜尿频多，舌淡胖，苔白滑，脉沉迟无力。

【证候分析】本证多为素体阳虚、久病伤阳、房劳太过所致。肾阳亏损，失于温养，则腰膝酸软而冷痛、形寒肢冷而下肢尤甚。阳气不足，精神不振，则神疲乏力。阳气虚弱，无力行血上荣，则面色㿠白或黧黑。命门火衰，性功能减退，则男子阳痿、滑精、早泄，女子宫寒不孕。肾阳虚衰，火不暖土，水谷失于健运，则为五更泄泻。肾阳虚，气化失职，肾气不固，则尿频清长、夜尿频多、女子白带清稀量多。阳虚阴寒内盛，则舌淡胖、苔白滑、脉沉迟无力。

【辨证要点】以腰膝冷痛、生殖能力下降伴阳虚症状为辨证要点。

（二）肾阴虚证

肾阴虚证是指肾阴不足，失于濡养，虚火内扰所致的证候。

【临床表现】腰膝酸软而痛，眩晕耳鸣，失眠多梦，男子阳强易举、遗精早泄，女子经少或经闭、崩漏，伴咽干口燥，形体消瘦，五心烦热，潮热盗汗，午后颧红，舌红，少苔，脉细数。

【证候分析】本证多为先天不足，久病及肾，温病后期，或房劳过度，或过嗜温燥，暗耗阴液所致。肾阴亏虚，腰膝失养，则为腰膝酸软而痛。肾阴不足，脑髓失养，则眩晕耳鸣。肾阴虚导致心肾不交，则失眠多梦。肾阴虚，阴不制阳，虚热内生，相火扰动，则男子阳强易举、遗精早泄。肾阴虚，精血化生不足，则女子经少或经闭、崩漏。阴虚火旺，则见咽干口燥、形体消瘦、五心烦热、潮热盗汗、午后颧红、舌红少苔、脉细数等虚热之象。

【辨证要点】以腰酸耳鸣、男子遗精、女子月经不调伴阴虚症状为辨证要点。

（三）肾精不足证

肾精不足证是指肾精亏损，髓海空虚，脑与骨失充所致的证候。

【临床表现】小儿发育迟缓，囟门迟闭，身材矮小，智力低下，骨骼痿软；成人早衰，发脱齿摇，耳鸣耳聋，腰膝酸软，足痿无力，健忘恍惚，神情呆钝，动作迟钝，性功能低下，男子精少不育，女子经闭不孕，舌淡，脉细弱。

【证候分析】本证多为先天禀赋不足，或后天失养，房劳过度，久病伤肾，耗伤肾精所致。肾精为生长、发育的源泉，肾精亏损，则小儿发育迟缓、囟门迟闭、身材矮小、骨骼痿软，精少无以充脑则为智力低下。肾精亏损，则成人早衰，见发脱齿摇。肾精不足，耳失所养，则耳鸣耳聋。肾精亏损，腰府失养，则腰膝酸软、足痿无力。成人肾精亏损，无以充髓实脑，则健忘恍惚、神情呆钝。肾精亏虚，生殖功能减退，则见性功能低下，男子精少不育、女子经闭不孕。舌淡、脉细弱为虚弱之象。

【辨证要点】以儿童生长发育迟缓、成人早衰及生殖功能低下为辨证要点。

（四）肾气不固证

肾气不固证是指肾气不足，下元失固所致的证候。

【临床表现】腰膝酸软，神疲乏力，耳鸣耳聋，小便频数清长，夜尿增多，或尿后余沥不尽，小便失禁，遗尿，男子滑精早泄，女子带下清稀或胎动易滑，舌淡苔白，脉沉细弱。

【证候分析】本证多为先天不足，肾气不充；年老体弱，肾气亏损；久病、房劳、早婚伤肾所致。肾气亏虚，脑、腰膝、耳失养，则神疲乏力、腰膝酸软、耳鸣耳聋。肾气不足，气化无力，膀胱失约，则小便频数清长、夜尿增多、尿后余沥不尽，或小便失禁、遗尿。肾气亏虚，男子精关不固，则男子滑精早泄。肾气亏虚，女子冲任不固，带脉失约，则女子带下清稀或胎动易滑。肾气虚弱，则舌淡苔白、脉沉细弱。

【辨证要点】以腰膝酸软、滑精、滑胎、带下及小便失控症状为辨证要点。

（五）肾不纳气证

肾不纳气证是指肾气虚衰，气不归元所致的证候。

【临床表现】久病咳喘，呼多吸少，气不接续，动则喘甚，腰膝酸软，神疲自汗，声音低怯，舌淡苔白，脉沉弱。若咳喘重症，可见冷汗淋漓，肢冷面青，脉微欲绝；或气短息促，颧红，心烦躁扰，咽干口燥，舌红，脉细无力。

【证候分析】本证多为久病咳喘，年老肾亏，或过劳伤肾，导致肾不纳气所致。咳喘迁延，肺伤及肾，肾不纳气，气不归元，则见咳喘无力、呼多吸少、气不接续、动则喘甚。肺气虚弱，则神疲乏力。宗气不足，则声音低怯，卫外不固则自汗。肾气虚，则腰膝酸软、舌淡苔白、脉沉弱。肾气虚极，损及肾阳致亡阳气脱，可见大汗淋漓、肢冷面青、脉微欲绝。阴阳互根，肾气久虚伤及肾阴，气阴两虚，则气短息促、颧红、心烦躁扰、咽干口燥。阴虚内热，则舌红、脉细无力。

【辨证要点】以久病咳喘、呼多吸少、气不接续伴肾虚症状为辨证要点。

（六）膀胱湿热证

膀胱湿热证是指湿热蕴结膀胱，膀胱气化失司所致的证候。

【临床表现】尿频尿急，尿道灼痛，色黄短少，或尿有砂石，或尿血，小腹胀痛，或腰腹掣痛，舌红，苔黄腻，脉滑数。

【证候分析】本证多为湿热之邪内侵，或饮食不节，湿热内生，下注所致。湿热下迫膀胱，气化不利，则见尿频、尿急、尿道灼痛及小腹胀痛。湿热熏灼津液，则小便短少色黄。热灼津液，煎熬成垢，则尿有砂石。热盛灼伤血络，则见尿血。膀胱湿热累及肾脏，可见腰、腹牵引而痛。舌红、苔黄腻、脉滑数为湿热内盛之象。

【辨证要点】以尿频、尿急、尿痛为辨证要点。

六、脏腑兼病辨证

人体各脏腑之间，在生理上具有相互资生、相互制约的关系。当某一脏或某一腑发生病变时，不仅表现出本脏腑的证候，而且在一定条件下，可影响其他脏腑发生病变而出现证候。凡同时见到两个或两个以上脏腑的病证，即为脏腑兼病。脏腑兼病，并不等于脏腑间证候的简单相加，脏腑间有着密切的病理联系，如表里、生克、乘侮关系及功能联系。脏腑兼病在临床上证候复杂，证型较多，辨证中抓住要点，掌握脏腑病证发生发展和传变的规律，对认识和处理复杂病情具有重要意义。

（一）心肾不交证

心肾不交证是指心肾阴虚火旺，水火既济失调所致的证候。

【临床表现】心烦不寐，多梦，心悸健忘，头晕耳鸣，腰膝酸软，时有梦遗，潮热盗汗，五心烦热，咽干口燥，舌红，少苔，脉细数。

【证候分析】本证多因肾阴亏虚，心火独亢，水不济火所致。肾阴不足，阴虚火旺，则头晕耳鸣、腰膝酸软、梦遗、潮热盗汗、五心烦热、口燥咽干。水不济火，心火独亢，扰乱心神，故心烦不寐、多梦、心悸健忘。舌红少苔、脉细数为阴虚火旺之征。

【辨证要点】以心烦不寐、腰膝酸软、失眠多梦、梦遗伴阴虚症状为辨证要点。

（二）心脾两虚证

心脾两虚证是指脾气虚弱与心血不足所致的证候。

【临床表现】心悸怔忡，失眠多梦，眩晕健忘，食欲不振，腹胀便溏，面色苍白或萎黄，神疲乏力，或见皮下紫斑，或妇人月经量少、色淡、淋漓不尽，舌质淡嫩，脉细弱。

【证候分析】本证多为思虑太过、久病失调、饮食不节，损伤脾气，气血生化不足，心血亏虚所致。脾气虚弱，运化失司，故见食欲不振、腹胀便溏。脾虚生化乏源，致心血不足，神失所养，故见心悸怔忡、失眠多梦、眩晕健忘。其他见症或为脾不统血，或为气血两虚之象。

【辨证要点】以心悸失眠、纳呆、便溏、慢性出血伴气血虚症状为辨证要点。

（三）心肝血虚证

心肝血虚证是指心肝两脏血液亏虚所致的证候。

【临床表现】心悸健忘，失眠多梦，眩晕耳鸣，面色萎黄或苍白，两目干涩，视物模糊，雀盲，肢体麻木、拘挛、震颤，爪甲不荣，或为妇人月经后期、量少、色淡，甚则闭经，舌淡苔白，脉细弱。

【证候分析】本证为多种原因导致心肝血虚所致的证候。心血不足，心神失养，故见心悸健忘、失眠多梦。肝血不足，筋脉、官窍失养，则见两目干涩，视物模糊，雀盲，肢体麻木、拘挛、震颤，爪甲不荣，月经失调等。其他诸症均为血虚常见症。

【辨证要点】以心悸失眠、目筋胞宫失养伴血虚症状为辨证要点。

（四）心肾阳虚证

心肾阳虚证是指心肾两脏阳气虚衰，失于温煦所致的证候。

【临床表现】心悸怔忡，面色苍白，畏寒肢冷，肢体浮肿，下肢尤甚，小便不利，神疲乏力，精神萎靡或嗜睡，腰膝酸软冷痛，唇甲青紫，舌胖，舌淡紫，苔白滑，脉沉弱。

【证候分析】本证多为心阳虚衰，久病及肾；或肾阳亏虚，气化无权，水气凌心所致。肾阳虚衰，气化无权，水湿内停，故见浮肿下肢尤甚、小便不利、腰膝酸软冷痛。水气凌心，心脉被阻，心神被扰，故见心悸怔忡、神疲乏力、精神萎靡或嗜睡、唇甲青紫。其他见症均为阳虚内寒之象。

【辨证要点】以心悸怔忡、腰膝冷痛、浮肿少尿伴虚寒症状为辨证要点。

（五）心肺气虚证

心肺气虚证是指心肺两脏气虚，推动无力，宣降失常所致的证候。

【临床表现】胸闷心悸，咳喘气短，动则尤甚，痰液清稀，面色苍白，神疲乏力，语声低弱，懒言自汗，舌淡，苔白，脉沉弱或结代。

【证候分析】本证多为久病咳喘，伤及心肺；或年高体弱、劳倦内伤、禀赋不足，心肺气虚所致。心肺气虚，故见胸闷心悸、咳喘气短，动则尤甚，并伴其他气虚症状。

【辨证要点】以心悸咳喘、胸闷气短伴气虚症状为辨证要点。

（六）脾肺气虚证

脾肺气虚证是指肺脾两脏气虚，脏腑功能低下所致的证候。

【临床表现】食欲不振，腹胀便溏，久咳不止，气短而喘，咳声低微，痰多稀白，伴面色淡白、神疲乏力，声低懒言，或见面浮肢肿，舌淡苔白（滑），脉细弱。

【证候分析】本证多为肺病日久伤脾，或饮食劳倦伤脾，脾气不足，累及于肺，"母子"同病，形成脾肺气虚之证。脾气不足，运化失司，则食欲不振、腹胀便溏。肺气不足，宣降失司，故久咳不止、气喘、痰稀白。脾虚水湿泛滥，则面浮肢肿。其他诸症为气虚常见症。

【辨证要点】以食少、腹胀便溏、咳喘气短伴气虚症状为辨证要点。

（七）脾肾阳虚证

脾肾阳虚证是指脾肾两脏阳气虚弱，虚寒内生所致的证候。

【临床表现】形寒肢冷，面色㿠白，腰膝脘腹冷痛，久泻久痢，或完谷不化，五更泻，便质清稀，或面浮肢肿，小便不利，或见腹胀水臌，舌质淡胖边有齿痕，苔白滑，脉弱或沉迟无力。

【证候分析】本证多为泻痢日久，脾阳受损，累及肾阳；或久病不愈，脾肾失于温养；或命门火衰，火不暖土，导致脾肾阳虚。脾肾阳虚，常见三类证候群：一是形体失于温煦之症（形寒肢冷，面色㿠白，腰膝脘腹冷痛）；二是大便失于统摄，燥化不及之症（久泻久痢，或完谷不化，五更泻，便质清稀）；三是温化无力，水湿内停之症（面浮肢肿，小便不利，或见腹胀水臌）。

【辨证要点】以脘腹冷痛、久泻久痢、浮肿伴阳虚症状为辨证要点。

（八）肺肾阴虚证

肺肾阴虚证是指肺肾两脏阴虚，虚火内扰所致的证候。

【临床表现】干咳痰少，或痰中带血，或声音嘶哑，口干咽燥，形体消瘦，腰膝酸软，骨蒸潮热，颧红盗汗，男子遗精，女子月经不调，舌红少苔，脉细数。

【证候分析】肺肾两脏，阴液互滋，生理上具有"金水相生"之特点。各种原因均可导致肺肾阴亏，而产生虚火内扰之病证。肾脏亏虚，虚火内扰，则见腰膝酸软、骨蒸潮热、颧红盗汗、遗精或月经不调。肺阴不足，肺系失润，宣肃失司，故见干咳少痰、痰中带血、声音嘶哑。其他诸症为阴虚火旺之象。

【辨证要点】以干咳，痰少，男子遗精、早泄，女子月经不调，伴阴虚症状为辨证要点。

（九）肝肾阴虚证

肝肾阴虚证是指肝肾两脏阴虚，虚火内扰所致的证候。

【临床表现】头晕目眩，耳鸣，健忘，失眠多梦，腰膝酸软，胁肋灼痛，咽干口燥，五心烦热，颧红盗汗，男子遗精，女子经少，舌红，少苔，脉细数。

【证候分析】本证多由久病劳伤，或温热病耗伤肝阴及肾阴，或先天禀赋不足，肾阴亏虚而及肝阴不足，形成肝肾阴虚证。肾阴不足，虚火内扰，则见腰膝酸软、耳鸣、健忘、五心烦热、颧红盗汗、男子遗精、女子经少；肝阴亏虚，虚火上炎，故见头晕目眩、胁肋灼痛。其他诸症均为阴虚内热常见症。

【辨证要点】以眩晕、耳鸣、腰膝酸软、胁痛、失眠伴阴虚症状为辨证要点。

（十）肝脾不调证

肝脾不调证是指肝失疏泄，脾失健运所致的证候，又称肝郁脾虚证。

【临床表现】胸胁胀满窜痛，喜太息，情志抑郁或急躁易怒，腹痛欲泻，泻后痛减，纳呆腹胀，大便溏而不爽，肠鸣矢气，舌苔白或腻，脉弦。

【证候分析】本证病机为肝郁乘脾，脾失健运，肝郁为因，脾虚为果。肝气郁滞，失其条达，故胸胁胀满窜痛、喜太息、情志抑郁或急躁易怒。肝郁乘脾，脾运失司，则纳呆腹胀、大便溏而不爽，甚至腹痛欲泻、泻后痛减。舌苔白或腻、脉弦为肝脾不调之征。

【辨证要点】以情志抑郁、胁肋胀痛、纳呆腹胀、便溏为辨证要点。

（十一）肝胃不和证

肝胃不和证是指肝失疏泄，横逆犯胃，胃失和降所致的证候。

【临床表现】胁肋、胃脘胀满窜痛，呃逆嗳气，恶心呕吐，嘈杂吞酸，饮食减少，情志不遂，烦躁易怒，喜太息，纳呆食少，舌淡红，苔薄黄，脉弦。

【证候分析】本证多为肝气郁结，横逆犯胃，胃失和降所致。肝气郁结，则胁肋窜痛、情志不遂、烦躁易怒、喜太息、脉弦。肝气犯胃，胃失和降，胃气上逆，则胃脘胀满窜痛、呃逆嗳气、恶心呕吐、嘈杂吞酸、饮食减少。舌淡红、苔薄黄为化热之趋势。

【辨证要点】以胁肋、胃脘胀痛，以及善太息、嘈杂吞酸为辨证要点。

（十二）肝火犯肺证

肝火犯肺证是指肝郁化火，上逆灼肺，肺失肃降所致的证候。

【临床表现】面红目赤，头胀头晕，急躁易怒，胸胁灼痛，口苦而干，咳嗽阵作，痰黄而黏，甚则咯血，舌红，苔黄，脉弦数。

【证候分析】本证多为郁怒伤肝，气郁化火；或肝火内炽，反侮肺经，导致肝火犯肺证。肝火炽盛，则面红目赤、头胀头晕、急躁易怒、胸胁灼痛、口苦口干。肝火犯肺，肺失清肃，则阵咳、痰黄而黏，甚则咯血。舌红苔黄、脉弦数为肝火炽盛之征。

【辨证要点】以急躁易怒、胸胁灼痛、目赤口苦、咳嗽为辨证要点。

复习思考题：

1. 心血虚证与心阴虚证在临床表现上有何异同？
2. 心血虚证、心阴虚证、心脾两虚证、心肝血虚证、心肾不交证均可以引起失眠，在临床表现上如何区别？
3. 如何区别肝风内动四证？

第四节 外感病辨证

中医学辨证方法有很多种，除前几节讲述的辨证方法之外，还包括六经辨证、卫气营血辨证、三焦辨证等。

一、六经辨证

六经辨证是张仲景在《素问·热论》六经分证的基础上，根据外感病的证候特点及传变规律而总结出来的一种外感病的辨证方法。其代表作为《伤寒论》。

六经即太阳、阳明、少阳、太阴、厥阴、少阴。其含义与经络学中的含义不尽相同，它代表外感病六类证候的名称，故常称"六经病证"。凡病位偏表在腑、正气旺盛、病势亢奋者为三阳病证；病位偏里在脏、正气不足、病势减退者为三阴病证。

六经辨证将外感病的各种证候以阴阳为纲加以概括，作为论治的依据。其三阳病证以六腑及阳经病变为主，三阴病证以五脏及阴经病变为主。可见，六经病证实质上是对十二经脉、五脏六腑病理变化的归纳，且贯穿了八纲辨证的内容。因此，六经辨证不仅可作为外感病的辨证纲领，而且可指导内伤杂病的辨证。

（一）太阳病证

太阳病证是指外感伤寒病初期所表现的证候。太阳统摄营卫，主一身之大表，为诸经之藩篱。太阳为三阳之首，外邪侵袭人体，多从肌表而入，太阳首当其冲与邪抗争，故最先表现出太阳病证。太阳病之提纲为"太阳之为病，脉浮，头项强痛而恶寒"。临床上只要见到上述主脉主症，即可辨为太阳病。根据其发病后的不同表现，又可分为太阳经证和太阳腑证。

1. 太阳经证　是指风寒袭表，邪正交争，营卫不和所致的证候。由于患者感受病邪的程度和体质差异，同是太阳病经证，却有太阳中风与太阳伤寒的区别。

（1）太阳中风证　指风邪袭表，营卫不和所致的证候。

【临床表现】发热恶风，头痛，自汗出，或见鼻鸣干呕，脉浮缓。

【证候分析】风邪袭表，营卫失和，卫阳被郁，故恶风。正邪相争，故发热、头痛。卫外不固，营阴不能内守，故自汗出。邪犯肺胃，肺气失宣故鼻鸣，胃失和降故干呕。汗出肌腠疏松，营阴不足，故脉浮。

【辨证要点】以恶风、发热、汗出、脉浮缓为辨证要点。

（2）太阳伤寒证　指寒邪袭表，卫阳被束，营阴郁滞所致的证候。

【临床表现】恶寒发热，头项强痛，体痛，无汗而喘，脉浮紧。

【证候分析】寒邪袭表，卫阳被郁，"分肉"失却温养则恶寒，卫气与寒邪交争则发热。卫阳被遏，寒性收引凝滞，营阴郁滞，筋脉失煦，太阳经气不利，则头项强痛、周身疼痛。寒束于表，腠理闭塞故无汗。风寒束表，肺失宣肃则喘。正气祛邪于外，而寒邪紧束于表，故见脉浮紧。

【辨证要点】以恶寒、无汗、头身痛、脉浮紧为辨证要点。

太阳中风与伤寒二证，均有太阳病主要脉症。但前者的病机是风邪袭表，营卫失调；后者的病机为寒邪束表，卫阳被郁。

2. 太阳腑证　是指太阳经证不解，循经入腑，膀胱气化不利所致的证候。因病情变化不同有太阳蓄水、太阳蓄血之不同。

（1）太阳蓄水证　指太阳经邪内传，膀胱气化不利，水液停蓄所致的证候。

【临床表现】发热恶寒，汗出，小便不利，少腹满，消渴，或水入即吐，脉浮或浮数。

【证候分析】太阳经邪未解而内传，故发热恶寒、脉浮等表证仍在。邪与水结，膀胱气化不利，水液停蓄，故小便不利、少腹满。邪水互结，气不化津，津不上承则见消渴。口渴是由津液不升而非津伤，水停不化，反逆于胃，故见水入即吐之"水逆"证。

【辨证要点】以少腹满、小便不利与太阳经证并见为辨证要点。

（2）太阳蓄血证　指太阳经邪化热内传，热与瘀互结于少腹所致的证候。

【临床表现】少腹急结、硬痛，小便自利，如狂或发狂，善忘，大便色黑如漆，脉沉涩或沉结。

【证候分析】太阳经热内传，血热搏结于少腹，则为少腹急结、硬痛。瘀热互结上扰心神，故轻则如狂、重则发狂。瘀血下行随大便而出，则大便色黑如漆。邪在血分，膀胱气化正常，则小便自利。瘀热内阻则脉沉涩或沉结。

【辨证要点】以少腹急硬、小便自利、如狂、便黑为辨证要点。

太阳蓄水与蓄血二证，均由太阳病经邪不解内传于腑所致。其区别在于：蓄水证为邪传气分，膀胱气化受阻，津液内停；蓄血证为邪传血分，经热与瘀血结于下焦。故前者小便不利而渴，后者小便自利而便黑。

（二）阳明病证

阳明病证是指伤寒病发展过程中，阳热亢盛，胃肠燥热所表现的证候，阳明病的主要病机是"胃家实"。胃家，包括胃与大肠；实，指邪热亢盛。故阳明病的性质属里实热证，为正邪斗争的极期阶段。阳明病证又有经证与腑证之别。

1. 阳明经证　是指邪热亢盛，充斥阳明之经，而肠中糟粕尚未结成燥屎所表现的证候。

【临床表现】身大热，汗大出，大渴引饮，面赤心烦，气粗，舌苔黄燥，脉洪大。

【证候分析】本证多为太阳少阳之邪不解，内传阳明所致。邪入阳明，化燥化火，无形热邪充斥弥漫全身则大热。热甚迫津外泄则为大汗出。热甚且汗出，津液大伤，则大渴引饮。火热炎上，阳明热盛，热邪上蒸，扰乱心神，则面赤心烦。热迫于肺，肺气不利，则气粗。里热亢盛则见舌红、苔黄燥、脉洪大。

【辨证要点】以大热、大汗、大渴、脉洪大"四大"症为辨证要点。

2. 阳明腑证　是指邪热内传大肠，热与糟粕互结，腑气不通所致的证候。

【临床表现】日晡潮热，手足濈然汗出，脐腹胀满疼痛拒按，大便秘结，甚则谵语、狂乱，不得眠，舌红，苔黄而焦燥或起芒刺，脉沉实。

【证候分析】本证多因阳明经证大热伤津，或误用汗法耗津，使热与肠中燥屎互结，腑气不通所致。阳明经之经气旺于日晡，阳明热盛，正邪相搏则日晡潮热。四肢禀气于阳明，阳明热盛，迫津外出，则手足濈然汗出。六腑以通为用，热邪与大肠糟粕互结，腑气不通则为脐腹胀满疼痛拒按、大便秘结。阳明之热，循经上扰心神，则谵语、狂乱、不得眠。邪热内结，津液被劫，故苔黄而焦燥或起芒刺。脉沉实为阳明腑实之象。

【辨证要点】以日晡潮热、腹胀满疼痛拒按、苔黄燥脉沉实为辨证要点。

阳明病经证与腑证均为里热实证。其区别在于：经证在先，里热炽盛，耗伤津液，致肠燥便结，后形成腑证。一般而言，腑证较经证为重。就临床而言，腑证往往多于经证，故张仲景以"胃家实"为阳明正病。

（三）少阳病证

少阳病证是指邪犯少阳胆腑，正邪交争，枢机不利所表现的证候。病入少阳，从其病位上来看邪已离开太阳之表，未入阳明之里，处于表里之间，故称为半表半里证。

【临床表现】寒热往来，胸胁苦满，默默不欲饮食，心烦喜呕，口苦，咽干，目眩，脉弦。

【证候分析】本证多为太阳经传入，或厥阴病转出，或邪入少阳而致。邪出于表与阳争，正胜则发热；邪入于里与阴争，邪胜则恶寒，邪正相争于半表半里，故见寒热往来。胆热扰心则心烦，上炎则口苦，灼津则咽干，上扰清窍则目眩。邪郁少阳，经气不利则为胸胁胀满。胆热横逆犯胃，胃气上逆则默默不欲饮食、喜呕。胆气被郁故而脉弦。

【辨证要点】以寒热往来、胸胁苦满、口苦、咽干、目眩、脉弦为辨证要点。

（四）太阴病证

太阴病证是指脾阳虚弱，邪从寒化，寒湿内生所致的证候。脾属太阴，为三阴之屏障，邪犯三阴，太阴首当其冲，故太阴病证为三阴病证之初期阶段。

【临床表现】腹满欲吐，食不下，时腹自痛，自利，口不渴，脉沉缓而弱。

【证候分析】本证多为三阳病失治、误治，或外邪直中太阴，脾阳受损所致。脾阳不足，寒湿内生，气机阻滞，升降失常，则脘腹胀满、时腹自痛。寒湿犯胃，胃气上逆，则时欲呕。脾失健运，则食不下、自利。脾阳虚弱，寒湿内停，故口不渴。脉沉缓而弱为脾阳虚弱鼓动乏力所致。

【辨证要点】以腹满时痛、自利、口不渴等虚寒表现为辨证要点。

太阴脾与阳明胃互为表里，故两经病证在一定条件下常相互转化。若阳明经证清、下太过，损伤脾阳，可转化为太阴病证；若太阴病证滥用温燥，或寒湿郁久化热，亦可转化为阳明病证。故张仲景有"实则阳明（热），虚则太阴（寒）"之说。

（五）少阴病证

少阴病证是指外感病后期阶段，全身阴阳衰惫所致的证候。少阴经属心肾，为水火之脏，人身之根本。病至少阴，已属伤寒病的危重阶段。病性从阴化寒则为少阴寒化证，从阳化热则为少阴热化证。

1.少阴寒化证　是指少阴心肾，阳虚阴盛，邪从寒化所致的虚寒证候。

【临床表现】无热恶寒，脉微细，但欲寐，四肢厥冷，下利清谷，呕不能食，或食入即吐，或身热反不恶寒，面赤。

【证候分析】本证为少阴阳衰，阴寒内盛所致。少阴阳气衰微，阴寒内盛，失于温养，则无热恶寒、但欲寐、四肢厥冷。肾阳虚，火不暖土，脾胃纳运、升降失职，故下利清谷、呕不能食，或食入即吐。若阴寒内盛，格阳于外，见真寒假热之象，则身热反不恶寒。戴阳于上则为面赤。心肾阳虚，鼓动无力，则脉微细欲绝。

【辨证要点】以无热恶寒、肢厥、下利、脉微为辨证要点。

2.少阴热化证　是指少阴心肾，阴虚阳亢，邪从热化所致的虚热证候。

【临床表现】心烦不得眠，口燥咽干，舌尖红少津，脉细数。

【证候分析】本证为少阴阴虚，虚热内生所致。邪入少阴，从阳化热，灼伤真阴，水不济火，心火独亢，火扰心神，则心烦不得眠。阴虚火旺，灼伤津液，则口燥咽干。舌尖红少津、脉细数为阴虚之象。

【辨证要点】以心烦不得眠伴阴虚内热症状为辨证要点。

少阴兼水火二气，寒热并居，故邪入少阴，既可从阴化寒，也可从阳化热，其临床表现正好相反。

（六）厥阴病证

厥阴病证是指外感病后期，病传厥阴，阴阳对峙，寒热交错，厥热胜复所致的证候。厥阴为阴之尽、阳之始，阴中有阳，病至厥阴，为伤寒病发展传变的最后阶段，虽其临床表现十分复杂，但总以上热下寒证为其辨证提纲。

【临床表现】消渴，气上撞心，心中疼热，饥而不欲食，食则吐蛔。

【证候分析】邪入厥阴，阴阳交争，寒热错杂，总以上热下寒为其基本的病理变化。肝气上逆，阳热趋上，木火上炎，故见气上撞心、心中疼热。热甚伤津，故消渴饮水。下焦有寒，脾失健运，又因木乘土，故饥而不能食、强食则呕。上热下寒，蛔虫不安，则见吐蛔。

【辨证要点】以消渴、气上撞心、心中疼热、食则吐蛔为辨证要点。

附：六经病证的传变

六经病证循着一定的趋向和规律发展、变化，谓之传变。其传变方式有传经、直中、合病、并病4种。

传经是指病邪自外侵入，逐渐向里发展，由某一经病证转变为另一经病证。若按伤寒六经的顺序相传，即太阳病证、阳明病证、少阳病证、太阴病证、少阴病证、厥阴病证，称为"循经传"；若是隔一经或两经以上相传者，称为"越经传"；若互为表里的两经相传者，称为"表里传"，如太阳病传少阴病。

直中是指伤寒病初起不从三阳经传入，而病邪直入三阴经者。

合病是指伤寒病不经过传变，两经或三经同时出现的病证。如太阳阳明合病、太阳太阴合病等。

并病是指伤寒病凡一经病证未罢，又见他经病证者。如太阳少阴并病、太阴少阴并病等。

二、卫气营血辨证

卫气营血辨证是清代叶天士在《温热论》中阐述的一种诊治外感温热病的辨证方法，是将外感温热病发展过程中，不同病理阶段所反映的证候，分为卫分证、气分证、营分证、血分证四类，用以说明病位的深浅、病情的轻重和传变规律，并指导临床治疗。具体而言，卫分主表，病位在肺及体表，病情轻浅；气分主里，病位在肺、胸膈、胆、三焦、胃、肠，病情较重；营分为热邪进入心营，病位在心与心包络，病情深重；血分为热邪深入心、肝、肾，已经动血耗血，病情危急。

（一）卫分证

卫分证是指风热之邪侵袭人体肌表，卫外功能失调，肺卫失宣所致的证候。

【临床表现】发热，微恶风寒，舌边尖红，苔薄黄，脉浮数，伴头痛、少汗或无汗、咽喉肿痛、咳嗽、口微渴等症状。

【证候分析】本证为温热病的初起阶段。温邪袭表，卫气被郁，则发热、微恶风寒。温热在表，则舌边尖红、脉浮数。温热在表，则苔薄黄。温热之邪上扰清空，则头痛。卫气被郁，腠理开阖失司，则少汗或无汗。温热犯肺，肺失宣肃，则咳嗽。温热上灼咽喉，气血壅滞，则咽喉肿痛。温热初起，伤津不甚，则口微渴。

【辨证要点】以发热、微恶风寒、舌边尖红、脉浮数为辨证要点。

（二）气分证

气分证是指温热病邪内传脏腑，正盛邪实，阳热亢盛所致的证候。气分证具有范围广、兼症多的特点。凡温热病邪不在卫分，未及营、血分的一切证候，均属气分证。气分证涉及肺、胸膈、脾、胆、胃、肠多个脏腑，证候较为复杂，现以热盛阳明胃腑为例说明之。

【临床表现】壮热，不恶寒反恶热，汗出，口渴喜饮，心烦，便秘尿赤，舌红，苔黄燥，脉数有力。

【证候分析】本证多为温热之邪由卫表及里，或温邪直入气分所致。邪热入里，邪正交争，里热亢盛，则壮热、不恶寒反恶热。热盛迫津外泄，则汗出。热盛津伤，则口渴喜饮、便秘尿赤。热扰心神，则心烦。阳明热炽，则舌红、苔黄燥、脉数有力。

【辨证要点】以发热、不恶寒反恶热、舌红苔黄、脉数有力为辨证要点。

（三）营分证

营分证是指温邪内陷，营阴受损，心神被扰所表现的证候。

【临床表现】身热夜甚，口不甚渴或不渴，心烦不寐，甚或神昏谵语，斑疹隐隐，舌红绛，脉细数。

【证候分析】本证多为气分转来，或卫分证逆传所致的证候。邪热入营，灼伤营阴，夜与入阴之卫阳相搏，则身热夜甚。邪热蒸腾营阴上潮于口，则不甚渴饮或口不渴。营行脉中，通达于心，心神被扰，则心烦不寐，甚则神昏谵语。热伤血络，则斑疹隐隐。热盛营阴受损，则舌红绛、脉细数。

【辨证要点】以身热夜甚、心烦或谵语、舌红绛、脉细数为辨证要点。

（四）血分证

血分证是指温邪深入血分，热盛动血、伤阴、动风所表现的证候。血分证是温病的极期阶段，病变涉及心、肝、肾三脏，病证有热盛动血、热盛动风、热盛伤阴等多种类型。

【临床表现】身热夜甚，躁扰不宁，甚则神昏谵语，斑疹显露、色紫黑、吐血、衄血、便血、尿血，舌质深绛，脉细数；或见抽搐，颈项强直，角弓反张，目睛上视，牙关紧闭等；或见持续低热，暮热早凉，五心烦热，神疲，耳聋，形瘦；或见手足蠕动、瘛疭等。

【证候分析】血分热盛，阴血受损，夜间阳入于阴，故身热夜甚。血热内扰心神，则躁扰不宁，甚或神昏谵语。热盛动血，迫血妄行，故见出血诸症。营血热炽，故舌深绛或紫。血热伤阴耗血，故脉细数。若血热燔灼肝经，肝风内动，则见抽搐、颈项强直、角弓反张、目睛上视、牙关紧闭等"热极生风"之症。若血热久羁，劫灼肝肾之阴，阴虚内热，故见持续低热、暮热早凉、五心烦热、神疲、耳聋、形瘦等"热伤阴血"之症。甚则筋脉失养，而见手足蠕动或瘛疭等"虚风内动"之症。

【辨证要点】以身热夜甚、神昏谵语、斑疹紫暗、出血动风症状、舌深绛为辨证要点。

附：卫气营血病证的传变

温热病的发展过程，实际上就是卫气营血的传变过程，究其传变规律，有顺传、逆传两种：顺传是指温热病邪循卫、气、营、血的次序传变，由卫分开始，渐次内传入气分，然后入营分，最后入血分，标志着邪气步步深入，病情逐渐加重；逆传是指邪入卫分后，不经过气分阶段而直接传入营分、血分，逆传实际上是顺传中的一种特殊类型，提示病情急剧，重笃。

此外，由于病邪及机体反应的特殊性，温病的传变也有不按上述形式传变的，若卫分证未罢，又见气、营分证，称之为"卫气同病""卫营同病"；气分证尚存又见营、血分证，称之为"气营两燔""气血两燔"。提示病情相对复杂，病情较重。

三、三焦辨证

三焦辨证，是将外感温热病的证候归纳为上焦病证、中焦病证、下焦病证，用以阐明三焦所属脏腑在外感温热病中各个不同阶段的病理变化、临床表现及其传变规律。上焦病证包括手太阴肺经和手厥阴心包经的病变，中焦病证包括手阳明大肠经、足阳明胃经和足太阴脾经的病变，下焦病证包括足少阴肾经和足厥阴肝经的病变。

（一）上焦病证

上焦病证是指温邪侵袭肺卫及陷入心包所表现的证候。其病证有邪袭肺卫、热邪壅肺、邪陷心包等类型。

【临床表现】发热，微恶风寒，头痛，鼻塞，咳嗽，微汗，口干，舌边尖红，脉浮数；或身热烦渴，咳喘，汗出，口渴，苔黄，脉数；甚则高热，神昏谵语或昏愦不语，舌蹇肢厥，舌质红绛。

【证候分析】温邪上受，首先犯肺，肺主表统卫，热邪犯表，卫气失和，肺气失宣，故见发热、微恶风寒、鼻塞、咳嗽、舌边尖红、脉浮数。温邪上扰清窍则头痛，伤津则口渴，开泄腠理则微汗出。若表邪入里，热壅于肺，肺失宣降，肺气上逆则咳喘。里热炽盛，充斥内外则身热、烦躁，迫津外泄则汗多、口渴。苔黄、脉数均为热盛之征。若肺卫热邪不解，内陷心包，热扰或热闭心神，则高热、神昏谵语或昏愦不语、舌蹇。舌质红绛为热入心营之征。

【辨证要点】以发热汗出、咳嗽气喘或谵语、神昏为辨证要点。

（二）中焦病证

中焦病证是指温热之邪侵袭中焦脾胃，邪从燥化或从湿化所表现的证候。

【临床表现】邪入阳明而从燥化，则身热恶热，日晡益甚，面目俱赤，呼吸气粗，口干唇裂，渴喜冷饮，腹满便秘，苔黄或焦黑，脉沉实；邪入太阴而从湿化，则身热不扬，头身困重，脘腹痞满，泛恶欲吐，小便短黄灼热，大便不爽或便溏，舌苔黄腻，脉数。

【证候分析】阳明主燥，温邪传入阳明，燥热炽盛，则身热恶热、日晡益甚。热性上炎则面目俱赤、呼吸气粗，津伤则口干唇裂、渴喜冷饮。热炽津伤，胃肠失润，燥屎内结，腑气不通，故腹满便秘。苔黄或焦黑、脉沉实均为燥热内结之征。太阴主湿，邪入中焦，湿热困脾，运化失司，升降无权，则见脘腹痞满、泛恶欲吐、小便短黄灼热、大便不爽或便溏。湿遏热伏，郁于肌表故身热不扬。湿性重浊，郁阻经脉，气机不畅，故头身重痛。舌苔黄腻、脉濡数均为湿热内蕴之象。

【辨证要点】以发热口渴、腹满便秘，或身热不扬、呕恶便溏为辨证要点。

（三）下焦病证

下焦病证是指温热之邪传入下焦，劫耗肝肾之阴所表现的证候。

【临床表现】低热颧红，手足心热，口干舌燥，耳聋，神疲，舌绛少苔，脉虚数；或手足蠕动，或瘛疭，心中憺憺大动，甚则时时欲脱。

【证候分析】本证为温病后期，邪传下焦，劫耗肝肾之阴所致。肾阴亏耗，耳失充养故耳聋，神失充养故神疲。阴亏不能制阳，虚热内生，则低热颧红、口燥咽干、手足心热、舌绛苔少、脉虚数。热灼真阴，水亏木旺，筋失所养，虚风内动，则见手足蠕动或瘛疭、心中憺憺大动等症。

【辨证要点】以低热颧红、手足蠕动或瘛疭、舌绛苔少为辨证要点。

附：三焦病证的传变

三焦病证多由上焦开始，传入中焦，继而传入下焦，此为"顺传"，标志着病情由浅入深，由轻到重的病理进程。若病邪从肺卫直接传入心包者，称为"逆传"，提示邪热炽盛，病情危重。上述自上而下的传变是一般的规律，临床上既有上焦病治疗而愈不传者，也有上焦病未罢又见中焦证者，或上焦病径直传入下焦者，还有病邪弥漫三焦者，病情变化因感邪的性质及患者的体质而发生各种变化。故而对三焦病势的判断，应根据临床症状进行全面分析，正确诊断，不必拘泥。

复习思考题：

1. 六经辨证是否就是经络辨证？可否用于杂病辨证治疗？
2. 卫气营血辨证和三焦辨证的关系如何？

扫一扫，查阅本章数字资源，含PPT、音视频、图片等

第六章
养生、预防和治则

中医学一直以来把养生强体和防治疾病作为其主要目标，在长期的医疗实践中，逐步形成了一套完整的养生与防治的基本原则。这些基本原则是中医学理论体系的重要组成部分，对于提高人民健康水平，具有普遍的指导意义。

第一节　养　生

"养生"一词最早见于《庄子》内篇。养生，古称摄生、道生、保生等，即调摄保养生命之意。中医养生是指在中医理论指导下，运用各种方法以调摄身心、增强体质、预防疾病、延年益寿的综合性保健活动。

一、养生的基本原则

中医养生有着丰富的理论与实践基础，其养生的基本原则，大体可遵循以下几个方面。

（一）顺应自然

人禀天地之气生，四时之法成。人生于天地之间，依赖于自然而生存，也就必须受自然规律的支配和制约。自然界的各种变化，无论是四时气候、昼夜晨昏的交替，还是日月运行、地理环境的演变等，都会直接或间接地影响人体，产生相应的生理或病理反应，即所谓人与天地相参、与日月相应。这种人与自然环境息息相关的认识，构成了天人相应的整体观，是效法自然养生的理论依据。

1. 应时之序　一年四季有春温、夏热、秋凉、冬寒的更替变迁，自然界生物出现春生、夏长、秋收、冬藏等相应的适应性变化。同样，人体生理也会随着季节气候的规律性变化而出现相应的适应性调节。中医学主张掌握自然变化规律，主动采取各种养生措施以适应其变化，从而避免疾病的发生，延缓衰老。《灵枢·本神》曰："智者之养生也，必顺四时而适寒暑，和喜怒而安居处，节阴阳而调刚柔。"《素问·四气调神大论》指出："春夏养阳，秋冬养阴。"就是告诉我们要遵循四时的变化规律，顺时养生。如根据四季的变化，合理进行衣着、饮食等调配，有规律地安排起居作息等。

一天之内随昼夜阴阳消长进退，人的新陈代谢也发生相应的改变。《素问·生气通天论》提出："阳气者，一日而主外，平旦人气生，日中而阳气隆，日西而阳气已虚，气门乃闭。是故暮而收拒，无扰筋骨，无见雾露，反此三时，形乃困薄。"指出人体的阳气，在白昼升发并运行于体表，有利于脏腑功能活动；夜晚则阳气内敛藏于体内，便于人体睡眠休息。所以，要根据自然

界昼夜阴阳变化与人体阴阳之气相应的原理，合理安排日常生活作息。

2. 应地之宜　不同地域因其自然地理条件和社会发展程度的差异，使得长期居处某地的人们，逐渐形成了不同的生活习俗和饮食习惯。这些地理环境因素直接或间接地影响着人体的健康，许多疾病的发生便与地域有着密切关系。因此，在天人相应养生原则指导下，既要充分利用地域环境的有利因素进行养生保健；又需发挥人的主观能动性，针对地域环境的不利因素进行预防保健。只有保护自然，维护自然生态平衡，才能构建有利于人类健康长寿的自然环境。

（二）形神兼养

形，指形体，是指构成人体的脏腑、经络、五体和官窍，以及运行或贮藏于其中的精、气、血、津液等；神，是指以精神、意识、思维为特点的心理活动现象，以及生命活动的全部外在表现。二者相互依存，相互影响，密不可分。

1. 形神合一　形为神之基，即神以形为物质基础。神本于形而生，依附于形而存，有形体才有生命，进而才能产生精神活动，具有生理功能。同时，神为形之主，即神是生命的主宰。无神则形无以主，精神调畅，有利于促进脏腑的生理功能。由于心为五脏六腑之大主，精神之所舍，故调神又必须要以养心为首务。

2. 形神合一，相辅相成，密不可分　正如《素问·上古天真论》所言"形与神俱，而尽终其天年"。所以中医养生非常重视形体和精神的整体调摄，提倡形神兼养，守神全形，保形全神，身体和精神达到和谐状态。

3. 动静互涵　"动"主要是针对形体的动，即动以养形。适当的形体运动不仅能锻炼肌肉、四肢等形体组织，还可增强脾胃的健运功能，促进食物消化及精微输布。中医养生主张"动以养形"，并创造了许多行之有效的运动养生方法，如劳动、舞蹈、散步、导引、按摩等，通过活动形体来调和气血、疏通经络、通利九窍、防病健身。

"静"相对于"动"而言，包括精神上的清静和形体上的相对安静状态，即静以养神。由于"神"常处于易动难静的状态，一旦神伤太过，不仅会引发情志病变，而且因神不守舍，易致精血俱耗，伤及形体。所以中医养生历来重视"调神"，指出人之心神总宜静，并提出清静养神、四气调神、积精全神、修性怡神、气功炼神等方法，以保持神气的清静。

动静互涵强调因人而异，即在日常生活中要保持动静适宜，根据个人年龄、体质状况，以及个人的性格爱好等实际情况选择运动方式和运动量。

（三）扶正固本

正气的虚衰是疾病的发生和早衰形成的主要原因，《素问·评热论》曰："邪之所凑，其气必虚。"因此，扶助正气成为中医养生的一项重要原则。正如《素问·刺法论》所说："正气存内，邪不可干。"扶正当须固本，而本有先天后天之分，先天之本在肾，后天之本在脾，肾中所藏先天之精与后天脾胃运化的水谷精气，二者相互促进，相互为用，即所谓"先天养后天""后天补先天"。所以，养生保健，应以脾肾为先，先后天得养才能保证各脏腑功能强健，从而达到健康长寿之目的。

1. 保肾护精　精气神是人身"三宝"，其中，精是基础，精化气，气生神，神御精，因此，保精为健康长寿的根本。精禀于先天，藏于肾，故保精重在保养肾精。正如《图书编·肾脏说》中谓"人之有肾，如树木有根"，即强调肾精对健康长寿的重要性。所以，保肾护精为中医抗衰老的基本原则之一。保养肾精应注意节欲保精，节制房事，以防肾精耗散而未老先衰。此外，还可以通过运动保健、导引补肾、按摩益肾、食疗补肾、药物调养、针推保健等方法保养肾精。

2. 调养脾胃　脾胃为后天之本、气血生化之源，为人体功能活动提供物质基础。脾胃虚弱，化源不足，气血亏虚，元气不充，则体弱多病而早衰，故有"内伤脾胃，百病丛生"之说。所以，调理脾胃为养生之大要。调养脾胃的关键是调摄饮食，要做到饮食适时适量、清洁卫生、不可偏嗜。此外，运动保健、情志调摄、药物调养、针推保健等均有助于调养脾胃。

二、养生的方法

中医自古以来就极重养生，在《素问·上古天真论》中即提出养生之道，谓："上古之人，其知道者，法于阴阳，和于术数，食饮有节，起居有常，不妄作劳，故能形与神俱，而尽终其天年，度百岁乃去。"历代医家在中医理论指导下，积累了丰富的养生经验，并形成了独特的养生方法。

（一）饮食养生

饮食养生是按照中医理论，饮食调配得当，合理摄取食物，注意饮食宜忌，以强身防病、益寿防衰的养生方法。

1. 谨和五味　中医将食物的味道归纳为酸、苦、甘、辛、咸五味，五味与五脏的生理功能有着密切的关系，酸入肝，苦入心，甘入脾，辛入肺，咸入肾。五味调和能滋养五脏，强壮身体。如果五味偏嗜太过，久之会引起相应脏气的偏盛偏衰，导致五脏功能失调。因此，饮食养生首先要做到五味调和，各种食物合理搭配。《素问·脏气法时论》中早已明确提出了"五谷为养，五果为助，五畜为益，五菜为充，气味合而服之，以补精益气"的指导原则，认识到以谷类为主食品、以肉类为副食品、以蔬菜来充实、以水果为辅助的饮食配膳原则。饮食调配得当，则五味和谐，脏腑、筋骨、气血得养，有利于健康长寿。

2. 辨证施食　是指在中医辨证论治思想指导下，结合个人的体质、年龄、性别等不同特点，选择适合的养生食药。如小儿生长发育迅速，必须保证充足的营养供应，但同时小儿脾常不足，又不宜大量滋补，以免碍及脾胃功能。又如老年人脏腑功能日渐衰退，脾胃纳运之力不及，宜食清淡、熟软的食物，如若蛮补呆补，更易致病。再如阳虚体质者，不宜多食生冷寒凉；阴虚体质者，不宜过食温燥辛辣等。

同时，还要结合不同的地理环境及四时气候特点，选用适宜的食物。如我国西北地区，气候较寒冷干燥，宜食温润之品；东南地区，气候较温热、潮湿，宜食甘凉或清淡通利之品。一年四季中，春季阳气升发，宜食用辛温升散食物；夏季可适当选择辛甘苦的食物；长夏季节宜选择清热防暑，易消化的食物；秋季宜选择甘润性平的食物，以生津养肺，润燥护肤；在冬季根据"冬藏精"的自然规律，冬月进补，滋养五脏，培育元气，提高人体的抵抗力。

3. 食饮有节　食饮有节包括节制和节律两方面，是要求饮食必须定时定量，不可饥饱无度，更不可暴饮暴食，否则会影响脾胃正常的消化吸收功能，不利于身体健康。

有规律地进食，可以保证人体消化吸收过程有节奏地进行活动，脾胃功能协调配合，维持平衡状态。要注意一日三餐的合理分配，主张"早饭宜好，午饭宜饱，晚饭宜少"，根据生理活动和日常工作的需要，总以饥饱适度、合理适中为宜。进餐过程宜细嚼慢咽；餐后亦忌急行或食后即卧，以缓行散步为宜，或可同时以热手摩腹，以促进消化吸收，有益健康。

4. 饮食卫生　注意饮食卫生是养生防病的重要内容之一。首先要保证食物新鲜清洁，提倡熟食，讲究进食卫生，防止病从口入。

（二）起居养生

"起居"是指生活作息，涉及日常生活的各个方面。自古以来，中医学非常重视日常生活起居对人体健康的影响，强调"起居有常，不妄作劳"。通过对日常生活进行科学合理的安排，使之有序有常，符合人体生命规律，符合天人相应的整体养生观。

1. 起居有常 人们应建立规律的作息习惯，注意起居与自然界阴阳消长的变化规律相适应。例如，一日之内平旦阳气始生，日中阳气最盛，黄昏阳气渐虚而阴气渐长，深夜阴气最盛。人们应在白昼从事日常活动，夜晚安卧休息，也就是古人所说的"日出而作，日入而息"。同理，一年四季具有春温、夏热、秋凉、冬寒的特点，人也应顺应四季气候的变化而适当调节起居规律，春夏夜卧早起，秋季早卧早起，冬季早卧晚起，使人与自然阴阳保持平衡协调，有利于长寿。

2. 劳逸适度 劳和逸都是人体的生理需要。生活中必须有劳有逸，但不能过劳、过逸，劳伤过度可内伤脏腑，过度安逸则气机郁滞。因此，主张劳逸结合，相互协调，劳中有逸，逸中有劳，劳逸适度才有利于健康长寿。

3. 节欲保精 "欲不可纵"是中医养生学的基本要点之一。节欲保精是抗衰防老的重要一环。养生家主张房事有度，使精盈充盛。若纵情泄欲，则肾精匮乏，五脏虚衰，多病早夭。中年之后，肾精渐衰，因此，节欲保精对于中老年人尤为重要。此外，节欲保精还是优生优育的保证。

（三）运动养生

运动养生是养生实践的主要内容之一。传统运动养生包括太极拳、五禽戏、八段锦、易筋经、各种气功和武术等，以中医的阴阳、脏腑、气血、经络等理论为基础，融导引、气功、武术、医理为一体，注重和强调机体内外的和谐适度。

运动养生注重意守、调息和动形的协调统一。意守，指意念专注；调息，指呼吸调节；动形，指形体运动。做到以静养神，以意领气，以气导形。一方面通过形体、筋骨关节的运动，使周身经脉脏腑气血畅通；另一方面通过呼吸吐纳、静神以练气，使气血周流全身，达到形神一致，意气相随，形气相感，形体内外和谐，畅达经络，疏通气血，和调脏腑，从而增进健康，益寿延年。

运动养生要遵循因人、因地、因时制宜的原则，选择适宜的运动方法和运动量。注意要掌握要领，动静结合，运动适度，不宜过量，循序渐进，持之以恒。

（四）精神养生

精神养生即在"天人相应"整体观念的指导下，通过各种措施，以怡养心神、调摄情志，从而保护和增强心理健康的养生方法。

1. 调神养生法 历代养生家把调养精神作为养生长寿之本法，防病治病之良药。《素问·上古真论》曰："恬惔虚无，真气从之，精神内守，病安从来。"调神首先要清静养神。少私寡欲，降低对名利和物质的嗜欲；保养心神，志向专一，驱逐烦恼；保持开朗乐观的特性，使营卫流通，气血通畅，身心健康；保持心理平衡，培养正确的竞争意识和健康的心理素质，防止心理疾病的发生。

此外，应该立志养德，包括坚定信念和注重道德修养。重视道德品质的修养，拥有正确的人生观、远大的理想和高尚的道德情操，能使人神志安定，气血调和，德全不危，有益于健康长寿。

2.调摄情绪法　具体方法多种多样，归纳起来包括节制法、疏泄法、转移法和情志制约法等。

（1）节制法　即调和节制情感，做到遇事戒怒和宠辱不惊，防止七情过极，达到心理平衡。

（2）疏泄法　通过直接发泄法或者借助别人疏导的疏导宣散法，把抑郁在心中的不良情绪发泄出去，以尽快恢复心理平衡。

（3）转移法　通过一定的方法和措施改变人的注意力，或改变其周围环境，使其从负面情绪中解脱出来。如可通过听音乐、运动等转移注意力，避免不良情绪的干扰。

（4）情志制约法　又称以情胜情法。是根据情志及五脏间存在的五行生克原理，用相克制的情志，来转移和干扰原有对机体有害的情志，从而协调情志。如七情中，悲胜怒，恐胜喜，怒胜思，喜胜忧，思胜恐。这种"以情胜情"的独特方法，充分体现了精神因素与形体内脏、情志之间的关联性。

（五）针药养生

针药养生包括针推养生和药物养生。针推养生，是在中医理论的指导下，通过作用于机体的经络腧穴系统，激发经气，调整脏腑功能，产生防治疾病、养生保健效应的一种养生方法。针推养生方法众多，包括毫针刺激、艾灸、推拿、拔罐、穴位敷贴、刮痧、穴位埋线等各种方法。

药物养生是在中医药理论指导下，运用药物以强健身体、却病延寿的养生方法。保证人体健康长寿重要的条件是先天禀赋强盛、后天营养充足，养生方药多立足于固护先天、后天，即以护脾肾为重点，辅以行气、活血、清热、利湿等方法来补虚泻实。药物养生的对象多为体质偏差较大或体弱多病者。前者应根据患者机体脏腑阴阳气血的偏颇，选用针对性的药物；后者则以补益脾胃、肝肾为主，且进补时切不可过偏，否则会再致阴阳失衡，使机体遭受又一次损伤。药物养生还应注意根据四季阴阳盛衰消长的变化顺时选药，以及切勿盲目滥补。

上述养生基本原则和方法是相互关联、融为一体的，应按照个体特性综合运用，以获得有效的养生效应。

第二节　预　防

预防，就是采取一定的措施，防止疾病的发生与发展。中医学历来非常重视预防，早在《黄帝内经》就提出了"治未病"的预防思想，强调要"防患于未然"。《素问·四气调神大论》曰："圣人不治已病治未病，不治已乱治未乱……夫病已成而后药之，乱已成而后治之，譬犹渴而穿井，斗而铸锥，不亦晚乎。"生动地指出了"治未病"的重要意义。所谓"治未病"包括未病先防、既病防变，以及瘥后防复等方面。

一、未病先防

未病先防，即在疾病未发生之前，采取各种措施，做好预防工作，以防止疾病的发生。疾病的发生，主要关系到邪正盛衰，其中正气不足是疾病发生的内在因素，邪气是发病的重要条件，外邪通过内因而起作用。因此，未病先防，必须从增强人体正气和防止病邪侵害两方面入手。

（一）扶助正气

人体正气的强弱与抗病能力密切相关，如《素问·刺法论》谓："正气存内，邪不可干。"而人体正气的强弱，又由体质决定。一般来说，体质壮实者，正气充盛；体质虚弱者，正气不足。因此，增强体质是提高正气抗邪能力的关键。在中医养生原则的指导下，根据个人体质特征，合理运用各种养生方法，通过调整日常的饮食、起居，调摄精神，加强运动锻炼，以及适当的针药调理等，增强自身的体质，提高正气，从而增强对外界环境的适应能力和抗御病邪的能力，减少或避免疾病的发生。

（二）防止病邪侵害

邪气是导致疾病发生的重要条件，故"未病先防"除了增强体质，提高正气抗邪能力外，同时还要注意防止病邪的侵害。预防病邪的侵害主要从避其邪气和药物预防两方面入手。《素问·上古天真论》谓："虚邪贼风，避之有时。"即要谨慎躲避外邪的侵害，顺四时，防六淫之邪的侵害；避疫毒，防外伤与虫兽伤；讲卫生，防止环境、水源和食物的污染等。

另外，还可采用药物预防，提高人体抗邪能力，预防疾病的发生。《素问·刺法论》有"小金丹……服十粒，无疫干也"的记载，说明我国很早就开始了药物预防的工作。16世纪我国已逐步推广预防天花的人痘接种法，堪称"人工免疫法"的先驱。此外，以贯众、板蓝根、大青叶预防流感，马齿苋预防菌痢，艾叶、菖蒲预防瘟疫，都是简便有效的药物预防方法。近年来中医药在传染性非典型肺炎、人感染禽流感，以及新型冠状病毒肺炎等疫病的防治方面仍起着不可低估的作用。

二、既病防变

既病防变，指如果疾病已经发生，应力求在疾病发生的初期阶段，做到早诊断、早治疗，及时控制疾病的传变，防止病情的进一步发展，以达到早日治愈疾病的目的。

（一）早期诊治

疾病的发展和演变有一个过程，往往是由表入里，由浅入深，逐步加重，因此必须抓住时机，尽早控制病情。一般在疾病的初期阶段，邪气侵犯的部位较浅，病情较轻，对正气的损害也不甚严重，机体的抗邪与康复能力相对较强，故病较易治；倘若未能及时诊治，病邪就有可能步步深入，继续耗损正气，使病情由轻而重，日趋复杂，甚至发展到深入脏腑，给治疗带来困难。正如《素问·阴阳应象大论》中谓："故邪风之至，疾如风雨，故善治者治皮毛，其次治肌肤，其次治筋脉，其次治六腑，其次治五脏。治五脏者，半死半生也。"说明早期诊治是防微杜渐的有效方法。既病之后，一定要根据疾病发展变化的规律，争取时间及早诊断，并采取正确的治疗方法，把疾病控制在萌芽阶段，促使患者早日康复。

（二）防止传变

疾病发生之后，一般都有一定的传变规律和途径，如外感病之六经传变、卫气营血传变、三焦传变，以及内伤病之五脏传变、脏与腑的表里传变、经络传变等。只要掌握了疾病的传变规律，针对即将要发生的某种病理变化，适时地进行某些预防性治疗，"先安未受邪之地"，就可主动有效地控制病情发展。如《金匮要略·脏腑经络先后病脉证》中说："见肝之病，知肝传脾，当先实脾。"即根据五行生克乘侮的传变规律，在治疗肝病的同时，配以调理脾胃的药物，使脾气旺盛而不受邪。又如在温热病的发展过程中，热邪常先损伤中焦胃阴，继而克伐下焦肾阴，针对这一传变规律，在胃阴受损时，应于甘寒养胃的方药中，适当加入咸寒滋肾之品，以固护肾阴，防止肾阴的耗损。

三、瘥后防复

瘥后防复，是指疾病初愈，由于机体阴阳平衡尚未稳定巩固，正气尚未健旺，脏腑功能活动也未恢复至正常，加之可能会有余邪稽留未清，此时若不能做好预防与调护，则易致旧病复发，或重新感邪再发他病。所以在此期间尤要注重保健调养，谨防疾病反复。瘥后防复主要包括防止感邪复病、防止情志致复、防止食复、防止劳复、防止药复等方面。

复习思考题：

1. 中医养生的基本原则有哪几方面？
2. 养生实践中，主要从哪几方面来扶助正气？
3. 中医养生常用方法有哪些？
4. 中医治未病包括哪几方面？

第三节　治　则

治则，即治疗疾病的法则。它是在整体观念和辨证论治指导下制定的，对临床治疗立法、处方、用药，具有普遍的指导意义。治法是治疗疾病的具体方法。

治则不同于治法，二者既有区别，又有联系。治则是从整体上把握治疗疾病的规律，是治疗疾病时指导治法的总原则，适用于对各种病证治疗的指导；治法则是从属于一定治则的治疗大法、治疗方法及治疗措施，是治则的具体化，具有一定的灵活性和可操作性。

中医治疗原则的主导思想是治病求本，是指在治疗疾病时，必须辨析出疾病的本质，并针对其本质进行治疗。疾病的发生、发展，一般是通过若干症状而显示出来的。但这些症状只是疾病的现象，还不是疾病的本质。只有充分搜集、了解疾病的各个方面，包括症状在内的全部情况，在中医基础理论的指导下，进行综合分析，才能透过现象看到本质，找出疾病的根本原因，从而确立恰当的治疗方法。"求本"实际上就是辨清病因病机，确立证候。治病求本是任何疾病治疗时都必须遵循的最高原则。

在治病求本的思想指导下，中医治则主要包括正治反治、治标治本、扶正祛邪、调整阴阳、调理气血、三因制宜等。

一、正治反治

各种疾病的性质不同，病证本质所反映的现象亦非常复杂。临床上大多数病证的本质与所表现的现象是一致的，但有些病证，其本质与所表现的现象却不尽一致，即出现假象。正治与反治，就是在治病求本思想指导下，针对病证有无假象而制定的两种治疗原则。

（一）正治

正治，是指逆证候性质及其临床现象而治的一种治疗原则，又称"逆治"，即采用与证候性质相反的方药进行治疗，适用于现象与本质完全一致的病证。多数疾病的临床现象与本质是一致的，所以正治是临床最常用的一种治疗原则。正治包括：

1. 寒者热之　寒证表现出寒象，用温热性质的方药治疗，即以热药治寒证。如用辛温解表方药治疗表寒证，用辛热温里方药治疗里寒证。

2. 热者寒之　热证表现出热象，用寒凉性质的方药治疗，即以寒药治热证。如用辛凉解表方药治疗表热证，用苦寒清热方药治疗里热证。

3. 虚则补之　虚证表现出虚象，用补益的方药治疗，即以补益的药治虚证。如用补气方药治疗气虚证，用滋阴方药治疗阴虚证。

4. 实则泻之　实证表现出实象，用攻逐祛邪的方药治疗，即以攻逐祛邪药治实证。如血瘀证当活血化瘀，湿热证当清热利湿。

（二）反治

反治，是指顺从病证的外在假象而治的一种治疗原则，又称"从治"，即采用的方药性质与病证中的假象相同，适用于现象与本质不完全一致的病证。临床上出现假象的病证较少，反治的运用机会也相对较少，但这些假象也正是最容易误诊的地方。反治包括：

1. 热因热用　即以热治热，指用热性方药治疗具有假热征象的病证，适用于真寒假热证。由于病本是阴寒内盛，患者有四肢厥冷、下利便溏、精神萎靡、小便清长等表现，但里寒极盛时，逼迫阳气浮越于外，格阳于外，因此，患者又可见身热、面赤、口渴、脉大等热象，这种热象非阳盛所致，是假热，病本是里寒盛极，应针对真寒之本而采用热药治疗。

2. 寒因寒用　即以寒治寒，指用寒性方药治疗具有假寒征象的病证，适用于真热假寒证。由于病本是里热盛极，患者有身热、口渴、心烦、尿赤、便秘等热盛的表现，但里热盛极时，阳气会郁阻于内不能外达，格阴于外，因此，患者又可见四肢厥冷、脉沉等寒象，这种寒象非阴盛阳虚所致，是假寒，病本是里热盛极，应针对真热之本而采用寒药治疗。

3. 塞因塞用　即以补开塞，指用补益方药治疗具有闭塞不通征象的虚证，适用于真虚假实证。例如，脾虚患者在乏力、纳少、便溏的同时，可见脘腹胀满、食后作胀等闭塞不通的壅实征象，但却无水湿、食积征象，因此，这种闭塞不通的腹胀并不是因于邪气，而是因为脾气虚衰，无力运化所致，是真虚假实之象。病本是脾虚，应采用健脾益气方药治疗，脾气健运则腹胀自消。又如久病精血不足导致便秘、血枯冲任亏损所致闭经等，这些闭塞不通的症状其本质皆为虚，都应塞因塞用，采用补益之法进行治疗。

4. 通因通用　即以通治通，指用通利方药治疗具有通泄征象的实证，适用于真实假虚证。例如，宿食阻滞引起的腹泻，大便臭秽，夹有不消化食物，且舌苔厚腻、脉滑，提示腹泻为食积内停，脾胃失运所致，而不是因为脾气虚弱，无力固摄而致，所以这种腹泻是真实假虚之象，病本是食滞，应采用消导泻下法治疗。又如瘀血所致崩漏，当以活血祛瘀治之；膀胱湿热导致尿频、尿急、尿痛等症，当清利膀胱湿热。这些通泄症状其本质皆为实，都应通因通用，采用通利泻下法。

可见，反治虽顺从的是证候假象，但究其实质，还是在治病求本法则指导下，针对疾病本质而治疗的方法。

二、治标治本

标和本是一个相对概念，用以说明病变过程中各种矛盾的主次先后关系。如从正邪言：正为本，邪为标；从病因、症状言：病因为本，症状为标；从病变部位言：内脏为本，体表为标；从发病先后言：旧病、原发病为本，新病、继发病为标等。在实际应用时，标本所指可随具体情况而定。

　　一般而言，"治病必求于本"，然而在复杂多变的病证中，常有标本主次的不同，因而在治疗上就有先后缓急的区别。

（一）急则治其标

　　急则治其标，是指标病甚急、危及患者生命或影响本病治疗时所采取的一种治则。如临床病变过程中出现剧烈腹痛、二便不利等急重症状，当先治其标；又如各种原因引起的大出血将危及生命时，应首先止血治其标，而后针对病因治其本。再如某些慢性病患者，原有宿疾又复感外邪，当新病较急之时，亦应先治外感以治其标，待新病愈后，再治宿疾以治其本。

（二）缓则治其本

　　缓则治其本，即在病情缓和，病势迁延，暂无急重病症的情况下，必须要着眼于疾病本质的治疗。因标病产生于本病，本病得治，标病自然也随之而去。如肺阴虚发热、咳嗽患者，发热、咳嗽为标，阴虚为本，治疗应滋阴以治其本，阴液恢复，发热、咳嗽随之消失。

（三）标本同治

　　当标本并重或俱缓的情况下，采取标本同时治疗的原则。例如，热病过程中大便燥结不通，里热成实，耗伤阴液属病因病机，是本；大便燥结症状是标，此时标本俱急，若单纯泻下治标，则津伤更甚，无水舟停，大便泻不去；若仅治本，而无泻下之品，大便亦泻不去。因此，当标本兼顾，泻下与滋阴生津并用。再如素体气虚，反复感冒，如单补气则易留邪，纯发汗解表则易伤正，此时治宜益气解表，益气为治本，解表是治标，标本兼治。

　　可见，标本的基本治法，既有原则性，又有灵活性。临床应用或从本治，或先治标，或标本兼治，应视病情变化适当调整，抓住疾病的主要矛盾，做到治病求本。

三、扶正祛邪

　　疾病过程，从邪正关系来说，是正气与邪气矛盾双方互相斗争的过程。邪正斗争的胜负，决定着疾病的进退。邪胜于正则病进，正胜于邪则病退。因而治疗疾病，就要扶助正气，祛除邪气，改变邪正双方的力量对比，使之有利于向痊愈的方向转化。

　　扶正祛邪的运用应遵循以下原则：一是扶正祛邪应用要合理，扶正用于虚证，祛邪用于实证；二是辨清先后主次，对虚实错杂证，应根据虚实的主次与缓急，决定扶正与祛邪运用的主次和先后；三是扶正不留邪，祛邪不伤正。扶正祛邪的具体运用有以下几方面：

（一）扶正

　　扶正，即扶助正气，增强体质，提高机体抗邪能力的一种治疗原则，适用于虚证或真虚假实证。临床可根据患者的具体情况，分别选用益气、养血、滋阴、助阳等具体治法。

（二）祛邪

　　祛邪，即祛除病邪，削弱或清除病邪对机体损害的一种治疗原则，适用于实证或真实假虚证。临床根据病邪种类、特性及邪侵部位之不同，可采用发汗、涌吐、攻下、消食、祛瘀、利湿、化痰、逐水等方法祛除邪气。

　　扶正与祛邪，其方法虽然不同，但两者相互为用，相辅相成。扶正使正气加强，有助于机体抗御和祛除病邪；祛邪能够排除病邪的侵害和干扰，使邪去正安，有利于正气的保存和恢复。

（三）先扶正后祛邪

先扶正后祛邪即先补后攻，适用于正气虚衰较甚，不耐攻伐的病证。此时虽有邪气，但不可贸然攻邪，以免更伤正气，出现"贼去城空"之虞。例如，某些虫积患者，因正气太虚弱，不能耐受杀虫攻积之药力，应先健脾扶正，待正气得到一定的恢复，然后再驱虫消积。

（四）先祛邪后扶正

先祛邪后扶正即先攻后补。一般适用于两种情况：其一，邪气亢盛，虽有正虚，但耐受攻伐。例如，患者平素正气稍虚，感受风寒，脉实有力，说明机体能耐受攻伐，可先辛温解表，邪去后再予以调补。其二，邪气较盛，若兼顾扶正，有留邪之患。例如，瘀血所致的崩漏证，固然有血虚，但瘀血不去，则崩漏难止，所以应先活血化瘀，再行补血。若急于补血，则有"闭门留寇"之弊。

（五）扶正与祛邪同时并用

临床上虚实夹杂较多，必须扶正与祛邪合并使用，具体运用应分清主次。

扶正兼祛邪：即以扶正为主，兼以祛邪，适用于正虚为主，兼有邪实的虚中夹实证。例如，脾气虚弱，运化无力，食滞内停，治当益气健脾，兼以消导化滞。

祛邪兼扶正：即以祛邪为主，佐以扶正，适用于邪实为主，兼有正虚的实中夹虚证。例如，外感热病初中期，里热炽盛，津液受损，当治以清泄邪热为主，兼养阴生津。

四、调整阴阳

疾病的发生是阴阳失调出现偏盛偏衰的结果。调整阴阳，即纠正疾病过程中机体阴阳的盛衰，损其有余、补其不足，重新恢复人体阴阳的相对平衡。

（一）损其有余

"损其有余"是针对阴阳偏盛的实证。如阳热亢盛的实热证，应用"热者寒之"的方法以清泄其阳热；阴寒内盛的实寒证，则应用"寒者热之"的方法以温散其阴寒。

但是，在阴阳偏盛的病变中，由于阴阳双方的对立制约，可出现"阴胜则阳病"和"阳胜则阴病"，即一方的偏盛导致另一方绝对不足，因此在调整阴或阳的偏盛时，当配合以扶阳或益阴之法。

（二）补其不足

"补其不足"主要针对阴或阳的一方甚至双方虚损不足的虚证。如阴虚不能制阳，常表现为阴虚阳亢的虚热证，则应滋阴以制阳，即"壮水之主，以制阳光"；因阳虚不能制阴而致的虚寒证，应补阳以制阴，即"益火之源，以消阴翳"；若属阴阳两虚，则应阴阳双补。

由于阴阳双方互根互用，故阴阳偏衰亦可互损，因此在治疗阴阳偏衰的病证时，还应注意"阳中求阴"或"阴中求阳"，即在滋阴剂中适当佐以补阳药，在助阳剂中适当佐以补阴药。

如果在疾病发展过程中出现"阴阳亡失"，则重在固脱。亡阳者，当回阳以固脱；亡阴者，当救阴以固脱。

五、调理气血

调理气血是在整体观念指导下，针对气血及其相互关系失调而制定的治疗原则。气血是脏腑功能活动的物质基础，气血失调可导致多种疾病的发生，故调理气血是重要的治则之一。

（一）调气

1. 补气　是指应用补气方药治疗气虚证。肾为气之根，肾所藏先天之精化生先天之气；肺为气之主，肺吸入自然界的清气；脾胃为生气之源，脾运化的水谷之精为气生成的来源。因此，补气多补肺、脾、肾三脏之气，使其生理功能正常，保证气的生成充足。

2. 调理气机　是指应用具有舒畅气机、调理脏腑作用的方药治疗气机失调病证。常见的气机失调病变主要有气滞、气闭、气逆、气陷、气脱等，气滞者应行气，气逆者宜降气，气闭者宜开窍通闭，气陷者宜益气举陷，气脱者宜固脱。

（二）调血

1. 补血　是指应用补血方药治疗血虚证。由于血的生成源于水谷精微，且心主血，肝藏血，脾生血统血，肾精化而为血，故血虚多与脾胃、心、肝、肾等脏腑的功能密切相关，补血时应注意同时调治这些脏腑的功能，其中又因脾胃为后天之本、气血生化之源，故尤应重视对脾胃的补养。气为阳，血为阴，气能生血，血能载气，血虚重证时常配伍大补元气的人参以补气生血。

2. 调理血行　是指应用具有调畅血行、散除瘀血，以及止血作用的方药治疗血瘀、或出血证。治疗时，血瘀者宜活血化瘀，出血者宜止血，同时要针对病因辨证施治，比如若因血寒而瘀者宜温经散寒行血，若因血热出血者宜清热凉血止血。

心、肝、脾、肺等生理功能的相互协调与密切配合，共同保证了血液的正常运行。其中任何一脏的生理功能失调，都可以引起血行失常的病变。因此，治疗血行失常时，要注意调节相关脏腑的功能活动。

（三）调理气血关系

气血之间存在着相互资生、相互转化的关系，在病理上也必然相互影响，因此治疗气血失常时，应重在调理二者之间的关系。

气病可影响及血，血病亦可影响及气，因其有着因果、先后及主次的不同，故而调理气血关系的具体方法应治贵权变。气虚而致血虚者，宜补气生血；气不行血者，宜补气、行气以行血；气不摄血者，宜补气摄血；气随血脱，应以益气固脱以止血，待病势缓和后再进补血之品。

六、三因制宜

三因制宜，即因时、因地、因人制宜，是指治疗疾病要根据季节、地域，以及个人体质、性别、年龄等不同特点，而制定适宜的治疗方法。由于疾病的发生、发展与转归受多方面因素的影响，如时令气候、地理环境等，尤其是患者个体的体质因素。因此，在治疗疾病时必须要全面考虑，对具体情况具体分析，采取因时、因地、因人制宜的原则。

（一）因时制宜

四时气候的变化对人体的生理功能、病理变化均产生一定的影响。根据不同季节气候特点来考虑治疗用药的原则，即为"因时制宜"。一般而言，春夏季节，气候由温渐热，阳气升发，人体腠理疏松开泄，即使患外感风寒，也应慎用辛温发散药物，以免开泄太过，耗伤气阴；而秋冬季节，气候由凉变寒，阴盛阳衰，人体腠理致密，阳气内敛，此时若非大热之证，当慎用寒凉药物，以防伤阳；又如暑邪致病有明显的季节性，且暑多兼湿，故暑天治病要注意解暑化湿；秋天气候干燥，外感秋燥，则宜辛凉润燥，此与春季风温、冬季风寒外感用药亦不甚相同，所以治疗用药必须因时制宜。

（二）因地制宜

不同地区，由于地势高低、气候条件及生活习惯各异，人的生理活动和病变特点也不尽相同，所以治疗用药应根据当地环境及生活习惯而有所变化。根据不同地区的地理特点，考虑治疗用药的原则，即为"因地制宜"。如我国西北高原地区，气候寒冷，干燥少雨，其病多风寒或燥邪为患，治疗宜温热或润燥；东南地区滨海傍水，地势低洼，温热多雨，故病多温热或湿热，治疗宜清热或化湿。即使出现相同病证，在具体的治疗用药时也应考虑不同地区的特点。如同为外感风寒表证，均须辛温发汗解表治疗，但由于西北地区气候寒冷，人们腠理多致密，可稍重用麻黄、桂枝；而东南地区由于气候温热多雨，人们腠理多疏松，故多用荆芥、防风。

（三）因人制宜

根据患者年龄、体质、性别和生活习惯等不同特点来考虑治疗用药的原则，即为"因人制宜"。

1.年龄　不同年龄则生理状况和气血盈亏不同，治疗用药也应有所区别。如老年人生机减退，气血阴阳亏虚，脏腑功能衰弱，患病多为虚证或虚实夹杂证，所以治疗要注意扶正，即便有实邪须攻逐祛邪者，也要慎重考虑，药量宜轻，并中病即止，以防伤正；小儿则生机旺盛，但气血未充，脏腑娇嫩，易寒易热，易虚易实，病情变化较快，故治小儿病要少用补益之品，忌投峻攻，疗程宜短，并随病情变化而及时调整治疗方案。

2.性别　男女性别不同，其生理、病理特点也各有差异，尤其是妇女，有经、带、胎、产的不同生理阶段，治疗用药应加以考虑。如月经期间，应慎用破血逐瘀之品，以免造成出血不止；妊娠期间，应禁用或慎用峻下、破血、滑利、走窜伤胎的药物，以免对胎儿不利；产后也应考虑气血亏虚及恶露等特殊情况，在治疗时兼顾补益、化瘀等。

3.体质　由于先天禀赋与后天调养等影响，形成了不同的体质特征，治疗时亦当综合考虑。如体质强者，病证多实，能够耐受攻伐，故用药量宜重；体质弱者，病证多虚或虚实夹杂，不耐攻伐，故治疗宜补，祛邪时药量宜轻。又如偏阳盛或阴虚体质者，当慎用温热之品；偏阴盛或阳虚体质者，当慎用寒凉之药。此外，对于素有某些慢性病或职业病，或受情志因素、生活习惯等方面影响的患者，在诊治时也应注意。

因时、因地、因人制宜的治疗原则，是中医治疗的一大特色，充分体现了中医治疗疾病的整体观念和辨证论治在实际应用上的原则性和灵活性。把疾病与天时气候、地理环境、患者个体等诸多因素加以全面考虑，制定出具有针对性的个体化治疗方法，有利于提高临床诊疗水平。

复习思考题：

1.中医治未病包括哪几方面？
2.何谓正治与反治？各包括哪些内容？

3. 什么是扶正祛邪？具体运用方式有哪些？

4. 试述标本缓急的运用原则。

5. 如何调整阴阳偏盛、阴阳偏衰？

6. 何谓三因制宜？

下 篇

第七章
中药基本知识

扫一扫，查阅本章数字资源，含PPT、音视频、图片等

中药，是指在中医中药理论指导下，用以防病、治病的物质。中药主要来源于天然的植物、矿物、动物，也有极少数人工制品。中药学就是指专门研究中药基本理论和中药来源、产地、采集、炮制、性能、功效及临床应用规律等知识的一门学科。

所谓道地药材，又称地道药材，是指历史悠久、产地适宜、品种优良、产量宏丰、炮制考究、疗效突出、带有地域特点的药材。而临床疗效是其确定的关键因素。

历代医药学家十分重视道地药材，许多沿用至今。如甘肃的当归，宁夏的枸杞，青海的大黄，内蒙古的黄芪，东北的人参、细辛、五味子，山西的党参，河南的地黄、牛膝、山药、菊花，云南的三七、茯苓，四川的黄连、川芎、贝母、乌头，山东的阿胶，江苏的薄荷、苍术，广东的陈皮、砂仁等。

中药的采收时节和方法与确保药物的质量有密切的关联。一般来讲，以入药部分的成熟程度为依据，也就是在有效成分含量最高的时节采集。每种植物都有一定的采收时节和方法，按药用部位的不同可归纳为以下几方面：①全草：大多数在植物枝叶茂盛、花朵初开时采集，从根以上割取地上部分。②叶类：在花蕾将放或正盛开的时候，此时叶片茂盛、性味完壮、药力雄厚，最适于采收。③花、花粉：花类药材，一般采收未开放的花蕾或刚开放的花朵，以免香味散失、花瓣散落而影响质量。④果实、种子：果实类药物除少数药材要在果实未成熟时采收果皮或果实外，一般都在果实成熟时采收。⑤根、根茎：一般以初春或秋末，即二月、八月采收为佳。⑥树皮、根皮：通常在春、夏时节植物生产旺盛，植物体内浆液充沛时采集，其药性较强，疗效较高。⑦动物昆虫类药材：须根据生长活动季节采集。⑧矿物药材全年均可采收。

炮制，古时又称"炮炙""修事""修治"，指药物在应用或制成各种剂型前，根据医疗、调制、制剂的需要以及药材自身特性，而进行必要的加工处理的过程。

炮制的目的可以归纳为8个方面：①纯净药材，保证质量，分拣药物，区分等级。②切制饮片，便于调剂制剂。③干燥药材，利于贮藏。④矫味、矫臭，便于服用。⑤降低毒副作用，保证安全用药。⑥增强药物功能，提高临床疗效。⑦改变药物性能，扩大应用范围。⑧引药入经，便于定向用药。

炮制方法是历代逐步发展和充实起来的，一般来讲，可以分为以下5类：①修治：包括纯净、粉碎、切制药材三道工序，为进一步的加工贮存、调剂、制剂和临床用药做好准备。②水制：用水或其他辅料处理药材的方法称为水制法。其目的主要是清洁药物、除去杂质、软化药物、便于切制、降低毒性及调整药性等。常见的方法洗、淋、泡、润、漂、水飞等。③火制：将药物经火加热处理的方法。据加热的温度、时间和方法的不同，分为炒、炙、烫、煅、煨、炮、燎、烘等。④水火共制：既要用水又要用火，有些药物还必须加入其他辅料进行炮制，包括蒸、

煮、炖、煒、淬等方法。⑤其他制法：常见的有制霜、发芽、发酵、精制、药拌等方法。

第一节　中药的性能

一、四气

四气，就是寒热温凉四种不同的药性，又称四性。它反映了药物对人体阴阳盛衰、寒热变化的作用倾向。

药性的寒热温凉是由药物作用于人体所产生的不同反应和所获得的不同疗效而总结出来的，它与所治疗疾病的性质是相对而言的。

一般来讲，寒凉药分别具有清热泻火、凉血解毒、滋阴除蒸、泄热通便、清热利尿、清化热痰、清心开窍、凉肝息风等作用；而温热药则分别具有温里散寒、暖肝散结、补火助阳、温阳利水、温经通络、引火归原、回阳救逆等作用。

"寒者热之，热者寒之"，"疗寒以热药，疗热以寒药"，指出了掌握药物四气理论以指导临床用药的原则；寒与凉、热与温之间具有程度上的差异，因而在用药时也要注意；寒热错杂的复杂病证，当寒、热药并用，使寒热并除。真寒假热、真热假寒，当采用反佐治法，不可真假混淆。

二、五味

五味，是指药物有辛、甘、酸、苦、咸五种不同的药味，因而具有不同的治疗作用。有些还具有淡味或涩味，因而实际上不止五种。但辛甘酸苦咸是最基本的五种，所以仍称为五味。五味的产生，首先是通过口尝，用人的感觉器官辨别出来的，它是药物真实味道的反映。然而更重要的则是通过长期的临床实践观察，根据不同味道的药物作用于人体，产生的不同反应，获得的不同治疗效果，总结归纳出五味理论。所以，五味不仅仅是药物味道的真实反映，更重要的是对药物作用的高度概括。五味所代表药物的作用及主治病证分述如下：

辛：有发散、行气、行血等作用。多用于表证及气血阻滞之证。如苏叶发散风寒、木香行气除胀、川芎活血化瘀等。

甘：有补益、和中、调和药性和缓急止痛的作用。多用于正气虚弱、身体诸痛及调和药性、中毒解救等方面。如人参大补元气、甘草调和药性并解药食中毒等。

酸：有收敛、固涩的作用。多用于体虚多汗、肺虚久咳、久泻肠滑、遗精滑精、遗尿尿频、崩漏不止等。如山茱萸敛汗固脱、五味子涩精止遗、乌梅敛肺止咳、五倍子涩肠止泻等。

苦：有清泄火热、通泄大便、降泄气逆、燥湿、坚阴的作用。多用于火热证、喘证、呕恶、便秘、湿证、阴虚火旺等。如栀子、黄芩清热泻火，杏仁降泄肺气，陈皮降逆止呕，大黄泄热通便，龙胆、黄连清热燥湿，苍术、厚朴苦温燥湿，知母、黄柏泻火存阴（坚阴）。

咸：有软坚散结、泻下通便的作用。多用于大便燥结、痰核、瘰疬、瘿瘤、癥瘕痞块等，如芒硝泻下通便，海藻、牡蛎消散瘿瘤，鳖甲软坚消癥等。

淡：有渗湿、利小便的作用。多用于水肿、脚气、小便不利之证。如薏苡仁、通草、茯苓、猪苓、泽泻利水通便等。

涩：与酸味药的作用相似，有收敛固涩的作用。多用于虚汗、泄泻、尿频、遗精、滑精、出血等。如莲子固精止带、海螵蛸收涩止血等。

三、归经

归经，是指药物对于机体某部分的选择性作用，即某药对某些脏腑经络发生明显的或特殊的作用。

中药归经理论的形成是在中医基本理论指导下，以脏腑经络学说为基础，以药物所治疗的具体病证为依据，经过长期临床实践总结出来的用药理论。

掌握归经便于临床辨证用药，即根据疾病的临床表现，通过辨证审因，诊断出病变所在脏腑经络部位，按照归经来选择适当药物进行治疗。

掌握归经理论有助于区别功效相似的药物。

运用归经理论指导临床用药，还要依据脏腑经络相关学说，注意脏腑病变的相互影响，恰当选择用药。

在运用归经理论指导药物临床应用时，还必须与四气五味、升降浮沉学说结合起来，才能做到全面准确。

四、升降浮沉

升降浮沉是指药物对人体作用的不同趋向性。升，即上升提举，趋向于上；降，即下达降逆，趋向于下；浮，即向外发散，趋向于外；沉，即向内收敛，趋向于内。它是与疾病所表现的趋向性相对而言的。一般而言，发表、透疹、升阳、涌吐、开窍等药具有升浮作用，收敛固涩、泻下、利水、潜阳、镇惊安神、止咳平喘、止呕等药具有沉降作用。

影响药物升降浮沉的因素主要与四气五味、药物质地轻重有密切关系，并受到炮制和配伍的影响。

药物的升降浮沉与四气五味有关：一般来讲，药性升浮的，大多具有辛、甘之味和温热之性，药性沉降的，大多具有酸、苦、咸、涩之味和寒凉之性。

药物的升降浮沉与药物的质地轻重有关：一般来讲，花、叶、枝、皮等质轻的药物大多为升浮药，如苏叶、菊花、蝉蜕等；而种子、果实、矿物、贝壳等质重者大多都是沉降药。

药物的升降浮沉与炮制、配伍有关：药物的炮制可以影响其升降浮沉的性能，有些药物酒制则升、姜炒则散、醋炒收敛、盐炒下行。如大黄，属于沉降药，峻下热结，泄热通便，经酒炒后，大黄则可清上焦火热，可治目赤头痛。在复方配伍中，性属升浮的药物在与较多沉降药共用时，其升浮之性会受到一定程度的制约；反之，亦是如此。

药物具有升降浮沉的性能，可以调整脏腑气机的紊乱，使之恢复正常的生理功能，或作用于机体的不同部位，因势利导，祛邪外出，从而达到治愈疾病的目的。

五、毒性

广义毒性的概念：古代常把毒药看作是一切药物的总称，毒性就是药物的偏性；古代还把毒性看作是药物毒副作用大小的标志。因此，古代药物毒性的含义较广。

狭义毒性的概念：指药物对机体所产生的不良影响及损害性。"物之害人即为毒。"毒性反应与副作用不同，它对人体的危害性较大，甚至可危及生命。

复习思考题：

1. 五味的作用及对临床用药的指导意义是什么？

2.影响药物升降浮沉的因素有哪些？

第二节　中药的配伍及禁忌

一、中药的配伍

药物单独或配伍应用主要有单行、相须、相使、相畏、相杀、相恶、相反七种情况，称为中药的"七情"配伍。

1.单行　指单用一味药物治疗某种病情单一的疾病。对病情比较单纯的病证，往往选择一种针对性强的药物即可达到治疗目的，如独参汤。

2.相须　指两种性能功效相似的药物配合应用，可以增强原有药物的疗效。如麻黄配桂枝，能增强发汗解表、祛风散寒的作用。

3.相使　指以一种药物为主，另一种药物为辅，两种药物合用，辅药可以提高主药的功效。如黄芪补气利水，茯苓利水健脾，两药配合，茯苓能提高黄芪补气利水的治疗效果。

4.相畏　指一种药物的毒副作用能被另一种药物所抑制。如生半夏和生南星的毒性能被生姜减轻或消除，所以说生半夏和生南星畏生姜。

5.相杀　指一种药物能够减轻或消除另一种药物的毒性或副作用。如生姜能减轻或消除生半夏和生南星的毒性或副作用，所以说生姜杀生半夏和生南星的毒。一般认为，相畏、相杀是同一配伍关系不同角度的两种提法。

6.相恶　指两药合用，一种药物使另一种药物的功效降低，甚至丧失。如人参恶莱菔子，莱菔子能削弱人参的补气作用。

7.相反　指两种药物同用能产生或增强毒性或副作用。如甘草反甘遂、贝母反乌头等，详见用药禁忌"十八反""十九畏"中的若干药物。

上述七情除单行外，相须、相使可以起到协同作用，能提高药效，是临床用药时应充分利用的配伍方法；相畏、相杀可以减轻或消除毒副作用，以保证安全用药，是使用毒性或副作用较强药物时应考虑选用的配伍方法，也可用于有毒药物的炮制及中毒解救；相恶则是药物的拮抗作用，抵消或削弱其中一种药物的功效，用药时应加以注意；相反则是药物相互作用，能产生毒性反应或强烈的副作用，属于用药禁忌，原则上应避免配伍使用。

二、用药禁忌

用药禁忌主要包括配伍禁忌、证候禁忌、妊娠用药禁忌和服药饮食禁忌4个方面。

（一）配伍禁忌

1."十八反"的内容　甘草反甘遂、大戟、海藻、芫花；乌头反贝母、瓜蒌、半夏、白蔹、白及；藜芦反人参、沙参、丹参、玄参、细辛、芍药。

2."十九畏"的内容　硫黄畏朴硝，水银畏砒霜，狼毒畏密陀僧，巴豆畏牵牛，丁香畏郁金，川乌、草乌畏犀角，牙硝畏三棱，官桂畏赤石脂，人参畏五灵脂。

（二）证候禁忌

由于药物的药性不同，其作用各有专长和一定的适用范围，因而临床用药也就有所禁忌，称

"证候禁忌"。如麻黄性味辛温，功效发汗解表，散风寒，又能宣肺平喘利尿，故适用于外感风寒表实无汗或肺气不宣的喘咳，对表虚自汗及阴虚盗汗、肺肾虚喘应慎用。

（三）妊娠用药禁忌

妊娠用药禁忌是指妇女妊娠期治疗用药的禁忌。某些药物具有损害胎元甚至引起堕胎的副作用，所以应慎用或禁用。根据药物对胎元损害的程度不同，一般可分为两类：

（1）禁用药物　指毒性较强或药性猛烈的药物，如巴豆、牵牛子、大戟、商陆、麝香、三棱、莪术、水蛭、斑蝥、雄黄、砒霜等。

（2）慎用药物　包括通经逐瘀、行气破滞及辛热、滑利之品，如桃仁、红花、牛膝、大黄、枳实、附子、肉桂、干姜、木通、冬葵子、瞿麦等。

慎用药物可以根据病情需要酌情使用，禁用药物绝对不能使用。

（四）服药饮食禁忌

1. 一般饮食禁忌　在服药期间，一般忌食生冷、油腻、腥膻、有刺激性的食物。根据病情的不同，饮食禁忌也有区别。如热性病，应忌食辛辣、油腻、煎炸性食物；寒性病，应忌食生冷等；胸痹患者应忌食肥肉、动物内脏及烟、酒等；肝阳上亢，头晕目眩、烦躁易怒者应忌食胡椒、辣椒、大蒜、白酒等辛热助阳之品；黄疸胁痛者，应忌食动物脂肪及辛辣烟酒刺激性物品；脾胃虚弱者，应忌食油炸黏腻、生冷固硬、不易消化的食物；肾病水肿者，应忌食盐和酸辣太过的刺激性食品；疮疡、皮肤病患者，应忌食鱼、虾、蟹等腥膻发物及辛辣刺激性食品。

2. 特殊疾病的饮食禁忌　古代文献记载，甘草、黄连、桔梗、乌梅忌猪肉，鳖甲忌苋菜，常山忌葱，何首乌忌葱、蒜，丹参、茯苓、茯神忌醋，使君子忌茶，薄荷忌蟹肉，以及蜜反生葱、柿反蟹等，也应作为服药禁忌的参考。

复习思考题：

1. 中药"七情"配伍包含哪些情况？含义如何？
2. 用药禁忌"十八反""十九畏"的内容是什么？

第三节　中药的用量与用法

一、中药的用量

（一）中药剂量

中药剂量是指中药临床应用时的分量。它主要指明了每味药的成人一日量（按：本书每味药物标明的用量，除特别注明以外，都是指干燥后的中药饮片在汤剂中成人一日内服用量），其次指方剂中每味药之间的比较分量，即相对剂量。

（二）中药计量

中药的计量单位有重量和数量。重量如市制斤、两、钱、分、厘，公制千克、克、毫克；数量如生姜三片、蜈蚣二条、大枣七枚、芦根一支、荷叶一角、葱白两根等。自明清以来，我国普遍采用 16 进位制的"市制"计量方法，即 1 市斤 =16 两 =160 钱。自 1979 年起，我国对中药生产计量统一采用公制，即 1 公斤 =1000 克（g）=1000000 毫克（mg）。为了处方和调剂计算方便，按规定以如下的近似值进行换算：1 市两（16 进位制）=30 克（g）；1 钱 =3 克（g）；1 分 =0.3 克（g）；1 厘 =0.03 克（g）。

（三）影响中药剂量的因素

一般来讲，确定中药的剂量应考虑以下几方面的因素：

1. 药物性质与剂量的关系　剧毒药或作用峻烈的药物，应严格控制剂量，开始时用量宜轻，逐渐加量，一旦病情好转后，应当立即减或停服，中病即止，防止过量或蓄积中毒。此外，花叶枝皮等量轻质松及性味浓厚、作用较强的药物，用量宜小；矿物介壳质重沉坠及性味淡薄、作用温和的药物，用量宜大；鲜品药材含水分较多，用量宜大（一般为干品的 2 ～ 4 倍）；过于苦寒的药物不要久服过量，免伤脾胃。再如羚羊角、麝香、牛黄、鹿茸等贵重药材，在保证药效的前提下应尽量减少用量。

2. 剂型、配伍与剂量的关系　一般情况下，同样的药物入汤剂比入丸散剂的用量要大些；单味药使用比复方中应用剂量要大些；在复方配伍使用时，主要药物比辅助药物用量要大些。

3. 年龄、体质、病情与剂量的关系　由于年龄、体质的不同，对药物耐受程度不同，则药物用量也有差别。一般老人、小儿、妇女产后及体质虚弱的患者用量宜轻，成人及平素体质壮实的患者用量宜重。一般 5 岁以下的小儿用成人药量的 1/4，5 岁以上的儿童按成人用量减半服用。病情轻重、病势缓急、病程长短与药物剂量也有密切关系。一般病情轻、病势缓、病程长者用量宜小；病情重、病势急、病程短者用量宜大。

4. 季节变化与剂量的关系　夏季发汗解表药及辛温大热药不宜多用，反之，冬季可以多用，夏季苦寒降火药用量宜重，反之，冬季则用量宜轻。

除了剧毒药、峻烈药、精制药及某些贵重药外，一般中药常用内服剂量为 5 ～ 10g；部分质地沉重无毒的药常用量较大，剂量为 15 ～ 30g；新鲜药物常用量为 30 ～ 60g。

有毒或作用峻猛的药物，以及某些名贵药物，均应严格掌握用量，详见各药。

二、中药的用法

（一）煎煮方法

先将药材浸泡 30 ～ 60 分钟，用水量以高出药面为度。一般中药煎煮两次，第二煎加水量为第一煎的 1/3 ～ 1/2。两次煎液去渣滤净，混合后分 2 次服用。煎煮的火候和时间，要根据药物性能而定。一般来讲，解表药及芳香性药物宜武火煎煮，时间宜短，煮沸后煎 3 ～ 5 分钟即可；补虚药需用文火慢煎，时间宜长，煮沸后再续煎 30 ～ 60 分钟。某些药物因其质地不同，煎法比较特殊，处方上需加以注明，归纳起来包括先煎、后下、包煎、另煎、溶化、泡服、冲服、煎汤代水等不同煎煮法。

1. 先煎　主要指有效成分难溶于水的一些矿物、介壳类药物，应打碎先煎，20 ～ 30 分钟后再下他药，如磁石、牡蛎、龟甲等。此外，附子、乌头等毒性或副作用较强的药物，宜先煎 45 ～ 60 分钟后再下他药。

2. 后下　主要指某些气味芳香的药物，久煎其有效成分易于挥发而降低药效，须在其他药物煎沸 5 ～ 10 分钟后放入，如薄荷、青蒿、香薷等。

3. 包煎 主要指某些黏性强、粉末状及带有绒毛的药物，宜先用纱布袋装好，再与其他药物同煎，以防止药液混浊，或沉于锅底，加热时引起焦化或煳化，或刺激咽喉引起咳嗽。如车前子、蒲黄、辛夷等。

4. 另煎 又称另炖，主要是指某些贵重药材，为了更好地煎出有效成分，应单独另煎，即另炖2～3小时。煎液可以另服，也可与其他煎液混合服用。如人参、西洋参、鹿茸等。

5. 烊化 又称溶化，主要是指某些胶类药物及黏性大而易溶的药物，为避免入煎粘锅或黏附其他药物影响煎煮，可单用水或黄酒将此类药加热溶化，用煎好的药液冲服，也可将此类药放入其他药物煎好的药液中加热烊化后服用。如阿胶、饴糖等。

6. 泡服 又叫焗服，主要是指某些有效成分易溶于水或久煎容易破坏药效的药物，可以用少量开水或复方中其他药物滚烫的煎出液趁热浸泡，加盖以减少有效成分散失，不经煎煮直接服用药液。如胖大海、藏红花、番泻叶等。

7. 冲服 主要指某些贵重药，用量较轻，为防止散失，常需要研成细末制成散剂，用温开水或复方中其他药物煎液冲服。如麝香、牛黄、西洋参等。某些药物，根据病情需要，为提高药效，也常研成散剂冲服。如三七、白及、血余炭、蜈蚣、全蝎、僵蚕、延胡索等。某些药物遇高温药效容易被破坏或有效成分难溶于水，也只能做散剂冲服。如雷丸、鹤草芽、朱砂等。此外，还有一些液体药物如竹沥汁、姜汁、鲜地黄汁等也须冲服。

8. 煎汤代水 主要指某些药物为了防止与其他药物同煎使煎液混浊，难于服用，宜先煎后取其上清液代水再煎煮其他药物，如灶心土等。此外，某些药物质轻用量多，体积大，吸水量大，如玉米须、丝瓜络、金钱草等，也须煎汤代水用。

（二）服药时间

汤剂一般每日1剂，煎2次分服，两次间隔时间为4～6小时。临床用药时可根据病情增减，如急性病、热性病可每日2剂。至于饭前还是饭后服，则主要决定于病变部位和性质。一般来讲，病在胸膈以上者，如眩晕、头痛、目疾、咽痛等宜饭后服；如病在胸膈以下，如胃、肝、肾等疾患，则宜饭前服。某些对胃肠有刺激性的药物宜饭后服；补益药多滋腻碍胃，宜空腹服；驱虫药、泻下药也宜空腹服；治疟药宜在疟疾发作前的两小时服用；安神药宜睡前服；慢性病要定时服；急性病、呕吐、惊厥及石淋、咽喉病须煎汤代茶饮者，均可不定时服。

复习思考题：

影响中药剂量的因素有哪些？

第四节 常用中药

一、解表药

凡以发散表邪，解除表证为主要功效，主要用于外感表证的药物，称为解表药。

解表药多味辛质轻，性分温、凉，大多归肺、膀胱经。功能发散解表。主要用于外感表证，症见恶寒、发热、头痛、身痛、无汗或有汗。

发汗力较强的药物，使用时用量不宜过大，以免发汗太过，耗伤阳气，损及津液。表虚自汗、阴虚盗汗，以及疮疡日久、淋证、失血患者，虽有表证，也应慎用。解表药多属辛散轻扬之品，入汤剂不宜久煎。

（一）发散风寒药

本类药物味多辛，性多温燥，主归肺、膀胱经，具有发散风寒邪气之功。主治风寒表证，症见恶寒发热、鼻塞流涕、舌苔薄白、脉浮紧。

麻 黄
《神农本草经》

麻黄为麻黄科植物草麻黄、中麻黄或木贼麻黄的草质茎。

【**药性**】辛、微苦，温。归肺、膀胱经。

【**功效**】发汗散寒，宣肺平喘，利水消肿。

【**主治**】

1. 风寒感冒　治风寒表实证，恶寒发热、无汗者，与桂枝相须为用。

2. 胸闷喘咳　治风寒外束、肺气内壅之喘咳最为适宜，与杏仁、甘草为伍。

3. 风水浮肿　治风水水肿，与甘草同用。

此外，取麻黄散寒通滞之功，可用于风寒痹证、阴疽、痰核。

【**用法用量**】煎服，2～10g。生麻黄发汗、利水力强，发汗、利水用之；蜜炙或捣绒药性变缓和，止咳平喘多用之。

桂 枝
《名医别录》

桂枝为樟科植物肉桂的嫩枝。

【**药性**】辛、甘，温。归心、肺、膀胱经。

【**功效**】发汗解肌，温通经脉，助阳化气，平冲降气。

【**主治**】

1. 风寒表证　治外感风寒、表虚有汗者，与白芍配伍。

2. 脘腹冷痛、血寒经闭，关节痹痛　治中焦虚寒，脘腹冷痛者，与白芍、饴糖等配伍。

3. 痰饮、水肿　治痰饮眩晕、心悸者，与茯苓、白术配伍。

4. 心悸、奔豚　治心悸动、脉结代者，与炙甘草、人参等同用。

【**用法用量**】煎服，3～10g。

【**使用注意**】孕妇及月经过多者慎用。

紫 苏
《名医别录》

紫苏为唇形科植物紫苏的叶（或带嫩枝）。

【**药性**】辛，温。归肺、脾经。

【**功效**】解表散寒，行气和胃。

【主治】

1. 风寒表证　治风寒表证而兼气滞，胸脘满闷者，与香附、陈皮等配伍。

2. 咳嗽呕恶，妊娠呕吐　治胎气上逆，胸闷呕吐、胎动不安者，多与砂仁、陈皮等同用。此外，本品有解鱼蟹毒之功，治疗鱼蟹中毒，腹痛吐泻。

【用法用量】煎服，5～10g，不宜久煎。

生　姜
《名医别录》

生姜为姜科植物姜的新鲜根茎。

【药性】辛，微温。归肺、脾、胃经。

【功效】解表散寒，温中止呕，化痰止咳，解鱼蟹毒。

【主治】

1. 风寒感冒　多用于风寒感冒轻症，可单煎或配红糖、葱白煎服。

2. 胃寒呕吐　治胃寒呕吐，与半夏同用。

3. 寒痰咳嗽　治寒痰咳嗽，与麻黄、杏仁同用。

4. 鱼蟹中毒　治生半夏、生南星等药物中毒及鱼蟹等食物中毒。

【用法用量】煎服，3～10g，或捣汁服。

荆　芥
《神农本草经》

荆芥为唇形科植物荆芥的地上部分。

【药性】辛，微温。归肺、肝经。

【功效】解表散风，透疹消疮，止血。

【主治】

1. 外感表证　治风寒感冒，与防风、羌活等药同用。

2. 风疹瘙痒，麻疹不透　治风疹瘙痒，与苦参、防风等同用。

3. 疮疡初起兼有表证　治疮疡初起，偏于风寒者，配羌活、川芎、独活等药。

4. 吐衄下血　炒炭止血，治吐血、衄血、便血、崩漏等多种出血证。

【用法用量】煎服，5～10g。不宜久煎。发表透疹消疮宜生用；止血宜炒炭用；荆芥穗长于祛风。

防　风
《神农本草经》

防风为伞形科植物防风的根。

【药性】辛、甘，微温。归膀胱、肝、脾经。

【功效】祛风解表，胜湿止痛，止痉。

【主治】

1. 感冒头痛   为治风通用之品。治风寒表证，头痛身痛者，与荆芥、羌活等配伍。

2. 风湿痹痛   治风寒湿痹，肢节疼痛者，与羌活、姜黄等同用。

3. 风疹瘙痒   治偏于风寒者，与荆芥、苦参等配伍。

4. 破伤风证   治破伤风，与天麻、天南星等同用。

【用法用量】煎服，5～10g。

羌　活
《神农本草经》

羌活为伞形科植物羌活或宽叶羌活的根茎和根。

【药性】辛、苦，温。归膀胱、肾经。

【功效】解表散寒，祛风胜湿，止痛。

【主治】

1. 风寒感冒，头痛项强   治外感风寒夹湿，头痛项强、肢体酸痛较重者，与防风、细辛、川芎等同用。

2. 风寒湿痹，肩背疼痛   尤善治上半身风寒湿痹。

【用法用量】煎服，3～10g。

白　芷
《神农本草经》

白芷为伞形科植物白芷或杭白芷的根。

【药性】辛，温。归胃、大肠、肺经。

【功效】解表散寒，祛风止痛，宣通鼻窍，燥湿止带，消肿排脓。

【主治】

1. 感冒头痛，眉棱骨痛   治外感风寒湿邪，头痛身重，与防风、羌活等同用。

2. 鼻塞流涕，鼻衄，鼻渊，牙痛   治鼻渊，与苍耳子、辛夷等同用。

3. 带下   治寒湿下注，白带过多者。

4. 疮痈肿痛   治疮疡初起，红肿热痛者，与金银花、当归等配伍。

【用法用量】煎服，3～10g。

细　辛
《神农本草经》

细辛为马兜铃科植物北细辛、汉城细辛或华细辛的根和根茎。

【药性】辛，温；有小毒。归心、肺、肾经。

【功效】解表散寒，祛风止痛，宣通鼻窍，温肺化饮。

【主治】

1. 风寒感冒，阳虚外感   治外感风寒者，多与羌活、防风等同用。

2. 头痛牙痛，风湿痹痛   治少阴头痛，足寒气逆者，与独活、川芎等配伍。

3. 鼻鼽、鼻渊 治鼻渊等鼻科疾病，与白芷、苍耳子等药同用。

4. 痰饮喘咳 治外感风寒，水饮内停者，与麻黄、桂枝、干姜等同用。

【用法用量】煎服，1～3g；散剂每次服0.5～1g。外用适量。

【使用注意】不宜与藜芦同用。

（二）发散风热药

本类药物性味多辛凉，有发散风热之功。主治风热感冒及温病初起邪在卫分，症见发热、微恶风寒、咽干口渴、头痛目赤、舌边尖红、苔薄黄、脉浮数。

薄 荷
《新修本草》

薄荷为唇形科植物薄荷的地上部分。

【药性】辛，凉。归肺、肝经。

【功效】疏散风热，清利头目，利咽透疹，疏肝行气。

【主治】

1. 风热感冒，风温初起 治风热感冒或风温初起，与金银花、连翘等同用。

2. 头痛目赤，口疮喉痹 治风热上攻，头痛目赤，与菊花、牛蒡子等同用。

3. 麻疹不透，风疹瘙痒 治风热束表，麻疹不透，与蝉蜕、牛蒡子等同用。

4. 肝气郁滞，胸胁胀闷 治肝气郁滞，胸胁胀痛，与柴胡、白芍等同用。

【用法用量】煎服，3～6g；宜后下。薄荷叶长于发汗，薄荷梗偏于行气。

牛蒡子
《名医别录》

牛蒡子为菊科植物牛蒡的成熟果实。

【药性】辛、苦，寒。归肺、胃经。

【功效】疏散风热，宣肺透疹，解毒利咽。

【主治】

1. 风热感冒，温病初起，咳嗽痰多 治风热外感，或温病初起，咽喉肿痛等，与金银花、连翘等同用。

2. 麻疹不透，风疹瘙痒 治麻疹不透，与薄荷、蝉蜕等同用。

3. 咽喉肿痛，痄腮丹毒，痈肿疮毒 治痈肿疮毒，兼有便秘者，与大黄、芒硝等同用。

【用法用量】煎服，6～12g。入汤剂宜捣碎，炒用滑肠及寒性略减。

【使用注意】性寒滑肠，脾虚便溏者慎用。

桑 叶
《神农本草经》

桑叶为桑科植物桑的叶。

【药性】甘、苦，寒。归肺、肝经。

【功效】疏散风热，清肺润燥，清肝明目。

【主治】

1. 风热感冒　治风热感冒，或温病初起，与菊花、薄荷等同用。

2. 肺热燥咳　治肺热或燥热伤肺，咳嗽痰少。轻者可与杏仁、沙参等配伍。

3. 头晕头痛，目赤昏花　治肝阳上亢，头痛眩晕者，与菊花、石决明等配伍。此外，本品略能凉血止血，用于血热吐血之轻症，单用或入复方。

【用法用量】煎服，5～10g。桑叶蜜制能增强润肺止咳的作用。

菊　花
《神农本草经》

菊花为菊科植物菊的头状花序。

【药性】甘、苦，微寒。归肺、肝经。

【功效】散风清热，平肝明目，清热解毒。

【主治】

1. 风热感冒　治风热感冒，或温病初起，与桑叶、连翘等同用。

2. 肝阳上亢，头痛眩晕　治肝阳上亢，头痛眩晕，与石决明、珍珠母等同用。

3. 目赤肿痛，眼目昏花　治肝经风热，目赤肿痛，与蝉蜕、木贼等配伍。

4. 疮痈肿毒　治疮痈肿毒，与金银花、生甘草同用。

【用法用量】煎服，5～10g。

柴　胡
《神农本草经》

柴胡为伞形科植物柴胡或狭叶柴胡的根。

【药性】辛、苦，微寒。归肝、胆、肺经。

【功效】疏散退热，疏肝解郁，升举阳气。

【主治】

1. 感冒发热，寒热往来，少阳证　为治少阳证之要药。治伤寒邪在少阳，寒热往来，与黄芩、半夏等同用。

2. 肝郁气滞，胸胁胀痛，月经不调　治肝气郁滞所致胸胁或少腹胀痛、月经失调等，与香附、川芎同用。

3. 子宫脱垂，脱肛　治中气不足，气虚下陷，与人参、黄芪等同用。

此外，柴胡还具有退热截疟作用，用于疟疾寒热。

【用法用量】煎服，3～10g。

升　麻
《神农本草经》

升麻为毛茛科植物大三叶升麻、兴安升麻或升麻的根茎。

【药性】辛、微甘，微寒。归肺、脾、胃、大肠经。

【功效】发表透疹，清热解毒，升举阳气。

【主治】

1. 风热头痛，麻疹不透　治风热上攻，阳明头痛，与石膏、黄芩等同用。

2. 齿痛口疮，咽喉肿痛，阳毒发斑　治阳明热盛，胃火上攻，与生石膏、黄连等配伍。

3. 中气下陷，脱肛，子宫脱垂，崩漏下血　治中气不足，气虚下陷之脏器脱垂，与黄芪、人参等配伍。

【用法用量】煎服，3～10g。

葛　根
《神农本草经》

葛根为豆科植物野葛的根。

【药性】甘、辛，凉。归脾、胃、肺经。

【功效】解肌退热，生津止渴，透疹，升阳止泻，通经活络，解酒毒。

【主治】

1. 外感发热头痛，项背强痛　治外感风寒，邪郁化热，与柴胡、黄芩等配伍。

2. 口渴，消渴　治热病津伤口渴，与芦根、天花粉、知母等同用。

3. 麻疹不透　治麻疹初起，疹发不畅，与升麻、芍药等配伍。

4. 热痢，泄泻　治湿热泻痢，与黄芩、黄连等同用。

5. 眩晕头痛，中风偏瘫，胸痹心痛　近代用葛根治疗高血压头晕、头痛、颈项疼痛，如愈风宁心片。

6. 酒毒伤中　治酒毒伤中，以葛粉末与葛花、砂仁等同用。

【用法用量】煎服，10～15g。

蝉　蜕
《名医别录》

蝉蜕为蝉科昆虫黑蚱的若虫羽化时脱落的皮壳。

【药性】甘，寒。归肺、肝经。

【功效】疏散风热，利咽透疹，明目退翳，息风解痉。

【主治】

1. 风热感冒，咽痛音哑　治风热火毒上攻，咽喉红肿疼痛，与薄荷、牛蒡子等同用。

2. 麻疹不透，风疹瘙痒　治风热外束，麻疹初起，透发不畅，与薄荷、紫草等配伍。

3. 目赤翳障　治风热上攻或肝火上炎，目赤肿痛，翳膜遮睛，与菊花、决明子等同用。

4. 惊风抽搐，破伤风证　治小儿外感夹惊，惊痫夜啼，可单用本品，薄荷、钩藤煎汤送下。

【用法用量】煎服，3 ～ 6g，或单用研末冲服。一般病证用量宜小；解痉则需量大。

【使用注意】孕妇慎用。

复习思考题：

1. 试比较麻黄与桂枝功效与主治的异同点。

2. 试比较薄荷、牛蒡子与蝉蜕功效与主治的异同点。

二、清热药

凡以清泄里热为主要功效，主要用于里热证的药物，称为清热药。

本类药物多属寒凉，功效是清热泻火、解毒、凉血、清虚热等。

清热药主要用于里热证，症见高热、热痢、痈肿疮毒及阴虚内热等各种里热证候。

本类药物性多寒凉，易伤脾胃，故脾胃气虚，食少便溏者慎用；苦寒药物易化燥伤阴，热证伤阴或阴虚患者慎用；清热药禁用于阴盛格阳或真寒假热之证。

（一）清热泻火药

本类药物多属苦寒或甘寒，具有清热泻火之功。主治急性热病，症见高热、汗出、烦渴、谵语、发狂、小便短赤、舌苔黄燥、脉洪实等。

石　膏
《名医别录》

石膏为硫酸盐类矿物硬石膏族石膏，主含含水硫酸钙（$CaSO_4 \cdot 2H_2O$）。

【药性】甘、辛，大寒。归肺、胃经。

【功效】清热泻火，除烦止渴。

【主治】

1. 外感热病，高热烦渴　为清泄肺胃气分实热之要药。治温热病气分实热，壮热者，与知母相须为用。

2. 肺热喘咳　治肺热喘咳，与麻黄、杏仁等同用。

3. 胃火亢盛，头痛，牙痛　治胃火上攻，牙龈肿痛，与黄连、升麻等同用。

【用法用量】煎服，15 ～ 60g，先煎。

知　母
《神农本草经》

知母为百合科植物知母的干燥根茎。

【药性】苦、甘，寒。归肺、胃、肾经。

【功效】清热泻火，滋阴润燥。

【主治】

1. 外感热病，高热烦渴　为清泄肺胃气分实热之要药。善治外感热病，高热烦渴者，与石膏相须为用。

2. 肺热燥咳　治肺热燥咳，与贝母同用。

3. 骨蒸潮热　治阴虚火旺所致骨蒸潮热者，与黄柏、生地黄等同用。

4. 内热消渴　治阴虚内热之消渴证，与天花粉、葛根等同用。

5. 肠燥便秘　治阴虚肠燥便秘证，与生地黄、玄参等同用。

【用法用量】煎服，6 ~ 12g。

【使用注意】本品有滑肠作用，故脾虚便溏者慎用。

栀　子
《神农本草经》

栀子为茜草科植物栀子的成熟果实。

【药性】苦，寒。归心、肺、三焦经。

【功效】泻火除烦，清热利湿，凉血解毒；外用消肿止痛。

【主治】

1. 热病心烦　为治热病心烦、躁扰不宁之要药，与淡豆豉同用。

2. 湿热黄疸　治肝胆湿热郁结所致黄疸者，与茵陈、大黄等同用。

3. 淋证涩痛　治血淋涩痛或热淋，与木通、车前子、滑石等同用。

4. 血热吐衄　治血热妄行之吐血、衄血等证，与白茅根、大黄等同用。

5. 目赤肿痛，火毒疮疡　治肝胆火热上攻，目赤肿痛，与大黄同用。

6. 扭挫伤痛　外用消肿止痛。

【用法用量】煎服，6 ~ 10g。外用生品适量，研末调敷。

芦　根
《神农本草经》

芦根为禾本科植物芦苇的根茎。

【药性】甘，寒。归肺、胃经。

【功效】清热泻火，生津止渴，除烦止呕，利尿。

【主治】

1. 热病烦渴　治热病伤津，烦热口渴者，与麦冬、天花粉等同用。

2. 肺热咳嗽，肺痈吐脓　治肺痈吐脓，与薏苡仁、冬瓜仁等同用。

3. 胃热呕哕　用鲜品配青竹茹、生姜等煎服。

4. 热淋涩痛　治热淋涩痛，小便短赤，与白茅根、车前子等同用。

【用法用量】煎服，干品 15 ~ 30g；鲜品加倍，或捣汁用。

夏枯草
《神农本草经》

夏枯草为唇形科植物夏枯草的果穗。

【药性】辛、苦，寒。归肝、胆经。

【功效】清肝泻火，平肝明目，散结消肿。

【主治】

1. 目赤肿痛，目珠夜痛　治肝火上炎，目赤肿痛，与桑叶、菊花等同用。

2. 瘰疬瘿瘤　治肝郁化火，痰火凝聚之瘰疬，与贝母、香附等同用。

3. 乳痈，乳癖，乳房胀痛　治乳痈肿痛，与蒲公英同用。

【用法用量】煎服，9 ～ 15g。或熬膏服。

竹 叶
《名医别录》

竹叶为禾本科植物淡竹的叶。其卷而未放的幼叶，称竹叶卷心。

【药性】甘、淡，寒。归心、胃、小肠经。

【功效】清热泻火，除烦生津，利尿。

【主治】

1. 热病烦渴　治热病后期，气津两伤之证，与人参、麦冬等同用。

2. 口疮尿赤　治心火上炎之口舌生疮，下可疗心移热于小肠之小便短赤涩痛，与木通、生地黄等同用。

【用法用量】煎服，6 ～ 15g；鲜品 15 ～ 30g。

（二）清热燥湿药

本类药物多苦寒，苦能燥湿，寒能清热，具有清热燥湿之功，主治湿热证。

黄 芩
《神农本草经》

黄芩为唇形科植物黄芩的根。

【药性】苦，寒。归肺、胆、脾、大肠、小肠经。

【功效】清热燥湿，泻火解毒，止血安胎。

【主治】

1. 湿温、暑湿，胸闷呕恶，湿热痞满，泻痢，黄疸　治湿温、暑湿证，与滑石、豆蔻等同用。

2. 肺热咳嗽，高热烦渴　治湿热病，壮热烦渴等，与栀子、黄连、石膏等配伍。

3. 血热吐衄　治火毒炽盛，迫血妄行，吐血、衄血等证，与大黄同用。

4. 痈肿疮毒　治火毒炽盛，痈肿疮毒，与黄连、黄柏等配伍。

5. 胎动不安　治血热胎动不安，与生地黄、黄柏等同用。

【用法用量】煎服，3 ～ 10g。

黄 连
《神农本草经》

黄连为毛茛科植物黄连、三角叶黄连或云连的根茎。

【药性】苦，寒。归心、脾、胃、肝、胆、大肠经。

【功效】清热燥湿，泻火解毒。

【主治】

1. 湿热痞满，呕吐吞酸，泻痢，黄疸　为治泻痢要药，单用有效。若治湿热泻痢，腹痛里急后重，与木香同用。

2. 高热神昏，心火亢盛，心烦不寐，心悸不宁，血热吐衄　治三焦热盛，高热烦躁，与黄芩、黄柏、栀子等同用。

3. 痈肿疮毒，湿疹湿疮，耳道流脓　治痈肿疔毒，与黄芩、黄柏、栀子同用。

4. 胃火炽盛，烦渴消渴　治消渴证，与天花粉、生地黄等同用。

【用法用量】煎服，2～5g。

黄　柏
《神农本草经》

黄柏为芸香科植物黄皮树或黄檗的干燥树皮。

【药性】苦，寒。归肾、膀胱经。

【功效】清热燥湿，泻火除蒸，解毒疗疮。

【主治】

1. **湿热泻痢，黄疸尿赤，带下阴痒，热淋涩痛**　治泻痢，与白头翁、黄连等同用。

2. **疮疡肿毒，湿疹瘙痒，脚气脚痿**　治疮疡肿毒，配黄芩、黄连煎服。

3. **阴虚火旺，盗汗骨蒸，遗精滑精**　治阴虚火旺，潮热盗汗，与知母相须为用。

【用法用量】煎服，3～12g。

龙　胆
《神农本草经》

龙胆为龙胆科植物条叶龙胆、龙胆、三花龙胆或坚龙胆的根及根茎。

【药性】苦，寒。归肝、胆经。

【功效】清热燥湿，泻肝胆火。

【主治】

1. **湿热黄疸，阴肿阴痒，带下湿疹**　尤善清下焦湿热。治湿热黄疸，与茵陈、栀子同用。

2. **肝胆实热，目赤耳聋，胁痛口苦**　与柴胡、黄芩、栀子等同用。

3. **肝经热盛，惊风抽搐**　治肝经热盛，热极生风，与牛黄、黄连等同用。

【用法用量】煎服，3～6g。

苦　参
《神农本草经》

苦参为豆科植物苦参的根。

【药性】苦，寒。归心、肝、胃、大肠、膀胱经。

【功效】清热燥湿，杀虫，利尿。

【主治】

1. 黄疸尿闭，热痢便血，赤白带下，阴肿阴痒　治湿热黄疸，与龙胆、栀子等同用。

2. 湿疹，湿疮，皮肤瘙痒，疥癣麻风；外治滴虫性阴道炎　治湿疹、湿疮，单用煎水外洗有效。

【用法用量】煎服，4.5～9g。

【使用注意】反藜芦。

（三）清热解毒药

本类药物多属寒凉，清热之中更长于解毒，具有清解火热毒邪功效。主治痈肿疮毒、丹毒、温毒发斑、痄腮、咽喉肿痛、热毒下痢、虫蛇咬伤、癌肿、水火烫伤及其他急性热病。

金银花
《新修本草》

金银花为忍冬科植物忍冬的花蕾或带初开的花。

【药性】甘，寒。归肺、心、胃经。

【功效】清热解毒，疏散风热。

【主治】

1. 痈肿疔疮，喉痹，丹毒　为治一切内痈、外痈之要药，配野菊花、蒲公英等。

2. 风热感冒，温病发热　治外感风热或温病初起，与连翘、薄荷等同用。

3. 热毒血痢　单用生品浓煎频服，也可与黄芩、黄连等同用。

【用法用量】煎服，6～15g；炒炭宜用于热毒血痢。

连　翘
《神农本草经》

连翘为木犀科植物连翘的果实。

【药性】苦，微寒。归肺、心、小肠经。

【功效】清热解毒，消肿散结，疏散风热。

【主治】

1. 痈疽，瘰疬，乳痈，丹毒　前人称为疮家圣药。治痈肿疮毒，与金银花、蒲公英等同用。

2. 风热感冒，温病初起，温热入营，高热烦渴，神昏发斑　治风热外感或温病初起，与金银花、薄荷等同用。

3. 热淋涩痛　治小便不利或淋沥涩痛，与车前子、白茅根等同用。

【用法用量】煎服，6～15g。

板蓝根
《新修本草》

板蓝根为十字花科植物菘蓝的根。

【药性】苦，寒。归心、胃经。

【功效】清热解毒，凉血利咽。

【应用】

1. 温疫时毒，发热咽痛 治外感风热或温病初起，单用，或与金银花、连翘等同用。

2. 温毒发斑，丹毒疖腮，烂喉丹痧，大头瘟疫，痈肿疮毒 治疖腮、大头瘟疫，头面红肿者，与连翘、玄参等同用。

【用法用量】煎服，9～15g。

大青叶
《名医别录》

大青叶为十字花科植物菘蓝的叶。

【药性】苦，寒。归心、胃经。

【功效】清热解毒，凉血消斑。

【主治】

1. 温病高热，神昏，发斑发疹 治温热病热入营血，发斑发疹，与水牛角、栀子等同用。

2. 口疮喉痹，丹毒疖腮，痈肿 治血热毒盛，丹毒红肿者，可用鲜品捣烂外敷。

【用法用量】煎服，9～15g。

蒲公英
《新修本草》

蒲公英为菊科植物蒲公英、碱地蒲公英或同属数种植物的全草。

【药性】苦、甘，寒。归肝、胃经。

【功效】清热解毒，消肿散结，利湿通淋。

【主治】

1. 疔疮肿毒，乳痈瘰疬，目赤咽痛，肺痈肠痈 为治疗乳痈之要药。治乳痈肿痛，可单用浓煎内服。

2. 湿热黄疸，热淋涩痛 治湿热黄疸，与茵陈、栀子同用。

【用法用量】煎服，10～15g。

【使用注意】用量过大，可致缓泻。

鱼腥草
《名医别录》

鱼腥草为三白草科植物蕺菜的全草或地上部分。

【药性】辛，微寒。归肺经。

【功效】清热解毒，消痈排脓，利尿通淋。

【主治】

1. 肺痈吐脓，痰热喘咳 为治肺痈之要药，善治痰热壅肺，咳吐脓血，与桔梗、芦根等同用。

2. 痈肿疮毒 可单用鲜品捣烂外敷。

3. 热淋，热痢 治小便淋沥涩痛，与海金沙、石韦等同用。

【**用法用量**】煎服，15～25g，不宜久煎。

败酱草
《神农本草经》

败酱草为败酱科植物黄花败酱、白花败酱的全草。

【**药性**】辛、苦，微寒。归胃、大肠、肝经。

【**功效**】清热解毒，消痈排脓，祛瘀止痛。

【**主治**】

1. 肠痈肺痈，痈肿疮毒 为治疗肠痈腹痛的首选药物。治肠痈初起，未化脓者，与金银花、蒲公英等同用。

2. 产后瘀阻腹痛 治产后瘀阻，单用本品煎服。

【**用法用量**】煎服，6～15g。

白头翁
《神农本草经》

白头翁为毛茛科植物白头翁的根。

【**药性**】苦，寒。归胃、大肠经。

【**功效**】清热解毒，凉血止痢。

【**主治**】

1. 热毒血痢 为治痢要药。治热痢腹痛，下痢脓血，与黄连、黄柏等同用。

2. 痈肿疮毒，阴痒带下 治疗腮、瘰疬、疮痈肿痛等证，与蒲公英、连翘等同用。

【**用法用量**】煎服，9～15g。

马齿苋
《本草经集注》

马齿苋为马齿苋科植物马齿苋的地上部分。

【**药性**】酸，寒。归肝、大肠经。

【**功效**】清热解毒，凉血止血，止痢。

【**主治**】

1. 热毒血痢 治大肠湿热，腹痛泄泻，或下利脓血，里急后重者，与黄芩、黄连等配伍。

2. 痈肿疔疮，湿疹，丹毒，蛇虫咬伤 治血热毒盛，痈肿疮疡，丹毒肿痛，可单用本品煎汤内服并外洗。

3. 崩漏下血，便血痔血 治大肠湿热，便血痔血，与地榆、槐角等同用。

【**用法用量**】煎服，9～15g，鲜品30～60g。外用适量，捣敷患处。

【使用注意】脾胃虚寒，肠滑作泄者忌服。

（四）清热凉血药

本类药物多属苦甘咸寒，入血分，具有清解营分、血分热邪的功效。主治血分实热证，温热病热入营血，血热妄行，症见斑疹和各种出血（如鼻衄、牙龈出血、吐血、便血等）及舌绛、烦躁，甚至神昏谵语等。

生地黄
《神农本草经》

生地黄为玄参科植物地黄的块根。

【药性】甘、苦，寒。归心、肝、肾经。

【功效】清热凉血，养阴生津。

【主治】

1. 热入营血，温毒发斑，吐血衄血　为清热凉血止血之要药。治温热病热入营血，壮热烦渴，与连翘、玄参等同用。

2. 阴虚内热，骨蒸潮热　治温病后期，余热未尽，夜热早凉，与青蒿、鳖甲等同用。

3. 热病伤阴，舌绛烦渴，津伤口渴，内热消渴，津伤便秘　治热病伤阴，烦渴多饮，与麦冬、沙参等同用。

【用法用量】煎服，10～15g。鲜品用量加倍，或以鲜品捣汁入药。

玄　参
《神农本草经》

玄参为玄参科植物玄参的根。

【药性】甘、苦、咸，微寒。归肺、胃、肾经。

【功效】清热凉血，滋阴降火，解毒散结。

【主治】

1. 热入营血，温毒发斑　治温病热入营分，身热夜甚者，与生地黄、丹参等同用。

2. 热病伤阴，舌绛烦渴，津伤便秘，骨蒸劳嗽　治热病伤阴，津伤便秘，与生地黄、麦冬同用。

3. 目赤咽痛，白喉瘰疬，痈肿疮毒　治肝经热盛，目赤肿痛，与栀子、大黄等同用。

【用法用量】煎服，9～15g。

【使用注意】不宜与藜芦同用。

牡丹皮
《神农本草经》

牡丹皮为毛茛科植物牡丹的根皮。

【药性】苦、辛，微寒。归心、肝、肾经。

【功效】清热凉血，活血化瘀。

【主治】

1. 热入营血，温毒发斑，吐血衄血　治温毒发斑，与栀子、大黄等同用。

2. 夜热早凉，无汗骨蒸　为治无汗骨蒸之要药，与鳖甲、知母等同用。

3. 血滞经闭，痛经癥瘕　治血滞经闭、痛经，与桃仁、川芎等同用。

4. 痈肿疮毒，肠痈初起　治瘀热互结之肠痈初起，与大黄、桃仁等同用。

【用法用量】煎服，6～12g。活血散瘀宜酒炙用。

【使用注意】血虚有寒、月经过多及孕妇慎用。

赤 芍
《开宝本草》

赤芍为毛茛科植物芍药或川赤芍的根。

【药性】苦、微寒。归肝经

【功效】清热凉血，散瘀止痛。

【主治】

1. 热入营血，温毒发斑，吐血衄血　治斑疹色不红活之证，可与紫草、蝉蜕等同用。

2. 肝郁胁痛，经闭痛经，癥瘕腹痛，跌仆损伤　治血滞经闭、痛经、癥瘕腹痛，与当归、延胡索等同用。

3. 痈肿疮疡，目赤肿痛　治热毒壅盛，痈肿疮疡，与金银花、天花粉等同用。

【用法用量】煎服，6～12g。

【使用注意】反藜芦。

紫 草
《神农本草经》

紫草为紫草科植物新疆紫草或内蒙古紫草的根。

【药性】甘、咸，寒。归心、肝经。

【功效】清热凉血，活血解毒，透疹消斑。

【主治】

1. 血热毒盛，斑疹紫黑，麻疹不透　治温毒发斑，血热毒盛，斑疹紫黑，与赤芍、蝉蜕等同用。

2. 疮疡湿疹，水火烫伤　治疮疡久溃不敛，与当归、白芷等同用。

【用法用量】煎服，5～10g。外用适量，熬膏或用植物油浸泡涂擦。

【使用注意】本品有轻泻作用，脾虚便溏者忌服。

水牛角
《名医别录》

水牛角为牛科动物水牛的角。

【药性】苦，寒。归心、肝经。

【功效】清热凉血，解毒定惊。

【主治】

1. 温病高热，神昏谵语，惊风癫狂　治温热病热入血分，高热神昏谵语，惊风抽搐，用水牛角浓缩粉配石膏、玄参等。

2. 发斑发疹，吐血衄血　与生地黄、牡丹皮、赤芍等同用。

3. 咽喉肿痛，痈肿疮疡　与黄连、黄芩、连翘等同用。

【用法用量】煎服，15 ～ 30g，镑片或粗粉，宜先煎 3 小时以上。水牛角浓缩粉宜冲服，每次 1.5 ～ 3g，每日 2 次。

（五）清虚热药

本类药物多属寒凉，主入阴分，具有清虚热、退骨蒸功效。主治肝肾阴虚，虚火内扰所致的骨蒸潮热、午后发热及温热病后期，邪热未尽，伤阴劫液，而致夜热早凉等虚热证。

青　蒿
《神农本草经》

青蒿为菊科植物黄花蒿的地上部分。

【药性】苦、辛，寒。归肝、胆经。

【功效】清虚热，除骨蒸，解暑热，截疟，退黄。

【主治】

1. 疟疾　治寒热如疟，胸痞作呕，与黄芩、滑石等配伍。

2. 温邪伤阴，夜热早凉　治温热病后期，低热不退，与鳖甲、牡丹皮等同用。

3. 阴虚发热，劳热骨蒸　治阴虚发热，骨蒸劳热，与银柴胡、胡黄连等同用。

4. 暑邪发热　治暑热外感，头昏头痛，与连翘、西瓜翠衣、滑石等同用。

【用法用量】煎服，6 ～ 12g，入汤剂宜后下。

地骨皮
《神农本草经》

地骨皮为茄科植物枸杞或宁夏枸杞的根皮。

【药性】甘，寒。归肺、肝、肾经。

【功效】凉血除蒸，清肺降火。

【主治】

1. 阴虚潮热，骨蒸盗汗　善除有汗之骨蒸。治阴虚发热，与知母、鳖甲等配伍。

2. 肺热咳嗽　治肺火郁结，咳嗽气喘，与桑白皮、甘草同用。

3. 吐血衄血　治血热妄行之吐血、衄血、尿血等证，单用加酒煎服。

4. 内热消渴　治内热消渴，与天花粉、生地黄等同用。

【用法用量】煎服，9 ～ 15g。

<h1 style="text-align:center">银柴胡</h1>
《本草纲目拾遗》

银柴胡为石竹科植物银柴胡的根。

【药性】 甘，微寒。归肝、胃经。

【功效】 退虚热，清疳热。

【主治】

1. 阴虚发热，骨蒸劳热 治阴虚发热，骨蒸劳热，潮热盗汗，与地骨皮、青蒿等同用。

2. 小儿疳热 治小儿食滞或虫积所致疳积发热，肚腹胀大，与胡黄连、鸡内金等同用。

【用法用量】 煎服，3～10g。

复习思考题：

1. 试比较石膏与知母功效与主治的异同点。
2. 试比较黄芩、黄连与黄柏功效与主治的异同点。
3. 试比较金银花与连翘功效与主治的异同点。
4. 试比较生地黄与玄参功效与主治的异同点。
5. 试述青蒿的功效、主治及用法。

三、泻下药

凡能引起腹泻，或润滑大肠，促进排便，主要用于大便不通的药物，称为泻下药。

本类药物为沉降之品，主归大肠经。主要功效有泻下通便，以排除胃肠积滞和燥屎等；清热泻火，使实热壅滞之邪通过泻下而清解，起到"上病治下""釜底抽薪"的作用；逐水退肿，使水湿停饮随大小便排出，达到祛除停饮、消退水肿的目的。

泻下药主要适用于大便秘结，胃肠积滞，实热内结及水肿停饮等里实证。部分药物还可用于疮痈肿毒及瘀血证。

根据泻下药作用强弱的不同，可分为攻下药、润下药及峻下逐水药。

使用泻下药中的攻下药、峻下逐水药时，因其作用峻猛，或具有毒性，易伤正气及脾胃，故年老体虚、脾胃虚弱者当慎用；妇女胎前产后及月经期应当忌用。应用作用峻猛而有毒性的泻下药时，一定要严格炮制法度，控制用量，避免发生中毒，确保用药安全。

（一）攻下药

本类药物大多苦寒沉降，主归胃、大肠经。既有较强的攻下通便作用，又有清热泻火之效。主要适用于大便秘结、燥屎坚结及实热积滞之证。应用时常辅以行气药，以加强泻下及消除胀满作用。部分药物用于热病高热神昏、谵语发狂；或火热上炎所致的头痛、目赤、咽喉肿痛、牙龈肿痛，以及火热炽盛所致吐血、衄血、咯血等上部出血证。

<h1 style="text-align:center">大 黄</h1>
《神农本草经》

大黄为蓼科植物掌叶大黄、唐古特大黄或药用大黄的根及根茎。

【药性】苦，寒。归脾、胃、大肠、肝、心包经。

【功效】泻下攻积，清热泻火，凉血解毒，逐瘀通经，利湿退黄。

【主治】

1. 积滞便秘 有较强的泻下作用，为治疗积滞便秘之要药。又因其苦寒沉降，善能泄热，故实热便秘尤为适宜，与芒硝、厚朴、枳实同用。

2. 血热吐衄，目赤咽肿 与黄连、黄芩同用，治血热妄行之吐血、衄血、咯血。

3. 热毒疮疡，烧烫伤 本品内服外用均可。治热毒痈肿疔疮，与金银花、连翘等同用。治烧烫伤，可单独研末外用。

4. 瘀血诸证 治妇女产后瘀阻腹痛、血瘀经闭及外伤瘀血肿痛，常与桃仁、红花同用。

5. 湿热痢疾，黄疸，淋证 治肠道湿热痢疾，单用或配黄连、白芍；治湿热黄疸，配茵陈、栀子；治湿热淋证，配木通、车前子、栀子等。

【用法用量】煎服，3～15g；用于泻下不宜久煎。外用适量，研末涂于患处。

【使用注意】月经期、孕妇、哺乳期慎用。

芒 硝
《名医别录》

芒硝为硫酸盐类矿物芒硝族芒硝，经加工精制成的结晶体，主要含含水硫酸钠（$Na_2SO_4 \cdot 10H_2O$）。

【药性】咸、苦，寒。归胃、大肠经。

【功效】泻下攻积，润燥软坚，清火消肿。

【主治】

1. 积滞便秘 对实热积滞，大便燥结者尤为适宜，常与大黄相须为用。

2. 咽痛，口疮，目赤，痈疮肿痛 治咽喉肿痛、口舌生疮，与硼砂、冰片等为散外用；治痔疮肿痛，可单用本品煎汤外洗。

【用法用量】6～12g，一般不入煎剂，待汤剂煎得后，溶入汤液中服用。外用适量。

【使用注意】孕妇慎用。不宜与硫黄、三棱同用。

番泻叶
《饮片新参》

番泻叶为豆科植物狭叶番泻或尖叶番泻的小叶。

【药性】甘、苦，寒。归大肠经。

【功效】泄热行滞，通便，利水。

【主治】

1. 热结便秘 适用于习惯性便秘及老年便秘。单味应用，或配枳实、厚朴。

2. 腹水肿胀 治腹水肿胀，单味泡服，或配牵牛子、大腹皮。

此外，本品临床上常作为肠道检查及腹腔手术前的肠道清洁剂。

【用法用量】2～6g，后下，或开水泡服。

【使用注意】孕妇慎用。

（二）润下药

本类药物多为植物种子和种仁，富含油脂，味甘质润，多入脾、大肠经，能润滑大肠，促使排便而不致峻泻。适用于年老津枯、产后血虚、热病伤津及失血等所致的肠燥津枯便秘。

火麻仁
《神农本草经》

火麻仁为桑科植物大麻的成熟果实。

【**药性**】甘，平。归脾、胃、大肠经。

【**功效**】润肠通便。

【**主治**】

血虚津亏、肠燥便秘　适用于老人、产妇及体弱津血不足者引起的肠燥便秘证，单用或配大黄、厚朴。

【**用法用量**】煎服，10～15g，打碎入煎。

郁李仁
《神农本草经》

郁李仁为蔷薇科植物欧李、郁李、长柄扁桃的成熟种子。

【**药性**】辛、苦、甘，平。归脾、大肠、小肠经。

【**功效**】润肠通便，下气利水。

【**主治**】

1.肠燥便秘　润肠通便作用类似火麻仁而较强，又可行大肠之气滞，常与火麻仁、柏子仁等润肠药同用。

2.水肿胀满，脚气浮肿　能利水消肿，与桑白皮、赤小豆同用。

【**用法用量**】煎服，6～10g，打碎入煎。

【**使用注意**】孕妇慎用。

（三）峻下逐水药

本类药物大多苦寒有毒，药力峻猛，服药后能引起剧烈腹泻，有的兼能利尿，能使体内潴留的水饮通过二便排出体外，消除肿胀。适用于全身水肿、大腹胀满及停饮等正气未衰之证。

本类药物攻伐力强，副作用大，易伤正气，临床应用当"中病即止"，不可久服，使用时常配伍补益药以保护正气。体虚者慎用，孕妇忌用。

甘　遂
《神农本草经》

甘遂为大戟科植物甘遂的块根。

【**药性**】苦，寒；有毒。归肺、肾、大肠经。

【功效】泻水逐饮，消肿散结。

【主治】

1. 水肿，鼓胀，胸胁停饮 泻下逐饮力峻。凡水肿、大腹鼓胀、胸胁停饮，正气未衰者，均可用之。可单用研末服，或与牵牛子同用；或与大戟、芫花为末，枣汤送服。

2. 疮痈肿毒 外用能消肿散结，研末外敷。

【用法用量】入丸、散服，每次 0.5 ～ 1.5g。外用适量，生用。内服醋制用，以降低毒性。

【使用注意】孕妇禁用；不宜与甘草同用。

牵牛子
《名医别录》

牵牛子为旋花科植物裂叶牵牛或圆叶牵牛的成熟种子。

【药性】苦，寒；有毒。归肺、肾、大肠经。

【功效】泻水通便，消痰涤饮，杀虫去积。

【主治】

1. 水肿胀满，二便不通 逐水作用较甘遂稍缓，以水湿停滞，正气未衰者为宜，可单用研末服；病情较重者，与甘遂同用，以增强泻水逐饮之力。

2. 痰饮喘咳 能泻肺气，逐痰饮。治肺气壅滞，痰饮咳喘，面目浮肿，与大黄、槟榔为末服。

3. 虫积腹痛 能去积杀虫。治虫积腹痛，配槟榔、使君子，研末送服。

【用法用量】煎服，3 ～ 6g；入丸散服，每次 1.5 ～ 3g。本品炒用药性减缓。

【使用注意】孕妇禁用；不宜与巴豆、巴豆霜同用。

复习思考题：

1. 简述泻下药的含义、特点、功效、主治、分类及使用注意。
2. 试比较大黄、芒硝、番泻叶功效及主治的异同点。

四、祛风湿药

凡以祛除风寒湿邪，主要用于风湿痹证的药物，称为祛风湿药。

本类药物味多辛苦，性或温或凉，能祛除留着于肌肉、经络、筋骨的风湿之邪，有的还兼有散寒、舒筋、通络、止痛、活血或补肝肾、强筋骨等作用。

祛风湿药主要用于风湿痹证之肢体疼痛，关节不利、肿大，筋脉拘挛等症。部分药物还适用于腰膝酸软、下肢痿弱等。

本类药物根据其药性和功效的不同，分为祛风寒湿药、祛风湿热药、祛风湿强筋骨药三类。

祛风湿药易伤阴耗血，阴血亏虚者应慎用。痹证多属慢性疾病，为服用方便，可制成酒或丸散剂。

（一）祛风寒湿药

本类药物性味多为辛、苦，温，入肝、脾、肾经，有较好的祛风、除湿、散寒、止痛、通经络等作用，尤以止痛为其特点。主要适用于风寒湿痹，肢体关节疼痛，筋脉拘挛，痛有定处，遇寒加重等。

独 活
《神农本草经》

独活为伞形科植物重齿毛当归的根。

【药性】辛、苦，微温。归肾、膀胱经。

【功效】祛风湿，通痹止痛，解表。

【主治】

1.风寒湿痹 为治风湿痹痛主药，凡风寒湿邪所致之痹证，无论新久，均可应用；因其主入肾经，性善下行，尤以腰膝、腿足关节疼痛属下部寒湿者为宜。治痹证日久正虚，腰膝酸软，关节屈伸不利，与桑寄生、杜仲等同用。

2.风寒夹湿表证 能散风寒湿而解表，治外感风寒夹湿所致的头痛头重，一身尽痛，与羌活、藁本等同用。

此外，本品尚可治少阴头痛，皮肤湿痒。

【用法用量】煎服，3～10g。

威灵仙
《新修本草》

威灵仙为毛茛科植物威灵仙、棉团铁线莲或东北铁线莲的根及根茎。

【药性】辛、咸，温。归膀胱经。

【功效】祛风湿，通经络，消骨鲠。

【主治】

1.风湿痹证 为治风湿痹痛要药。凡风湿痹痛，肢体麻木，筋脉拘挛，屈伸不利，无论上下皆可应用，尤宜于风邪偏盛，拘挛掣痛者。

2.骨鲠咽喉 味咸能软坚而消骨鲠，可单用或与砂糖、醋煎慢咽。

【用法用量】煎服，6～10g。

木 瓜
《名医别录》

木瓜为蔷薇科植物贴梗海棠的近成熟果实。

【药性】酸，温。归肝、脾经。

【功效】舒筋活络，和胃化湿。

【主治】

1.风湿痹证 为治湿痹筋脉拘挛要药，亦常用于腰膝关节酸重疼痛。治筋急项强，不可转侧，与乳香、没药同用。

2.脚气水肿 治风湿脚气肿痛，与吴茱萸、槟榔等同用。

3.吐泻转筋 治湿浊中焦之腹痛吐泻转筋，偏寒者，配茴香、紫苏等；偏热者，配薏苡仁、黄连等。

【用法用量】煎服，6～9g。

（二）祛风湿热药

本类药物性味多辛、苦，寒，主归肝、脾、肾经。功能祛风除湿、通络止痛、清热消肿，用于风湿热痹，关节红肿热痛等症。经配伍亦可用于风寒湿痹。

秦　艽
《神农本草经》

秦艽为龙胆科植物秦艽、麻花秦艽、粗茎秦艽或小秦艽的根。

【药性】辛、苦，平。归胃、肝、胆经。

【功效】祛风湿，清湿热，止痹痛，退虚热。

【主治】

1.风湿痹证　治风湿痹痛，寒热新久均可配伍应用。治风寒湿痹，与羌活、独活等同用；治风湿热痹，与防己、薏苡仁同用。

2.中风不遂　治中风半身不遂，筋脉拘挛，骨节疼痛等。

3.骨蒸潮热，疳积发热　为治虚热要药。治骨蒸日晡潮热，配青蒿、知母等。

4.湿热黄疸　单用为末服；或与茵陈、栀子等同用。

【用法用量】煎服，3～10g。

防　己
《神农本草经》

防己为防己科植物粉防己的根。

【药性】苦，寒。归膀胱、肺经。

【功效】祛风湿，止痛，利水消肿。

【主治】

1.风湿痹证　尤宜于风湿痹证湿热偏盛，肢体酸重，关节红肿疼痛者，常与滑石、薏苡仁等同用。

2.水肿脚气，小便不利，湿疹疮毒　尤宜于下肢水肿，小便不利者，与黄芪、白术等同用。

【用法用量】煎服，5～10g。

豨莶草
《新修本草》

豨莶草为菊科植物豨莶、腺梗豨莶或毛梗豨莶的地上部分。

【药性】辛、苦，寒。归肝、肾经。

【功效】祛风湿，利关节，解毒。

【主治】

1. 风湿痹痛，中风半身不遂　治风湿痹痛，筋骨无力，腰膝酸软，四肢麻痹，半身不遂，单用为丸服。

2. 风疹，湿疮，疮痈　治风疹、湿疮，可单用内服或外洗，亦可配白蒺藜、地肤子等。此外，本品能降血压，可治高血压病。

【用法用量】煎服，9～12g。外用适量。

（三）祛风湿强筋骨药

本类药物主归肝、肾经，功能以祛风湿为主，兼有补肝肾、强筋骨的作用。主要用于风湿日久，肝肾虚损，腰膝酸软，脚弱无力等；亦可用于肾虚腰痛，骨痿，软弱无力者。

五加皮
《神农本草经》

五加皮为五加科植物细柱五加的根皮，习称"南五加皮"。

【药性】辛、苦，温。归肝、肾经。

【功效】祛风除湿，补益肝肾，强筋壮骨，利水消肿。

【主治】

1. 风湿痹证　治风湿痹证，腰膝疼痛，筋脉拘挛，且兼补益之功，尤宜于老人及久病体虚者，可单用或与当归、牛膝等同用。

2. 筋骨痿软，小儿行迟，体虚乏力　用于肝肾不足，筋骨痿软，与杜仲、牛膝等同用。

3. 水肿，脚气　治水肿，小便不利，与茯苓皮、大腹皮等同用。

【用法用量】煎服，5～10g；或酒浸、入丸散服。

桑寄生
《神农本草经》

桑寄生为桑寄生科植物桑寄生的带叶茎枝。

【药性】苦、甘，平。归肝、肾经。

【功效】祛风湿，补肝肾，强筋骨，安胎元。

【主治】

1. 风湿痹证　对痹证日久，伤及肝肾，腰膝酸软，筋骨无力者尤宜，与独活、杜仲等同用。

2. 崩漏经多，妊娠漏血，胎动不安　治肝肾亏虚，妊娠下血，胎动不安者，与阿胶、续断等同用。

【用法用量】煎服，9～15g。

复习思考题：

1. 试比较独活与羌活功效及主治的异同点。

2. 试比较五加皮与桑寄生功效及主治的异同点。

五、化湿药

凡气味芳香，性偏温燥，以化湿运脾为主要功效，主要用于中焦湿阻证的药物，称为化湿药。本类药物辛香温燥，主归脾、胃经，主要有化湿运脾功效。

化湿药主要用于湿浊内阻，脾为湿困，运化失常所致的脘腹痞满、呕吐泛酸、大便溏薄、食少体倦、口甘多涎、舌苔白腻等。此外，化湿药还有芳香解暑之功，湿温、暑湿等证，亦可选用。

本类药物气味芳香，多含挥发油，入汤剂宜后下，且不宜久煎，以免其挥发性有效成分逸失而降低疗效。本类药物多属辛温香燥之品，易于耗气伤阴，故阴虚血燥及气虚者宜慎用。

<h2 style="text-align:center">广藿香</h2>
《名医别录》

广藿香为唇形科植物广藿香的地上部分。

【药性】辛，微温。归脾、胃、肺经。

【功效】芳香化浊，和中止呕，发表解暑。

【主治】

1. 湿阻中焦 为芳香化湿浊要药，多用于寒湿困脾所致的脘腹痞闷、少食作呕、神疲体倦等症，常与苍术、厚朴等同用。

2. 呕吐 治疗多种呕吐，善治湿浊中阻所致之呕吐，与半夏、丁香等同用。

3. 暑湿或湿温初起 治暑月外感风寒，内伤生冷，恶寒发热，头痛脘闷，呕恶吐泻，暑湿证者，与紫苏、厚朴等同用。

【用法用量】煎服，3～10g。鲜品加倍。

<h2 style="text-align:center">佩 兰</h2>
《神农本草经》

佩兰为菊科植物佩兰的地上部分。

【药性】辛，平。归脾、胃、肺经。

【功效】芳香化湿，醒脾开胃，发表解暑。

【主治】

1. 湿阻中焦 化湿和中之功与藿香相似，治湿阻中焦证，每相须为用。又因其性平，治脾经湿热所致口中甜腻、多涎、口臭之脾瘅证，可单用煎汤服。

2. 暑湿表证 湿温初起，发热倦怠，胸闷不舒，化湿又能解暑，与藿香、青蒿等同用。

【用法用量】煎服，3～10g。鲜品加倍。

<h2 style="text-align:center">苍 术</h2>
《神农本草经》

苍术为菊科多年生草本植物茅苍术或北苍术的根茎。生用、麸炒或米泔水炒用。

【药性】辛、苦，温。归脾、胃、肝经。

【功效】燥湿健脾，祛风散寒，明目。

【主治】

1. 湿阻中焦证　对湿阻中焦，脾失健运而致脘腹胀闷、呕恶食少、吐泻乏力、舌苔白腻等症，最为适宜，与厚朴、陈皮等同用。

2. 风湿痹证　痹证湿胜者尤宜，与薏苡仁、独活等同用。

3. 风寒夹湿表证　风寒夹湿所致恶寒发热、头痛身困重最为适宜，与羌活、白芷等同用。

此外，本品尚能明目，用于夜盲症及眼目昏涩。

【用法用量】煎服，3 ～ 9g。

厚　朴
《神农本草经》

厚朴为木兰科植物厚朴或凹叶厚朴的干皮、根皮及枝皮。

【药性】苦、辛，温。归脾、胃、肺、大肠经。

【功效】燥湿消痰，下气除满。

【主治】

1. 湿阻中焦，脘腹胀满　为消除胀满的要药，与苍术、陈皮等同用。

2. 食积气滞，腹胀便秘　与大黄、枳实同用。

3. 痰饮喘咳　痰饮阻肺，肺气不降，咳喘胸闷者，与苏子、陈皮等同用。

此外，痰气互阻之梅核气，与半夏、茯苓等同用。

【用法用量】煎服，3 ～ 10g。或入丸散。

砂　仁
《药性论》

砂仁为姜科植物阳春砂、绿壳砂或海南砂的成熟果实。

【药性】辛，温。归脾、胃、肾经。

【功效】化湿开胃，温脾止泻，理气安胎。

【主治】

1. 湿阻中焦及脾胃气滞证　常用于湿阻或气滞所致脘腹胀痛等脾胃不和证，尤其是寒湿气滞者最为适宜。

2. 脾胃虚寒吐泻　善能温中暖胃以达止呕止泻之功，其重在温脾，可单用研末吞服或与干姜、附子等同用。

3. 安胎　能行气和中而止呕安胎。妊娠呕逆不能食，可单用或与苏梗、白术等同用。

【用法用量】煎服，3 ～ 6g；入汤剂宜后下。

豆　蔻
《名医别录》

豆蔻为姜科植物白豆蔻或爪哇白豆蔻的成熟果实，又名白豆蔻。

【**药性**】辛，温。归肺、脾、胃经。

【**功效**】化湿行气，温中止呕。

【**主治**】

1. 湿阻中焦及脾胃气滞证　可化湿行气，常与藿香、陈皮等同用。

2. 呕吐　尤以胃寒湿阻气滞呕吐最为适宜，可单用为末服或配藿香、半夏等。

【**用法用量**】煎服，3～6g；入汤剂宜后下。

【**使用注意**】阴虚血燥者慎用。

<h2 style="text-align:center">草　果</h2>
《饮膳正要》

草果为姜科植物草果的成熟果实。

【**药性**】辛，温。归脾、胃经。

【**功效**】燥湿温中，截疟除痰。

【**主治**】

1. 寒湿中阻证　燥湿、温中之力皆强于豆蔻，多用于寒湿偏盛之脘腹冷痛、呕吐泄泻、舌苔浊腻，与吴茱萸、干姜等同用。

2. 疟疾　与常山、槟榔等同用。

【**用法用量**】煎服，3～6g。

【**使用注意**】阴虚血燥者慎用。

复习思考题：

试比较苍术、广藿香与佩兰功效及主治的异同点。

六、利水渗湿药

凡能通利水道、渗泄水湿，主要用于水湿内停病证的药物，称为利水渗湿药。

本类药物味多甘淡，主归膀胱、小肠经，具有利水消肿、利尿通淋、利湿退黄等功效，主要用于小便不利、水肿、泄泻、痰饮、淋证、黄疸、湿疮、带下、湿温等水湿所致的各种病证。

利水渗湿药易耗伤津液，对阴亏津少、肾虚遗精遗尿者，宜慎用或忌用。有些药物有较强的通利作用，孕妇应慎用。

根据药物作用特点及临床应用不同，利水渗湿药分为利水消肿药、利尿通淋药和利湿退黄药三类。

（一）利水消肿药

本类药物性味甘淡、平或微寒，淡能渗泄水湿，服药后能使小便畅利，水肿消退，故具有利水消肿作用，主要用于水湿内停之水肿、小便不利，以及泄泻、痰饮等证。

茯 苓
《神农本草经》

茯苓为多孔菌科真菌茯苓的菌核。

【药性】甘、淡，平。归心、脾、肾经。

【功效】利水渗湿，健脾，宁心。

【主治】

1. 水肿　为利水消肿之要药，可用于寒热虚实各种水肿。治疗水湿内停所致之水肿、小便不利，与泽泻、猪苓等同用。

2. 痰饮　治痰饮之目眩心悸，与桂枝、白术同用。

3. 脾虚泄泻　治脾虚湿盛泄泻，与山药、白术同用。

4. 心悸，失眠　治心脾两虚，气血不足之心悸、失眠、健忘，多与黄芪、当归同用。

【用法用量】煎服，10～15g。

薏苡仁
《神农本草经》

薏苡仁为禾本科植物薏苡的成熟种仁。

【药性】甘、淡，凉。归脾、胃、肺经。

【功效】利水消肿，健脾止泻，除痹，排脓，解毒散结。

【主治】

1. 水肿，小便不利，脚气　常用于脾虚湿盛之水肿腹胀，小便不利，与茯苓、白术等同用。

2. 脾虚泄泻　尤宜于脾虚湿盛之泄泻，常与人参、茯苓等同用。

3. 湿痹拘挛　治湿痹而筋脉挛急疼痛者，与独活、防风等同用。

4. 肺痈，肠痈　治肺痈胸痛，咳吐脓痰，与苇茎、桃仁等同用；治肠痈，与附子、败酱草等同用。

5. 赘疣，癌肿　能解毒散结，临床亦可用于赘疣、癌肿。

【用法用量】煎服，9～30g。清利湿热宜生用，健脾止泻宜炒用。

猪 苓
《神农本草经》

猪苓为多孔菌科真菌猪苓的菌核。

【药性】甘、淡，平。归肾、膀胱经。

【功效】利水渗湿。

【主治】

水肿，小便不利，泄泻　利水作用较强，用于水湿停滞所致各种水肿，单味应用或与其他药物配伍。

【用法用量】煎服，6～12g。

泽　泻
《神农本草经》

泽泻为泽泻科植物泽泻的块茎。

【药性】甘、淡，寒。归肾、膀胱经。

【功效】利水渗湿，泄热，化浊降脂。

【主治】

1. 水肿，小便不利，泄泻　利水作用较强，治疗水湿停蓄之水肿、小便不利，与茯苓、猪苓等同用。

2. 淋证，遗精　治湿热淋证，与木通、车前子等同用；对肾阴不足，相火偏亢之遗精、潮热，与熟地黄、山茱萸等同用。

3. 高脂血症　能化浊降脂，用于高脂血症，配决明子、何首乌等。

【用法用量】煎服，6～10g。

（二）利尿通淋药

本类药物性味多苦寒，或甘淡而寒。苦能降泄，寒能清热，走下焦，尤能清利下焦湿热，以利尿通淋为主要功效，主要用于小便短赤、热淋、血淋、石淋及膏淋等证。

车前子
《神农本草经》

车前子为车前科植物车前或平车前的成熟种子。

【药性】甘，微寒。归肝、肾、肺、小肠经。

【功效】清热利尿通淋，渗湿止泻，明目，祛痰。

【主治】

1. **淋证，水肿**　治湿热下注于膀胱而致小便淋沥涩痛，与木通、滑石等同用。

2. **泄泻**　利小便以实大便，尤宜于小便不利之水泻，可单用研末服或配白术。

3. **目赤肿痛，目暗昏花，翳障**　治目赤涩痛，多与菊花、决明子等同用；治肝肾阴亏，两目昏花，与熟地黄、菟丝子等同用。

4. **痰热咳嗽**　治肺热咳嗽痰多，与瓜蒌、浙贝母等同用。

【用法用量】煎服，9～15g。包煎。

滑　石
《神农本草经》

滑石为硅酸盐类矿物滑石族滑石，主含含水硅酸镁 $[Mg_3(Si_4O_{10})(OH)_2]$。

【药性】甘、淡，寒。归膀胱、肺、胃经。

【功效】利尿通淋，清热解暑；外用收湿敛疮。

【主治】

1. 热淋，石淋，尿热涩痛　治淋证常用药，与木通、车前子等同用。

2. 暑湿，湿温　是治暑湿之常用药，与甘草同用。

3. 湿疮，湿疹，痱子　外用有清热收湿敛疮作用，可单用或与枯矾、黄柏等为末外用。

【用法用量】煎服，10 ~ 20g，宜包煎（先煎）。外用适量。

石　韦
《神农本草经》

石韦为水龙骨科植物庐山石韦、石韦或有柄石韦的叶。

【药性】甘、苦，微寒。归肺、膀胱经。

【功效】利尿通淋，清肺止咳，凉血止血。

【主治】

1. 淋证　尤宜于血淋，与当归、蒲黄等同用。

2. 肺热咳喘　用于肺热咳喘气急，配鱼腥草、黄芩等。

3. 血热出血　对血热妄行之吐血、衄血、尿血、崩漏尤为适合，可单用或随症配伍侧柏叶、栀子等。

【用法用量】煎服，6 ~ 12g。

萆　薢
《神农本草经》

萆薢为薯蓣科植物绵萆薢、福州薯蓣或粉背薯蓣的根茎。前两种称"绵萆薢"，后一种称"粉萆薢"。

【药性】苦，平。归肾、胃经。

【功效】利湿祛浊，祛风除痹。

【主治】

1. 膏淋，白浊　为治膏淋要药。用于膏淋，小便浑浊，白如米泔，与益智仁、石菖蒲同用。

2. 风湿痹痛　能祛风除湿，通络止痛。

【用法用量】煎服，9 ~ 15g。

（三）利湿退黄药

本类药物性味多苦寒，主归脾、胃、肝、胆经。苦寒则能清泄湿热，故以利湿退黄为主要功效，主要用于湿热黄疸，症见目黄、身黄、小便黄等。部分药物还可用于湿疮痈肿等证。

茵　陈
《神农本草经》

茵陈为菊科植物滨蒿或茵陈蒿的地上部分。春季采收的习称"绵茵陈"，秋季采割的称"花茵陈"。

【药性】苦、辛，微寒。归脾、胃、肝、胆经。

【功效】清利湿热，利胆退黄。

【主治】

1. 黄疸　为治黄疸之要药，配栀子、大黄。

2. 湿疮瘙痒　用于湿热内蕴风瘙瘾疹、湿疮瘙痒，可单味煎汤外洗，也可与黄柏、苦参等同用。

【用法用量】煎服，6 ～ 15g。外用适量，煎汤熏洗。

<h2 style="text-align:center">金钱草</h2>
《本草纲目拾遗》

金钱草为报春花科植物过路黄的全草。

【药性】甘、咸，微寒。归肝、胆、肾、膀胱经。

【功效】利湿退黄，利尿通淋，解毒消肿。

【主治】

1. 湿热黄疸　治湿热黄疸，配茵陈、栀子等。

2. 石淋，热淋　石淋，可单用大剂量金钱草煎汤代茶饮，或与海金沙、鸡内金等同用；消胆石，与茵陈、大黄等同用。

3. 痈肿疔疮、毒蛇咬伤　可用鲜品捣汁内服或捣烂外敷，或配蒲公英、野菊花等同用。

【用法用量】煎服，15 ～ 60g。鲜品加倍。外用适量。

复习思考题：

1. 试比较茯苓、薏苡仁与猪苓功效及主治的异同点。
2. 试比较茵陈与金钱草功效及主治的异同点。

七、温里药

凡以温里祛寒为主要功效，主要用于里寒证的药物，称为温里药。

本类药物均味辛而性温热，辛能散、行，温能通，善走脏腑而能温里祛寒、温经止痛，故可用于里寒证，尤以里寒实证为主。个别药物尚能助阳、回阳，用以治疗虚寒证、亡阳证。

温里药因其主要归经的不同而有多种效用。主归脾、胃经者，能温中散寒止痛，可用于外寒入侵，直中脾胃或脾胃虚寒证，症见脘腹冷痛、呕吐泄泻、舌淡苔白等。主归肺经者，能温肺化饮，用于肺寒痰饮证，症见痰鸣咳喘、痰白清稀、舌淡苔白滑等。主归肝经者，能暖肝散寒止痛，用于寒侵肝经的少腹痛、寒疝腹痛或厥阴头痛等。主归肾经者，能温肾助阳，用于肾阳不足证，症见阳痿宫冷、腰膝冷痛、夜尿频多、滑精遗尿等。主归心、肾两经者，能温阳通脉，用于心肾阳虚证，症见心悸怔忡、畏寒肢冷、小便不利、肢体浮肿等；或回阳救逆，用于亡阳厥逆证，症见畏寒蜷卧、汗出神疲、四肢厥逆、脉微欲绝等。

本类药物多辛热燥烈，易耗阴动火，故天气炎热时或素体火旺者当减少用量；真热假寒证禁用；凡实热证、阴虚火旺、津血亏虚者忌用；孕妇慎用。

附 子
《神农本草经》

附子为毛茛科植物乌头的子根的加工品。

【药性】辛、甘,大热。有毒。归心、肾、脾经。

【功效】回阳救逆,补火助阳,散寒止痛。

【主治】

1. 亡阳证 能上助心阳、中温脾阳、下补肾阳,为"回阳救逆第一品药"。常与干姜、甘草同用,治久病体虚,阳气衰微,阴寒内盛,或大汗、大吐、大泻所致亡阳证。

2. 阳虚证 凡肾、脾、心诸脏阳气衰弱者均可应用,配肉桂、干姜等。

3. 寒痹疼痛 凡风寒湿痹周身骨节疼痛者均可用之,尤善治寒痹痛剧者,与桂枝、白术同用。

【用法用量】煎服,3～15g。先煎,久煎。

【使用注意】孕妇慎用;不宜与半夏、瓜蒌、瓜蒌子、瓜蒌皮、天花粉、川贝母、浙贝母、平贝母、伊贝母、湖北贝母、白蔹、白及同用。生品外用,内服须炮制。

干 姜
《神农本草经》

干姜为姜科植物姜的根茎。

【药性】辛,热。归脾、胃、肾、心、肺经。

【功效】温中散寒,回阳通脉,温肺化饮。

【主治】

1. 脘腹冷痛,呕吐泄泻 为温暖中焦之主药。与党参、白术等同用,治脾胃虚寒,脘腹冷痛等。

2. 亡阳证 治心肾阳虚,阴寒内盛所致亡阳厥逆,脉微欲绝者,与附子相须为用。

3. 寒饮喘咳 治寒饮喘咳,形寒背冷,痰多清稀,与细辛、麻黄等同用。

【用法用量】煎服,3～10g。

肉 桂
《神农本草经》

肉桂为樟科植物肉桂的树皮。

【药性】辛、甘,大热。归肾、脾、心、肝经。

【功效】补火助阳,引火归原,散寒止痛,温通经脉。

【主治】

1. 阳痿宫冷 为治命门火衰之要药。治肾阳不足,命门火衰,阳痿宫冷,腰膝冷痛,配附子、熟地黄等。

2. 寒凝诸痛证 治中寒腹痛,可单用研末或配干姜、高良姜;治寒疝腹痛,配吴茱萸、小茴香。

3. 寒滞血脉诸证　治风寒湿痹，配独活、杜仲等；治寒凝血滞痰阻的阴疽、流注等，配熟地黄、鹿角胶；治寒凝血滞的闭经、痛经，配当归、川芎。

4. 虚阳上浮　治元阳亏虚，虚阳上浮所致面赤、虚喘、汗出、心悸、失眠、脉微弱者，配山茱萸、五味子。

此外，久病体虚气血不足者，在补益气血方中加入少量肉桂，有鼓舞气血生长之效。

【**用法用量**】煎服，1～5g，宜后下或焗服。研末冲服，每次1～2g。

【**使用注意**】有出血倾向者及孕妇慎用；不宜与赤石脂同用。

吴茱萸
《神农本草经》

吴茱萸为芸香科植物吴茱萸、石虎或疏毛吴茱萸的近成熟果实。

【**药性**】辛、苦，热；有小毒。归肝、脾、胃、肾经。

【**功效**】散寒止痛，降逆止呕，助阳止泻。

【**主治**】

1. 寒凝疼痛　为治肝寒气滞诸痛之主药。治厥阴头痛，干呕吐涎沫，苔白脉迟等，配生姜、人参等；治寒疝腹痛，配小茴香、川楝子、木香等；治冲任虚寒，瘀血阻滞之痛经，配桂枝、当归、川芎等；治寒湿脚气肿痛，或上冲入腹，配木瓜、苏叶等。

2. 胃寒呕吐　治霍乱心腹痛，呕吐不止，配干姜、甘草；治外寒内侵，胃失和降，呕吐，配半夏、生姜等；治肝郁化火，肝胃不和，胁痛口苦，呕吐吞酸，配黄连。

3. 虚寒泄泻　为治脾肾阳虚所致五更泄泻常用药，与补骨脂、肉豆蔻等同用。

【**用法用量**】煎服，2～5g。外用适量。

【**使用注意**】本品辛热燥烈，易耗气动火，故不宜多用、久服。阴虚有热者忌用。

丁　香
《雷公炮炙论》

丁香为桃金娘科植物丁香的花蕾。习称公丁香。

【**药性**】辛，温。归脾、胃、肺、肾经。

【**功效**】温中降逆，散寒止痛，补肾助阳。

【**主治**】

1. 胃寒呕吐、呃逆　尤善降逆，为治胃寒呕逆之要药。治虚寒呕逆，配柿蒂、党参等；治脾胃虚寒之吐泻、食少，配白术、砂仁等；治妊娠恶阻，与人参、藿香同用。

2. 脘腹冷痛　治胃寒脘腹冷痛，与延胡索、干姜等同用。

3. 阳痿，宫冷　与附子、肉桂、淫羊藿等同用。

【**用法用量**】煎服，1～3g。外用适量。

【**使用注意**】不宜与郁金同用。

复习思考题：

1. 简述温里药的含义、特点、功效、主治、使用注意。

2. 试比较附子、干姜、肉桂与吴茱萸功效及主治的异同点。

八、理气药

凡以疏理气机为主要功效，主要用于气滞或气逆证的药物，称为理气药。

本类药物味多辛苦温而芳香。其味辛能行，味苦能泄，芳香能走窜，性温能通行，主归脾、胃、肝、肺经。以其性能不同，而分别具有理气健脾、疏肝解郁、理气宽胸、行气止痛、破气散结等功效。

理气药主要用于脾胃气滞所致脘腹胀痛、恶心呕吐、腹泻或便秘等；肝气郁滞所致胁肋胀痛、抑郁不乐、疝气疼痛、乳房胀痛、月经不调等；肺气壅滞所致胸闷胸痛、咳嗽气喘等。

本类药物性多辛温香燥，易耗气伤阴，故气阴不足者慎用。

陈 皮
《神农本草经》

陈皮为芸香科植物橘及其栽培变种的成熟果皮。

【药性】辛、苦，温。归脾、肺经。

【功效】理气健脾，燥湿化痰。

【主治】

1. 脾胃气滞证 寒湿阻中之气滞最宜。治中焦寒湿脾胃气滞，脘腹胀痛，恶心呕吐，泄泻等，常与苍术、厚朴等同用；治脾虚气滞，腹痛喜按，食后腹胀，便溏，可与党参、白术等配伍。

2. 湿痰、寒痰咳嗽 为治痰之要药。治湿痰咳嗽，与半夏、茯苓等同用。

【用法用量】煎服，3～10g。

青 皮
《本草图经》

青皮为芸香科植物橘及其栽培变种的幼果或未成熟果实的果皮。

【药性】苦、辛，温。归肝、胆、胃经。

【功效】疏肝破气，消积化滞。

【主治】

1. 肝郁气滞证 治肝郁气滞之胸胁胀痛、疝气疼痛、乳房肿痛。治肝郁胸胁胀痛，与柴胡、郁金等同用；治乳房胀痛或结块，与柴胡、浙贝母等同用；治乳痈肿痛，与金银花、蒲公英等同用；治寒疝疼痛，与乌药、小茴香等同用。

2. 气滞脘腹疼痛 治脘腹胀痛，与大腹皮同用；治脘腹冷痛，与桂枝、陈皮同用。

3. 食积腹痛 治食积气滞，脘腹胀痛，与山楂、神曲等同用。

4. 癥瘕积聚，久疟痞块 治气滞血瘀，癥瘕积聚，久疟痞块等，与三棱、莪术等同用。

【用法用量】煎服，3～10g。醋炙疏肝止痛力强。

枳　实
《神农本草经》

枳实为芸香科植物酸橙及其栽培变种或甜橙的幼果。

【药性】苦、辛、酸，微寒。归脾、胃经。

【功效】破气散痞，化痰消积。

【主治】

1. 胃肠积滞，湿热泻痢　治饮食积滞，脘腹痞满胀痛，常与山楂、麦芽等同用；治胃肠积滞，热结便秘，腹满胀痛，则与大黄、芒硝、厚朴等同用；治湿热泻痢，里急后重，多与黄芩、黄连同用。

2. 胸痹，结胸　治胸阳不振，痰阻胸痹，胸中满闷、疼痛，多与薤白、瓜蒌等同用；治痰热结胸，与黄连、瓜蒌同用：治心下痞满，食欲不振，与半夏曲、厚朴等同用。

3. 气滞胸胁疼痛　善破气行滞而止痛，治气血阻滞之胸胁疼痛，与川芎配伍。

此外，本品尚可用于胃扩张、胃下垂、子宫脱垂、脱肛等脏器下垂病证，可单用或配伍补中益气之品黄芪、白术等以增强疗效。

【用法用量】煎服，3～10g。炒后性较平和。

【使用注意】孕妇慎用。

木　香
《神农本草经》

木香为菊科植物木香的根。

【药性】辛、苦，温。归脾、胃、大肠、三焦、胆经。

【功效】行气止痛，健脾消食。

【主治】

1. 脾胃气滞证　为行气止痛之要药。治脾胃气滞，脘腹胀痛，可单用本品或与砂仁、藿香等同用；治脾虚气滞，脘腹胀满，食少便溏，可与党参、白术等同用。

2. 泻痢里急后重　为治湿热泻痢，里急后重之要药。常与黄连配伍；若治饮食积滞之脘腹胀满、大便秘结或泻而不爽，可与槟榔、大黄等同用。

3. 腹痛胁痛，黄疸，疝气疼痛　治脾失运化、肝失疏泄而致湿热郁蒸、气机阻滞之脘腹胀痛、胁痛、黄疸，与郁金、大黄等同用；治寒疝腹痛及睾丸偏坠疼痛，与川楝子、小茴香等同用。

4. 胸痹　治寒凝气滞心痛，与赤芍、姜黄等同用；治气滞血瘀之胸痹，与郁金、甘草等同用。

此外，本品气味芳香，能醒脾开胃，故在补益方剂中用之，能减轻补益药的碍胃和滞气之弊，有助于消化吸收。

【用法用量】煎服，3～6g。生用行气力强，煨用行气力缓而实肠止泻，用于泄泻腹痛。

沉　香
《名医别录》

沉香为瑞香科植物沉香及白木香含有树脂的木材。

【药性】辛、苦，微温。归脾、胃、肾经。

【功效】行气止痛，温中止呕，纳气平喘。

【主治】

1. 胸腹胀痛　治寒凝气滞，胸腹胀痛，与乌药、木香等同用。

2. 胃寒呕吐　治寒邪犯胃，呕吐清水，与陈皮、荜澄茄等同用。

3. 虚喘证　治下元虚冷、肾不纳气之虚喘证，与肉桂、附子等同用。

【用法用量】煎服，1～5g，宜后下；或磨汁冲服，或入丸散剂，每次 0.5～1g。

香　附
《名医别录》

香附为莎草科植物莎草的根茎。

【药性】辛、微苦、微甘，平。归肝、脾、三焦经。

【功效】疏肝解郁，理气宽中，调经止痛。

【主治】

1. 肝郁气滞胁痛、腹痛　为疏肝解郁、行气止痛之要药。治肝气郁结之胁肋胀痛，与柴胡、川芎等同用；治气、血、痰、火、湿、食六郁所致胸膈痞满、脘腹胀痛、呕吐吞酸、饮食不化等，与川芎、苍术等同用。

2. 月经不调，痛经，乳房胀痛　为妇科调经之要药。治月经不调、痛经，与柴胡、川芎等同用。

3. 气滞腹痛　治疗脘腹胀痛、胸膈噎塞、噫气吞酸、纳呆，与砂仁、甘草同用。

【用法用量】煎服，6～10g。醋炙止痛力增强。

薤　白
《神农本草经》

薤白为百合科植物小根蒜的地下鳞茎。

【药性】辛、苦，温。归心、肺、胃、大肠经。

【功效】通阳散结，行气导滞。

【主治】

1. 胸痹心痛　为治胸痹之要药。治寒痰阻滞、胸阳不振所致胸痹证，与瓜蒌、半夏等同用。

2. 脘腹痞满胀痛，泻痢里急后重　治胃寒气滞，脘腹痞满胀痛，与高良姜、砂仁等同用；治胃肠气滞，泻痢里急后重，可单用本品或配木香、枳实。

【用法用量】煎服，5～10g。

复习思考题：

1. 试比较陈皮与青皮功效及主治的异同点。
2. 试比较厚朴与枳实功效及主治的异同点。

九、消食药

凡以消化食积为主要功效，主要用于食积证的药物，称为消食药。

消食药多味甘、性平，主归脾、胃二经。功能消食化积，部分消食药又兼有行气、祛痰、活血等功效。

本类药物主要用于食积停滞证，症见脘腹胀满、嗳气吞酸、恶心呕吐、不思饮食、大便失常等，以及脾胃虚弱、消化不良等证。

消食药虽多数效缓，但仍不乏耗气之弊，故气虚而无积滞者慎用。素体脾胃虚弱而常停食者，当以调养脾胃为主，不宜单用或过用消食药。

山　楂
《本草经集注》

山楂为蔷薇科植物山里红或山楂的成熟果实。

【药性】 酸、甘，微温。归脾、胃、肝经。

【功效】 消食健胃，行气散瘀，化浊降脂。

【主治】

1. 饮食积滞证　各种饮食积滞之脘腹胀满、嗳气吞酸、腹痛便溏者均可应用。尤为消化油腻肉食积滞之要药，有化浊降脂之功。

2. 泻痢腹痛，疝气疼痛　治食积气滞，泻痢腹痛，以及疝气偏坠胀痛，睾丸肿痛。

3. 瘀血证　治血滞胸腹疼痛，产后瘀阻腹痛、恶露不尽或痛经、经闭等胸腹瘀滞证。

4. 高脂血症　生山楂单用或配伍丹参、三七等，治高脂血症，以及冠心病、高血压病。

【用法用量】 煎服，9～12g。生山楂多用于消食散瘀，焦山楂多用于止泻痢。

【使用注意】 脾胃虚弱而无积滞者或胃酸分泌过多者均慎用。

神　曲
《药性论》

神曲为面粉和其他药物混合后经发酵而成的加工品。

【药性】 甘、辛，温。归脾、胃经。

【功效】 消食化积，健脾和胃。

【主治】

饮食积滞证　治各种饮食积滞，常与其他消食药配伍；若食积腹泻，则用焦神曲以消食并止泻；因其略有解表之功，而适用于食积兼外感发热者。

【用法用量】 煎服，6～15g。消食宜炒焦用。

麦　芽
《药性论》

麦芽为禾本科植物大麦的成熟果实经发芽干燥而成。

【药性】甘，平。归脾、胃经。

【功效】行气消食，健脾开胃，回乳消积。

【主治】

1. 饮食积滞证，脾虚食滞证　治米面薯芋类饮食积滞，尤善促进淀粉性食物的消化，常与山楂、神曲等同用。

2. 断乳，乳房胀痛　治妇女断乳，或乳汁淤积，乳房胀痛等。

3. 肝郁胁痛，肝胃气痛　治肝气郁滞或肝胃不和，胁肋、脘腹疼痛。

【用法用量】煎服，10 ～ 15g，回乳炒用 60g。生麦芽功偏消食健胃；炒麦芽多用于回乳消胀。

【使用注意】授乳期妇女不宜使用。

莱菔子
《日华子本草》

莱菔子为十字花科植物萝卜的成熟种子。

【药性】辛、甘，平。归肺、脾、胃经。

【功效】消食除胀，降气化痰。

【主治】

1. 食积气滞证　治食积气滞，脘腹胀满或疼痛，嗳气吞酸，大便秘结，积滞泻痢等。

2. 痰壅咳喘　治咳喘痰多，胸闷兼食积者，单用本品为末服，或与白芥子、苏子等同用。

【用法用量】煎服，5 ～ 12g。

【使用注意】气虚及无食积、痰滞者慎用。不宜与人参同用。

复习思考题：

1. 试比较山楂、麦芽、神曲功效及主治的异同点。
2. 简述莱菔子的功效与主治。

十、驱虫药

凡以驱除或杀灭人体内肠道寄生虫，主要用于虫证的药物，称为驱虫药。

驱虫药大多归大肠、脾、胃经，部分药物具有一定毒性。功能驱虫或杀虫，特别是对肠道内寄生虫的杀灭、麻痹作用尤为明显。部分药物兼能行气、消积、润肠、疗癣等。

本类药物主要用于肠道内寄生虫，包括蛔虫、绦虫、蛲虫、钩虫等，症见绕脐腹痛且时发时止，不思饮食或多食善饥，嗜食异物，肛门、耳、鼻瘙痒，迁延日久则面色萎黄，形体消瘦，腹大且青筋暴露，毛发枯槁，浮肿等。部分药物兼治食积气滞、小儿疳积、便秘、疥癣瘙痒等。

驱虫药需控制剂量，防止用量过大引起中毒或损伤正气；对素体虚弱、年老体衰及孕妇，更当慎用。驱虫药一般应在空腹时服用，以保证疗效。对发热或腹痛剧烈者，不宜急于驱虫，待症状缓解后，再施用驱虫药物。

槟　榔
《名医别录》

槟榔为棕榈科植物槟榔的成熟种子。

【药性】苦、辛，温。归胃、大肠经。

【功效】杀虫，消积，行气，利水，截疟。

【主治】

1. 多种肠道寄生虫病　对绦虫、蛔虫、蛲虫、钩虫、姜片虫等肠道寄生虫都有驱杀作用，并以其泻下作用驱除虫体为其优点。治绦虫病疗效佳，可单用，现代多与南瓜子同用以增效。

2. 食积气滞，泻痢后重　治食积气滞、腹胀便秘和湿热泻痢。

3. 水肿，脚气肿痛　治水肿二便不利，寒湿脚气肿痛。

4. 疟疾　治疟疾久发不止，多与常山同用以增强祛痰截疟之功，减轻常山涌吐之副作用。

【用法用量】煎服，3～10g。驱绦虫、姜片虫30～60g。生用力佳，炒用力缓。

【使用注意】脾虚便溏或气虚下陷者忌用；孕妇慎用。

使君子
《开宝本草》

使君子为使君子科植物使君子的成熟果实。

【药性】甘，温。归脾、胃经。

【功效】杀虫消积。

【主治】

1. 蛔虫病，蛲虫病　为驱蛔要药，亦可用于蛲虫病。因味甘气香，为小儿所喜食，故尤多用于小儿。

2. 小儿疳积　为消疳杀虫之佳品，治小儿疳积面色萎黄、形瘦腹大、腹痛有虫者。

【用法用量】煎服，9～12g，捣碎；使君子仁，6～9g，多入丸散或单用。小儿每岁1～1.5粒，取仁炒香嚼服，一日总量不超过20粒。空腹服用，每日1次，连用3日。

【使用注意】大量服用可致呃逆、眩晕、呕吐、腹泻等反应。若与热茶同服，亦能引起呃逆、腹泻，故服用时当忌饮茶。

苦楝皮
《名医别录》

苦楝皮为楝科植物楝或川楝的树皮及根皮。

【药性】苦，寒；有毒。归肝、脾、胃经。

【功效】杀虫，疗癣。

【主治】

1. 蛔虫病，蛲虫病，虫积腹痛　治多种肠道寄生虫病，为广谱驱虫中药。尤以驱蛔虫为其擅长。

2. 疥癣瘙痒　治疥疮、头癣、湿疮、湿疹瘙痒等，以鲜品为佳。

【用法用量】煎服，3～6g。外用适量，研末，用猪脂调敷患处。

【使用注意】孕妇及肝肾功能不全者慎用。

复习思考题：

1. 简述槟榔的功效与主治。
2. 试比较使君子与苦楝皮功效及主治的异同点。

十一、止血药

凡以制止体内外出血，主要用于各种出血病证的药物，称为止血药。

凉血止血药性味多苦寒，化瘀止血药、温经止血药性味多辛温，收敛止血药多为平性。止血药大多归心、肝经。功能止血，因其兼有作用不同，而分别具有收敛止血、凉血止血、化瘀止血、温经止血等作用。

止血药主要用于咯血、咳血、衄血、吐血、便血、尿血、崩漏及外伤出血等体内外各种出血病证。收敛止血药广泛用于各种出血证而无瘀滞者；凉血止血药主治血热妄行出血证，症见出血颜色鲜红、烦渴、舌绛、脉滑或数等；化瘀止血药最宜于瘀血内阻而血不循经之出血证，症见出血颜色紫暗或夹血块、固定刺痛、舌见紫色斑点或舌下络脉曲张、脉多细涩或结代；温经止血药主治虚寒性出血证，症见各种慢性出血、面色萎黄、神疲乏力、气短懒言、食少便溏、舌淡、脉细无力等。

因凉血止血药和收敛止血药易于凉遏恋邪，有止血留瘀之弊，故出血兼有瘀滞者不宜单独使用，应适当与活血之品同用，以免有留瘀之弊。前人用药经验认为，止血药炒炭后其止血效果增强，但并非所有的止血药均宜炒炭用，有些止血药炒炭后，止血作用反而降低，故仍以生品或鲜用为佳。因此，止血药是否炒炭用，应视具体药物而定，不可一概而论。

白　及
《神农本草经》

白及为兰科植物白及的块茎。

【药性】苦、甘、涩，微寒。归肺、肝、胃经。

【功效】收敛止血，消肿生肌。

【主治】

1. 出血证　为收敛止血要药，尤其肺胃之咯血、吐血者。配伍三七治疗各种出血，配伍乌贼骨治疗胃出血之吐血、便血效佳。外伤出血，单品捣烂或研末外用。

2. 疮疡肿毒，皮肤皲裂，水火烫伤　疮疡者无论已溃未溃皆可用之，疮痈初起用之可消肿散结，疮痈已溃脓用之可促进生肌敛疮；手足皲裂或肛裂，可用本品研末合麻油调涂。

【用法用量】煎服，6～15g；研末吞服，每次3～6g。外用适量。

【使用注意】不宜与川乌、制川乌、草乌、制草乌、附子同用。

仙鹤草
《图经本草》

仙鹤草为蔷薇科植物龙芽草的地上部分。

【药性】苦、涩，平。归心、肝经。

【功效】收敛止血，截疟，止痢，解毒，补虚。

【主治】

1. 出血证　广泛用于各种出血证而无论寒热虚实。

2. 疟疾　疟疾寒热者，可研末于疟发前吞服。

3. 腹泻，痢疾　尤宜于血痢及久泻久痢。

4. 脱力劳伤　治劳力过度所致的脱力劳伤。

5. 疮痈肿毒　治痈肿疮毒，单用或配伍其他清热解毒药。此外，本品尚能杀虫，可用于阴痒带下。

【用法用量】煎服，6～12g；大剂量可用至30～60g。外用适量。

小 蓟
《名医别录》

小蓟为菊科植物刺儿菜的地上部分。

【药性】甘、苦，凉。归心、肝经。

【功效】凉血止血，散瘀解毒消痈。

【主治】

1. 血热出血证　治衄血、吐血、尿血、血淋、便血、崩漏等血热出血诸证，以及外伤出血，配伍大蓟、侧柏叶等以增强凉血止血之力。因兼能利尿通淋，故尤善治尿血、血淋。

2. 痈肿疮毒　治热毒疮疡，内服外用皆能奏效。

【用法用量】煎服，5～12g。鲜品可用至30～60g。本品炒炭后寒凉之性减弱，而止血作用增强。

地 榆
《神农本草经》

地榆为蔷薇科植物地榆或长叶地榆的根。

【药性】苦、酸、涩，微寒。归肝、大肠经。

【功效】凉血止血，解毒敛疮。

【主治】

1. 血热出血证　尤善治便血、痔血、血痢、崩漏。痔疮出血者常配伍槐角，以祛风清肠凉血止血。

2. 水火烫伤，痈疮肿毒　为治水火烫伤之要药。治水火烫伤，可单味研末合麻油调敷，或与长于治烧烫伤的清热解毒药共研末调敷；治痈疮肿毒，常与清热解毒药配伍，内服外用皆可。

【用法用量】煎服，9～15g；外用适量，研末涂敷患处。止血多炒炭用，解毒敛疮多生用。

【使用注意】凡虚寒性便血、下痢、崩漏及出血有瘀者慎用。对于大面积烧伤患者，不宜使用地榆制剂外涂。

槐 花
《日华子本草》

槐花为豆科植物槐的花及花蕾。

【药性】苦，微寒。归肝、大肠经。

【功效】凉血止血，清肝泻火。

【主治】

1. 血热出血证　治血热妄行所致的便血、痔血、血痢、崩漏、吐血、衄血等各种出血证。善清泻大肠火热，尤宜于下焦血热之痔疮出血、便血，常配伍地榆等。

2. 肝热目赤，头痛眩晕　治肝火上炎证，可单用代茶饮，亦常与清肝明目药配伍。

【用法用量】煎服，5～10g；外用适量。止血多炒炭用，清热泻火宜生用。

白茅根
《神农本草经》

白茅根为禾本科植物白茅的根茎。

【药性】甘，寒。归肺、胃、膀胱经。

【功效】凉血止血，清热利尿。

【主治】

1. 血热出血证　治血热吐血、衄血、尿血等多种出血证，且单用有效，或配伍其他凉血止血药。

2. 水肿，热淋，黄疸　治热淋，水肿，小便不利，均单用本品煎服，也可与其他清热利尿药同用；治湿热黄疸，常与茵陈、山栀等同用。

3. 热病烦渴　用于热病烦渴，胃热呕吐，肺热咳喘等。

【用法用量】煎服，9～30g，鲜品加倍，以鲜品为佳，可捣汁服。多生用，止血亦可炒炭用。

三 七
《本草纲目》

三七为五加科植物三七的根和根茎。

【药性】甘、微苦，温。归肝、胃经。

【功效】散瘀止血，消肿定痛。

【主治】

1. 出血证　有止血而不留瘀、化瘀而不伤正的特点，凡体内外诸出血证均可用之，如咯血、吐血、衄血、便血、崩漏及外伤出血等。尤宜于出血兼瘀滞者。

2. 瘀血证　为外伤科要药。适用于跌打损伤、瘀肿疼痛，血瘀经闭、痛经、产后瘀阻腹痛、恶露不尽，胸痹刺痛等。

此外，本品尚有补虚强壮的功效，民间常与猪肉炖服以治虚损劳伤。

【用法用量】多研末吞服，1～3g；煎服，3～9g。外用适量。

【使用注意】孕妇慎用。

茜　草
《神农本草经》

茜草为茜草科植物茜草的根及根茎。

【药性】苦，寒。归肝经。

【功效】凉血，祛瘀，止血，通经。

【主治】

1. 出血证　适用于瘀血之出血，又适用于血热之出血，尤宜于血热夹瘀的各种出血证。

2. 瘀阻经闭，跌仆肿痛，关节痹痛　治血滞经闭、跌仆损伤、风湿痹证等瘀阻不通病证。尤为妇科调经要药。可单用或配伍。

【用法用量】煎服，6～10g。止血炒炭用，活血通经生用或酒炒用。

蒲　黄
《神农本草经》

蒲黄为香蒲科植物水烛香蒲、东方香蒲或同属植物的花粉。

【药性】甘，平。归肝、心包经。

【功效】止血，化瘀，通淋。

【主治】

1. 出血证　广泛适用于体内外多种出血证而无论寒热及有无瘀滞，尤宜于属实夹瘀者。

2. 瘀血痛证　凡瘀血作痛诸证皆可用之。心腹刺痛、少腹急痛者，常配五灵脂以增强化瘀止痛之力。

3. 血淋尿血　治热结膀胱之血淋尿血。

【用法用量】煎服，5～10g，包煎。外用适量，敷患处。止血多炒用，化瘀、利尿多生用。

【使用注意】孕妇慎用。

艾　叶
《名医别录》

艾叶为菊科植物艾的叶。

【药性】辛、苦，温；有小毒。归肝、脾、肾经。

【功效】温经止血，散寒调经；外用祛湿止痒。

【主治】

1. 出血证　为温经止血之要药，适用于虚寒性出血，尤宜于崩漏证，常配阿胶。

2. 月经不调、痛经　为治妇科下焦虚寒或寒客胞宫之要药。治下焦虚寒，月经不调、经行腹痛、宫寒不孕及带下清稀等。

3. 胎动不安　为妇科安胎之要药。如《肘后方》以艾叶酒煎服，治疗妊娠胎动不安；多与阿胶、桑寄生等同用。

4. 湿疹、疥癣　治湿疹、阴疮、疥癣等瘙痒性皮肤病。

此外，将本品捣绒，制成艾条、艾炷等，用以熏灸体表穴位，能温煦气血，透达经络，为温灸的主要原料。

【用法用量】煎服，3～9g；外用适量。醋艾炭温经止血，用于虚寒性出血。

复习思考题：

1. 试比较地榆与槐花功效及主治的异同点。
2. 简述三七的功效与主治。

十二、活血化瘀药

凡以畅通血脉、促进血行、消散瘀血为主要功效，主要用于瘀血病证的药物，称为活血化瘀药，或活血祛瘀药，简称活血药、祛瘀药或化瘀药。其中活血化瘀作用强者，又称为破血药。

活血化瘀药多具辛味，部分动物、昆虫类药物多味咸，药性偏温，部分药性寒凉，多归心、肝两经。通过活血化瘀作用而分别具有止痛、调经、消肿、疗伤、消痈、消癥等功效。其中药力和缓且活血作用较弱者，称为和血、和营；药力峻猛且活血较强者，称为破血、逐瘀。

本类药物主要用于各种瘀血证，症见患处刺痛、痛处拒按且固定不移、夜间加重，青紫色包块，出血反复不止，血色紫暗或夹血块，面黑唇紫，舌有紫色斑点，脉多细涩或结代等。其具体病证常遍及内、外、妇、伤各科，如内科瘀血证之胸痹、癥瘕痞块、风湿痹证、中风半身不遂，外科瘀血之跌打损伤、疮疡肿毒等，妇科瘀血证之痛经、闭经、产后瘀阻腹痛。

活血化瘀药行散走窜，活血动血，应注意防其破泄太过，做到化瘀而不伤正，故月经过多、血虚经闭者忌用；破血药孕妇忌用，体虚而兼瘀血者亦应慎用。

川　芎
《神农本草经》

川芎为伞形科植物川芎的根茎。

【药性】辛，温。归肝、胆、心包经。

【功效】活血行气，祛风止痛。

【主治】

1. 血瘀气滞痛证　为"血中气药"，善治各科血瘀气滞痛证。为妇科活血调经要药，治月经不调，经闭痛经。亦为治胸痹心痛、胁肋刺痛、跌仆肿痛、癥瘕腹痛等见气滞血瘀者之常用药。

2. 头痛，风湿痹痛　能"上行头目"，为治头痛之要药。尤宜于血瘀、风寒者，亦常随症配伍用于风热、风湿、血虚头痛。治风寒湿痹，肢节疼痛麻木，常与祛风湿药同用。

【用法用量】煎服，3～10g。

延胡索
《雷公炮炙论》

延胡索为罂粟科多年生植物延胡索的块茎。

【药性】辛、苦，温。归肝、脾经。

【功效】活血，行气，止痛。

【主治】

气血瘀滞诸痛　具有良好的止痛功效，李时珍谓其"能行血中气滞，气中血滞，故专治一身上下诸痛"，可广泛用于身体各部位的瘀滞疼痛，如血瘀气滞胸胁、脘腹疼痛、胸痹心痛、经闭痛经、产后瘀阻腹痛、跌仆肿痛等。主要用于疼痛属血瘀气滞者。可单用或配伍用。

【用法用量】煎服，3～10g；研末吞服，每次1.5～3g。醋制可加强止痛之功。

郁　金
《药性论》

郁金为姜科植物温郁金、姜黄、广西莪术或蓬莪术的块根。

【药性】辛、苦，寒。归肝、胆、心经。

【功效】活血止痛，行气解郁，清心凉血，利胆退黄。

【主治】

1. 气滞血瘀，胸胁刺痛、胸痹心痛，月经不调、经闭痛经、乳房胀痛　善治气滞血瘀之胸腹胁肋胀痛或刺痛，月经不调，痛经，癥瘕痞块，其性寒凉，尤宜于气血郁滞有热、肝郁化火。

2. 热病神昏、癫痫、癫狂　治痰浊蒙蔽心窍，热陷心包之神志昏迷、癫痫发狂等。治湿温病湿浊蒙蔽清窍之神昏，常与石菖蒲同用。

3. 血热吐衄、妇女倒经　善治肝郁化热、迫血妄行之吐衄、妇女倒经，常与清热凉血止血药同用。

4. 湿热黄疸，胆道结石　治肝胆湿热黄疸、尿赤及胆道结石等。

【用法用量】煎服，5～10g；研末服，2～5g。

【使用注意】不宜与丁香、母丁香同用。

丹　参
《神农本草经》

丹参为唇形科植物丹参的根及根茎。

【药性】苦，微寒。归心、肝经。

【功效】活血祛瘀，通经止痛，清心除烦，凉血消痈。

【主治】

1. 瘀血阻滞，月经不调，经闭痛经，产后瘀滞腹痛　为血行不畅、瘀血阻滞之经产病症要药。治妇女月经不调，经期错乱，经量稀少，经行腹痛，经色紫暗或伴血块，产后恶露不下，少腹作痛，可单味研末，酒调服。

2. 血瘀胸痹心痛，脘腹胁痛，癥瘕积聚，风湿痹痛　为治疗瘀血病证的要药。治瘀阻心脉、胸痹心痛、癥瘕积聚、跌打损伤、风湿痹痛等，常与相应的活血化瘀药及祛风湿药配伍。

3. 疮疡肿痛　治热毒瘀阻引起的疮痈肿毒，常与清热解毒药配伍。

4. 热入营血，烦躁神昏，心悸失眠　治热入营血，高热神昏，烦躁不寐，常配伍生地黄、玄参等。兼有养血安神之功，治心血不足之心悸失眠，常与养心安神药配伍。

【用法用量】煎服，5～15g。活血化瘀宜酒炙用。

【使用注意】反藜芦。

牛　膝
《神农本草经》

牛膝为苋科植物牛膝的根。

【药性】苦、甘、酸，平。归肝、肾经。

【功效】逐瘀通经，补肝肾，强筋骨，利水通淋，引血下行。

【主治】

1. 月经不调，痛经，经闭　尤宜瘀滞妇人经产诸疾。治瘀阻经闭、痛经、产后腹痛，常与当归、桃仁等同用。

2. 淋证，水肿，小便不利　为治下焦水湿潴留病证常用药。配伍利水渗湿药，用于湿热淋证。

3. 头痛，眩晕，吐血，衄血，口舌生疮　尚需配平肝潜阳药、清热泻火药、凉血止血药以治以上诸症。

4. 腰膝酸痛，筋骨无力　治肝肾亏虚之腰痛、腰膝酸软，久痹腰痛。湿热成痿，足膝痿软，常与苍术、黄柏同用。

【用法用量】煎服，5～12g。活血祛瘀、利尿通淋、引血下行宜生用；补肝肾、强筋骨宜酒炙用。

【使用注意】孕妇慎用。

桃　仁
《神农本草经》

桃仁为蔷薇科植物桃或山桃的成熟种子。

【药性】苦、甘，平。归心、肝、大肠经。

【功效】活血祛瘀，润肠通便，止咳平喘。

【主治】

1. 瘀血阻滞之经闭、痛经、产后瘀滞腹痛，癥瘕积聚，跌打损伤　为治疗多种瘀血阻滞病证的要药。治妇产科瘀血、癥瘕痞块、跌打损伤，常与其他活血祛瘀药配伍。

2. 肺痈，肠痈　为治肺痈、肠痈的常用药，可配伍清热解毒药。

3. 肠燥便秘　用于肠燥便秘证，常与养血润肠之品配伍。

4. 咳嗽气喘　治咳嗽气喘，既可单用煮粥食用，又常与杏仁同用。

【用法用量】煎服，5～10g，捣碎；桃仁霜入汤剂宜包煎。

【使用注意】孕妇及便溏者慎用。

红　花
《新修本草》

红花为菊科植物红花的花。

【**药性**】辛，温。归心、肝经。

【**功效**】活血通经，散瘀止痛。

【**主治**】

1. 瘀血阻滞之经闭、痛经，恶露不行 治妇人腹中血气刺痛，可单用本品加酒煎服，或配伍理气活血止痛药。

2. 瘀阻腹痛，胸痹心痛，胸胁刺痛，癥瘕痞块 善治瘀阻心腹胁痛，癥瘕积聚，跌打损伤，瘀滞肿痛。

3. 跌仆损伤，疮疡肿痛 为治跌打损伤、瘀滞肿痛之要药，常配伍其他活血药；或制为红花油、红花酊涂擦。

【**用法用量**】煎服，3～10g。外用适量。

【**使用注意**】孕妇慎用；有出血倾向者慎用。

益母草
《神农本草经》

益母草为唇形科植物益母草的地上部分。

【**药性**】苦、辛，微寒。归肝、心包、膀胱经。

【**功效**】活血调经，利尿消肿，清热解毒。

【**主治**】

1. 瘀滞之月经不调，经闭痛经，产后瘀阻腹痛，恶露不尽 为妇科经产要药。治瘀血之痛经、闭经、经行不畅、产后恶露不尽及瘀滞腹痛等病证，常单味熬膏或配伍活血调经药用于妇产科瘀血诸证。

2. 水肿尿少 尤宜用于水瘀互结的水肿尿少，可单用或与利水渗湿药配伍。

3. 疮痈肿毒 用于跌打损伤瘀痛及疮痈肿毒等。

【**用法用量**】煎服，10～30g；鲜品12～40g。

苏 木
《新修本草》

苏木为豆科植物苏木的心材。

【**药性**】甘、咸，平。归心、肝、脾经。

【**功效**】活血祛瘀，消肿止痛。

【**主治**】

1. 跌打损伤，骨折筋伤，瘀滞肿痛 为伤科常用药，常与乳香、没药、自然铜等同用。

2. 血滞经闭、痛经，产后瘀阻腹痛，瘀滞心腹疼痛，痈肿疮毒 治血瘀经闭、痛经、产后瘀滞腹痛、心腹瘀痛，常配伍其他活血药；治痈肿疮毒，常配伍清热解毒药。

【**用法用量**】煎服，3～10g。

【**使用注意**】孕妇慎用。

土鳖虫
《神农本草经》

土鳖虫为鳖蠊科昆虫地鳖或冀地鳖雌虫的全体。

【药性】咸，寒；有小毒。归肝经。

【功效】破血逐瘀，续筋接骨。

【主治】

1.跌打损伤，筋伤骨折，瘀肿疼痛 性善走窜，活血力强，为伤科疗伤常用药。治骨折筋伤，局部瘀血肿痛，可单用本品研末调敷，或研末黄酒冲服；治骨折筋伤后期，筋骨软弱无力者，常与补肝肾强筋骨药同用。

2.血瘀经闭，产后瘀滞腹痛，癥瘕痞块 常用于瘀滞经产病症及积聚痞块。

【用法用量】煎服，3～10g；研末服，1～1.5g，黄酒送服。外用适量。

【使用注意】孕妇禁用。

莪 术
《药性论》

莪术为姜科植物蓬莪术或温郁金、广西莪术的根茎。

【药性】辛、苦，温。归肝、脾经。

【功效】行气破血，消积止痛。

【主治】

1.气滞血瘀之癥瘕痞块、经闭及胸痹心痛 治气滞血瘀、食积日久而成的癥瘕积聚及气滞、血瘀、食停、寒凝所致的诸般痛证，常与三棱相须为用。

2.食积胀痛 治食积气滞之脘腹胀痛，常与行气药、消食药同用。

【用法用量】煎服，3～15g。醋制后可加强祛瘀止痛作用。外用适量。

【使用注意】孕妇禁用。

复习思考题:

1.试比较川芎、延胡索与郁金功效及主治的异同点。

2.简述丹参的功效及主治。

3.试比较桃仁与红花功效及主治的异同点。

十三、化痰药与止咳平喘药

凡以祛痰或消痰为主要功效，主要用于痰证的药物，称为化痰药；凡以制止或减轻咳嗽和喘息为主要功效，主要用于咳喘证的药物，称为止咳平喘药。因痰、咳、喘三者常相互兼杂，部分化痰药兼止咳、平喘功效，且止咳平喘药也常兼化痰之功，故将化痰药与止咳平喘药合并介绍。

化痰药与止咳平喘药味多辛、苦或甘，大多归肺经。功能化痰、止咳、平喘等。部分药物兼能降气、宣肺、润肺、润肠通便、利水消肿、清利湿热等。

此两类药物主要用于外感或内伤所致的痰多、咳嗽、气喘，以及因痰所致的眩晕、瘰疬瘿瘤、癫痫惊厥、阴疽流注等。

使用化痰与止咳平喘药，应注意某些温燥性烈的刺激性化痰药，热痰、燥痰及有吐血、咯血倾向者当忌用或慎用；麻疹初起兼表证咳嗽者，不宜单用止咳药，当以疏解清宣透疹为主，以免恋邪而致喘咳不已或影响麻疹透发，对于收敛及温燥之品，尤为忌用。

（一）化痰药

本类药物味多辛、苦，主归肺、脾、肝经，具有化痰之功，因药性不同，又有温化寒痰与清化热痰之别。温化寒痰药性多温燥，具有温肺散寒、燥湿化痰之功，主治寒痰、湿痰证；清化热痰药性寒凉，能清热化痰，主治热痰、燥痰证。部分药物兼治疮痈肿毒、癫痫、中风惊厥、瘰疬瘿瘤等。

半 夏
《神农本草经》

半夏为天南星科植物半夏的块茎。

【药性】辛，温；有毒。归脾、胃、肺经。

【功效】燥湿化痰，降逆止呕，消痞散结。

【主治】

1. 湿痰，寒痰证 为治湿痰、寒痰之要药。治痰湿阻肺之咳嗽痰多质稀者，常与陈皮、茯苓同用；并常配伍用于痰饮眩悸，风痰眩晕，痰厥头痛。

2. 呕吐 为治呕吐要药，随证配伍可用于多种原因的呕吐，尤宜痰饮或胃寒呕吐，常与生姜同用。

3. 胸脘痞闷，梅核气 配伍瓜蒌、黄连等，可治痰热结胸；与干姜、黄连等同用，可治寒热互结之心下痞满；治气郁痰凝之梅核气，咽中如有物阻，吐之不出，咽之不下，与厚朴同用。

4. 痈疽肿毒，瘰疬痰核，毒蛇咬伤 治瘰瘤痰核，常与软坚散结药同用以增效；治痈疽发背或乳痈初起、毒蛇咬伤，可研末调敷或鲜品捣敷。

【用法用量】煎服，3～9g，一般宜制用。炮制品中有姜半夏、法半夏等，其中姜半夏长于温中化痰，降逆止呕；法半夏长于燥湿而温性较弱；半夏曲则有化痰消食之功；竹沥半夏能清化热痰。外用适量，磨汁涂或研末以酒调敷患处。

【使用注意】反乌头。生品内服宜慎。

天南星
《神农本草经》

天南星为天南星科植物天南星、异叶天南星或东北天南星的块茎。

【药性】苦、辛，温；有毒。归肺、肝、脾经。

【功效】燥湿化痰，祛风止痉；外用散结消肿。

【主治】

1. 湿痰，寒痰证 治湿痰阻肺，咳喘痰多，色白清稀，常与半夏相须为用；如属痰热咳嗽，咯痰黄稠，则与清热化痰药同用。

2. 风痰眩晕、中风、癫痫、破伤风 治风痰眩晕，风痰留滞经络，半身不遂，手足顽麻，口眼㖞斜等，常配祛风止痉药。此外，本品配伍可治破伤风角弓反张及癫痫之痰涎壅盛者。

3. 痈疽肿痛，蛇虫咬伤 生用外治能消肿散结止痛。治痈疽肿痛，未成脓者可促其消散；已成脓者可促其速溃；热毒重者，须与清热解毒之品同用；治瘰疬痰核，可研末醋调敷，或配伍他药；治毒蛇咬伤，可配雄黄外敷。

【用法用量】煎服，3～9g，内服制用。外用生品适量，研末以醋或酒调敷患处。

【使用注意】孕妇慎用；生品内服宜慎。

旋覆花
《神农本草经》

旋覆花为菊科植物旋覆花或欧亚旋覆花的头状花序。

【药性】苦、辛、咸，微温。归肺、脾、胃、大肠经。

【功效】降气，消痰，行水，止呕。

【主治】

1. 咳喘痰多，痰饮蓄结，胸膈痞满 治寒痰咳喘和顽痰结于胸中满闷等证。

2. 噫气，呕吐 治痰浊中阻，胃气上逆而噫气、呕吐，常与善重镇降逆的代赭石等同用。

【用法用量】煎服，3～9g，包煎。

桔 梗
《神农本草经》

桔梗为桔梗科植物桔梗的根。

【药性】苦、辛，平。归肺经。

【功效】宣肺，祛痰，利咽，排脓。

【主治】

1. 咳嗽痰多，胸闷不畅 为治肺经气分病之要药，治咳嗽痰多，无论寒热皆可应用。风寒者，配紫苏、苦杏仁；风热者，配桑叶、菊花、苦杏仁。若治气滞痰阻胸痞，常与枳壳等合用。

2. 咽喉肿痛，失音 为治疗咽喉肿痛、声音嘶哑的要药。与他药分别配伍，可用于外邪犯肺之咽痛失音及热毒炽盛之咽喉肿痛。

3. 肺痈吐脓 治肺痈咳嗽胸痛、咳吐脓血、痰黄腥臭。

【用法用量】煎服，3～10g；或入丸、散。

【使用注意】胃、十二指肠溃疡者慎用。用量过大易致恶心呕吐。

川贝母
《神农本草经》

川贝母为百合科植物川贝母、暗紫贝母、甘肃贝母或梭砂贝母、太白贝母或瓦布贝母的鳞茎。

【药性】苦、甘，微寒。归肺、心经。

【功效】清热润肺，化痰止咳，散结消痈。

【主治】

1.肺热燥咳，干咳少痰，阴虚劳嗽，痰中带血　治阴虚久咳、肺痨久嗽及肺燥咳嗽，宜与沙参、麦冬等滋养肺阴药物同用；也可配伍用于肺热咳嗽痰黄者。

2.瘰疬，乳痈，肺痈　治痰火郁结之瘰疬，可与清热解毒、化痰软坚之品同用；若热毒壅结之肺痈、乳痈，常配伍鱼腥草、蒲公英等。

【用法用量】煎服，3～10g；研粉冲服，每次1～2g。

【使用注意】反乌头。

浙贝母
《轩岐救正论》

浙贝母为百合科植物浙贝母的鳞茎。

【药性】苦，寒。归肺、心经。

【功效】清热化痰止咳，解毒散结消痈。

【主治】

1.风热咳嗽及痰火咳嗽　本品苦寒之性甚于川贝母，长于清化热痰，降泄肺气。治外感风热及热痰所致咳嗽，可与发散风热及清热化痰止咳药物配伍。亦可治疗燥热咳嗽，须配伍清肺润肺化痰之品。

2.瘰疬、乳痈、肺痈、痈肿疮毒等　治瘰疬、乳痈、肺痈及疮痈等，常与其他化痰散结、清热解毒药同用。

【用法用量】煎服，5～10g。

【使用注意】反乌头。

瓜　蒌
《神农本草经》

瓜蒌为葫芦科本植物栝楼和双边栝楼的成熟果实。

【药性】甘、微苦，寒。归肺、胃、大肠经。

【功效】清热涤痰，宽胸散结，润燥滑肠。

【主治】

1.肺热咳嗽、痰浊黄稠　治痰热内结之咳嗽，痰黄质稠难咯，胸膈痞满者；也可用于燥热伤肺、干咳无痰，或痰少质黏、咯吐不爽者等。

2.胸痹心痛、结胸痞满　配伍可治痰气互结，胸阳不通之胸痹疼痛等。

3.肺痈，肠痈，乳痈　善治各种痈肿，如肺痈咳吐脓血，乳痈初起、红肿热痛等，常与清热解毒药同用。

4.大便秘结　适用于肠燥便秘，常与润肠通便药同用。

【用法用量】煎服，全瓜蒌9～15g，瓜蒌皮6～10g，瓜蒌子9～15g。瓜蒌子打碎入煎。

【使用注意】反乌头。

竹 茹
《本草经集注》

竹茹为禾本科植物青杆竹、大头典竹或淡竹的茎秆的中间层。

【药性】甘，微寒。归肺、胃、心、胆经。

【功效】清热化痰，除烦，止呕。

【主治】

1. 痰热咳嗽，心烦不寐　治肺热咳嗽，痰黄稠者，常与黄芩、桑白皮等同用；治痰火内扰，胆胃不和而致胸闷痰多，心烦不寐，或惊悸不宁者，常配枳实、半夏等。

2. 胃热呕吐，妊娠恶阻，胎动不安　为治胃热呕逆之要药，常配黄连、生姜等；妊娠期内，饮邪上逆而致呕吐不食者，可与茯苓、陈皮等合用；治怀胎蕴热之恶阻呕逆，可与黄芩等同用。

此外，本品甘寒入血，尚能清热凉血而止血，可治吐血、衄血、尿血及崩漏等属血热妄行者。

【用法用量】煎服，5～10g。生用偏于清化痰热，姜汁炙用偏于和胃止呕。

竹 沥
《名医别录》

竹沥来源同竹茹，系新鲜的淡竹和青杆竹等茎杆经火烤灼而流出的淡黄色澄清液汁。

【药性】甘，寒。归心、肺、肝经。

【功效】清热豁痰，定惊利窍。

【主治】

1. 痰热咳喘　治痰热咳喘，痰稠难咯，顽痰胶结者最宜。治疗肺热痰壅，咳逆胸闷，咳痰黄稠者，单用鲜竹沥有效，或配化痰清热之品。

2. 中风痰迷，惊痫癫狂　治中风口噤，以本品配姜汁饮之；治痰火内盛，肝阳上亢之癫痫，常与胆南星、黄连等同用。

【用法用量】内服15～30mL，冲服。本品不能久藏，但可熬膏瓶贮，称竹沥膏；现常用安瓿瓶密封保存备用。

（二）止咳平喘药

本类药物味多辛苦或甘，主归肺经，具有止咳平喘之功，有的药物偏于止咳，有的偏于平喘，或兼而有之。主要用于咳喘证。部分药物兼有润肠通便、利水消肿、清利湿热等作用，还可用于肠燥便秘、水肿、胸腹积水、湿热黄疸、癫痫等病证。

苦杏仁
《神农本草经》

苦杏仁为蔷薇科植物山杏、西伯利亚杏、东北杏或杏的成熟种子。

【药性】苦，微温；有小毒。归肺、大肠经。

【功效】降气止咳平喘，润肠通便。

【主治】

1. 咳嗽气喘，胸满痰多　为治咳喘要药。凡咳嗽喘满，无论新久、寒热，皆可配伍用之。如风寒咳喘，鼻塞胸闷，常与麻黄、甘草同用；若邪热壅肺，发热喘咳，常与石膏、麻黄、甘草同用。

2. 肠燥便秘　常与柏子仁、郁李仁等同用。

【用法用量】煎服，5～10g。生品入煎剂宜后下。

【使用注意】内服用量不宜过大，以免中毒。大便溏泄者慎用。婴儿慎用。

紫苏子
《本草经集注》

紫苏子为唇形科植物紫苏的成熟果实。

【药性】辛，温。归肺、大肠经。

【功效】降气化痰，止咳平喘，润肠通便。

【主治】

1. 痰多气逆，咳嗽气喘　治痰壅气逆，咳嗽气喘，食少胸痞，常与白芥子、莱菔子同用；治上盛下虚之久咳痰喘，常与温肾化痰下气之品同用。

2. 肠燥便秘　尤宜于咳喘有痰兼便秘者。

【用法用量】煎服，3～10g；或煮粥食，或入丸、散。

枇杷叶
《名医别录》

枇杷叶为蔷薇科植物枇杷的叶。

【药性】苦，微寒。归肺、胃经。

【功效】清肺止咳，降逆止呕。

【主治】

1. 肺热咳嗽，气逆喘急　为治咳喘之要药。如治肺热咳喘，痰黄质稠，可单用制膏，或与桑白皮、黄芩等同用；若燥热伤肺，咳喘少痰，或干咳无痰，或阴伤肺燥，干咳气急，或见痰中带血，可配养阴润肺止血药，或与梨、白蜜、莲子肉等制膏服用。

2. 胃热呕逆，烦热口渴　治胃热呕吐、呃逆、烦渴，常与黄连、竹茹等同用。若中寒气逆之呕逆，可与温胃止呕药配伍使用。

【用法用量】煎服，6～10g。止咳宜蜜炙用，止呕宜生用。

百　部
《名医别录》

百部为百部科植物直立百部、蔓生百部或对叶百部的块根。

【药性】甘、苦，微温。归肺经。

【功效】润肺止咳，杀虫灭虱。

【主治】

1. 新久咳嗽，百日咳，肺痨咳嗽　无论外感内伤、暴咳久嗽，皆可用之，如风寒咳嗽、气阴两虚久咳不止及肺痨咳嗽等证，可单用或配伍应用。

2. 蛲虫，头虱，体虱　为治头虱、体虱、蛲虫病之佳品。

【用量用法】煎服，3～9g；外用适量，水煎或酒浸。久咳宜蜜炙用，杀虫灭虱宜生用。

紫 菀
《神农本草经》

紫菀为菊科植物紫菀的根及根茎。

【药性】辛、苦，温。归肺经。

【功效】润肺下气，化痰止咳。

【主治】

痰多喘咳，新久咳嗽，劳嗽咯血　治咳嗽，无论外感内伤，寒热虚实，皆可应用，肺气壅塞，咳嗽有痰者用之最宜。治外感风寒，咳嗽咽痒，常与桔梗、荆芥、白前等同用；若肺热咳嗽，咳痰黄稠，常与清肺化痰止咳药同用。

【用法用量】煎服，5～10g。外感暴咳生用，肺虚久咳蜜炙用。

款冬花
《神农本草经》

款冬花为菊科植物款冬的花蕾。

【药性】辛、微苦，温。归肺经。

【功效】润肺下气，止咳化痰。

【主治】

新久咳嗽，喘咳痰多，劳嗽咯血　为治咳嗽常用药，药性功效与紫菀相似，紫菀长于化痰，款冬花长于止咳，二者常相须而用，治疗新久咳嗽、喘咳痰多、劳嗽咯血等多种咳嗽有痰之证。

【用法用量】煎服，5～10g。外感暴咳生用，内伤久咳蜜炙用。

桑白皮
《神农本草经》

桑白皮为桑科植物桑的根皮。

【药性】甘，寒。归肺经。

【功效】泻肺平喘，利水消肿。

【主治】

1. 肺热喘咳　善治肺热喘咳。若水饮停肺，胀满喘急，可配麻黄、苦杏仁等。若肺虚有热而咳喘气短、潮热、盗汗者，与人参、五味子等补肺药配伍。

2. 水肿　治肺气不宣，水气不行之全身水肿，面目肌肤浮肿，胀满喘息，小便不利，常与茯苓皮、生姜皮等同用。

【用法用量】煎服，6 ～ 12g。泻肺利水、清肺火宜生用，肺虚咳喘宜蜜炙用。

葶苈子
《神农本草经》

葶苈子为十字花科植物播娘蒿或独行菜的成熟种子。

【药性】辛、苦，大寒。归肺、膀胱经。

【功效】泻肺平喘，利水消肿。

【主治】

1. 痰涎壅肺，喘咳痰多，胸胁胀满，不得平卧 尤善泻肺中水饮及痰火。治痰涎壅盛，咳喘胸闷，不得平卧，常与桑白皮、苦杏仁等同用。

2. 胸腹水肿，小便不利 利水消肿之力强，更常用于水肿胀满、胸水、腹水等实证。

【用法用量】煎服，3 ～ 10g，包煎。葶苈子炒用，可减缓其寒性，不易伤脾胃。

复习思考题：

1. 试比较半夏与天南星功效及主治的异同点。
2. 试比较川贝母、浙贝母与瓜蒌功效及主治的异同点。
3. 试比较桑白皮与葶苈子功效及主治的异同点。

十四、安神药

凡以安定神志为主要功效，常用于心神不宁病证的药物，称为安神药。

本类药物主归心、肝经，具有镇惊安神或养心安神的功效。部分药物兼能平肝潜阳、纳气平喘、解毒、活血、敛汗、润肠、祛痰等。

安神药主要用于心神不宁证，症见心悸、怔忡、失眠、多梦、健忘；亦可作为惊风、癫痫、癫狂等病证的辅助药物。部分安神药尚可用于肝阳上亢、肾虚气喘、疮疡肿毒、瘀血、自汗盗汗、肠燥便秘、痰多咳喘等。

本类药物中有部分矿石类安神药，入丸、散剂服用时，应适当配伍健运脾胃之品，且不宜久服；入煎剂宜打碎久煎。个别药物有毒，应当控制用量，以防中毒。安神药多为对症治标之品，故应配伍消除病因治本之品。

酸枣仁
《神农本草经》

酸枣仁为鼠李科植物酸枣的成熟种子。

【药性】甘、酸，平。归心、肝、胆经。

【功效】养心补肝，宁心安神，敛汗，生津。

【主治】

1. 虚烦不眠，惊悸多梦 为养心安神要药，尤宜于心肝阴血亏虚，心失所养之虚烦不眠，惊悸多梦，常与其他安神、养血药配伍。

2. 体虚多汗 治体虚自汗、盗汗，与益气固表止汗药同用。

3. 津伤口渴 治津伤口渴者，可与养阴生津药同用。

【用法用量】煎服，10～15g。本品炒后质脆易碎，便于煎出有效成分，可增强疗效。

柏子仁
《神农本草经》

柏子仁为柏科植物侧柏的成熟种仁。

【药性】甘，平。归心、肾、大肠经。

【功效】养心安神，润肠通便，止汗。

【主治】

1. 阴血不足，虚烦失眠，心悸怔忡 多用于心之阴血不足，心神失养之心悸怔忡、虚烦不眠、头晕健忘等，常与养心、补血、安神之品配伍。

2. 肠燥便秘 宜用于阴虚血亏，老年、产后等肠燥便秘，常与郁李仁、火麻仁等配伍。

3. 阴虚盗汗 宜与收敛止汗药同用。

【用法用量】煎服，3～10g。

首乌藤
《何首乌传》

首乌藤为蓼科植物何首乌的藤茎。

【药性】甘，平。归心、肝经。

【功效】养血安神，祛风通络。

【主治】

1. 失眠多梦 治阴虚血少之失眠多梦，心神不宁，常与其他养心安神药同用；若与潜阳安神药配伍，可用于失眠，阴虚阳亢者。

2. 血虚身痛，风湿痹痛 治血虚身痛，常与补血活血、通经止痛药配伍；治风湿痹痛，常与祛风湿、止痹痛药同用。

3. 皮肤瘙痒 治风疹、疥癣之皮肤瘙痒。

【用法用量】煎服，9～15g。外用适量，煎水洗患处。

远 志
《神农本草经》

远志为远志科植物远志或卵叶远志的根。

【药性】苦、辛，温。归心、肾、肺经。

【功效】安神益智，交通心肾，祛痰，消肿。

【主治】

1. 失眠，心悸 为交通心肾、安定神志、益智强识之佳品，适用于心肾不交之心神不宁，失眠多梦，健忘惊悸，常与其他安神药同用。

2. 咳嗽痰多 治痰多黏稠，咳吐不爽，常与苦杏仁等同用。

3. 疮疡肿毒，乳房肿痛　治疮疡肿毒，乳房肿痛，内服、外用均有疗效。

【用法用量】煎服，3～10g。

【使用注意】实热或痰火内盛者，以及有胃溃疡或胃炎者慎用。

龙　骨
《神农本草经》

龙骨为古代大型哺乳类动物象类、三趾马类、犀类、鹿类、牛类等骨骼的化石或象类门齿的化石。

【药性】甘、涩，平。归心、肝、肾经。

【功效】镇惊安神，平肝潜阳，收敛固涩。

【主治】

1. 心神不安，心悸失眠，惊痫癫狂　善治心神不安兼肝旺者。治疗惊痫、癫狂，常与化痰、息风止痉药同用。

2. 肝阳上亢，头晕目眩　善平肝潜阳，适用于肝阳上亢之头晕目眩，烦躁易怒。

3. 滑脱诸证　常用于自汗、盗汗、遗精、崩漏、带下等多种滑脱之证。

4. 湿疮湿疹，疮疡溃后不敛　治湿疮流水、痒疹，常与牡蛎研粉外敷。

【用法用量】煎服，15～30g，先煎。外用适量。镇惊安神、平肝潜阳多生用；收敛固涩宜煅用。

复习思考题：

试比较酸枣仁与柏子仁功效及主治的异同点。

十五、平肝息风药

凡以平肝潜阳、息风止痉为主要功效，主要用于肝阳上亢或肝风内动病证的药物，称为平肝息风药。

本类药物皆归肝经，药性多寒凉，少数药性平或偏温，功效为平抑肝阳（或平肝潜阳）、息风止痉。

平肝息风药主要用于肝阳上亢，头晕目眩，以及肝风内动，痉挛抽搐证。

本类药物有性偏寒凉或性偏温燥之不同，故应区别使用。如脾虚慢惊者，不宜使用寒凉之品；阴虚血亏者，当忌温燥之品；阳气下陷者，亦忌用本类药物。

（一）平抑肝阳药

本类药物多为质重之介类或矿石类药物，部分为植物药，具有平抑肝阳（或平肝潜阳）之功效，主治肝阳上亢证，症见头晕、头痛、目胀、舌质红、舌苔黄或少苔、脉弦数。

石决明
《名医别录》

石决明为鲍科动物杂色鲍、皱纹盘鲍、羊鲍、澳洲鲍、耳鲍或白鲍的贝壳。

【药性】咸，寒。归肝经。

【功效】平肝潜阳，清肝明目。

【主治】

1. 肝阳上亢，头痛眩晕　治肝肾阴虚，肝阳上扰之头痛眩晕，与生地黄、白芍等配伍。

2. 目赤翳障，视物昏花，青盲雀目　治肝火上炎，目赤肿痛，可与夏枯草、决明子等配伍。

【用法用量】煎服，6～20g。应打碎先煎。

珍珠母
《本草图经》

珍珠母为蚌科动物三角帆蚌、褶纹冠蚌或珍珠贝科动物马氏珍珠贝的贝壳。

【药性】咸，寒。归肝、心经。

【功效】平肝潜阳，安神定惊，明目退翳。

【主治】

1. 肝阳上亢，眩晕头痛　治肝阳上亢之头痛、眩晕、耳鸣，与牡蛎、磁石等同用。

2. 惊悸失眠　有镇心安神的作用。治惊悸失眠，心神不宁，与朱砂、龙骨等配伍。

3. 目赤翳障，视物昏花　治肝热目赤、翳障，与石决明、菊花等同用。

【用法用量】煎服，10～25g。宜打碎先煎。外用适量。

牡　蛎
《神农本草经》

牡蛎为牡蛎科动物长牡蛎、大连湾牡蛎或近江牡蛎的贝壳。

【药性】咸、微寒。归肝、胆、肾经。

【功效】潜阳补阴，重镇安神，软坚散结。

【主治】

1. 肝阳上亢，头晕目眩　治阴虚阳亢引起的眩晕耳鸣等症，与龟甲、龙骨等同用。

2. 心神不安，惊悸失眠　治心神不安，惊悸怔忡，失眠多梦，与龙骨相须为用。

3. 痰核瘰疬，癥瘕积聚　善治痰火郁结之痰核、瘰疬，与浙贝母、玄参等配伍。

4. 滑脱诸证　煅用有收敛固涩作用，配合补虚药，治疗自汗、盗汗、遗精等多种正虚不固，滑脱之证。

5. 胃痛泛酸　煅用有制酸止痛作用，与乌贼骨、浙贝母共为细末，内服取效。

【用法用量】煎服，9～30g。宜打碎先煎。收敛固涩、制酸止痛宜煅用，余皆生用。

代赭石
《神农本草经》

代赭石为氧化物类矿物刚玉族赤铁矿，主含三氧化二铁（Fe_2O_3）。

【药性】苦，寒。归肝、心、肺、胃经。

【功效】平肝潜阳，重镇降逆，凉血止血。

【主治】

1.肝阳上亢，头晕目眩　治肝肾阴虚，肝阳上亢者，与龙骨、牡蛎等配伍。

2.呕吐，呃逆，噫气　为重镇降逆要药。治胃气上逆之呕吐、呃逆等症，与旋覆花、半夏等同用。

3.气逆喘息　治肺肾不足，阴阳两虚之虚喘，须与党参、山茱萸等配伍。

4.血热吐衄，崩漏　治血热妄行之吐血、衄血，与白芍、竹茹等同用。

【用法用量】煎服，9～30g。宜打碎先煎。

【使用注意】虚寒证及孕妇慎用。因含微量砷，故不宜长期服用。

刺蒺藜
《神农本草经》

刺蒺藜为蒺藜科植物蒺藜的成熟果实。

【药性】辛、苦，微温；有小毒。归肝经。

【功效】平肝解郁，活血祛风，明目，止痒。

【主治】

1.肝阳上亢，头目胀痛　与珍珠母、钩藤等同用。

2.胸胁胀痛，乳闭胀痛　治肝郁气滞，胸胁胀痛，与柴胡、香附等配伍。

3.目赤翳障　治风热目赤肿痛、多泪多眵或翳膜遮睛等症，与菊花、决明子等配伍。

4.风疹瘙痒、白癜风　治风疹瘙痒，与防风、荆芥等配伍。

【用法用量】煎服，6～10g。

【使用注意】孕妇慎用。

（二）息风止痉药

本类药物主归肝经，多系虫类药，以平息肝风、止痉挛抽搐为主要功效。用于温热病热极生风证、肝阳化风证及血虚肝风内动等所致眩晕欲仆、痉挛抽搐、项强肢颤、口眼㖞斜、半身不遂、癫痫、惊风抽搐及破伤风。

羚羊角
《神农本草经》

羚羊角为牛科动物赛加羚羊的角。

【药性】咸，寒。归肝、心经。

【功效】平肝息风，清肝明目，清热解毒。

【主治】

1.肝风内动，惊痫抽搐　为治疗肝风内动，惊痫抽搐之要药。治温热病热邪炽盛，热极动风之高热神昏、痉厥抽搐，与钩藤、菊花等配伍。

2.肝阳上亢，头晕目眩　与石决明、牡蛎等同用。

3.肝火上炎，目赤头痛　治肝火上炎之头痛头晕、目赤肿痛等症，与龙胆草、决明子等配伍。

4. 温热病壮热神昏，温毒发斑　治温热病神昏壮热、躁狂抽搐等症，与石膏、寒水石等配伍。

【用法用量】煎服，1～3g。单煎2小时以上，取汁服。磨汁或研粉服，每次0.3～0.6g。

牛　黄
《神农本草经》

牛黄为牛科动物牛的胆结石。

【药性】苦，凉。归心、肝经。

【功效】清心豁痰，开窍凉肝，息风解毒。

【主治】

1. 壮热神昏、惊厥抽搐　与朱砂、全蝎、钩藤等配伍。

2. 神昏、口噤、痰鸣　与麝香、栀子等配伍。

3. 咽喉肿痛、溃烂及痈疽疔毒　治痈肿疮疡，咽喉肿痛，口舌生疮者，与黄芩、雄黄等同用。

【用法用量】入丸散，每次0.15～0.35g。

【使用注意】孕妇慎用。

钩　藤
《名医别录》

钩藤为茜草科植物钩藤、大叶钩藤、毛钩藤、华钩藤或无柄果钩藤的带钩茎枝。

【药性】甘，凉。归肝、心包经。

【功效】息风定惊，清热平肝。

【主治】

1. 肝风内动，惊痫抽搐　兼轻清透泄作用，对小儿高热惊厥，手足抽搐等症尤为相宜，常与天麻、全蝎等同用。

2. 头痛，眩晕　与夏枯草、栀子等配伍。

另外，本品还有透散风热作用。感受风热表证者，与桑叶、黄菊花等同用。

【用法用量】煎服，3～12g。不宜久煎。

【使用注意】脾胃虚寒、慢惊风者慎用。

天　麻
《神农本草经》

天麻为兰科植物天麻的块茎。

【药性】甘，平。归肝经。

【功效】息风止痉，平抑肝阳，祛风通络。

【主治】

1. 肝风内动，惊痫抽搐　治小儿急惊风，与羚羊角、钩藤等配伍。

2. 眩晕，头痛　治肝阳上亢之眩晕、头痛，与钩藤、石决明等同用。

3. 中风手足不遂，风湿痹痛　治风中经络所致手足不遂、肢体麻木、痉挛抽搐等症，与川芎、全蝎等同用。

【**用法用量**】煎服，3 ～ 10g。

僵　蚕
《神农本草经》

僵蚕为蚕蛾科昆虫家蚕 4 ～ 5 龄的幼虫感染（或人工接种）白僵菌而致死的干燥体。

【**药性**】咸、辛，平。归肝、肺、胃经。

【**功效**】息风止痉，祛风通络，化痰散结。

【**主治**】

1. 惊痫抽搐　治痰热急惊风，与全蝎、牛黄等药配伍。

2. 风中经络，口眼㖞斜　治外风入中经络，口眼㖞斜，痉挛抽搐，与全蝎、白附子同用。

3. 风热头痛、目赤、咽肿，或风疹瘙痒　治肝经风热上攻之头痛，目赤肿痛，迎风流泪，与桑叶、木贼等同用。

4. 痰核瘰疬　与浙贝母、夏枯草等同用。

【**用法用量**】煎服，5 ～ 10g。

地　龙
《神农本草经》

地龙为钜蚓科动物参环毛蚓、通俗环毛蚓、威廉环毛蚓或栉盲环毛蚓的干燥体。

【**药性**】咸，寒。归肝、脾、膀胱经。

【**功效**】清热定惊，通络，平喘，利尿。

【**主治**】

1. 高热惊痫、癫狂　治温病热极生风，神昏谵语，痉挛抽搐等，因单用药力不强，常配伍钩藤、牛黄等清热、息风止痉药。

2. 中风不遂　治中风后气虚血滞经络不通，半身不遂，口眼㖞斜等，与黄芪、当归等配伍。

3. 风湿痹证　尤宜治关节红肿疼痛、屈伸不利之热痹，与秦艽、忍冬藤等配伍。

4. 肺热哮喘　治邪热壅肺，肺失肃降，喘息不止，喉中哮鸣有声者，与麻黄、石膏等同用。

5. 小便不利或尿闭不通　治热结膀胱之证，与车前子、木通等同用。

【**用法用量**】煎服，5 ～ 10g。

【**使用注意**】脾胃虚寒无实热者及孕妇忌服。

复习思考题：

1. 试比较石决明与珍珠母功效及主治的异同点。

2. 试比较羚羊角与牛黄功效及主治的异同点。

3. 试比较龙骨与牡蛎功效及主治的异同点。

十六、开窍药

凡具辛香走窜之性，以开窍醒神为主要作用，主要用于神昏闭证的药物，称为开窍药。

本类药物气多辛香而善走窜，药性或温或凉，皆归心经，具有开窍醒神的作用。

开窍药主要治疗外感六淫之邪陷心包，或痰饮、湿浊、瘀血等蒙蔽心窍所致的神昏病证，症见谵语、惊风、癫痫、中风等猝然昏厥、痉挛抽搐等。

本类药物多为救急、治标之品，且能耗伤正气，故只宜暂服，不可久用。因本类药物气多辛香，其有效成分易于挥发，内服宜入丸、散剂，不宜入煎剂。

麝　香
《神农本草经》

麝香为鹿科动物林麝、马麝或原麝成熟雄体香囊中的分泌物。

【药性】辛，温。归心、脾经。

【功效】开窍醒神，活血通经，消肿止痛。

【主治】

1. 闭证神昏　为醒神回苏之要药。治热陷心包证、痰热内蒙心窍、小儿惊风及中风痰厥等热闭证，与牛黄、冰片等同用。

2. 胸痹心痛，癥瘕积聚，血瘀经闭，跌打损伤，风湿痹痛　治疗心血瘀阻而致胸痹，甚或厥心痛者，可配桃仁、木香等。

3. 疮疡肿毒，瘰疬痰核，咽喉肿痛　治疮疡肿毒，与雄黄、乳香等同用。

4. 难产，死胎，胞衣不下　治难产死胎，胞衣不下，与肉桂为散服。

【用法用量】入丸散，不宜入煎剂，每次 0.03 ～ 0.1g。

【使用注意】孕妇禁用。

冰　片
《新修本草》

冰片为龙脑香科植物龙脑香树脂加工品，或龙脑香树的树干、树枝切碎，经蒸馏冷却而得的结晶，称"龙脑冰片"，亦称"梅片"。由菊科植物艾纳香（大艾）叶的升华物经加工劈削而成，称"艾片"。现多用松节油、樟脑等，经化学方法合成，称"机制冰片"或"合成龙脑"。

【药性】辛、苦，微寒。归心、脾，肺经。

【功效】开窍醒神，清热止痛。

【主治】

1. 闭证神昏、惊厥　善治热病神昏。治热毒内陷心包、痰热内蒙心窍等热闭证，与牛黄、栀子等配伍。

2. 目赤肿痛，喉痹口疮，耳道流脓　治目赤肿痛，单用点眼即效，也可与炉甘石、硼砂等配伍。

3. 疮疡肿痛，疮溃不敛，水火烫伤　治疮疡溃后日久不敛，配牛黄、珍珠等。

【用法用量】入丸散，每次 0.15 ～ 0.3g。外用适量，研粉点敷患处。不宜入煎剂。

苏合香
《名医别录》

苏合香为金缕梅科植物苏合香树的树干渗出的香树脂。

【药性】辛，温。归心、脾经。

【功效】开窍，辟秽，止痛。

【主治】

1. 寒闭神昏　为治面青、身凉、苔白、脉迟之寒闭神昏的要药。治疗寒邪、痰浊内闭中风痰厥、惊痫者，与麝香、安息香等配伍。

2. 胸痹心痛，脘腹冷痛　治寒凝痰浊、瘀血闭阻所致胸痹心痛、脘腹冷痛等症，与乳香、檀香、冰片等同用。

【用法用量】入丸散，0.3 ～ 1g，外用适量。不入煎剂。

石菖蒲
《神农本草经》

石菖蒲为天南星科植物石菖蒲的根茎。

【药性】辛、苦，温。归心、胃经。

【功效】开窍豁痰，醒神益智，化湿开胃。

【主治】

1. 痰迷心窍，神昏癫痫　善治痰湿秽浊之邪蒙蔽清窍所致神志昏乱。治痰热内蒙心窍，高热伴神昏谵语者，与郁金、竹沥等配伍。

2. 健忘，失眠，心悸，眩晕，嗜睡　治健忘等，与人参、茯苓等同用。

3. 耳鸣，耳聋，失音　治劳聋积久，与白蔹、牡丹皮等同用。

4. 霍乱，腹痛，痞满，带下，下利　治湿阻中焦导致升降失常引发的霍乱、腹痛、痞满、带下、下利等多种病证，与砂仁、苍术等同用。

【用法用量】煎服，3 ～ 10g；鲜品加倍。

复习思考题：

1. 简述麝香的功效及主治。
2. 试比较麝香与冰片功效及主治的异同点。

十七、补虚药

凡以补虚扶弱，纠正人体气血阴阳虚衰为主要功效，主要用于虚证的药物，称为补虚药，具体又有补气、补血、补阴、补阳之别。

本类药物味多甘，性分温、寒，补气药大多归脾、肺经，补血药多归心、肝经，补阴药多归肺、胃、肝、肾经，补阳药多归肾经。

补虚药主要用于虚证。虚证的临床表现比较复杂，但就其"证型"概括起来，不外气虚、血虚、阴虚、阳虚 4 类。

本类药物原为虚证而设，凡身体健康，并无虚弱表现者，不宜滥用，以免导致气血不和，阴阳失调，"误补益疾"。实邪方盛，正气未衰者，以祛邪为要，亦不宜用本类药物，以免"闭门留寇"。

（一）补气药

本类药物性味多甘温或平，主归脾、肺经，以补脾气和补肺气为主，部分药物能补心气、补肾气，个别药物能补元气，主要治疗脾气虚证、肺气虚证、心气虚证、肾气虚证等。

人　参
《神农本草经》

人参为五加科植物人参的根和根茎。

【药性】甘、微苦，微温。归脾、肺、心、肾经。

【功效】大补元气，复脉固脱，补脾益肺，生津养血，安神益智。

【主治】

1. 元气虚极欲脱证　治大病、久病及大吐泻、大失血等各种原因所致人体元气耗散，体虚欲脱，脉微欲绝之危重证候，单用本品煎服。

2. 脾肺气虚证　为补脾肺要药。治脾虚不运，倦怠乏力，食少便溏，与白术、茯苓等配伍。

3. 热病气虚津伤口渴及消渴证　治热病气津两伤，口渴，多汗者，与石膏、知母等同用。

4. 心悸，失眠，健忘　治心气虚，心悸健忘，失眠多梦，单用或与茯苓、远志等配伍。

5. 阳痿，宫冷　治肾阳虚衰之阳痿、宫冷，与鹿茸等配伍。

【用法用量】另煎兑服，3～9g；也可研粉吞服，1次2g，1日2次。

【使用注意】本品不宜与藜芦、五灵脂同用。实证、热证而正气不虚者忌服。

西洋参
《增订本草备要》

西洋参为五加科植物西洋参的根。

【药性】甘、微苦，凉。归心、肺、肾经。

【功效】补气养阴，清热生津。

【主治】

1. 气阴两虚证　为清补之品。治气阴两伤，气短息促，神疲乏力，心烦口渴者，与麦冬、五味子同用。

2. 热病气虚津伤口渴及消渴　治热伤气津，身热多汗，口渴心烦，体倦少气，脉虚数者，与西瓜翠衣、竹叶等配伍。

【用法用量】另煎兑服，3～6g。

【使用注意】不宜与藜芦同用。

党 参
《增订本草备要》

党参为桔梗科植物党参、素花党参或川党参的根。

【药性】甘，平。归脾、肺经。

【功效】补脾益肺，养血生津。

【主治】

1. 脾肺气虚证 治脾气虚弱，体虚倦怠，食少便溏，吐泻等，与白术、茯苓配伍。

2. 气津两伤证 治气津两伤轻症，与麦冬、五味子等配伍。

3. 气血两虚证 治气血双亏，面色苍白或萎黄，头晕心悸，体弱乏力等，与白术、当归等配伍。

【用法用量】煎服，9～30g。

【使用注意】不宜与藜芦同用。

黄 芪
《神农本草经》

黄芪为豆科植物蒙古黄芪或膜荚黄芪的根。

【药性】甘，微温。归脾、肺经。

【功效】补气升阳，固表止汗，利水消肿，生津养血，行滞通痹，托毒排脓，敛疮生肌。

【主治】

1. 脾胃气虚及中气下陷诸证 治脾气虚弱，倦怠乏力，食少便溏者，可单用熬膏服，或与人参、白术配伍。

2. 肺气虚及表虚自汗，气虚外感诸证 治肺气虚弱、咳喘气短，与紫菀、五味子等配伍；治表虚自汗而易感风邪者，与白术、防风配伍。

3. 气虚浮肿，小便不利 治脾虚水湿失运之浮肿尿少者，与白术、茯苓等配伍。

4. 血虚证，气血两虚证 治血虚及气血两虚所致的面色萎黄、神倦脉虚等，与当归配伍。

5. 消渴证 治内热消渴，可单用熬膏服，或与地黄、麦冬、芍药等配伍。

6. 关节痹痛，肢体麻木或半身不遂 治气虚血滞不行所致关节痹痛、肢体麻木或半身不遂，与当归、红花等配伍。

7. 痈疽难溃或久溃不敛 治疮疡中期，正虚毒盛不能托毒外达，疮形平塌，根盘散漫，难溃难腐者，与人参、当归等配伍。

【用法用量】煎服，9～30g。蜜炙可增强其补中益气作用，多用于气血不足、中气下陷、脾肺气虚证。

白 术
《神农本草经》

白术为菊科植物白术的根茎。

【药性】甘、苦，温。归脾、胃经。

【功效】健脾益气，燥湿利水，止汗，安胎。

【主治】

1.脾气虚证 治脾气虚弱之食少神疲，与人参、茯苓等配伍。

2.痰饮水肿 治脾虚中阳不振，痰饮内停者，与桂枝、茯苓等配伍。

3.气虚自汗 治脾虚气弱，肌表不固而自汗，可单用为散服，或与黄芪、防风配伍。

4.胎动不安 善治脾虚胎动不安，与党参、茯苓等配伍。

【用法用量】煎服，6 ～ 12g。

甘　草
《神农本草经》

甘草为豆科植物甘草、胀果甘草或光果甘草的根和根茎。

【药性】甘，平。归心、肺、脾、胃经。

【功效】补脾益气，清热解毒，祛痰止咳，缓急止痛，调和诸药。

【主治】

1.心气不足的心动悸，脉结代 治心气虚所致心动悸、脉结代，与人参、阿胶等配伍。

2.脾气虚证 治脾气虚弱所致倦怠乏力、食少便溏等，与人参、白术等配伍。

3.痰多咳嗽 治风寒咳嗽，与麻黄、杏仁配伍；治肺热咳喘，常与石膏、麻黄、杏仁配伍。

4.脘腹及四肢挛急作痛 治阴血不足，筋失所养而挛急作痛者，与白芍配伍。

5.热毒疮疡，咽喉肿痛及药物、食物中毒 治热毒疮疡，与金银花、连翘等配伍；治药物、食物中毒，用生甘草治之。

【用法用量】煎服，2 ～ 10g。

【使用注意】不宜与海藻、京大戟、红大戟、甘遂、芫花同用。本品有助湿壅气之弊，湿盛胀满、水肿者不宜用。大剂量久服可导致水钠潴留，引起浮肿。

（二）补血药

本类药物性味多甘温质润，主归心、肝经，具有滋补阴血功效，主要用于血虚证，症见面色苍白无华或萎黄，心悸怔忡，失眠，健忘，眩晕，耳鸣，双目干涩，月经愆期、量少色淡，唇甲色淡，舌淡苔白，脉细等。

当　归
《神农本草经》

当归为伞形科植物当归的根。

【药性】甘、辛，温。归肝、心、脾经。

【功效】补血活血，调经止痛，润肠通便。

【主治】

1.血虚萎黄，眩晕心悸 本品为补血之圣药。治血虚所致面色萎黄、心悸怔忡，与熟地黄、白芍等配伍。

2. 月经不调，经闭痛经　为治妇科月经不调之要药。治血瘀之经闭痛经，与桃仁、红花等配伍。

3. 虚寒腹痛，风湿痹痛，跌仆损伤，痈疽疮疡　治血虚寒凝血瘀之腹痛，与桂枝、芍药等同用。

4. 肠燥便秘　治血虚肠燥便秘，常与肉苁蓉、牛膝等配伍。

【用法用量】煎服，6～12g。酒炒可增强活血通经之力。

熟地黄
《本草拾遗》

熟地黄为生地黄的炮制加工品。

【药性】甘，微温。归肝、肾经。

【功效】补血滋阴，益精填髓。

【主治】

1. 血虚萎黄，心悸怔忡，月经不调，崩漏下血　为治疗血虚之要药。治血虚面色萎黄、眩晕、心悸失眠、月经不调等，与当归、白芍等同用。

2. 肝肾阴虚，腰膝酸软，骨蒸潮热，盗汗遗精，内热消渴　治肝肾阴虚之腰膝酸软、遗精、盗汗、耳鸣等，与山药、山茱萸等同用。

3. 肝肾亏虚，精血不足，眩晕耳鸣，须发早白　治精血亏虚之须发早白，与何首乌、牛膝等同用。

【用法用量】煎服，9～15g。

【使用注意】本品性质黏腻，有碍消化，凡气滞痰多、脘腹胀痛、食少便溏者忌服。

阿　胶
《神农本草经》

阿胶为马科动物驴的皮经煎煮、浓缩制成的固体胶。

【药性】甘，平。归肺、肝、肾经。

【功效】补血滋阴，润燥止血。

【主治】

1. 血虚萎黄，眩晕心悸，肌痿无力　为补血要药。治血虚萎黄，眩晕心悸，肌痿无力等，尤善治出血而致血虚者，可单用本品即效；亦常配熟地黄、当归等。

2. 热病阴伤，心烦不眠，虚风内动，手足瘛疭　治热病伤阴，肾水亏而心火亢，心烦不得眠，与黄连、白芍等同用。

3. 肺燥咳嗽，劳嗽咯血　治肺热阴虚，干咳痰少，咽喉干燥，痰中带血，与马兜铃、牛蒡子等同用。

4. 吐血衄血，尿血便血，崩漏下血，妊娠胎漏　为止血要药。治血虚、血寒之妇人崩漏下血、妊娠胎漏等，可与熟地黄、当归等同用。

【用法用量】3～9g，烊化兑服。滋阴润燥宜生用，润肺宜蛤粉炒，止血宜蒲黄炒。

何首乌
《日华子本草》

何首乌为蓼科植物何首乌的块根。

【药性】苦、甘、涩，微温。归肝、心、肾经。

【功效】制何首乌：补肝肾，益精血，乌须发，强筋骨，化浊降脂。生何首乌：解毒，消痈，截疟，润肠通便。

【主治】

1. 血虚萎黄，眩晕耳鸣，须发早白，腰膝酸软，肢体麻木，崩漏带下　治精血亏虚、精血不足之腰膝酸软、肢体麻木，须发早白及肾虚无子，与当归、枸杞子等同用。

2. 疮痈，瘰疬，风疹瘙痒　治瘰疬结核，可单用内服或外敷，或与夏枯草、土贝母等同用。

3. 久疟体虚　治久疟体虚，气血耗伤者，与人参、当归等配伍。

4. 肠燥便秘　治血虚津亏，肠燥便秘，单用或与肉苁蓉、当归等同用。

【用法用量】制何首乌：煎服，6～12g；生何首乌：煎服，3～6g。

白　芍
《神农本草经》

白芍为毛茛科植物芍药的根。

【药性】苦、酸，微寒。归肝、脾经。

【功效】养血调经，敛阴止汗，柔肝止痛，平抑肝阳。

【主治】

1. 血虚萎黄，月经不调，崩漏下血　治血虚面色萎黄，眩晕心悸，或月经不调，崩中漏下等，与熟地黄、当归等同用。

2. 自汗，盗汗　治外感风寒，营卫不和之汗出恶风，与桂枝配伍以调和营卫。

3. 胁痛，腹痛，四肢挛痛　治血虚肝郁，胁肋疼痛，配当归、柴胡等。

4. 肝阳上亢，头痛眩晕　配牛膝、代赭石等。

【用法用量】煎服，6～15g。

【使用注意】不宜与藜芦同用。

（三）补阴药

本类药物性味多甘寒，主归肺、胃、肝、肾经，有滋补阴液、清热润燥功效，主治肺、胃、肝、肾等脏腑阴虚证，见皮肤、咽喉、口鼻、眼目干燥或肠燥便秘等阴液不足或午后潮热、盗汗、五心烦热、两颧发红等阴虚内热症状。

北沙参
《本草汇言》

北沙参为伞形科植物珊瑚菜的根。

【**药性**】甘、微苦，微寒。归肺、胃经。

【**功效**】养阴清肺，益胃生津。

【**主治**】

1. 肺阴虚证　治肺燥阴虚有热之干咳少痰，或劳嗽久咳，咽干音哑，与麦冬、玉竹等配伍。

2. 胃阴虚证　治胃阴虚有热之口干多饮、饥不欲食、大便干结、舌苔光剥，与石斛、玉竹等配伍。

【**用法用量**】煎服，5～12g。

【**使用注意**】不宜与藜芦同用。

南沙参
《神农本草经》

南沙参为桔梗科植物轮叶沙参或沙参的根。

【**药性**】甘，微寒。归肺、胃经。

【**功效**】养阴清肺，益胃生津，化痰益气。

【**主治**】

1. 肺阴虚证　治肺阴虚燥热之干咳痰少或痰黏不易咳出，与北沙参、麦冬等配伍。

2. 胃阴虚证　治胃阴虚有热之口燥咽干、大便秘结、舌红少津及饥不欲食、胃脘灼热隐痛，可与玉竹、麦冬等配伍。

【**用法用量**】煎服，9～15g。

【**使用注意**】反藜芦。

麦　冬
《神农本草经》

麦冬为百合科植物麦冬的块根。

【**药性**】甘、微苦，微寒。归心、肺、胃经。

【**功效**】养阴生津，润肺清心。

【**主治**】

1. 胃阴虚证　治热伤胃阴，口干舌燥，与生地黄、玉竹等配伍。

2. 肺阴虚证　治阴虚肺燥有热所致咽干鼻燥、燥咳痰黏，与阿胶、杏仁等配伍。

3. 心阴虚证　治心阴虚有热之心烦、失眠多梦、心悸怔忡，与生地黄、酸枣仁等配伍。

【**用法用量**】煎服，6～12g。

玉　竹
《神农本草经》

玉竹为百合科植物玉竹的根茎。

【**药性**】甘，微寒。归肺、胃经。

【**功效**】养阴润燥，生津止渴。

【主治】

1. 肺阴虚证 有滋阴而不恋邪的特点。治肺阴虚有热所致干咳少痰、咯血、声音嘶哑，与沙参、麦冬等同用。

2. 胃阴虚证 治燥伤胃阴，口干舌燥，食欲不振，与麦冬、沙参等同用。

【用法用量】煎服，6～12g。

枸杞子
《神农本草经》

枸杞子为茄科植物宁夏枸杞的成熟果实。

【药性】甘，平。归肝、肾经。

【功效】滋补肝肾，益精明目。

【主治】

1. 精血亏虚证 为养血补精之要药。治精血亏虚所致腰膝酸软、头晕眼花、须发早白、脱发及肾虚不育，与当归、制何首乌等配伍。

2. 肝肾亏虚，眼目昏花 治肝肾亏虚，两目干涩，视物昏花，与菊花、熟地黄等同用。

【用法用量】煎服，6～12g。或熬膏、浸酒或入丸、散。

女贞子
《神农本草经》

女贞子为木犀科植物女贞的成熟果实。

【药性】甘、苦，凉。归肝、肾经。

【功效】滋补肝肾，明目乌发。

【主治】

肝肾阴虚证 治肝肾阴虚所致目暗不明、须发早白、眩晕耳鸣、失眠多梦、遗精、消渴，以及阴虚内热之潮热、心烦，与墨旱莲配伍。

【用法用量】煎服，6～12g。

龟 甲
《神农本草经》

龟甲为龟科动物乌龟的背甲及腹甲。

【药性】咸、甘，微寒。归肝、肾、心经。

【功效】滋阴潜阳，益肾强骨，养血补心，固经止崩。

【主治】

1. 肝肾阴虚证 治阴虚阳亢之头目眩晕，与天冬、白芍等配伍。

2. 肾虚筋骨痿弱 治肝肾阴虚，精血不足之筋骨不健、腰膝酸软，以及小儿鸡胸、囟门不合，与熟地黄、知母等配伍。

3. 阴血亏虚之惊悸、失眠、健忘 治阴血不足，心肾失养之惊悸、失眠、健忘，与石菖蒲、远志等配伍。

4. 月经量多 治阴虚血热，冲任不固之崩漏、月经过多，与地黄、黄芩等配伍。

【用法用量】煎服，宜打碎先煎，9～24g。

鳖 甲
《神农本草经》

鳖甲为鳖科动物鳖的背甲。

【药性】咸，微寒。归肝、肾经。

【功效】滋阴潜阳，退热除蒸，软坚散结。

【主治】

1. 肝肾阴虚证 治阴虚阳亢之头晕目眩，与天冬、白芍等配伍。

2. 癥瘕积聚，久疟疟母 治癥瘕积聚，或疟疾日久不愈，胁下痞硬成块等，与牡丹皮、桃仁等配伍。

【用法用量】煎服，9～24g。宜先煎。滋阴潜阳宜生用，软坚散结宜醋炙用。

黄 精
《名医别录》

黄精为百合科植物滇黄精、黄精或多花黄精的根茎。

【药性】甘，平。归脾、肺、肾经。

【功效】补气养阴，健脾，润肺，益肾。

【主治】

1. 肺阴虚证 治肺阴虚之干咳少痰，可单用熬膏服，亦可与沙参、川贝母等配伍。

2. 脾胃虚弱证 治脾胃气虚之倦怠乏力、食欲不振、脉虚软，与党参、白术等配伍。

3. 肾精亏虚证 治肾虚精亏所致头晕、腰膝酸软等早衰症状，与枸杞子配伍。

【用法用量】煎服，9～15g。

（四）补阳药

本类药物味多甘辛咸，性温热，主归肾经。以温补肾阳为主要功效，主治肾阳虚证，症见形寒肢冷、腰膝酸软、性欲淡漠、阳痿早泄、遗精滑精、尿频遗尿、宫寒不孕。

鹿 茸
《神农本草经》

鹿茸为鹿科动物梅花鹿或马鹿的雄鹿头上未骨化密生绒毛的幼角。

【药性】甘、咸，温。归肾、肝经。

【功效】壮肾阳，益精血，强筋骨，调冲任，托疮毒。

【主治】

1. 肾阳不足，精血亏虚，阳痿滑精，宫冷不孕 治阳痿不举，小便频数，与山药浸酒服。

2. 腰脊冷痛，筋骨痿软　治肾虚腰脊冷痛，筋骨痿软或小儿发育迟缓，齿迟、行迟、囟门闭合迟等，与五加皮、熟地黄等同用。

3. 冲任虚寒，崩漏带下　治崩漏不止，虚损羸瘦，与乌贼骨、龙骨等同用。

4. 阴疽不敛　治阴疽疮肿内陷不起或疮疡久溃不敛，与当归、肉桂等配伍。

【用法用量】研末冲服，1～2g。

【使用注意】本品性温热，凡发热者均当忌服。用本品宜从小量开始，缓缓增加，不可骤用大量，以免阳升风动，头晕目赤，或伤阴动血。

<h2 style="text-align:center">淫羊藿</h2>
《神农本草经》

淫羊藿为小檗科植物淫羊藿、箭叶淫羊藿、柔毛淫羊藿或朝鲜淫羊藿的叶。

【药性】辛、甘，温。归肝、肾经。

【功效】补肾阳，强筋骨，祛风湿。

【主治】

1. 肾阳虚衰，阳痿遗精，筋骨痿软　治肾阳虚衰所致阳痿遗精、腰膝冷痛诸症，用淫羊藿泡酒服。

2. 风湿痹痛，麻木拘挛　与威灵仙、川芎等配伍。

【用法用量】煎服，6～10g。

<h2 style="text-align:center">巴戟天</h2>
《神农本草经》

巴戟天为茜草科植物巴戟天的根。

【药性】甘、辛，微温。归肾、肝经。

【功效】补肾阳，强筋骨，祛风湿。

【主治】

1. 肾阳不足，阳痿遗精，宫冷不孕，月经不调，少腹冷痛　治肾阳亏虚，命门火衰之阳痿、不育，与淫羊藿、仙茅等配伍。

2. 风湿痹痛，筋骨痿软　治风寒湿痹之筋骨痿软、腰膝冷痛、步履艰难，与杜仲、肉苁蓉等配伍。

【用法用量】煎服，3～10g。

<h2 style="text-align:center">杜　仲</h2>
《神农本草经》

杜仲为杜仲科植物杜仲的树皮。

【药性】甘、温。归肝、肾经。

【功效】补肝肾，强筋骨，安胎。

【主治】

1. 肝肾不足，腰膝酸痛，筋骨无力，头晕目眩　治风寒湿痹日久，腰膝冷痛，与独活、桑寄生等配伍。

2. 肝肾亏虚，妊娠漏血，胎动不安　治肝肾亏虚之妊娠漏血，常与菟丝子、续断等配伍。

【用法用量】煎服，6～10g。

续　断
《神农本草经》

续断为川续断科植物川续断的根。

【药性】苦、辛，微温。归肝、肾经。

【功效】补肝肾，强筋骨，续折伤，止崩漏。

【主治】

1. 肝肾不足，腰膝酸软，风湿痹痛　治肝肾不足，腰膝酸痛，与萆薢、杜仲等同用。

2. 跌仆损伤，筋伤骨折　为伤科之要药。治跌仆损伤，筋伤骨折，与骨碎补、自然铜等配伍。

3. 肝肾亏虚，崩漏，胎漏，胎动不安　治胎漏下血，胎动不安，滑胎，与桑寄生、菟丝子等同用。

【用法用量】煎服，9～15g。

冬虫夏草
《本草从新》

冬虫夏草为麦角菌科真菌冬虫夏草菌寄生在蝙蝠蛾科昆虫幼虫上的子座和幼虫尸体的复合体。

【药性】甘，平。归肺、肾经。

【功效】补肾益肺，止血化痰。

【主治】

1. 肾虚精亏，阳痿遗精，腰膝酸痛　治肾虚之阳痿遗精、腰膝酸痛，可单用酒浸服。

2. 久咳虚喘，劳嗽咯血　治劳嗽咯血，与北沙参、川贝母等配伍。

此外，本品用于病后体虚不复、自汗畏寒等，可与鸭、鸡、猪肉等炖服。

【用法用量】煎服，3～9g。

菟丝子
《神农本草经》

菟丝子为旋花科植物南方菟丝子或菟丝子的成熟种子。

【药性】辛、甘，平，归肝、肾、脾经。

【功效】补益肝肾，固精缩尿，安胎，明目，止泻；外用消风祛斑。

【主治】

1. 肝肾不足，腰膝酸软，阳痿遗精，遗尿尿频　治肾阳不足，肾精亏虚之阳痿遗精，与枸杞子、覆盆子等配伍。

2. 肾虚胎漏，胎动不安　治肝肾不足，胎元不固之胎动不安、滑胎，与桑寄生、续断等配伍。

3. 肝肾不足，目暗耳鸣　治肝肾不足，目失所养之目暗不明、耳鸣，与熟地黄、枸杞子等配伍。

4. 脾肾虚泻　治虚寒泄泻，与山药、茯苓等同用。

5. 白癜风　本品外用能消风祛斑，用于白癜风，可酒浸外涂。

【用法用量】煎服，6～12g。

补骨脂
《药性论》

补骨脂为豆科植物补骨脂的成熟果实。

【药性】辛、苦，温。归肾、脾经。

【功效】温肾助阳，纳气平喘，温脾止泻；外用消风祛斑。

【主治】

1. 肾阳不足，阳痿遗精，遗尿尿频，腰膝冷痛　治阳痿，与菟丝子、核桃仁等配伍。

2. 肾虚作喘　治肾不纳气之虚喘，与附子、肉桂等配伍。

3. 脾肾阳虚，五更泄泻　治脾肾阳虚所致五更泄泻，与吴茱萸、肉豆蔻等配伍。

4. 白癜风，斑秃　治白癜风及斑秃等皮肤疾患，用酒浸制成酊剂，外涂患处。

【用法用量】煎服，6～10g。外用20%～30%酊剂涂患处。

益智仁
《本草拾遗》

益智仁为姜科植物益智的成熟果实。

【药性】辛，温。归脾、肾经。

【功效】暖肾固精缩尿，温脾止泻摄唾。

【主治】

1. 肾虚不固，尿频遗尿，遗精白浊　治肾气不固之遗精滑精、白浊，与乌药、山药配伍。

2. 脾寒泄泻，腹中冷痛，口多唾涎　治中焦虚寒，脘腹冷痛，呕吐泄泻，与川乌、干姜等配伍。

【用法用量】煎服，3～10g。

紫河车
《本草拾遗》

紫河车为健康人的胎盘。

【药性】甘、咸，温。归肺、肝、肾经。

【功效】温肾补精，益气养血。

【主治】

1. 肾阳不足，精血亏少，阳痿遗精，宫冷不孕　治肾阳不足，精血亏虚之阳痿遗精、宫冷不孕，可单用，或与人参、熟地黄等配伍。

2. 久咳虚喘，骨蒸劳嗽　治肺肾两虚，久咳虚喘，骨蒸劳嗽，可单用，或与人参、蛤蚧等配伍。

3. 气血两虚，面色萎黄，虚劳赢瘦，产后少乳　治气血亏虚之虚劳赢瘦，面色萎黄，产后少乳，可单用本品，或与党参、黄芪等配伍。

【用法用量】研末吞服，2～3g。

复习思考题：

1. 简述人参的功效与主治、用法、使用注意。
2. 试比较黄芪与白术功效及主治的异同点。
3. 试比较当归与白芍功效及主治的异同点。
4. 试比较龟甲与鳖甲功效及主治的异同点。
5. 简述鹿茸的功效与主治、用法、使用注意。

十八、收涩药

凡以收敛固涩为主要功效，主要用于各种滑脱病证的药物，称为收涩药。

本类药物味多酸涩，性温或平，主归肺、脾、肾、大肠经，具有固表止汗、敛肺止咳、涩肠止泻、固精缩尿、固崩止带等作用。

收涩药治疗久病体虚、正气不固、脏腑功能衰退所致的自汗盗汗、久咳虚喘、久泻久痢、遗精滑精、遗尿尿频、崩带不止等滑脱不禁的病证。

本类药物为酸涩之品，有敛邪之弊，故表邪未解，实邪未尽，如外邪犯肺之咳嗽、里热蒸迫之多汗、湿热积滞之泻痢、湿热下注之尿频或带下、热扰精室之遗精等皆不宜用，以免"闭门留寇"。

五味子
《神农本草经》

五味子为木兰科植物五味子或华中五味子的成熟果实。

【药性】酸、甘，温。归肺、心、肾经。

【功效】收敛固涩，益气生津，补肾宁心。

【主治】

1. 久咳虚喘　治肺虚久咳，可与罂粟壳同用。

2. 自汗盗汗　治自汗、盗汗者，可与麻黄根、牡蛎等同用。

3. 遗精滑精　治滑精，与桑螵蛸、附子等同用；治梦遗，与麦冬、山茱萸等同用。

4. 久泻不止　治脾肾虚寒久泻不止，与补骨脂、肉豆蔻等同用。

5. 津伤口渴，消渴　治热伤气阴，汗多口渴，常与人参、麦冬同用。

6. 心悸，失眠，多梦　治阴血亏损，心神失养或心肾不交之虚烦心悸、失眠多梦，与麦冬、当归等同用。

【用法用量】煎服，2～6g。

山茱萸
《神农本草经》

山茱萸为山茱萸科植物山茱萸的成熟果肉。

【药性】酸、涩，微温。归肝、肾经。

【功效】补益肝肾，收涩固脱。

【主治】

1. 肝肾不足证　治肝肾阴虚，头晕目眩，腰酸耳鸣，与熟地黄、山药等配伍。

2. 遗精滑精，遗尿尿频　治肾虚精关不固，遗精，滑精，与熟地黄、山药等同用。

3. 崩漏带下，月经过多　治脾气虚弱，冲任不固而漏下不止，与龙骨、黄芪等同用。

4. 大汗不止，体虚欲脱　治大汗欲脱或久病虚脱，与人参、附子等同用。

【用法用量】煎服，6～12g；急救固脱，20～30g。

桑螵蛸
《神农本草经》

桑螵蛸为螳螂科昆虫大刀螂、小刀螂或巨斧螳螂的卵鞘。

【药性】甘、咸，平。归肝、肾经。

【功效】固精缩尿，补肾助阳。

【主治】

1. 遗精滑精，遗尿尿频，白浊　治肾虚遗精、滑精，与龙骨、五味子等同用。

2. 阳痿　治肾虚阳痿，与鹿茸、肉苁蓉等同用。

【用法用量】煎服，5～10g。

乌　梅
《神农本草经》

乌梅为蔷薇科植物梅的近成熟果实。

【药性】酸、涩，平。归肝、脾、肺、大肠经。

【功效】敛肺涩肠，生津安蛔。

【主治】

1. 肺虚久咳　治肺虚久咳少痰或干咳无痰，与罂粟壳、杏仁等同用。

2. 久泻久痢　治久泻、久痢，与罂粟壳、诃子等同用。

3. 蛔厥腹痛，呕吐　治蛔虫所致腹痛、呕吐、四肢厥冷的蛔厥证，与细辛、川椒等同用。

4. 虚热消渴　治虚热消渴，可单用煎服，或与天花粉、麦冬等同用。

此外，本品炒炭后能固冲止漏，用于崩漏不止，便血等；外敷能消疮毒，可治胬肉外突、头疮等。

【用法用量】煎服，6～12g，大剂量可用至30g。外用适量，捣烂或炒炭研末外敷。止泻止血宜炒炭用。

肉豆蔻
《药性论》

肉豆蔻为肉豆蔻科植物肉豆蔻的成熟种仁。

【**药性**】辛，温。归脾、胃、大肠经。

【**功效**】温中行气，涩肠止泻。

【**主治**】

1. 虚寒泻痢　治脾肾阳虚，五更泄泻，与补骨脂、五味子等同用。

2. 胃寒气滞证　治胃寒气滞，脘腹胀痛，食少呕吐，与木香、干姜等同用。

【**用法用量**】煎服，3～10g。内服须煨熟去油用。

海螵蛸
《神农本草经》

海螵蛸为乌贼科动物无针乌贼或金乌贼的内壳。

【**药性**】咸、涩，温。归脾、肾经。

【**功效**】收敛止血，涩精止带，制酸止痛，收湿敛疮。

【**主治**】

1. 崩漏，吐血，便血及外伤出血　治崩漏，与茜草、棕榈炭等同用；治吐血、便血，与白及等份为末服；治外伤出血，单用研末外敷。

2. 遗精，带下　治肾失固藏之遗精、滑精，与山茱萸、菟丝子等同用。

3. 胃痛吐酸　治胃脘痛胃酸过多，与浙贝母同用。

4. 湿疮，湿疹，溃疡不敛等　治湿疮、湿疹，与黄柏、青黛等同用，研末外敷。

【**用法用量**】煎服，5～10g。外用适量，研末撒患处。

复习思考题：

1. 试比较五味子与乌梅功效及主治的异同点。
2. 简述山茱萸的功效与主治。

十九、涌吐药

凡以促使呕吐为主要功效，主要用于毒物、宿食、痰涎等停滞于胃脘或胸膈以上所致病证的药物，称为涌吐药。

涌吐药味多酸苦辛，性偏寒凉，主归胃经，功效升散涌泄。可用于误食毒物，停留胃中，尚未被吸收；或食积不化，堵塞胃脘，胀满疼痛；或痰涎壅盛，咽喉堵塞，呼吸急促；或痰浊上涌，清窍闭塞，癫痫发狂等证。

本类药物药力峻猛，刺激性强，且多具毒性，为确保临床用药的安全，宜从小量开始，逐渐增加剂量，中病即止。服药后宜多饮温开水或辅以探吐之法，以助药力。

常 山
《神农本草经》

常山为虎耳草科植物黄常山的根。

【**药性**】苦、辛，寒；有毒。归肺、肝、心经。

【**功效**】涌吐痰涎，截疟。

【**主治**】

1. 痰饮停聚，胸膈痞塞　治痰饮停聚郁结，胸膈满闷胀痛，不欲饮食，欲吐而不得吐，与甘草、白蜜同用，水煎温服。

2. 疟疾　为治疟之要药。治各种疟疾寒热，尤以间日疟和三日疟为佳。

【**用法用量**】煎服，5 ~ 9g；或入丸散。涌吐宜生用，截疟宜酒炒用。

【**使用注意**】体虚者及孕妇慎用。

胆 矾
《神农本草经》

胆矾为天然的硫酸盐类矿物胆矾或人工制成的含水硫酸铜（$CuSO_4 \cdot 5H_2O$）。

【**药性**】酸、辛，寒；有毒。归肝、胆经。

【**功效**】涌吐，解毒化湿，蚀疮去腐。

【**主治**】

1. 风痰壅盛，误食毒物　治痰闭心窍所致的癫痫狂乱，可用本品研末，以温醋汤调下取吐。

2. 口疮，牙疳，风眼赤烂　治口舌生疮、牙疳、鼻疳等，煅后研末外敷；治风眼赤烂，则以之煅研，泡汤冲洗。

3. 胬肉，肿毒不溃　治皮肤胬肉疼痛、肿毒不溃，以本品研细外涂。

【**用法用量**】温汤化服，0.1 ~ 0.3g。外用适量，研末撒或调敷，或水化外洗。

复习思考题：

试比较常山与胆矾功效及主治的异同点。

二十、攻毒杀虫去腐敛疮药

凡以攻毒杀虫、去腐敛疮为主要功效，主要用于湿疹、疥癣、痈疽疮疡等病证的药物，称为攻毒杀虫去腐敛疮药。

本类药物具有攻毒杀虫、去腐敛疮等功效。

攻毒杀虫去腐敛疮药主要适用于湿疹、疥癣、痈疽疮疡证等。

本类药物以外用为主，个别有毒药物需内服时，宜作丸、散剂使用，以利于药物缓慢溶解吸收。因其多具有不同程度的毒性，无论外用与内服均应严格控制剂量和疗程，不宜过量或持续使用，以防发生毒性反应。

硫　黄
《神农本草经》

硫黄为自然元素类矿物硫族自然硫。

【药性】酸，温；有毒。归肾、大肠经。

【功效】外用解毒杀虫疗疮；内服补火助阳通便。

【主治】

1. 疥癣，湿疹，阴疽疮疡　为治疗疥疮要药，单用研末，麻油调涂。

2. 阳痿，虚喘冷哮，虚寒便秘　治肾虚阳痿，与鹿茸、补骨脂等煎服；治虚寒便秘，与制半夏同用。

【用法用量】内服，1.5～3g，炮制后入丸、散服。外用适量，研末敷或加油调敷患处。

【使用注意】性温有毒，内服慎用，阴虚火旺者及孕妇忌服。不宜与芒硝、玄明粉同用。

升　药
《外科大成》

升药由水银、火硝、明矾各等份混合升华制成。

【药性】辛，热；有大毒。归肺、脾经。

【功效】拔毒，去腐。

【主治】

1. 痈疽溃后，脓出不畅，或腐肉不去，新肉难生　配煅石膏研末同用，或撒于患处，或制成药捻填入脓腔，或用药捻插入瘘管中。煅石膏与升药的用量比为9∶1。

2. 湿疹，黄水疮，顽癣，阴蚀，发际疮，粉刺　古时也用本品内服或外用，治疗梅毒等顽症，现已不用。

【用法用量】外用适量。本品仅供外用，不可内服。

【使用注意】升药有大毒，外用亦不可过量或持续使用，以防蓄积毒性或慢性中毒。外疡腐肉已去或脓水已尽者，不宜用。

硼　砂
《日华子本草》

硼砂为天然硼酸盐类硼砂族矿物硼砂，经提炼精制而成的结晶体。

【药性】甘、咸，凉。归肺、胃经。

【功效】外用清热解毒；内服清肺化痰。

【主治】

1. 咽喉肿痛，口舌生疮，目赤翳障　治咽喉、齿龈肿痛等症，与冰片、玄明粉等同用。

2. 痰热咳嗽　治痰热咳嗽，热痰壅肺，咽喉肿痛，咳痰不利者，可单用含化。

3. 痔疮肿痛　与黄连等局部外用。

【用法用量】外用适量，研极细末干撒或调敷患处；或化水漱口，或入丸散含化内服，每次

1.5～3g。

炉甘石
《本草品汇精要》

炉甘石为碳酸盐类矿物方解石族菱锌矿，主含碳酸锌（$ZnCO_3$）。

【**药性**】甘，平。归肝、胃经。

【**功效**】解毒明目退翳，收湿止痒敛疮。

【**主治**】

1. 目赤肿痛，睑弦赤烂，翳膜遮睛，胬肉攀睛　为眼科要药。治火热眼病，目赤暴肿，胬肉攀睛，与玄明粉、硼砂各等份水飞为极细末点眼。

2. 溃疡不敛，脓水淋沥，湿疮瘙痒　煅外用，为治皮肤湿痒要药。单独外用。

【**用法用量**】外用适量，研末撒布或调敷。

复习思考题：

　1. 简述硫黄的功效与主治、用法、使用注意。

　2. 简述升药的功效与主治、用法、使用注意。

扫一扫，查阅本章数字资源，含PPT、音视频、图片等

第一节　方剂与治法

一、方剂与治法的关系

方剂与治法，都是中医学理、法、方、药体系的重要组成部分。临床辨证论治，是一个由分析问题到解决问题的连续过程。辨证的目的在于辨识证候以捕捉病机，论治的关键在于针对病机以确立治法。只有辨证正确，治法的针对性才能明确和具体，根据治法遣药组方才能获得预期的疗效。因此，治法是联系辨证理论和遣药组方的纽带，也是学习和运用方剂不可缺少的基础。

治法，是在辨清证候，审明病因、病机之后，有针对性采取的治疗法则。如《素问·阴阳应象大论》云："形不足者，温之以气，精不足者，补之以味。其高者，因而越之，其下者，引而竭之，中满者，泻之于内。其有邪者，渍形以为汗，其在皮者，汗而发之。"治法内容，根据其不同特点归纳为两个层次。一是针对某一类病机共性所确立的治法，称为治疗大法，如表证用汗法、寒证用温法、热证用清法、虚证用补法、实证用泻法等。后文"常用治法"所讨论的"八法"即属这一层次。二是针对具体证候所确定的治疗法则，即具体治法。"常用方剂"中每一具体方剂的"功用"即体现了该方的具体治法。在临床运用中，只有精确地把握具体治法，才能保证在具体病证治疗中有较强的针对性。

方剂，是在辨证论治确定治法之后，在治法的指导下，选择合适的药物，酌定用量，按照组方原则的要求，妥善配伍而成，是临床辨证论治的主要工具之一。

二、常用治法

具体治法内容丰富多彩，又具有归属不同治法体系的特点。常用治法中的"八法"，为清代医家程钟龄《医学心悟·医门八法》提出："论病之源，从内伤外感四字括之。论病之情，则以寒、热、虚、实、表、里、阴、阳八字统之。而治病之方，则又以汗、和、下、消、吐、清、温、补八法尽之。"现将常用的八法内容简要介绍如下。

（一）汗法

汗法是通过开泄腠理、调畅营卫、宣肺散邪等作用，使在表的外感六淫之邪随汗而解的一类治法。汗法是通过汗出，使腠理开，营卫和，肺气畅，血脉通，从而祛邪外出，正气调和。所以，汗法除了主要治疗外感六淫之邪所致的表证外，凡是腠理闭塞，营卫郁滞的寒热无汗，或腠

理疏松，虽有汗但寒热不解的病证，皆可用汗法治疗。例如，麻疹初起，疹点隐而不透；水肿腰以上肿甚；疮疡初起而有恶寒发热，以及疟疾、痢疾有寒热表证等，均可应用汗法治疗。然而，由于病情有寒热，邪气有兼夹，体质有强弱，故汗法又有辛温、辛凉的区别，以及汗法与补法、下法、消法等其他治疗方法的结合运用。

（二）吐法

吐法是通过涌吐的方法，使停留在咽喉、胸膈、胃脘的痰涎、宿食或毒物从口中吐出的一类治法。适用于中风痰壅，宿食壅阻胃脘，毒物尚在胃中，痰涎壅盛之癫狂、喉痹，以及干霍乱吐泻不得等，属于病位居上，病势急暴，内蓄实邪，体质壮实之证。因吐法易伤胃气，故体虚气弱、新产妇人、孕妇均应慎用。

（三）下法

下法是通过荡涤肠胃，泻出肠中积滞或积水、瘀血，使停留于胃肠的宿食、燥屎、冷积、瘀血、结痰、停水等从下窍而出，以祛邪除病的一类治法。凡邪在肠胃，而致大便不通，燥屎内结，或热结旁流，以及停痰留饮、瘀血积水等邪正俱实之证，均可使用。由于病情有寒热，正气有虚实，病邪有兼夹，所以下法又有寒下、温下、润下、逐水、攻补兼施之别，以及与其他治法的结合运用。

（四）和法

和法是通过和解与调和的方法，使半表半里之邪，或脏腑、阴阳、表里失和之证得以解除的一类治法。和解是专治邪在半表半里的一种方法。调和即和其不和也，戴北山说："寒热并用之谓和，补泻合剂之谓和，表里双解之谓和，平其亢厉之谓和。"和法适用于邪犯少阳、肝脾不和、肠寒胃热、气血营卫失和等证。和法的范围较广，分类也多，其中主要有和解少阳、透达膜原、调和肝脾、疏肝和胃、分消上下、调和肠胃等。至于《伤寒论》中对某些经过汗、吐、下或自行吐利而余邪未解的病证，宜用缓剂或峻剂小量分服，使余邪尽除而不重伤其正者，亦称为和法，属广义和法的范围，与和解、调和治法之所指含义不同，不属治法讨论之例。

（五）温法

温法是通过温里祛寒，治疗里寒证的一类治法。里寒证的形成，有外感内伤的不同，或由寒邪直中于里，或因失治、误治而损伤人体阳气，或因素体阳气虚弱，以致寒从中生。同时，里寒证又有部位浅深、程度轻重的差别，因此，温法又有温中祛寒、温经散寒和回阳救逆的区别。由于寒证的形成和发展过程中，往往阳虚与寒邪并存，所以温法又常与补法配合运用。

（六）清法

清法是通过清热、泻火、凉血、解毒，解除里热之邪，治疗里热证的一类治法。里热证有热在气分、营分、血分、热壅成毒，以及热在某一脏腑之分，因而在清法之中，又有清气分热、清营凉血、清热解毒、清脏腑热等不同。热证最易伤阴，大热又易耗气，所以清热剂中常配伍生津、益气之品。若温病后期，热灼阴伤，或久病阴虚而热伏于里的，又当清法与滋阴并用，而不可纯用苦寒直折之法，热必不除。

（七）消法

消法是通过消食导滞、行气活血、化痰利水，以及驱虫的方法，使气、血、痰、食、水、虫等所结聚而成的有形之邪渐消缓散的一类治法。适用于饮食停滞、气滞血瘀、癥瘕积聚、水湿内停、痰饮不化、疳积虫积及疮疡痈肿等病证。消法与下法虽同是治疗内蓄有形实邪的方法，但在适应证上有所不同。下法所治病证，大抵病势急迫，形证俱实，邪在脏腑之间，必须速除，而且可以从下窍而出。消法所治，主要是病在脏腑、经络、肌肉之间，邪坚病固而来势较缓，属渐积形成，且多虚实夹杂，尤其是气血积聚而成之癥瘕痞块、痰核瘰疬等，不可能迅即消除，必须渐消缓散。消法也常与补法、下法、温法、清法等其他治法配合运用，但仍以消为目的。

（八）补法

补法是通过补益人体气血阴阳不足或衰退的脏腑功能，治疗各种虚弱证候的一类治法。补法的目的在于通过药物的补益，使人体气血阴阳或脏腑之间的失调状态得到纠正，复归于协调平衡。此外，在正虚不能祛邪外出时，也可以补法扶助正气，并配合其他治法，达到助正祛邪的目的。虽然补法有时可收到间接祛邪的效果，但一般是在无外邪时使用，以避免"闭门留寇"之弊。补法的具体内容甚多，既有补益气、血、阴、阳的不同，又有分补五脏之侧重，但较常用的治法分类仍以补气、补血、补阴、补阳为主。在这些治法中，已包括了分补五脏之法。

上述8种治法，适用于表里寒热虚实不同的证候。对于多数疾病而言，病情往往是复杂的，单一治法并不能够符合治疗需要，常需数种治法配合运用，才能治无遗邪，照顾全面，所以虽为八法，配合运用之后变化多端。正如《医学心悟》中说："一法之中，八法备焉，八法之中，百法备焉。"因此，临证处方，必须针对具体病证，灵活运用八法，使之切合病情，方能收到满意的疗效。

第二节　方剂的组成

方剂是在使用单味药治病进而用多味药治疗的基础上形成，又经历了从辨病论治到辨证论治相结合的过程。药物只有通过合理配伍，调其偏性，制其毒性，或增强或改变原来的功用，使其形成一个新的有机整体，才能更充分发挥作用，治疗复杂疾病。

一、组成原则

方剂的组成原则，首先必须根据病情，辨证立法，然后依法组方。组方要符合"君、臣、佐、使"的基本形式，这样可以更好地反映药物之间的主从和相须、相制等关系，使组方主次分明、全面兼顾、扬长避短，从而达到提高临床疗效的目的。

君药：即针对主病或主证起主要治疗作用的药物。是方中不可或缺，且药力居首的药物。

臣药：有两种意义。①辅助君药加强治疗主病或主证的药物。②针对兼病或兼证起主要治疗作用的药物。

佐药：有三种意义。①佐助药，配合君、臣药以加强治疗作用，或直接治疗次要兼证的药物。②佐制药，用以消除或减弱君、臣药的毒性，或能制约君、臣药峻烈之性的药物。③反佐药，即病重邪甚，可能拒药时，配用与君药性味或作用相反而又能在治疗中起相成作用的药物，以防止药病格拒。

使药：有两种意义。①引经药，能引方中诸药以达病所的药物。②调和药，具有调和方中诸药作用的药物。

除君药外，臣、佐、使药都具有两种以上的意义。在遣药组方时并没有固定的模式，既不是每一种意义的臣、佐、使药都必须具备，也不是每味药只任一职。每首方剂具体药味的多少，以及君、臣、佐、使是否齐备，全视病情需要，因此它是从属于理法原则之下的。但是，一般来说，在方剂组成中，君药不可缺少，君药的药味较少且用量较大，即在药物自身常用量的范围中相对较大。至于有些大方药味繁多，或多个基础方剂组合而成的"复方"，分析时只需按其组成方药的功用归类，分清主次即可。

二、组成变化

方剂的组成既有严格的原则性，又有极大的灵活性。只有将原则性和灵活性在具体运用中统一起来才能更好地达到预期目的。在运用成方（或遣药组方）时，必须因病、因人、因时、因地制宜。从而实现治疗的"个体化"主旨，正所谓"方之精，变也"。方剂的组成变化主要有以下三种形式。

（一）药味加减

药物是决定方剂功用的主要因素，当方剂中的药物增加或减少时，方剂组成的配伍关系必然发生变化，从而导致方剂功用的改变。这种变化主要用于临床选用成方，其目的是使之更加适合病情需要。在此所指的药味加减，主要是指在主病、主症、基本病机及君药不变的前提下，改变方中的次要药物，以适应病情需要，即常说的"随证加减"。需要注意的是，在选用成方加减时，一定要注意所治病证的病机、主症都要与原方基本相符。另外，还需注意，对成方加减时，不可减去君药，否则就不能说是某方加减，而是另组新方。

（二）药量加减

药物的用量直接决定药力的大小，但在某些方剂中用量比例的变化还会改变方剂的配伍关系，从而可能改变该方功用。例如四逆汤与通脉四逆汤，两方都由附子、干姜、炙甘草三味中药组成，但前方姜、附用量比较小，故而主治阳微寒盛而致四肢厥逆、恶寒蜷卧、下利、脉微细或沉迟细弱的证候，有回阳救逆的功用；后方姜、附用量比较大，故而主治阴寒极盛，格阳于外而致四肢厥逆、身反不恶寒、下利清谷、脉微欲绝的证候，有回阳逐阴、通脉救逆的功用。由此可见，药量的增加或减少，可以是单纯药力的改变，也可以随着组成配伍关系的改变而使功效、主治发生改变。

（三）剂型更换

中药制剂种类很多，各有特点。由于剂型不同，其功用和主治也有区别。如九味羌活汤是治疗外感风寒湿邪兼有里热所致感冒的常用方，倘若易汤为丸，则药力缓而疗效持久，可治疗内伤杂病。

上述药味、药量、剂型等的变化可以单纯应用，也可以结合使用，有时很难截然分开。通过这些变化，能充分体现出方剂在临床中运用的具体特点。只有掌握这些特点，才能应万变之病情，从而达到预期的治疗目的。

复习思考题:

何谓方剂的组方原则？简述方剂中"君、臣、佐、使"的含义。

第三节 方剂的用法

一、方剂的剂型

方剂组成之后，根据病情需要与药物的特点制成一定的形态，称为剂型。方剂的剂型历史悠久，早在《黄帝内经》中就有汤、丸、散、膏、酒、丹等剂型，历代医家又多有发展，明代《本草纲目》所载剂型已有 40 余种。随着制药工业的发展，现代又研制了片剂、冲剂、注射剂等新的剂型。

（一）汤剂

古称汤液，俗称煎剂，是将药物用水或黄酒，或水酒各半浸透后，煎煮一定时间，去渣取汁而成的剂型。一般作内服，如麻黄汤等。外用的多作洗浴、熏蒸及含漱。汤剂的特点是吸收快，起效迅速，便于随证加减，适用于病证复杂或病情不稳定的患者。汤剂的不足之处是制备相对不便，服用口感欠佳，携带储存受限。

（二）散剂

散剂是将药物研碎后均匀混合的粉末状制剂，分内服和外用两种。内服散剂为细末者，可直接以温水冲服，量小者亦可直接吞服，如七厘散；为粗末者，以水煎煮取汁服，称为煮散，如银翘散。外用散剂一般作为外敷，掺撒创面或患病部位，如金黄散等；亦有作点眼、吹喉等，如八宝眼药、冰硼散等。散剂的特点是制作简便，吸收较快，节省药材，便于服用及携带。

（三）丸剂

丸剂是将药物研成细粉或使用药材提取物，加适宜的黏合剂制成的球形固体剂型。丸剂与汤剂相比，吸收较慢，药效持久，节省药材，便于携带、服用和贮存。一般适用于慢性、虚弱性疾病，如六味地黄丸等；亦有用于急性病证，多为含芳香类药物与毒剧药物，不宜作汤剂煎服，如安宫牛黄丸等。常用的丸剂有蜜丸、水丸、糊丸、浓缩丸、蜡丸、滴丸等。

（四）膏剂

膏剂是将药物用水或植物油煎熬去渣而制成的剂型，分内服和外用两种。内服膏剂有流浸膏、浸膏、煎膏三种；外用膏剂分软膏、硬膏两种。其中流浸膏和浸膏多数用作调配其他制剂使用，如合剂、糖浆剂、冲剂、片剂等。

1. 煎膏 又称膏滋，是将药物加水反复煎煮，去渣浓缩后，加炼蜜或糖制成的半液体剂型。其特点是体积小，含量高，便于服用，口味甜美，有滋润补益作用，一般用于慢性虚弱患者，有利于较长时间用药，如鹿胎膏、八珍益母膏等。

2. 软膏 又称药膏，是将药物细粉与适宜的基质制成具有适当稠度的半固体外用制剂。其中用乳剂型基质的亦称乳膏剂，多用于皮肤、黏膜或疮面。软膏具有一定的黏稠性，外涂后渐渐软化或溶化，使药物慢慢吸收，持久发挥疗效，适用于外科疮疡疔肿、烧烫伤等。

3. 硬膏　又称膏药，古称薄贴，是以植物油将药物煎至一定程度，去渣，煎至滴水成珠，加入黄丹等搅匀、冷却而成的制剂。用时加温摊涂在布或纸上，软化后贴于患处或穴位上，可治疗局部疾病和全身性疾病，如疮疡肿毒、跌打损伤、风湿痹证及腰痛、腹痛等，常用的有狗皮膏、暖脐膏等。

（五）酒剂

酒剂又称药酒，古称酒醴，是将药物用白酒或黄酒浸泡，或加温隔水炖煮，去渣取液而成，可供内服或外用。酒有活血通络，易于发散和助长药效的特性，故适于祛风通络和补益剂中使用，如风湿药酒、参茸药酒等。外用酒剂尚可祛风活血，止痛消肿。

（六）丹剂

丹剂并非一种固定的形态，分内服和外用两种。内服丹剂有丸剂，也有散剂，每以药品贵重或药效显著而名之曰丹，如至宝丹、活络丹等。外用丹剂亦称丹药，是以某些矿物类药经高温烧炼制成的不同结晶形状的制品，常研粉涂撒疮面，亦可制成药条、药线和外用膏剂，主要用于治疗外科疮疡痈疽等。

（七）茶剂

茶剂是将药物粗末与适宜黏合剂混合制成的块状制剂。用时以沸水泡汁或煎汁代茶服用。其优点是制作简单，服用方便，具有一定疗效，群众乐于采用。适用于感冒、食积、腹泻等多种疾病，如午时茶等。

（八）栓剂

栓剂古称坐药或塞药，是将药物细粉与基质混合制成一定形状的固体制剂。用于腔道并在其间融化或溶解而释放药物，有杀虫止痒、滑润、收敛等作用。其特点是通过直肠或阴道黏膜吸收，有 50%～70% 的药物不经过肝脏而直接进入体循环，可减少药物对肝脏的毒副作用，还可避免胃肠液对药物的影响及药物对胃黏膜的刺激，可以用于全身性疾病。婴幼儿直肠给药尤为方便。常用的有小儿解热栓、消痔栓等。

（九）冲剂（颗粒剂）

冲剂（颗粒剂）是将药材提取物加适量赋形剂或部分药物细粉制成的干燥颗粒或块状制剂，以开水冲服。其特点是作用迅速、味道可口、体积较小、服用方便等，适用于多种疾病。常用的有感冒退热冲剂等。

（十）片剂

片剂是将药物细粉或药材提取物与辅料混合压制而成的片状制剂。其特点是用量准确，体积小，易于服用。此外，尚有口含片、泡腾片等。

（十一）糖浆剂

糖浆剂是将药物煎煮，去渣取汁浓缩后，加入适量蔗糖溶解后制成的浓蔗糖水溶液。其特点是味甜量小，服用方便，吸收较快，尤其适用于儿童。如止咳糖浆等。

（十二）口服液

口服液是将药物用水或其他溶剂提取，经精制而成的内服液体制剂。其特点是剂量较小，吸收较快，服用方便，口感适宜等。如杞菊地黄口服液等。

（十三）注射液

注射液亦称针剂，是将药物经过提取、精制、配制等步骤而制成的灭菌溶液、无菌混悬液或供配制成液体的无菌粉末，供皮下、肌肉、静脉等注射的一种制剂。其特点是剂量准确，药效迅速，不受消化系统影响。适用于急救，对于神志昏迷，难于口服用药的患者尤为适宜。如清开灵注射液等。

以上诸般剂型，各有特点，临证根据病情与方剂特点酌情选用。此外，尚有露剂、锭剂、条剂、线剂、搽剂、胶囊剂、灸剂、熨剂、灌肠剂、气雾剂，临床中都在广泛应用，而且还在不断研制新剂型，以提高药效与便于临床使用。

二、方剂的煎服法

（一）煎药法

1. 煎药用具 一般以陶瓷器皿、砂锅为好。现代亦有使用不锈钢器皿，忌用铁器、铜器。煎具的容量宜稍大些，以利于药物的翻动，并可避免药汁外溢。同时应适时加盖，以防水分蒸发过快。

2. 煎药用水 以洁净、新鲜、无杂质为原则，如自来水、井水、蒸馏水均可。前人常用流水、泉水、甘澜水（亦称劳水）、米泔水等，根据药物特点和疾病性质，亦有用酒或水酒合煎者。

3. 加水量 用水量可视药量、质地及煎药时间而定，一般以高于饮片平面3～5cm为宜。每剂药一般煎煮2次，亦有煎煮3次者。第一煎水量可适当多些，第二、三煎则可略少。每次煎煮所得药量以150mL左右为宜。

4. 煎药火候 一般有"武火""文火"之分。急火煎之，谓"武火"；慢火煎之，谓"文火"。常规先用武火，沸腾后即改用文火。同时，应根据药物性味及所需煎煮时间的要求，酌定火候。解表和泻下剂，煎煮时间宜短，其火宜急，水量宜少；补益之剂，煎煮时间宜长，其火宜慢，水量略多。如药物煎煮焦枯时，则应弃之不用。

5. 煎药方法 应先将药物浸泡20～30分钟之后再行煎煮。汤剂煎取药液后，应对药渣进行适当压榨，以收取残液。需特殊煎法的药物，应在处方中加以注明。特殊煎药方法，如先煎、后下、包煎、单煎、烊化、冲服等见前中药学部分（第七章"中药基本知识"，第三节"中药的药量与用法"）。

（二）服药法

1. 服药时间 一般而言，病在上焦，宜食后服；病在下焦，宜食前服；补益药和泻下药，宜空腹服；安神药宜临卧服；对胃肠有刺激的，应食后服。急性重病则不拘时服，慢性病应按时服，治疟药宜在发作前2小时服。另外，某些方剂服药时间有特殊要求，如十枣汤宜"平旦"服、鸡鸣散宜"五更"服等。

2. 服药方法　服用汤剂，一般1日1剂，分2～3次温服。根据病情需要，或1日只服1次，或1日数服，或煎汤代茶服，甚至1日连服2剂。散剂和丸剂一般根据病情和具体药物定量，1日服2～3次。此外，尚有热服、冷服等方法。如治疗热证可寒药冷服，治疗寒证可热药热服，以辅助药力。若病情严重，服药后可能出现呕吐等拒药反应，应寒药热服，或热药冷服，以防邪药格拒。对于服药呕吐者，宜先服少量姜汁，或嚼少许陈皮，然后服药；亦可采取冷服、少量频服等方法。对于昏迷或吞咽困难者，可用鼻饲法给药。

使用峻烈药和毒性药时，宜从小量开始，逐渐加量，取效即止，慎勿过量，以免中毒或损伤正气。总之，应根据病情、病位、病性和药物特点等选择适宜的服用方法。

3. 药后调护　服药后的调养和护理是服用法的重要环节，它关系到药效的发挥和患者的康复。如桂枝汤方后云："啜热稀粥一升余，以助药力。温覆令一时许，遍身漐漐微似有汗者益佳，不可令如水流漓，病必不除。"其他如十枣汤服法中强调"得快下利后，糜粥自养"；五苓散服后宜"多饮暖水，汗出愈"等。一般服解表药，应取微汗，不可大汗，然亦不可汗出不彻。服泻下剂后，应注意饮食，不宜进食生冷及不易消化的食物，以免影响脾胃之健运。

服药后的饮食宜忌主要有两方面：一是疾病对饮食的宜忌，如水肿病宜少食盐、消渴病宜忌糖、下利慎油腻、寒证禁生冷等；二是药物对饮食的宜忌，《本草纲目》在"服药食忌"中明示："凡服药，不可杂食肥猪犬肉，油腻羹鲙，腥臊陈臭诸物。凡服药，不可多食生蒜、胡荽、生葱、诸果、诸滑滞之物。"

此外，尚有汗后避风，以及慎劳役、戒房事、节恚怒等，以防"劳复""食复"。

第四节　常用方剂

一、解表剂

凡以解表药为主组成，具有发汗、解肌、透疹等作用，主治表证的方剂，统称解表剂。根据表证的类型不同，解表剂又可分为辛温解表、辛凉解表和扶正解表三类。

解表剂适用于表证及麻疹、疮疡、水肿、痢疾等病初起见有表证者。

解表剂多用辛散轻扬之品，不宜久煎，以免药性耗散，作用减弱。在服法上一般宜温服，服后宜避风寒，或增衣被，以助汗出。取汗以遍身微汗为佳，若汗出不彻则病邪不解，汗出太过则耗气伤津。汗出病瘥，即停服，不必尽剂。同时，应注意禁食生冷、油腻之品。

麻黄汤
《伤寒论》

【组成】麻黄9g，桂枝6g，杏仁6g，炙甘草3g。

【用法】水煎服，温覆取微汗。

【功效】发汗解表，宣肺平喘。

【主治】外感风寒表实证。恶寒发热，头疼身痛，无汗而喘，舌苔薄白，脉浮紧。

【方解】本方证为外感风寒，肺气失宣所致。风寒之邪侵袭肌表，邪正相争，正盛邪实，故恶寒发热、无汗、头疼身痛。肺主气，外合皮毛，风寒之邪袭表，皮毛闭塞，肺气失于宣肃，故无汗而喘。治宜发汗解表，宣肺平喘。方中麻黄发汗解表，祛肌表之风寒，宣肺平喘，为君药。

臣以桂枝，解肌发表，温通血脉，助麻黄加强发汗解表。二药相须为用，是辛温发汗的常用组合。佐以杏仁，降利肺气，与麻黄相伍，一宣一降，增强宣肺平喘之力，为宣降肺气的常用组合。炙甘草调和诸药，缓和麻、桂发汗之峻烈，为佐使药。四药合用，表寒得散，肺气得宣，则诸症可愈。

【使用注意】本方为辛温发汗之峻剂，只宜于外感风寒表实证且体质壮实者。对于外感表虚自汗、体虚外感、新产妇人、失血患者等，虽见表寒证，均不宜用。本方只宜暂用，不可久服，一服汗出，止后服。

桂枝汤
《伤寒论》

【组成】桂枝 9g，芍药 9g，炙甘草 6g，生姜 9g，大枣 3g。

【用法】水煎服，温覆取微汗。药后，啜热稀粥一碗，以助药力。

【功效】解肌发表，调和营卫。

【主治】外感风寒表虚证。恶风发热，汗出，头痛，鼻鸣干呕，苔白不渴，脉浮缓或浮弱。

【方解】本方证因外感风寒，营卫不和所致。外感风寒表虚证，《伤寒论》谓之太阳中风，其病机为卫强营弱。外感风邪，风性疏泄，卫气失固，不能固护营阴，营阴外泄，故恶风发热、汗出、头痛、脉浮缓等。邪气郁滞，肺胃失和，则鼻鸣干呕。风寒在表，应辛温发散以解表，但本方证属表虚，腠理不固，故当解肌发表，调和营卫。方中桂枝为君，解肌发表而祛在表之风邪。芍药为臣，益阴敛营，既可补营阴之不足，又可敛固营阴以防营阴外泄。桂、芍等量合用，于本方寓意有三：一为针对卫强营弱，体现营卫同治，邪正兼顾；二为相辅相成，桂枝得芍药使汗而有源，芍药得桂枝则滋而能化；三为相制相成，散中有收，汗中寓补。生姜辛温，既助桂枝辛散表邪，又兼和胃止呕；大枣甘平，意在益气补中，且可滋脾生津。姜、枣相配，是补脾和胃、调和营卫的常用组合，共为佐药。炙甘草调和药性，合桂枝辛甘化阳以实卫，合芍药酸甘化阴以和营，兼佐使之用。综观本方，药虽五味，发中有补，散中有收，邪正兼顾，阴阳并调。

麻黄汤和桂枝汤同属辛温解表方剂，都可用治外感风寒表证。麻黄汤中麻、桂并用，佐以杏仁，发汗散寒力强，又能宣肺平喘，为辛温发汗之重剂，适用于外感风寒所致恶寒发热而无汗喘咳之表实证；桂枝汤中桂、芍并用，佐以姜、枣，发汗解表之力逊于麻黄汤，但有调和营卫之功，为辛温解表之和剂，适用于外感风寒所致恶风发热而有汗出之表虚证。

【使用注意】凡外感风寒表实无汗者禁用。服药期间禁食生冷、黏腻、酒肉、臭恶等物。

小青龙汤
《伤寒论》

【组成】麻黄 9g，芍药 9g，细辛 3g，干姜 6g，炙甘草 6g，桂枝 9g，半夏 9g，五味子 3g。

【用法】水煎，温服。

【功效】解表散寒，温肺化饮。

【主治】外寒内饮证。恶寒，发热，头身疼痛，无汗，喘咳，痰涎清稀而量多，胸痞，或干呕，或痰饮喘咳，不得平卧，或身体疼重，头面四肢浮肿，舌苔白滑，脉浮。

【方解】本方主治外感风寒，寒饮内停之证。风寒束表，皮毛闭塞，卫阳被遏，营阴郁滞，故见恶寒发热、无汗、身体疼痛。素有寒饮之人，一旦感受外邪，每致表寒引动内饮，水寒相搏射肺，肺失宣降，故咳喘痰多而稀。水停心下，阻滞气机，故胸痞；水留胃中，胃气上逆，故干呕；水饮溢于肌肤，故浮肿身重。舌苔白滑、脉浮，是为外寒里饮之佐证。治宜解表化饮，表里双解。方中麻黄、桂枝相须为君，发汗散寒以解表邪，且麻黄又能宣发肺气而平喘咳，桂枝温阳化饮。干姜、细辛为臣，温肺化饮，兼助麻、桂解表祛邪。然而素有痰饮，纯用辛温发散，恐耗伤肺气，故佐以五味子敛肺止咳，芍药和营养血。二药与辛散之品相配，一散一收，既可增强止咳平喘之功，又可制约诸药辛散太过之性，且可防止温燥药物伤津。半夏燥湿化痰，和胃降逆，亦为佐药。炙甘草兼为佐使之药，既可益气和中，又能调和于辛散酸收之间。药虽八味，配伍严谨，散中有收，开中有阖，宣中有降，使风寒解，水饮去，宣降复，则诸症自平。

【使用注意】因本方辛散温化之力较强，应以确属水寒相搏于肺者，方宜使用，且视患者体质强弱酌定剂量。阴虚干咳无痰或痰热证者，不宜使用。

银翘散
《温病条辨》

【组成】连翘 30g，金银花 30g，苦桔梗 18g，薄荷 18g，竹叶 12g，生甘草 15g，荆芥穗 12g，淡豆豉 15g，牛蒡子 18g。

【用法】上为散。每服六钱（18g），鲜芦根汤煎，香气大出，即取服，勿过煮。亦可作汤剂，水煎服，用量按原方比例酌减。

【功效】辛凉透表，清热解毒。

【主治】温病初起。发热，微恶风寒，无汗或有汗不畅，头痛口渴，咳嗽咽痛，舌尖红，苔薄白或薄黄，脉浮数。

【方解】本方主治温病初起，邪在卫分之证。温邪外袭，卫气被郁，开阖失司，故发热、微恶风寒、无汗或有汗不畅。肺气失宣，则见咳嗽、咽喉红肿疼痛。温邪伤津，故口渴。舌尖红、苔薄白或微黄、脉浮数，均为温病初起之佐证。治宜辛凉透表，清热解毒。方中金银花、连翘气味芳香，既能疏散风热，清热解毒，又可辟秽化浊，在透散卫分表邪的同时，兼顾了温热病邪易蕴成毒及多夹秽浊之气的特点，故重用为君药。薄荷、牛蒡子疏散风热，清利头目，且可解毒利咽。荆芥穗、淡豆豉辛而微温，解表散邪，二者虽属辛温，但辛而不烈，温而不燥，配入辛凉解表方中，增强辛散透表之力，是为去性取用之法。以上四药俱为臣药。芦根、竹叶清热生津，桔梗开宣肺气而止咳利咽，同为佐药。甘草既可调和药性，护胃安中，又合桔梗利咽止咳，是属佐使之用。本方配伍特点有二：一是辛凉之中配伍少量辛温之品，既有利于透邪，又不悖辛凉之旨。二是疏散风邪与清热解毒相配，具有外散风热、内清热毒之功，构成疏清兼顾、以疏为主之剂。

【使用注意】凡外感风寒及湿热病初起者禁用。因方中药物多为芳香轻宣之品，不宜久煎。

桑菊饮
《温病条辨》

【组成】桑叶 7.5g，菊花 3g，杏仁 6g，连翘 5g，薄荷 2.5g，苦桔梗 6g，生甘草 2.5g，芦根 6g，甘草 2.4g。

【用法】水煎，温服。

【功效】疏风清热，宣肺止咳。

【主治】风温初起，表热轻证。但咳，身热不甚，口微渴，脉浮数。

【方解】本方主治风温初起之证。温热病邪从口鼻而入，邪犯肺络，肺失清肃，故以咳嗽为主症。受邪轻浅所以身不甚热、口渴亦微。治当疏风清热，宣肺止咳。方中桑叶疏散上焦风热，且善走肺络，能清宣肺热而止咳嗽；菊花疏散风热，清利头目，二者共为君药。薄荷疏散风热，以助君药解表之力；杏仁功擅肃降肺气，桔梗开宣肺气，三者共为臣药。连翘透邪解毒；芦根清热生津，为佐药。甘草调和诸药为使。诸药相伍，使上焦风热得以疏散，肺气得以宣降，则表证解，咳嗽止。本方从"辛凉微苦"立法，其配伍特点：一以轻清宣散之品，疏散风热以清头目；一以苦辛宣降之品，理气肃肺以止咳。

银翘散与桑菊饮都是治疗温病初起的辛凉解表方剂，组成中都有连翘、桔梗、甘草、薄荷、芦根五药，但银翘散有金银花配伍荆芥、豆豉、牛蒡子、竹叶，解表清热之力强，为"辛凉平剂"；桑菊饮有桑叶、菊花配伍杏仁，肃肺止咳之力大，而解表清热作用较银翘散为弱，故为"辛凉轻剂"。

【使用注意】风寒咳嗽，不宜使用。由于方中药物均为轻清之品，故不宜久煎。

败毒散
《太平惠民和剂局方》

【组成】柴胡、前胡、川芎、枳壳、羌活、独活、茯苓、桔梗、人参、甘草各900g。

【用法】上为粗末。每服二钱（6g），水一盏，加生姜、薄荷各少许，同煎七分，去滓，不拘时服。亦可作汤剂，水煎服，用量按原方比例酌减。

【功效】散寒祛湿，益气解表。

【主治】气虚，外感风寒表湿证。憎寒壮热，头项强痛，肢体酸痛，无汗，鼻塞声重，咳嗽有痰，胸膈痞满，舌淡苔白，脉浮而按之无力。

【方解】本方主治正气素虚，又感风寒湿邪之证。风寒湿邪，袭于肌表，卫阳被遏，正邪交争，故见憎寒壮热、无汗；客于肢体、骨节、经络，气血运行不畅，故头项强痛、肢体酸痛。风寒犯肺，肺气不宣，故咳嗽有痰、鼻塞声重、胸膈痞闷。舌苔白腻、脉浮按之无力，正是虚人外感风寒兼湿之征。治当散寒祛湿，益气解表。方中羌活、独活发散风寒，除湿止痛，共为君药。川芎行气活血而祛风，柴胡解肌透邪而行气，二药既可助君药解表逐邪，又可行气活血加强宣痹止痛之力，共为臣药。桔梗宣肺利膈，枳壳理气宽中；前胡化痰止咳；茯苓渗湿消痰，共为佐药。生姜、薄荷为引，以助解表之力；甘草调和药性，兼以益气和中，皆为佐使之品。方中人参亦属佐药，用之益气以扶其正：一则助正气以鼓邪外出，并寓防邪入里之义；二则令全方散中有补，不致耗伤真元。综观全方，邪正兼顾，以祛邪为主。扶正药得祛邪药则补不滞邪，无闭门留寇之弊；祛邪药得扶正药则功力更大，解表不伤正，无内顾之忧，相辅相成，相得益彰。

喻嘉言用本方治疗外邪陷里而成之痢疾，意即疏散表邪，表气疏通，里滞亦除，其痢自止。此种治法，称为"逆流挽舟"法。

【使用注意】方中药物多为辛温香燥之品，外感风热及阴虚外感者，均忌用。若时疫、湿温、湿热蕴结肠中而成之痢疾，切不可用。

二、泻下剂

凡以泻下药为主组成，具有通导大便、排除肠胃积滞、荡涤实热，或攻逐水饮、寒积等作用，治疗里实证的方剂，统称泻下剂。

由于里实积滞证的病因、病机不同，证候表现有热结、寒结、燥结、水结的区别，兼之人体体质差别，因此，其立法分为寒下、温下、润下、攻补兼施、逐水等类。另外，根据里实证的病情轻重、病程长短，在具体用法上又有峻下和缓下之分。

泻下剂的使用，必待表邪已解，里实已成。若表证未解，里未成实者不宜用；若表证未解，里实已成，宜表里双解；若兼瘀血、虫积或痰浊，宜分别配伍相应药物；对年老体虚、孕产妇或妇女正值经期，以及病后伤津及亡血证，均应慎用或禁用，必要时宜配伍补益扶正之品。另外，泻下剂易伤胃气，得效即止，慎勿过剂。同时，服药期间应调摄饮食，忌油腻及不易消化食物，以防重伤胃气。

大承气汤
《伤寒论》

【组成】大黄 12g，厚朴 15g，枳实 12g，芒硝 9g。

【用法】水煎服，先煎厚朴、枳实，后下大黄，芒硝溶服。

【功效】峻下热结。

【主治】

1. 阳明腑实证　大便不通，频转矢气，脘腹痞满，腹痛拒按、按之则硬，甚或潮热谵语，手足濈然汗出，舌苔黄燥起刺或焦黑燥裂，脉沉实。

2. 热结旁流证　下利清水、色纯青，其气臭秽，脐腹疼痛，按之坚硬有块，口舌干燥，脉滑实。

【方解】邪热入里，与肠中燥屎相搏结，消灼津液，肠胃气滞，腑气不通，故见大便不通，频转矢气，脘腹痞满，腹痛拒按，按之则硬。阳明里热炽盛，蒸迫津液外泄，故潮热，手足汗出。热盛于里，上扰心神，则见神昏谵语，甚则发狂。热盛伤津，燥屎内结，故见舌苔黄或焦黄起刺，甚则焦黑燥裂，脉沉实等。腑热炽盛，燥屎内结肠中而不能出，逼迫肠中浊液从旁而下，则见下利清水、色纯青、其气臭秽等"热结旁流"之症。方中大黄苦寒降泄，泄热通便，荡涤胃肠实热积滞，为君药。芒硝咸寒润降，软坚润燥，助大黄泄热通便，为臣药。厚朴下气除满，枳实行气消痞，既能消痞除满，又助硝、黄荡涤积滞，为佐药。本方峻下热结，能承顺胃气下行，故方名"承气"。

【使用注意】本方为泻下峻剂，凡气血亏虚或肠胃无热结，以及年老、体弱者等均应慎用。孕妇禁用。中病即止，以免耗损正气。

大黄附子汤
《金匮要略》

【组成】大黄 9g，附子 9g，细辛 3g。

【用法】水煎服。

【**功效**】温里散寒，泻结行滞。

【**主治**】寒积里实证。腹痛便秘，发热，手足厥冷，舌苔白腻，脉弦紧。

【**方解**】寒邪内侵，与肠中积滞互结，肠道传导失职，腑气不通，故腹痛便秘；寒积内停，阳气被郁，不能布达四肢，则手足厥冷。方中重用大辛大热之附子，温阳散寒，为君药。以苦寒之大黄，泻下通便，荡涤积滞，为臣药。佐以细辛温通散寒止痛，并助附子温阳散寒之力。大黄性味虽苦寒，但配伍附子、细辛等大辛大热之品，相反相成，寒性被制而泻下之功存。三药合用，里寒散，大便行，积滞去，诸症自解。

【**使用注意**】使用时大黄用量一般不超过附子。

麻子仁丸
《伤寒论》

【**组成**】麻子仁 500g，芍药 250g，枳实 250g，大黄 500g，厚朴 250g，杏仁 250g。

【**用法**】蜜丸，每服 9g，每日 2～3 次；亦可按原方用量比例改用汤剂煎服。

【**功效**】润肠泄热，行气通便。

【**主治**】肠胃燥热，脾津不足。大便秘结，小便频数，苔微黄，脉细涩。

【**方解**】本方为治疗肠胃燥热之便秘的代表方。胃中燥热，脾受约束，津液不能四布，但输膀胱，肠失濡润，故小便频数、大便秘结。方中麻子仁性味甘平，功善润肠通便，重用为君药。大黄泄热通便；杏仁润燥通便，且善降肺气，因肺与大肠相表里，肺气降则腑气通；芍药养阴敛津，和里缓急，共为臣药。枳实下气破结，厚朴行气除满，为佐药。蜂蜜润肠通便，调和诸药，为使药。本方下不伤正，润而不腻，攻润相合，燥热去，阴液复，而大便自调。

【**使用注意**】本方虽属润下，但方中有攻下破滞之品，津亏血少者不宜久服。孕妇慎用。

三、和解剂

凡具有和解少阳、调和肝脾、调和肠胃等作用，治疗伤寒邪在少阳、肝脾不和、肠胃不和等证的方剂，统称和解剂。根据适应证不同，和解剂分为和解少阳、调和肝脾、调和寒热三类。和解剂除用于少阳证外，还可调和肝脾以治肝郁脾虚、肝脾不和证，调和寒热以治寒热互结、肠胃不和证。邪在肌表或邪已入里之证，不得使用和解少阳类方剂，如表证用之则引邪内陷，里证用之而无济于事。寒、热、虚、实有所偏盛者，不宜使用和解剂，以免贻误病情。

小柴胡汤
《伤寒论》

【**组成**】柴胡 24g，黄芩 9g，人参 9g，炙甘草 9g，半夏 9g，生姜 9g，大枣 4 枚。

【**用法**】水煎服。

【**功效**】和解少阳。

【**主治**】

1. 伤寒少阳证　往来寒热，胸胁苦满，默默不欲饮食，心烦喜呕，口苦，咽干，目眩，舌苔薄白，脉弦者。

2. 热入血室证　妇人中风，经水适断，寒热发作有时，以及疟疾、黄疸等病而见少阳证者。

【方解】本方为和解少阳的代表方剂。伤寒邪犯少阳，病在半表半里，邪正相争，故往来寒热。少阳经脉循胸布胁，足少阳之脉起于目锐眦，其支者，下胸中，贯膈，络肝，属胆，循胁里。邪在少阳，经气不利，郁而化热，胆火上炎，而致胸胁苦满、心烦、口苦、咽干、目眩。胆热犯胃，胃失和降，故默默不欲饮食而喜呕。若妇人经期，感受风邪，邪热内传，热与血结，血热瘀滞，疏泄失常，故经水不当断而断、寒热发作有时。治疗大法，邪在表者，当从汗解；邪入里者，则当吐下。今邪既不在表，又不在里，而在表里之间，则非汗、吐、下所宜，唯宜和解之法。方中柴胡透泄少阳之邪，并能疏泄气机之郁滞，使少阳半表之邪得以疏散，为君药。黄芩清泄少阳半里之热，为臣药。君臣配伍，一透一清，和解少阳。胆气犯胃，胃失和降，佐以半夏、生姜和胃降逆止呕；邪从太阳传入少阳，缘于正气本虚，又佐以人参、大枣益气健脾，一方面扶正以助祛邪，另一方面益气以御邪内传。炙甘草助参、枣扶正，且能调和诸药，为使药。诸药合用，以和解少阳为主，兼补胃气。使邪气得解，枢机得利，胃气调和，则诸症自除。

【使用注意】本方为治疗少阳病证的基础方，又是和解少阳的代表方。临床运用时只要抓住一二主症，便可用本方治疗，不必待其证候悉具。正如《伤寒论》所说："伤寒中风，有柴胡证，但见一证便是，不必悉具。"因柴胡升散，芩、夏性燥，故阴虚血少者禁用。

逍遥散
《太平惠民和剂局方》

【组成】甘草 15g，当归 30g，茯苓 30g，白芍 30g，白术 30g，柴胡 30g。

【用法】共为散，每服 6 ～ 9g，煨姜、薄荷少许，共煎汤温服，日 3 次。亦可作汤剂，水煎服，用量按原方比例酌减。（亦有丸剂，每服 6 ～ 9g，日服 2 次。）

【功效】疏肝解郁，养血健脾。

【主治】肝郁血虚脾弱证。两胁作痛，头痛目眩，口燥咽干，神疲食少，或往来寒热，或月经不调，乳房胀痛，脉弦而虚者。

【方解】情志不畅，肝失条达，则肝体失于柔和，以致肝郁血虚。肝郁血虚则两胁作痛、头痛目眩；郁而化火，故口燥咽干。肝旺乘脾，脾胃虚弱则神疲食少。脾为营之本，胃为卫之源，脾胃虚弱则营卫受损，不能调和而致往来寒热。肝藏血，主疏泄，肝郁血虚脾弱，在妇女多见月经不调、乳房胀痛。治宜疏肝解郁，养血健脾。方中以柴胡疏肝解郁为君。当归甘辛苦温，养血和血。白芍养血敛阴，柔肝缓急。归、芍合柴胡，补肝体而助肝用，共为臣药。白术、茯苓、甘草益气健脾，使营血生化有源，为佐药。用法中加薄荷少许，疏散郁遏之气，透达肝经郁热；煨姜降逆和中，且能辛散达郁，亦为佐药。诸药合用，使肝郁得疏，血虚得养，脾弱得复，气血兼顾，肝脾同调，立法周全，组方严谨，故为调肝养血之名方。

半夏泻心汤
《伤寒论》

【组成】半夏 12g，黄芩 9g，干姜 9g，人参 9g，黄连 3g，大枣 4 枚，炙甘草 9g。

【用法】水煎服。

【功效】寒热平调，消痞散结。

【主治】寒热互结之痞证。心下痞，但满而不痛，或呕吐，肠鸣下利，舌苔腻而微黄。

【方解】本方原治之痞证，系小柴胡汤证误泻下，损伤中阳，少阳邪热乘虚内陷，以致寒热互结而成。心下痞即胃脘痞满，属脾胃病变。脾胃居中焦，为阴阳升降之枢纽，今中气虚弱，寒热互结，遂成痞证。脾主升，胃主降，中气既伤，升降失常，故见呕吐、肠鸣下利。本方证病机较为复杂，既有寒热错杂，又有虚实相兼，以致中焦失和，升降失常。治当调其寒热，益气和胃，散结除痞。方中以半夏为君，散结除痞，又善降逆止呕。臣以干姜温中散寒，黄芩、黄连泄热开痞。以上四味相伍，具有寒热平调、辛开苦降之用。然寒热互结，又缘于中虚失运，故方中又以人参、大枣甘温益气，以补脾虚，为佐药。使以甘草补脾和中而调诸药。综合全方，寒热互用以和其阴阳，苦辛并进以调其升降，补泻兼施以顾其虚实。使寒去热清，升降复常，则痞满可除，呕利自愈。

本方即小柴胡汤去柴胡、生姜，加黄连、干姜而成。因无半表证，故去解表之柴胡、生姜；痞因寒热互结而成，故加寒热平调之黄连、干姜，变和解少阳之剂，而为调和肠胃之方。

【使用注意】气滞或食积所致的心下痞满，不宜使用。

四、清热剂

凡以清热药为主组成，具有清热、泻火、凉血、解毒等作用，用以治疗里热证的方剂，统称清热剂。根据里热证的类型不同，可以分为清气分热、清营凉血、清热解毒、气血两清、清脏腑热、清虚热等类。

清热剂的应用原则，一般是在表证已解，里热正盛，或热虽盛尚未结实的情况下使用。若邪热在表，应当解表；里热已成腑实，则宜攻下；表邪未解，热已入里，又宜表里双解。如若热在气而治血，则可能引邪深入；如若热在血而治气，则血热难平。所以，在使用清热剂时应分清主次，方能取得确切的疗效。

在使用清热剂时应注意以下几点：一是辨明热证真假。真寒假热之证若误用本类方剂，则雪上加霜。二是辨清热证虚实，分清在脏、在腑。如屡用清热泻火之剂而热仍不退者，乃阴液大伤，此时当改用甘寒滋阴壮水之法，使阴复则其热自退。三是避免寒凉败胃。清热剂每以寒凉药为主组方，平素脾胃虚弱而又里热为患者，宜配伍醒脾和胃之品，以顾护脾胃。四是防止药病格拒。热邪炽盛，服凉药入口即吐者，可于寒凉方中少佐温热药，或采用凉药热服法。

白虎汤
《伤寒论》

【组成】石膏 30g，知母 9g，炙甘草 6g，粳米 9g。
【用法】水煎至米熟汤成，去滓温服。
【功效】清热生津。
【主治】气分热盛证。壮热面赤，汗出恶热，烦渴引饮，脉洪大有力或滑数。
【方解】本方证为里热炽盛，故壮热面赤，恶热。里热蒸腾，迫津外泄，故汗出。热盛伤津，故烦渴引饮。法当清热除烦，生津止渴。方中石膏清热泻火，解肌透热，为清泻气分实热之要药，为君药。知母苦寒质润，清热生津，与石膏相须为用，为臣药。粳米、炙甘草益胃生津，并防大寒之剂损伤胃气，为佐药。炙甘草兼能调和诸药，为使药。四药合用，辛寒清气为主，生津益胃为辅，使热去津复。

【使用注意】凡表证未解表现为无汗、发热、口不渴、脉见浮细或沉者，血虚发热、脉洪不胜重按者，以及真寒假热者，均不可误用。

清营汤
《温病条辨》

【组成】犀角（水牛角代）30g，生地黄 15g，玄参 9g，竹叶心 3g，麦冬 9g，丹参 6g，黄连 5g，金银花 9g，连翘 6g。

【用法】水煎服，水牛角镑片先煎，后下余药。

【功效】清营解毒，透热养阴。

【主治】热入营分证。身热夜甚，心烦少寐，时有谵语，口渴或不渴，斑疹隐隐，舌绛而干，脉细数。

【方解】邪热传营，伏于阴分，入夜则身热夜甚。热扰心神，则心烦少寐、时有谵语。邪热伤阴则口渴，热蒸营阴，上潮于口而反不渴。热伤血络，则斑疹隐隐。舌绛而干、脉细数，为热伤营阴之征。方中重用水牛角清解营分热毒，为君药。生地黄、玄参、麦冬既助君药清营凉血，又兼养阴生津之功，共为臣药。温邪初入营分，故用金银花、连翘、竹叶清热解毒，轻清透泄，使营分热邪有外达之机，促其透出气分而解，此即"入营犹可透热转气"之法。金银花、连翘、竹叶既能协助君臣药物消除致病之因，又能借辛凉透散之势，引导营热从外而解。黄连清心解毒；丹参清热凉血，活血散瘀。上述五味均为佐药。本方的配伍特点是以清营解毒为主，配以养阴生津和"透热转气"，使入营之邪透出气分而解，诸症自愈。

黄连解毒汤
《外台秘要》

【组成】黄连 9g，黄芩 6g，黄柏 6g，栀子 9g。

【用法】水煎服。

【功效】泻火解毒。

【主治】三焦实热火毒证。大热烦躁，错语不眠，口燥咽干；或热病吐血、衄血、发斑；或下利，或湿热黄疸；或外科疮痈疔疖，小便黄赤，舌红苔黄，脉数有力。

【方解】火毒炽盛，热灼津伤，则大热、口燥咽干、小便黄赤。火毒上扰神明，故烦躁、错语。热邪迫血妄行，则见吐血、衄血、发斑。热毒下迫大肠，则为下利。热毒壅聚肌肉，气血凝滞，则为疮痈疔疖。本方主治病症虽多，但究其病因，总属实热火毒，治当泻火解毒。方中黄连清泻心火，兼泻中焦之火，为君药。黄芩清上焦之火，黄柏泻下焦之火，共为臣药。栀子清泻三焦之火，并利小便以引邪热下行，为佐药。四药合用，苦寒直折，三焦之火邪去而热毒解，诸症可愈。

【使用注意】本方为大苦大寒之剂，久服或过量易伤脾胃，非火盛且体质壮实者不宜使用。

导赤散
《小儿药证直诀》

【组成】生地黄、木通、生甘草梢各 6g。

【用法】加竹叶 3g，水煎服。

【功效】清心养阴，利水通淋。

【主治】心经火热证。心胸烦热，面赤口渴，口舌生疮；或心热移于小肠，小便赤涩刺痛，舌红，脉数。

【方解】心经有热，则心胸烦热；上炎则面赤、口舌生疮；伤阴则口渴；心与小肠相表里，心热下移小肠，见小便赤涩刺痛。方中生地黄清心热，滋肾阴；木通上清心经之火，下泄小肠之热，共为君药。竹叶清心除烦，兼利小便，为臣药。生甘草梢直达茎中而止淋痛，并能清热解毒，调和诸药，为佐使药。四药合用，既导热下行，又滋阴不恋邪，利水不伤阴。

龙胆泻肝汤
《医方集解》

【组成】龙胆草（酒炒）6g，黄芩（炒）9g，栀子（酒炒）9g，泽泻 12g，木通 9g，车前子 9g，当归（酒洗）3g，生地黄（酒炒）9g，柴胡 6g，生甘草 6g。

【用法】水煎服；蜜丸，1 次 6～9g；水丸，1 次 3～6g，1 日 2 次。

【功效】清泻肝胆实火，清利下焦湿热。

【主治】

1. 肝胆实火上炎证 胁痛，头痛目赤，口苦，耳聋，耳肿，舌红苔黄，脉弦数有力。

2. 肝胆湿热下注证 阴肿，阴痒，小便淋浊，或妇女带下黄臭，舌红苔黄腻，脉弦数有力。

【方解】肝胆之火循经上炎则头痛目赤、口苦、耳聋、耳肿；旁及两胁，肝气郁滞则胁痛。肝胆湿热循经下注则为阴痒、阴肿、妇女带下黄臭。治宜清泻肝胆实火，清利下焦湿热。方中龙胆草上泻肝胆实火，下清肝胆湿热，故为君药。黄芩、栀子清热泻火，兼能燥湿，合龙胆草则清肝胆实火之力颇著，为臣药。泽泻、木通、车前子清利湿热，导肝经湿热从水道而去，利下焦湿热之功尤佳；当归、生地黄滋阴养血，利湿而不伤阴，共为佐药。柴胡疏肝胆之气，并能引诸药入肝胆之经；甘草调和诸药，为佐使药。诸药合用，泻中有补，利中有滋，使火除热清湿去，循经所发诸症皆可相应而愈。

【使用注意】本方中药物多为苦寒之品，内服每易伤脾胃，故脾胃虚弱者应慎用。多服、久服皆非所宜。

白头翁汤
《伤寒论》

【组成】白头翁 15g，黄柏 12g，黄连 6g，秦皮 12g。

【用法】水煎服。

【功效】清热解毒，凉血止痢。

【主治】热毒痢疾。下痢脓血，赤多白少，腹痛，里急后重，肛门灼热，渴欲饮水，舌红苔黄，脉弦数。

【方解】热毒熏灼肠腑而化为脓血，故见下痢脓血、赤多白少；热毒蕴结肠道，气机阻滞，则腹痛、里急后重、肛门灼热，渴欲饮水；舌红苔、脉弦数，皆为热毒内盛之象。本方以苦寒而入血分的白头翁为君，清热解毒，凉血止痢。黄连清热解毒，为治泻痢之要药；黄柏清热燥湿，二药共助君药清解肠腑之热毒，为臣药。秦皮性苦寒而收涩，清热解毒兼收涩止痢，为佐药。四药合用，热清毒解，痢止而后重自除。

青蒿鳖甲汤
《温病条辨》

【组成】青蒿 6g，鳖甲 15g，细生地 12g，知母 6g，牡丹皮 9g。

【用法】水煎服。

【功效】养阴透热。

【主治】温病后期，阴液耗伤，邪伏阴分证。夜热早凉，热退无汗，舌红苔少，脉细数。

【方解】温病后期，夜间阳气入里，与伏于阴分的邪热相争，故入夜身热；至晨阳气出表，则热退身凉。温病后期，阴液已伤，加之邪热深伏阴分，故见热退无汗。舌红少苔、脉象细数，皆为阴虚有热之候。方中青蒿清热透邪，引热外出；鳖甲直入阴分，滋阴以退热。两药相配，内清外透，相得益彰，共为君药。生地黄、知母既助青蒿以清热，又协鳖甲以养阴，为臣药。牡丹皮味苦辛而性微寒，入血分而善于清透伏热，为佐药。诸药合用，标本兼顾，清中有透，养阴而不恋邪，祛邪而不伤正。

五、温里剂

凡以温热药为主组成，具有温里助阳、散寒通脉作用，用于治疗里寒证的方剂，统称温里剂。

温里剂专为里寒证而设，治疗当从温里祛寒立法，但因病位有脏腑经络之别，病势有轻重缓急之分，故又分为温中祛寒、回阳救逆、温经散寒 3 类。

本类方剂多由辛温燥热之品组成，在临床使用时，应注意以下几点：首先要辨清寒热证候之真假，真热假寒证禁用温里剂。其次应注意患者素体如有阴虚、失血之证，虽有寒象，本类方剂也须慎用，不可过剂。使用温里剂还须注意因人、因时、因地制宜。若阴寒太盛或真寒假热证、患者服药入口即吐者，可少佐寒凉之品，或热药冷服，以防格拒。

理中丸
《伤寒论》

【组成】人参、干姜、炙甘草、白术各 9g。

【用法】蜜丸，1 次 9g，1 日 2 次，小儿酌减；或水煎服。

【功效】温中祛寒，补气健脾。

【主治】

1. 中焦虚寒证：呕吐下利，脘腹疼痛，喜温喜按，不欲饮食，畏寒肢冷，舌淡苔白，脉沉细。

2. 阳虚失血证：吐血、衄血、便血、崩漏，血色暗淡，四肢不温者。

3. 小儿慢惊，病后喜唾涎沫，以及胸痹等由中焦虚寒所致者。

【方解】脾胃虚寒，运化无权，升降失常，故呕吐、下利、不欲饮食；脾气虚寒，不能摄血则便血、吐衄，或妇人崩漏。小儿慢惊，总由先天不足、后天失调，或病中过服寒凉之品，或大病后调理不慎，伐伤脾胃所致。干姜味辛性热，温阳散寒，为扶阳抑阴之要药，为君药。人参味甘性温，补中气，培后天，以助运化，为臣药。君臣相配，复中阳，益脾气。佐以白术，燥湿健脾。佐使炙甘草，益气和中，调和诸药。四药配伍，温补并用，以温为主，共收温中祛寒、补气健脾之功效。

<h2 style="text-align:center">四逆汤</h2>
《伤寒论》

【**组成**】炙甘草 6g，干姜 9g，生附子（去皮，破八片）15g。

【**用法**】水煎服，附子先煎 1 小时，再加余药同煎。

【**功效**】回阳救逆。

【**主治**】心肾阳衰之寒厥证。四肢厥逆，神衰欲寐，面色苍白，恶寒蜷卧，腹痛下利，呕吐不渴，甚或冷汗淋漓，舌淡，苔白滑，脉微欲绝；以及误汗亡阳者。

【**方解**】心肾阳气虚衰，阴寒内盛，无以温煦，故四肢厥冷、恶寒蜷卧。阳气衰竭，无力鼓动血脉运行，故脉微欲绝。不能温养精神，故神衰欲寐。肾阳衰微，火不暖土，故腹痛吐利。本方以大辛大热之生附子为君药，温壮元阳，破散阴寒，以救助心肾衰竭之阳气。以辛热之干姜为臣药，温中焦，散阴寒，以固守后天之本。生附子与干姜相须为用，是回阳救逆的基本配伍。佐使炙甘草，一则甘温补气，使生附子、干姜回阳救逆之中兼有益气补虚之效；二则缓解君臣药物的峻烈之性，使生附子、干姜无暴散虚阳之虞；三则调和药性，并能使药力作用持久。本方药简力专，大辛大热，具有温暖心肾、破散阴寒、回阳救逆之效。

【**使用注意**】若服药后出现呕吐格拒者，可将药液置凉后服用。非阴盛阳衰者，不可服用。

<h2 style="text-align:center">当归四逆汤</h2>
《伤寒论》

【**组成**】当归 12g，桂枝（去皮）9g，白芍 9g，细辛 3g，炙甘草 6g，通草 6g，大枣 8 枚。

【**用法**】水煎服。

【**功效**】温经散寒，养血通脉。

【**主治**】血虚寒厥证。手足厥寒，口不渴，舌淡苔白，脉沉细；或腰、股、腿、足、肩臂疼痛，兼见畏寒肢冷者。

【**方解**】营血虚弱，阳气不足，四末失于温养，故手足厥寒。寒凝经脉，血行不畅，故腰、腿、股、足、肩臂疼痛。阳虚血弱，故舌淡苔白、脉沉细。治宜温经脉，补营血，散寒邪，通血脉。方中桂枝温经散寒，温通血脉；细辛通达表里，温散寒凝，温阳散寒，通行血脉，共为君药。当归甘温，养血和血；白芍酸甘，滋养阴血，补养营血，调畅血行，共为臣药。佐以通草，通行经脉；大枣、甘草，益气健脾养血。重用大枣，既合归、芍以补营血，又防桂枝、细辛燥烈太过，伤及阴血，亦为佐药。甘草兼调药性而为使药。全方共奏温阳气、补营血、散寒邪、通血脉之效。

六、补益剂

凡以补益药为主组成，具有补益人体气、血、阴、阳等作用，治疗各种虚证的方剂，统称补益剂。根据虚证的类型不同，补益剂又分为补气剂、补血剂、气血双补剂、补阴剂、补阳剂、阴阳并补剂6类。

补益剂适用于各种虚证，包括气虚、血虚、气血两虚、阴虚、阳虚和阴阳两虚等。

使用补益剂时需注意辨清虚实的真假，不能用于实证，并需辨清虚证的类型和病位；对脾胃功能运化欠佳者，适当配伍理气开胃之品，以助运化，防止其虚不受补。本类方剂宜文火久煎。

四君子汤
《太平惠民和剂局方》

【组成】人参9g，白术9g，茯苓9g，炙甘草6g。

【用法】水煎服。

【功效】益气健脾。

【主治】脾胃气虚证。面色萎白，语声低微，气短乏力，食少便溏，舌淡苔白，脉虚缓。

【方解】本证由脾胃气虚，运化乏力所致。脾胃为后天之本、气血生化之源，脾胃虚弱，气血生成不足，故面色萎白、语音低微、气短乏力。脾虚受纳与运化乏力，则湿浊内生，故食少便溏。舌淡苔白、脉虚缓为脾胃气虚之象。治宜益气健脾法。方中人参健脾养胃，为君药。白术健脾燥湿，助君药之力，为臣药。茯苓渗湿健脾，为佐药。苓、术合用，健脾祛湿之功益著。炙甘草益气和中，调和诸药，为使药。四药性味平和，补而不滞，利而不峻，犹如宽厚中庸之君子，故名"四君子"。

参苓白术散
《太平惠民和剂局方》

【组成】莲子肉9g，薏苡仁9g，缩砂仁6g，桔梗6g，白扁豆12g，白茯苓15g，人参15g，甘草10g，白术15g，山药15g。

【用法】上药为散；亦可为煎剂，水煎服。

【功效】益气健脾，渗湿止泻。

【主治】脾胃气虚夹湿证。饮食不化，胸脘痞闷，或吐或泻，四肢乏力，形体消瘦，面色萎黄，舌淡苔白腻，脉虚缓。

【方解】本证由脾虚湿盛所致。脾胃虚弱，纳运失司，故饮食不化。脾失健运，气血生化不足，肢体肌肤失却濡养，故四肢乏力、形体消瘦、面色萎黄。脾虚湿浊内生，湿阻中焦，清浊不分，升降失调，则胃气上逆而为呕吐，湿浊下趋而为泄泻。湿邪阻遏气机，故胸脘痞闷。舌淡苔白腻、脉虚缓等皆为脾虚夹湿之象。治宜补益脾胃，兼以渗湿为法。方中人参、白术、茯苓取"四君"之义，益气健脾，为君药。山药、莲子肉助君药健脾补虚，且可止泻，为臣药。薏苡仁、白扁豆助茯苓渗湿健脾；砂仁芳香醒脾，行气化滞；桔梗通调水道，载药上行，且配伍砂仁可调畅气机，为佐药。甘草益气和中，调和诸药为使。大枣煎汤调药，可增补益脾胃之效。诸药相合，益气健脾，渗湿止泻。

补中益气汤
《内外伤辨惑论》

【组成】黄芪 18g，炙甘草 9g，人参 6g，升麻 6g，柴胡 6g，橘皮 6g，当归身 6g，白术 6g。

【用法】水煎服。

【功效】补中益气，升阳举陷。

【主治】

1. 脾胃气虚证 少气懒言，体倦肢软，饮食减少，面色萎黄，大便稀溏，舌淡，脉虚软。

2. 气虚发热证 身热，自汗，渴喜热饮，气短乏力，舌淡而胖，脉虚大无力。

3. 中气下陷证 脱肛，子宫脱垂，久泻久痢，崩漏等，伴气短乏力，纳差便溏，舌淡，脉虚。

【方解】本证由饮食劳倦，损伤脾胃，脾胃气虚，中气下陷所致。脾胃气虚，纳运乏力，故面色萎黄、食少便溏、少气懒言、气短乏力。气虚不能固表，阳浮于外，故自汗身热。气虚日久，升举无权而致中气下陷，故见脱肛、子宫脱垂、久泻久痢、崩漏。舌淡、脉虚软为脾胃气虚之征。治宜补气升提。方中重用黄芪补中益气，升阳固表，为君药。人参、白术、甘草益气健脾，助黄芪补气之力，为臣药。君臣相伍为补一身之气的基本配伍。气虚日久，必损及血，故配伍当归，养血调血；陈皮理气和胃，使补而不滞；柴胡、升麻升阳举陷，以助君药升提之力，共为佐药。炙甘草调和诸药，兼为使药。诸药相合，使气虚得补，气陷得升，则诸症自愈。

【使用注意】本方所治之气虚发热，乃由中气既虚，清阳下陷，郁遏不运，阴火上乘所致。故其热有病程较长或发有休时、手心热甚于手背等特点，且必兼见中气不足之证。此证应与外感及实火发热者加以辨析。

四物汤
《仙授理伤续断秘方》

【组成】当归 9g，川芎 6g，白芍 9g，熟地黄 15g。

【用法】水煎服。

【功效】补血和血。

【主治】营血虚滞证。心悸失眠，头晕目眩，面色无华，形瘦乏力，妇人月经不调、量少或经闭不行，脐腹作痛，舌淡，脉细弦或细涩。

【方解】本方证由营血虚滞所致。营血虚弱，心肝失养，则见心悸失眠、面色无华、头晕目眩；冲为血海，任主胞胎，营血虚滞，血海空虚，脉道不通，冲任失调，故妇人月经不调、量少，或经闭不行，或脐腹作痛；舌淡、脉细弦或细涩皆为营血虚滞之象。治宜补血和血。方中熟地黄补血滋阴，为君药。当归养血补肝，和血调经，为臣药。白芍养血敛阴，缓急止痛；川芎活血行气，祛瘀止痛，共为佐药。诸药合用，补血为主，兼可活血。

【使用注意】阴虚发热及血崩气脱之证不宜使用。

归脾汤
《重订严氏济生方》

【组成】白术 18g，茯神 18g，黄芪 18g，龙眼肉 18g，酸枣仁 18g，人参 9g，木香 9g，炙甘草 6g，当归 3g，远志 3g。（当归、远志从《内科摘要》补入）

【用法】加生姜 5 片，枣子 1 枚，水煎服。

【功效】益气补血，健脾养心。

【主治】

1. 心脾气血两虚证　心悸怔忡，健忘失眠，盗汗虚热，体倦食少，面色萎黄，舌淡，苔薄白，脉细弱。

2. 脾不统血证　便血，皮下紫癜，妇女崩漏，月经提前、量多色淡，或淋漓不止，舌淡，脉细弱。

【方解】本方证由思虑太过，劳伤心脾所致。心血不足，血不养心，则心不藏神，故心悸怔忡、健忘失眠、面色萎黄。脾气亏虚，故体倦食少。脾失统摄，故便血、皮下紫癜、妇女崩漏、月经提前量多色淡，或淋漓不止。舌淡苔白、脉细弱皆气血不足之象。治宜益气健脾、养血安神。方中黄芪补脾益气；龙眼肉养血安神，健脾补心，共为君药。人参、白术与黄芪配伍，补脾益气之功益著；当归助龙眼肉补血，共为臣药。茯神、远志、酸枣仁安神；木香理气醒脾，使补而不滞，同为佐药。炙甘草调和诸药，为使药。诸药配伍，心脾同治，重在补脾；气血并补，重在补气。

六味地黄丸
《小儿药证直诀》

【组成】熟地黄 24g，山萸肉 12g，干山药 12g，泽泻 9g，牡丹皮 9g，茯苓 9g。

【用法】炼蜜为丸；亦可为汤剂，水煎服。

【功效】滋阴补肾填精。

【主治】肾阴不足证。腰膝酸软，头晕目眩，视物昏花，耳鸣耳聋，盗汗，遗精，消渴，骨蒸潮热，手足心热，舌燥咽痛，牙齿动摇，足跟作痛，以及小儿囟门不合，舌红少苔，脉沉细数。

【方解】本方原为小儿禀赋不足而设，后世用于肾阴不足之证。肾为先天之本，主骨生髓，肾阴精不足，骨髓不充，故腰膝酸软无力、牙齿动摇、小儿囟门不合。脑为髓之海，肾精不足则髓海空虚，见头晕目眩、耳鸣耳聋。肾藏精，为封藏之本，肾阴亏虚，封藏不固，加之阴不制阳，相火妄动而致遗精盗汗、潮热消渴、手足心热、口燥咽干等症。治宜滋补肾阴为主，兼以清降虚火。方中重用熟地黄为君药，填精益髓，滋补阴精。臣以山茱萸补养肝肾，并能涩精；山药补脾益肾，既补肾固精，又补脾以助后天生化之源。三药相伍，滋补肝脾肾，即所谓"三阴并补"，以滋补肾之阴精为主。肾为水火之宅，肾虚则水泛，阴虚而火动。故佐以泽泻利湿泄浊，并防熟地黄之滋腻；牡丹皮清泻相火，并制山萸肉之温涩；茯苓健脾渗湿，配山药补脾而祛湿。此三药合用，即所谓"三泻"，泻湿浊而降相火。诸药合用，补泻兼施，泻浊有利于生精，降火有利于养阴，滋补肾之阴精而降相火。

【使用注意】脾虚泄泻者慎用。

肾气丸
《金匮要略》

【组成】干地黄 24g，薯蓣 12g，山茱萸 12g，泽泻 9g，茯苓 9g，牡丹皮 9g，桂枝 3g，附子 3g。

【用法】炼蜜和丸；亦可为汤剂，水煎服。

【功效】补肾助阳，化生肾气。

【主治】肾阳不足证。腰痛脚软，身半以下常有冷感，少腹拘急，小便不利，或小便反多，入夜尤甚，阳痿早泄，舌淡而胖，脉虚弱，尺部沉细；以及痰饮，水肿，消渴，脚气，转胞等。

【方解】本方在《金匮要略》中主治虚劳腰痛、痰饮、消渴、脚气、转胞、小便不利等病证，皆由肾之阴精不足，肾之阳气虚乏，气化失常所致。虚劳者阴阳精血俱损也，肾为先天之本，主骨藏精，肾中寄命门相火，腰为肾之外府，若肾精不足，失于滋荣，则腰痛而足膝痿软。命门火衰，失于温煦，必致身半以下常有冷感、少腹拘急。阳气虚弱，失于蒸化，必致开阖失司，故见小便不利，或小便反多。而痰饮、水肿、消渴、脚气、转胞诸证，为肾阳虚损，气化失常所致。阳痿早泄，舌淡而胖，脉象虚弱、尺部沉细皆为肾精不足，肾阳虚损所致。治宜滋养肾精、温阳化气。方中用干地黄为君，滋补肾阴，益精填髓。臣以山茱萸补肝肾，涩精气；薯蓣健脾气，固肾精。二药与地黄相配，补肾填精之功益著。臣以附子、桂枝温肾助阳，鼓舞肾气。佐以茯苓健脾益肾，泽泻、牡丹皮降相火而制虚阳浮动，且茯苓、泽泻均有渗湿泄浊、通调水道之功。此为"三补"与"三泻"相伍，补中有泻，补而不滞。诸药相合，非峻补元阳，乃阴中求阳，微微生火，鼓舞肾气，即"少火生气"之意。

【使用注意】咽干口燥、舌红少苔等属肾阴不足、虚火上炎者，不宜使用。

七、固涩剂

凡以固涩药为主组成，具有收敛固涩作用，主治气、血、精、津耗散滑脱病证的方剂，统称固涩剂。根据致病之因和发病部位的不同，固涩剂可分为固表止汗剂、敛肺止咳剂、涩肠固脱剂、涩精止遗剂、固崩止带剂 5 类。

固涩剂适用于正气内虚所致自汗盗汗、久咳不止、泻痢不止、遗精滑泄、小便失禁、血崩带下等症。

固涩剂应根据气、血、精、津耗伤的程度不同，配伍相应的补益药，以标本兼顾。若外邪未去者，不宜过早使用，恐有闭门留寇之弊。病证属邪实者，如热病汗出、痰饮咳嗽、火扰遗泄、伤食泄泻、热痢初起，以及实热崩中带下等，均非本类方剂之所宜。

牡蛎散
《太平惠民和剂局方》

【组成】黄芪、麻黄根、煅牡蛎各 30g。

【用法】共研粗末。每次 9g，加小麦 30g 同煎，去滓热服，1 日 2 次。

【功效】敛阴止汗，益气固表。

【主治】自汗、盗汗证。自汗、盗汗，夜卧尤甚，久而不止，心忪惊惕，短气烦倦，舌淡红，脉细弱。

【方解】本方证为卫外不固，阴液损伤，心阳不潜所致。卫气虚，卫外不固，腠理疏松，津液外泄则自汗。汗为心液，汗出过多，心阴不足，心阳不潜，虚热内生，阴津外泄，故汗出，夜卧更甚。汗出日久，心之气阴耗伤，心神失养，则见心悸易惊、烦倦短气。舌淡红、脉细弱均为气阴两虚之象。治宜益气固表，敛阴止汗。方中煅牡蛎敛阴潜阳，固涩止汗，为君药。自汗多因气虚，生黄芪益气实卫，固表止汗，为臣药。君臣相配，标本兼顾，止汗之力尤著。麻黄根功专收敛止汗，为佐药；小麦养心阴，益心气，并能清心除烦，亦为佐药。诸药合用，既能益气固表，又能敛阴止汗，气阴得复则汗出可止。

【使用注意】本方收敛止汗作用较强，若内热较重或兼夹痰湿，口干咽燥，舌苔黄燥或腻者，不宜使用。若亡阳汗出，大汗淋漓如珠如油者，禁用。

四神丸
《内科摘要》

【组成】肉豆蔻60g，补骨脂120g，五味子60g，吴茱萸30g。

【用法】上为末，生姜120g，大枣50枚，煮熟取枣肉，和药末为丸，每服9g，每日2次；亦可作汤剂，用量按原方比例酌减，加姜6g，大枣10枚，水煎服。

【功效】温肾暖脾，固肠止泻。

【主治】脾肾阳虚之五更泻。五更泄泻，不思饮食，食不消化，或久泻不愈，腹痛喜温，腰酸肢冷，神疲乏力，舌淡，苔薄白，脉沉迟无力。

【方解】本方证为命门火衰，火不暖土，脾失健运，肠失固涩所致。五更之时乃阴气极盛，阳气萌发之际，此时，阳气当至不至，阴寒内盛，不能温暖脾土，脾阳不升而水谷下趋，故于五更之时出现泄泻。肾阳虚衰，不能温暖脾阳，脾失健运，故不思饮食、食不消化。脾肾虚寒，故腹痛腰酸。舌淡苔薄白、脉沉迟无力，皆属脾肾阳虚之候。治宜温肾暖脾，固涩止泻。方中重用补骨脂温补命门之火以温养脾土，为君药。臣以肉豆蔻温脾暖胃，涩肠止泻。君臣相配，肾脾兼治，命门火旺则可暖脾土，脾得健运，肠得固摄，则久泻可止。佐以吴茱萸温暖脾肾以散阴寒；五味子固肾益气，涩肠止泻。生姜温胃散寒，大枣补脾养胃，共为佐使药。诸药合用，温肾暖脾，涩肠止泻。

【使用注意】若兼夹湿热，舌苔黄腻者，禁用本方。

八、安神剂

凡以安神药为主组成，具有安神定志作用，用以治疗神志不安病证的方剂，统称安神剂。神志不安病证有虚实之分。表现为惊狂易怒、烦躁不安者，多为实证，治宜重镇安神；表现为心悸健忘、虚烦失眠者，则多属虚证，治宜补养安神。故安神剂分为重镇安神和补养安神两类。

神志不安病证病机多为情志内伤，脏腑偏盛偏衰，虚实夹杂，且互为因果，故治宜重镇安神与补养安神两法合参。此外，因火热而狂躁谵语者，治当清热泻火；因痰而癫狂者，宜祛痰；因瘀而发狂者，宜活血祛瘀；因阳明腑实而狂乱者，应攻下；以虚损为主要表现而兼见神志不安者，重在补益，应与有关章节互参。

　　重镇安神剂多由金石、贝壳类药物组成，易伤胃气，不宜久服；脾胃虚弱者，宜配伍健脾和胃之品。此外，某些安神药，如朱砂等有一定的毒性，久服能引起慢性中毒，亦应注意。

朱砂安神丸
《内外伤辨惑论》

　　【组成】朱砂 1g，黄连 18g，炙甘草 16g，生地黄 5g，当归 7g。

　　【用法】上药研末为丸，朱砂为衣，水蜜丸每次 6g，蜜丸每次 9g，临睡前温开水送服；亦可作汤剂，用量按原方比例酌减，朱砂 1g 研细末水飞，以药汤送服。

　　【功效】镇心安神，清热养血。

　　【主治】心火亢盛，阴血不足证。失眠多梦，惊悸怔忡，心烦，舌尖红，脉细数。

　　【方解】本方主治心火亢盛，阴血不足之证。心火亢盛，则心神被扰，阴血不足，则心神失养，故见失眠多梦、惊悸怔忡、心烦等症；舌红、脉细数，是心火盛而阴血虚之征。治当泻其亢盛之火，补其阴血之虚而安神。方中朱砂甘寒质重，专入心经，寒能清热，重可镇怯，既能重镇安神，又可清心火，治标之中兼能治本，为君药。黄连清心泻火，以除烦热，为臣。君臣相伍，重镇安神，清心除烦。佐以生地黄滋阴清热；当归补血，合生地黄滋补阴血以养心。使以炙甘草调药和中，以防黄连之苦寒、朱砂之质重碍胃。诸药合用，标本兼治，清中有养，使心火得清，阴血得充，心神得养，则神志安定，是以"安神"名之。

　　【使用注意】方中朱砂含硫化汞，不宜多服、久服，以防引起汞中毒。阴虚或脾弱者不宜服。

天王补心丹
《校注妇人良方》

　　【组成】人参 15g，茯苓 15g，玄参 15g，丹参 15g，桔梗 15g，远志 15g，当归 30g，五味子 30g，麦冬 30g，天冬 30g，柏子仁 30g，酸枣仁（炒）30g，生地黄 120g。

　　【用法】上药共为细末，炼蜜为小丸，用朱砂水飞 9～15g 为衣，每服 6～9g，温开水送下，或用桂圆肉煎汤送服；亦可改为汤剂，用量按原方比例酌减。

　　【功效】滋阴清热，养血安神。

　　【主治】阴虚血少，神志不安证。心悸怔忡，虚烦失眠，神疲健忘，或梦遗，手足心热，口舌生疮，大便干结，舌红少苔，脉细数。

　　【方解】本方主治阴虚血少，神志不安证。多由忧愁思虑太过，暗耗心肾阴血，以致心肾两亏，阴虚血少，虚火内扰。阴虚血少，心失所养，故心悸失眠、神疲健忘。阴虚生内热，虚火内扰，则手足心热、虚烦、遗精、口舌生疮。舌红少苔、脉细数，是阴虚内热之征。治当滋阴清热，养血安神。方中重用生地黄，滋阴养血清虚热，为君药。天冬、麦冬滋阴清热，酸枣仁、柏子仁养心安神，当归补血润燥，共助生地黄滋阴补血，并养心安神，俱为臣药；玄参滋阴降火；茯苓、远志养心安神；人参补气以生血，并能安神益智；五味子之酸以收敛耗散之心气，并能安神；丹参清心活血，合补血药使补而不滞；朱砂镇心安神，以治其标。以上共为佐药。桔梗载药上行以使药力缓留于上部心经，为使药。诸药合用，滋阴补血以治本，养心安神以治标，标本兼治，心肾两顾，共奏滋阴养血、补心安神之功。

　　【使用注意】本方滋阴之品较多，脾胃虚弱，纳食欠佳，大便不实者，不宜长期服用。

酸枣仁汤
《金匮要略》

【组成】酸枣仁（炒）12g，甘草 3g，知母 6g，茯苓 6g，川芎 6g。

【用法】水煎，分 3 次温服。

【功效】养血安神，清热除烦。

【主治】肝血不足，虚热内扰证。虚烦失眠，心悸不安，头目眩晕，咽干口燥，舌红，脉弦细。

【方解】本方主治肝血不足，虚热内扰之证。肝藏血，血舍魂；心藏神，血养心。肝血不足，则魂不守舍；心失所养，加之阴虚生内热，虚热内扰，故虚烦失眠、心悸不安。血虚无以荣润于上，多伴见头目眩晕、咽干口燥。舌红、脉弦细，乃血虚肝旺之征。治宜养血补肝，清热除烦。方中重用酸枣仁，养血补肝，宁心安神，为君药。茯苓宁心安神；知母滋阴润燥，清热除烦，共为臣药。佐以川芎之辛散，调肝血而疏肝气，与大量酸枣仁相伍，辛散与酸收并用，补血与行血结合，具有养血调肝之妙。甘草和中缓急，调和诸药，为使。诸药合用，标本兼治，养中兼清，补中有行，共奏养血安神、清热除烦之效。

本方与天王补心丹均以滋阴补血、养心安神药物为主，配伍清虚热之品，以治阴血不足，虚热内扰之虚烦失眠。前者重用酸枣仁养血安神，配伍调气行血之川芎，有养血调肝之妙，主治肝血不足之虚烦失眠，伴头目眩晕、脉弦细等；后者重用生地黄，并与二冬、玄参等滋阴清热药为伍，更与大队养血安神之品相配，主治心肾阴亏血少，虚火内扰之虚烦失眠，伴见手足心热、舌红少苔、脉细数者。

九、开窍剂

凡以芳香开窍药为主组成，具有开窍醒神作用，治疗窍闭神昏证的方剂，统称开窍剂。窍闭神昏证（简称闭证）多由邪气壅盛，蒙蔽心窍所致。闭证分为热闭和寒闭两种。热闭多由温热邪毒内陷心包，痰热蒙蔽心窍所致，治宜清热开窍，简称凉开；寒闭多因寒湿痰浊之邪或秽浊之气蒙蔽心窍引起，治宜温通开窍，简称温开，故开窍剂分为凉开和温开两类。

运用开窍剂须注意以下事项：一是应辨别闭证（实证之神志昏迷）和脱证（虚证之神志昏迷），闭证方可用开窍剂，脱证不宜使用。二是辨清闭证之属热属寒，正确选用凉开或温开。三是对于阳明腑实证而见神昏谵语者，只宜寒下，不宜用开窍剂。至于阳明腑实而兼有邪陷心包之证，则应开窍与寒下并用。四是开窍剂大多为芳香药物，善于辛散走窜，只宜暂用，不宜久服，应中病即止。五是孕妇忌用。开窍剂多制成丸、散剂或注射剂，不宜加热煎煮，以免药性挥发，影响疗效。

安宫牛黄丸
《温病条辨》

【组成】牛黄 30g，郁金 30g，水牛角浓缩粉（原为犀角）30g，黄连 30g，朱砂 30g，冰片 7.5g，麝香 7.5g，珍珠 15g，山栀 30g，雄黄 30g，黄芩 30g。

【用法】上为极细末，炼老蜜为丸，每丸一钱（3g），金箔为衣，蜡护。脉虚者人参汤下，脉实者银花、薄荷汤下，每服一丸。大人病重体实者，日再服，甚至日三服；小儿服半丸，不知，再服半丸（现代用法：口服，1次1丸。小儿3岁以内，1次1/4丸；4～6岁，1次1/2丸。1日1～3次。昏迷不能口服者，可鼻饲给药）。

【功效】 清热解毒，开窍醒神。

【主治】 邪热内陷心包证。高热烦躁，神昏谵语，舌蹇肢厥，舌红或绛，脉数有力。亦治中风昏迷，小儿惊厥属邪热内闭者。

【方解】 本方证因温热邪毒内闭心包所致。热闭心包，必扰神明，故高热烦躁、神昏谵语。邪热夹秽浊蒙蔽清窍，势必加重神昏。舌为心窍，热闭窍机，则舌蹇不语；热闭心包，热深厥亦深，故伴见手足厥冷，是为热厥。所治中风昏迷，小儿高热惊厥，当属热闭心包之证。邪闭心窍，急当开窍醒神；而温热邪毒，又须清心解毒，以除致病主因，故治以清热解毒、开窍醒神，并配辟秽、安神之品。方中牛黄清心解毒，辟秽开窍；水牛角清心凉血解毒；麝香芳香开窍醒神。三药相配，是清心开窍、凉血解毒的常用组合，共为君药。臣以黄连、黄芩、山栀清热泻火解毒，合牛黄、水牛角则清解心包热毒之力颇强；冰片、郁金芳香辟秽，化浊通窍，以增麝香开窍醒神之功。佐以雄黄，助牛黄辟秽解毒；朱砂、珍珠镇心安神，以除烦躁不安。炼蜜为丸，和胃调中，为使药。原方以金箔为衣，取其重镇安神之效。本方清热泻火、凉血解毒与芳香开窍并用，但以清热解毒为主，意"使邪火随诸香一齐俱散也"（《温病条辨》）。

【使用注意】 孕妇忌用。

苏合香丸
《广济方》录自《外台秘要》

【组成】 白术、麝香、诃黎勒皮、香附、沉香、青木香、丁香、安息香、白檀香、荜茇、朱砂、水牛角浓缩粉（原为犀角）各30g，薰陆香、苏合香、冰片各15g。

【用法】 以上15味，捣筛极细，白蜜煎，去沫，和为丸。口服，1次1丸，小儿酌减，1日1～2次，温开水送服。昏迷不能口服者，可鼻饲给药。

【功效】 芳香开窍，行气止痛。

【主治】 寒闭证。突然昏倒，牙关紧闭，不省人事，苔白，脉迟。亦治心腹猝痛，甚则昏厥，属寒凝气滞者。

【方解】 本方所治之证，系因寒邪秽浊，闭阻机窍所致。寒痰秽浊，阻滞气机，蒙蔽清窍，故突然昏倒、牙关紧闭、不省人事。阴寒内盛，故苔白、脉迟。若寒凝胸中，气血瘀滞，则心胸疼痛。邪壅中焦，气滞不通，故脘腹胀痛难忍。闭者宜开，故治宜芳香开窍为主，对于寒邪、气郁及秽浊所致者，又须配合温里散寒、行气活血、辟秽化浊之法。方中苏合香、麝香、冰片、安息香芳香开窍，辟秽化浊，共为君药。臣以木香、香附、丁香、沉香、白檀香、乳香以行气解郁，散寒止痛，理气活血。佐以辛热之荜茇，温中散寒，助诸香药以增强祛寒止痛开郁之力；水牛角清心解毒，朱砂重镇安神，二者药性虽寒，但与大队温热之品相伍，则不悖温通开窍之旨；白术益气健脾，燥湿化浊，诃黎勒皮收涩敛气，二药一补一敛，以防诸香辛散走窜太过，耗散真气。本方配伍特点是集诸芳香药于一方，既长于辟秽开窍，又可行气温中止痛，且散收兼顾，补敛并施。

【使用注意】 本方药物辛香走窜，有损胎气，孕妇、脱证禁用。

十、理气剂

凡以理气药为主组成，具有行气或降气作用，治疗气滞或气逆证的方剂，统称理气剂。根据气滞或气逆证的不同，本类方剂分为行气剂和降气剂两类。

理气剂适用于气滞或气逆之证。

使用理气剂首先当辨清气病的虚实，若因虚生滞，当以补虚为主，兼以行气，使气旺而自行，勿犯虚虚实实之戒。其次，要辨明兼症，分清主次。此外，理气药多为芳香辛燥之品，易伤津耗气，使用时应适可而止，不可过剂。年老体弱、阴虚火旺、孕妇或素有崩漏吐衄等出血倾向者，更应慎用。

越鞠丸
《丹溪心法》

【组成】香附、苍术、川芎、栀子、神曲各 6g。

【用法】上为水丸；亦可为汤剂，水煎服。

【功效】行气解郁。

【主治】六郁证。胸膈痞闷，脘腹胀痛，嗳腐吞酸，恶心呕吐，饮食不消。

【方解】本方所治的六郁证为肝脾气机郁滞，以致气、血、痰、火、食、湿等郁结不畅而成。若情志不畅，喜怒失常，可致肝气不疏，而成气郁。气不行血，血运不畅，则致血郁。气郁日久，生热化火，可致火郁。若寒温不适，饮食不调，脾运失常，气不布津，津液凝聚，则成湿郁、痰郁。脾胃纳运不利，饮食不消，则致食郁。其中气、血、火三郁多责之肝，湿、痰、食三郁多责之脾。气郁则见胸膈痞闷、脘腹胀痛；血郁则见胸膈刺痛；火郁则烦热瞀闷；湿郁、痰郁则见恶心呕吐；食郁则见嗳腐吞酸、饮食不消。本证虽为"六郁"，但以气郁为主，治以行气解郁为主，气郁得疏，则血、火、湿、痰、食诸郁亦随之尽去。方中香附行气开郁，畅利三焦，以治气郁，为君药。川芎为血中之气药，善活血行气，既可治血郁，又可助君药解郁之力；栀子泻火除烦，以治火郁；苍术燥湿运脾，以治湿郁；神曲消食和胃，以治食郁。四药合用，共为臣佐。全方五药配伍，以行气解郁为主，气畅郁舒、血行热清、湿去食消，则气、血、火、湿、食五郁尽解。方中虽未配伍祛痰药以除痰郁，乃痰郁或由气滞湿聚而生，或由热灼津液而成，今五郁得解，则痰郁自消，体现治病求本之意。

【使用注意】本方配伍重在示人以"治郁"之法，原方诸药等量，临床组方当依据"六郁"中证候之侧重或有无，选择适宜君药，并灵活加减化裁，不可拘泥。

半夏厚朴汤
《金匮要略》

【组成】半夏 12g，厚朴 9g，茯苓 12g，生姜 12g，苏叶 6g。

【用法】水煎服。

【功效】行气散结，降逆化痰。

【主治】梅核气。咽中如有物阻，咯吐不出，吞咽不下，胸膈满闷，或咳或呕，苔白润或滑腻，脉弦缓或弦滑。

【方解】本证多由七情郁结，痰气交阻所致。肝主疏泄，喜条达而恶抑郁。若情志不遂，肝气郁结，肺胃气机升降失常，津液不得敷布，聚而成痰，胃失和降，痰随气逆，结于咽喉，故见咽中如有物阻，咯吐不出，吞咽不下。气机郁滞，故见胸膈满闷。痰气上逆，肺失肃降则咳，胃失和降则呕。苔白润或滑腻、脉弦缓或弦滑，均为气滞痰凝之象。治宜行气与化痰兼顾，散结与降逆并行。方中半夏化痰散结，降逆和胃；厚朴行气化湿，下气除满。两药相伍，痰气并治，共为君药。茯苓渗湿健脾，与半夏相合，一治"生痰之源"，一治"贮痰之器"，使痰无由生，为臣药。生姜降逆消痰，和胃止呕，助君药化痰降逆之力，并制半夏毒，为佐药。苏叶入肝肺经，既可疏肝理气、宣散郁结，又能宣肺利咽，引药力上达于咽喉；且与君药相配，降逆之中寓升散之性，使气机升降有调，为佐使药。全方辛苦合用，辛以行气散结，苦以燥湿降逆，使气郁得舒，痰涎得化，则痰气郁结之梅核气自除。

【使用注意】方中多为辛温苦燥之品，故适用于痰气互结而无热者。

旋覆代赭汤
《伤寒论》

【组成】旋覆花9g，人参6g，代赭石3g，炙甘草9g，半夏9g，生姜15g，大枣4枚。
【用法】水煎服。
【功效】降逆化痰，益气和胃。
【主治】胃虚痰气逆阻证。心下痞硬，噫气不除，或反胃呃逆，吐涎沫，舌苔白腻，脉缓或滑。

【方解】本方证为胃气虚弱，痰浊内阻所致。脾胃气虚，痰涎内生，胃失和降，痰气上逆，则可见胃脘痞闷胀满、噫气，或呕吐、反胃、呃逆。舌苔白腻、脉缓或滑为胃虚痰阻之征。治宜降逆化痰，益气和胃。方中旋覆花下气消痰，降逆止噫，为君药。代赭石善镇冲逆，助旋覆花降逆止呕，为臣药。半夏燥湿祛痰，降逆和胃；生姜用量独重，和胃降逆止呕；人参、炙甘草、大枣健脾益气，调胃和中，为佐药。炙甘草又可调和药性，用为使药。诸药配伍，使痰涎得消，逆气得平，中虚得复。

【使用注意】方中代赭石性寒沉降，有碍胃气，若胃虚较著者，其用量不可过重。

定喘汤
《摄生众妙方》

【组成】白果9g，麻黄9g，苏子6g，甘草3g，款冬花9g，杏仁4.5g，桑白皮9g，黄芩6g，法半夏9g。
【用法】水煎服。
【功效】宣降肺气，清热化痰。
【主治】风寒外束，痰热内蕴之哮喘。咳喘气急，痰多，质稠色黄，或微恶风寒，舌苔黄腻，脉滑数。

【方解】本方证为外感风寒，肺气不降，郁而化热所致。风寒外束，肺气不降，故咳嗽喘息。寒邪内陷，郁而化热，故痰多色黄、舌苔黄腻、脉滑数。治宜宣肺降气，清热祛痰。方中麻黄宣肺散邪以平喘，白果敛肺定喘而祛痰，二药一散一收，白果既加强麻黄平喘之功，又可防其耗散肺气，共为君药。桑白皮、黄芩清泄肺热，止咳平喘，共为臣药。苏子、杏仁、半夏、款冬花降气平喘，止咳祛痰，共为佐药。甘草调和诸药为使。诸药合用，使风寒得解，肺气宣降，痰热得清，则喘咳痰多诸症自除。

【使用注意】若哮喘日久，肺肾阴虚者，或新感风寒，虽恶寒发热，无汗而喘，但内无痰热者，皆不宜使用。

十一、理血剂

凡以理血药为主组成，具有活血祛瘀或止血作用，主治瘀血证或出血病证的方剂，统称理血剂。血液周流不息地循行于脉管中，一旦血行不畅则凝滞成瘀，溢出脉外即为出血，故理血剂可分为活血祛瘀剂与止血剂两类。

活血祛瘀剂适用于瘀血阻于脏腑或经络而致的各种瘀血病证；止血剂适用于血液离经妄行而致的不同部位出血病证。

使用理血剂时，应辨清致瘀或出血的原因，分清标本缓急，急则治标，缓则治本，或标本兼顾。使用活血祛瘀剂时，若逐瘀过猛，或久用逐瘀，每易耗血伤正，故常配伍养血益气之品，使祛瘀而不伤正；且峻猛逐瘀之剂，只能暂用，不可久服，中病即止。使用止血之剂时，应防其止血留瘀之弊，遂可在止血剂中少佐活血祛瘀之品，或选用兼有活血祛瘀作用的止血药，使血止而不留瘀；如出血因瘀血内阻，血不循经者，法当祛瘀为先。此外，活血祛瘀剂虽能促进血行，但其性破泄，易于动血、伤胎，故凡妇女经期、月经过多及孕妇，均当慎用或忌用。

血府逐瘀汤
《医林改错》

【组成】桃仁 12g，红花 9g，当归 9g，生地黄 9g，川芎 4.5g，赤芍 6g，牛膝 9g，桔梗 4.5g，柴胡 3g，枳壳 6g，甘草 6g。

【用法】水煎服。

【功效】活血化瘀，行气止痛。

【主治】胸中血瘀证。胸痛，头痛，日久不愈，痛如针刺而有定处，或呃逆日久不止，或饮水即呛，干呕，或内热瞀闷，或心悸怔忡，失眠多梦，急躁易怒，入暮潮热，唇暗或两目暗黑，舌质暗红，或舌有瘀斑、瘀点，脉涩或弦紧。

【方解】本证为瘀血内阻胸部，气机郁滞所致，血瘀胸中，气机阻滞，则胸痛如针刺，且有定处。血瘀上焦，郁遏清阳，清窍失养，故头痛。胸中血瘀，影响及胃，胃气上逆，故呃逆干呕，甚则水入即呛。瘀久化热，则内热瞀闷、入暮潮热。瘀热扰心，则心悸怔忡、失眠多梦。瘀滞日久，肝失条达，故急躁易怒。至于唇、目、舌、脉所见，皆为瘀血征象。治宜活血化瘀，兼以行气止痛。方中桃仁破血行滞而润燥，红花活血祛瘀以止痛，共为君药。赤芍、川芎助君药活血祛瘀；牛膝入血分，性善下行，能祛瘀血，通血脉，并引血下行，使血不瘀于胸中，瘀热不上扰，共为臣药。生地黄清热凉血，滋阴养血；合当归养血，使祛瘀而不伤正；合赤芍清热凉血，以清瘀热。三者养血益阴，清热活血为佐药。桔梗、枳壳，一升一降，宽胸行气，桔梗并能载药上行；柴胡疏肝解郁，升达清阳，与桔梗、枳壳同用，尤善理气行滞，使气行则血行，亦为佐药。甘草调和诸药，为使药。合而用之，使血活瘀化气行，则诸症可愈。

【使用注意】方中活血祛瘀药较多，故孕妇忌用。

补阳还五汤
《医林改错》

【组成】生黄芪 30～120g，当归尾 6g，赤芍 4.5g，地龙 3g，川芎 3g，红花 3g，桃仁 3g。

【用法】水煎服。

【功效】补气活血通络。

【主治】气虚血瘀之中风。半身不遂，口眼㖞斜，语言謇涩，口角流涎，小便频数或遗尿失禁，舌暗淡，苔白，脉缓无力。

【方解】本证由正气亏虚，气虚血滞，脉络瘀阻所致。正气亏虚，不能行血，以致脉络瘀阻，筋脉肌肉失养，故见半身不遂、口眼㖞斜。气虚血瘀，舌本失养，故语言謇涩。气虚失于固摄，故口角流涎、小便频数、遗尿失禁。舌暗淡、苔白、脉缓无力，为气虚血瘀之征。本证以气虚为本，血瘀为标，治当以补气为主，活血通络为辅。本方重用生黄芪，大补元气，使气旺以促血行，瘀去络通，为君药。当归尾活血通络而不伤血，为臣药。赤芍、川芎、桃仁、红花助当归尾活血祛瘀，为佐药；地龙通经活络，力专善走，并引诸药力直达络中，为佐使药。合而用之，则气旺、瘀消、络通，诸症向愈。

【使用注意】本方生黄芪用量独重，宜先用小量（一般从 30～60g 开始），效果不显著者逐渐增量。取效后多需继服，以巩固疗效，防止复发。若中风后，半身不遂，属阴虚阳亢，痰阻血瘀，舌红苔黄，脉洪大有力者，则非本方所宜。

生化汤
（《傅青主女科》）

【组成】全当归 24g，川芎 9g，桃仁 6g，炮姜 2g，炙甘草 2g。

【用法】水煎服，或酌加黄酒同煎。

【功效】养血活血，温经止痛。

【主治】血虚寒凝，瘀血阻滞证。产后恶露不行，小腹冷痛。

【方解】本证由产后血虚寒凝，瘀血内阻所致。妇人产后体虚，极易感受寒邪，而致寒凝血瘀，则恶露不行。瘀阻胞宫，不通则痛，故小腹冷痛。产后体虚，本当培补，然瘀血不去，新血难生，则又当活血，故治宜活血养血、化瘀生新、温经止痛。方中重用全当归补血活血，化瘀生新，为君药。川芎活血行气，桃仁活血祛瘀，均为臣药。炮姜入血散寒，温经止血；黄酒温通血脉以助药力，共为佐药。炙甘草和中缓急，调和诸药，用以为使。诸药合用，具有活血养血、化瘀生新、温经止痛之功，使瘀血得去，新血得生，则腹痛自止。方名生化，乃生新血、化瘀血之意。

【使用注意】产后血热而有瘀滞者，或恶露过多、出血不止，甚则汗出气短神疲者，不宜使用。

小蓟饮子
《济生方》，录自《玉机微义》

【组成】生地黄、小蓟、滑石、木通、蒲黄、藕节、淡竹叶、当归、山栀子、甘草各 9g。

【用法】水煎服。

【功效】凉血止血，利水通淋。

【主治】热结下焦之血淋、尿血。尿中带血，小便频数，赤涩热痛，舌红，脉数。

【方解】本方证因下焦瘀热，损伤膀胱血络，气化失司所致。热结膀胱，损伤血络，血随尿出，故尿中带血，其痛者为血淋，若不痛者为尿血。由于瘀热蕴结下焦，膀胱气化失司，故见小便频数、赤涩热痛。舌红、脉数，亦为热结之征。治宜凉血止血，利水通淋。方中小蓟凉血止血，又可利尿通淋，尤宜于尿血、血淋之症，是为君药。生地黄凉血止血，养阴清热；蒲黄、藕节助君药凉血止血，并能消瘀，共为臣药。君臣相配，使血止而不留瘀。滑石、竹叶、木通清热利水通淋；栀子清泻三焦之火，导热从下而出；当归养血和血，引血归经，并防诸药寒凉滞血，合而为佐。使以甘草缓急止痛，和中调药。诸药合用，共成凉血止血为主、利水通淋为辅之方。

本方由导赤散加小蓟、藕节、蒲黄、滑石、栀子、当归而成，由清心养阴、利水通淋之方变为凉血止血、利水通淋之剂。其配伍特点是：止血之中寓以化瘀，使血止而不留瘀；清利之中寓以养阴，利水而不伤正。

【使用注意】方中药物多属寒凉通利之品，只适用于实热证。若血淋、尿血日久兼寒，或阴虚火动或气虚不摄者，均不宜使用。

十二、治风剂

凡以辛散祛风或息风止痉的药物为主组成，具有疏散外风或平息内风作用，治疗风病的方剂，统称治风剂。

风病的范围很广，病情变化比较复杂。一般来说，可分为"外风"和"内风"两大类。外风是指风邪侵入人体，留于肌表、经络、筋肉、骨节等所致。外风主要表现为头痛、恶风、肌肤瘙痒、肢体麻木、筋骨挛痛、关节屈伸不利，或口眼㖞斜等症。内风大多是指内脏病变脏腑功能失调所致的风病，其病机有肝风上扰、热盛动风、阴虚风动及血虚生风等。内风之证，常见眩晕、震颤、四肢抽搐、足废不用、语言謇涩，或猝然昏倒、不省人事、口眼㖞斜、半身不遂等。在治疗上，外风宜疏散，内风宜平息。因此，本类方剂可分为疏散外风和平息内风两类。

治风剂的运用，必须辨别风病的内、外属性，辨其寒、热、虚、实。如风邪夹寒、夹热、夹湿、夹痰者，应与祛寒、清热、利湿及化痰法并用。此外，外风与内风亦可相互影响，外风可引动内风，内风亦可兼夹外风，这种复杂的证候，在立法用方之时应分清主次，全面考虑。

川芎茶调散
《太平惠民和剂局方》

【组成】川芎、荆芥各120g，白芷、羌活、甘草各60g，细辛30g，防风45g，薄荷120g。

【用法】散剂，每服6g，每日2次，清茶调下；水煎服。

【功效】疏风止痛。

【主治】外感风邪头痛。偏正头痛或颠顶头痛，恶寒发热，目眩鼻塞，舌苔薄白，脉浮者。

【方解】风邪外袭，循经上犯头目，扰乱清阳，故见头痛、目眩。风邪袭表，正邪相争，则见恶寒发热。风邪袭表，肺主皮毛，肺气不利，故鼻塞。苔薄白、脉浮乃风邪袭表之征。上述诸症，皆由风邪外袭，上犯头目，扰乱清阳所致，治宜疏风止痛。方中川芎辛香走窜，上达头目，善于祛风活血而止头痛，为"诸经头痛之要药"，长于治少阳、厥阴经头痛，为君药。薄荷轻清上行，疏散风邪，清利头目；羌活、白芷祛风止痛，其中羌活善治太阳经头痛，白芷善治阳明经头痛，细辛散寒止痛并长于治少阴经头痛，三药助川芎疏风止痛之力；荆芥、防风辛散上行，疏散风邪，共为臣药。用时以清茶调下，取茶叶的苦寒性味，既可上清头目，又能制约风药的过于温燥与升散，升中有降。甘草调和诸药，甘缓以防辛散耗气，为佐使药。诸药合用，共奏疏风止痛之效。

【使用注意】 用量宜轻，不宜久煎。对于气虚、血虚或因肝肾阴亏、肝阳上亢、肝风内动引起的头痛，均非所宜。

羚角钩藤汤
（《通俗伤寒论》）

【组成】 羚羊角片 4.5g（先煎），双钩藤 9g（后入），霜桑叶 6g，菊花 9g，鲜生地 15g，生白芍 9g，川贝母 12g，淡竹茹 15g（鲜，刮，与羚羊角先煎代水），茯神木 9g，生甘草 3g。

【用法】 水煎服。

【功效】 凉肝息风，增液舒筋。

【主治】 热盛动风证。高热不退，烦闷躁扰，手足抽搐，发为痉病，甚则神昏，舌质绛而干或舌焦起刺，脉弦数。

【方解】 阳热亢盛，则高热不退。热扰心神而致烦闷躁扰，甚则神昏。热盛动风，风火相煽，灼伤阴血，筋失所养，则见手足抽搐，甚至发为痉病。舌质绛而干、脉弦数为热盛阴伤之征。此皆由肝经热盛，热极动风所致，故治宜凉肝息风，增液舒筋。羚羊角善于清热凉肝息风；钩藤清热平肝，息风止痉，共为君药。桑叶、菊花辛凉疏泄，均能散风热、清肝热，既增清热息风之力，又可透热外出，为臣药。鲜生地清热滋阴；白芍、甘草酸甘化阴，养阴柔肝，舒筋缓急；竹茹、贝母清热化痰；茯神木平肝宁心安神，共为佐药。生甘草又可调和诸药，为使药。诸药合用，共奏凉肝息风、增液舒筋之功。

镇肝熄风汤
《医学衷中参西录》

【组成】 怀牛膝 30g，生赭石 30g，生龙骨 15g，生牡蛎 15g，生龟甲 15g，生杭芍 15g，玄参 15g，天冬 15g，川楝子 6g，生麦芽 6g，茵陈 6g，甘草 4.5g。

【用法】 水煎服。

【功效】 镇肝息风，滋阴潜阳。

【主治】 类中风。头晕目眩，目胀耳鸣，脑部热痛，心中烦热，面色如醉，或时常噫气，或肢体渐觉不利，口角渐喎斜，甚或眩晕颠仆，昏不知人，移时始醒，或醒后不得复原，脉弦长有力者。

【方解】 本方所治之类中风，张锡纯称之为内中风。其病机为肝肾阴虚，肝阳偏亢，肝风内动，气血逆乱，并走于上所致。肝肾阴虚，肝阳上亢，气血上冲，故见头目眩晕、目胀耳鸣、面色如醉、脑中热痛。肝阳上升太过，胃气随之上逆，胃气失和，故时常噫气。若血随气逆，并走于上，阻塞脑窍，则出现眩晕颠仆、昏不知人或半身不遂等。脉弦长有力者，为肝阳亢盛之象。治当镇肝息风，滋阴潜阳。方中重用怀牛膝引血下行，补益肝肾，为君药。代赭石镇潜肝阳，牛膝、代赭石相伍，则可使并走于上的气血下行；龙骨、牡蛎重镇潜阳，为臣药。君臣相合，降逆潜阳，镇肝息风以治标。龟板、玄参、天冬、白芍滋养阴液，意在治本。肝性喜条达，故用茵陈、川楝子、生麦芽清肝热、疏肝气，三药配伍既可清泄肝阳之有余，又可顺肝木之性。甘草调和诸药，配麦芽和胃调中，防止金石类药物碍胃之弊，均为佐使药。诸药合用，共奏镇肝息风、滋阴潜阳之效。

【使用注意】方中金石、介壳类药碍胃，若属气虚血瘀之中风，则不宜用本方。

十三、治燥剂

凡以轻宣辛散或甘凉滋润药为主组成，具有轻宣外燥、滋养濡润等作用，治疗燥证的方剂，统称治燥剂。

由于燥证的成因不同，分为外燥证和内燥证两类。感受秋令燥邪所致为外燥，津液亏耗、脏腑失润所致为内燥。

治燥剂多由甘凉滋润药物为主组成，易助湿而影响脾胃运化，故素体多湿、脾虚多湿者慎用。

清燥救肺汤
《医门法律》

【组成】霜桑叶 15g，煅石膏 12g，麦冬 9g，人参 3g，胡麻仁 6g，阿胶 6g，杏仁 6g，枇杷叶 6g，甘草 6g。

【用法】水煎服，阿胶烊化。

【功效】清燥润肺，益气养阴。

【主治】温燥伤肺证。身热头痛，干咳无痰，气逆而喘，咽喉干燥，鼻燥，胸满胁痛，心烦口渴，舌干少苔，脉虚大而数。

【方解】秋令温燥伤肺，故身热头痛；燥邪伤津，肺失肃降，故干咳无痰、气逆而喘、胸满胁痛、咽喉干燥、鼻燥；燥热偏重，灼伤气阴，则心烦口渴、舌干少苔、脉虚大而数。方中霜桑叶为君，取其质轻寒润入肺，清透宣泄燥热，清肺止咳。石膏辛甘大寒，善清肺热而兼能生津止渴；与甘寒养阴之麦冬相伍，可助桑叶清除温燥，并兼顾损伤之津液，共为臣药。杏仁、枇杷叶苦降肺气、止咳平喘；阿胶、胡麻仁助麦冬养阴润燥。人参、甘草益气补中，培土生金，以上均为佐药。甘草调和药性，兼为使药。诸药合用，燥热得清，气阴得复，肺金濡润，肺逆得降，诸症自除。

【使用注意】肺为娇脏，用药不可过寒，故石膏宜煅用；杏仁、枇杷叶、阿胶用量不宜大。

麦门冬汤
《金匮要略》

【组成】麦冬 42g，半夏 6g，人参 9g，甘草 6g，粳米 6g，大枣 4 枚。

【用法】水煎服。

【功效】滋养肺胃，降逆下气。

【主治】

1. 虚热肺痿　咳唾涎沫，短气喘促，咽干口燥，舌红少苔，脉虚数。

2. 胃阴不足证　气逆呕吐，口渴咽干，舌红少苔，脉虚数。

【方解】虚热肺痿乃因肺胃阴津耗损，虚火上炎所致。肺胃阴伤，肺叶枯萎，肃降失职，故咳逆上气；肺不布津，聚液为痰，故咳唾涎沫。胃阴不足，气不降而升，故气逆呕吐；胃阴不足，津不上承，故口渴咽干；舌红少苔，脉虚数亦为阴虚内热之象。二证均属肺胃阴虚，气逆不降。方中麦冬重用为君，甘寒清润，养阴生津，滋阴润燥，兼清虚热；以半夏降逆下气、化痰和胃为臣；人参、甘草、粳米、大枣甘润滋液，益脾和中，培土生金，共为佐药；甘草调和药性，兼作使药。诸药相合，可使肺胃阴复，逆气得降，中土健运，诸症自愈。

【使用注意】虚寒肺痿不宜使用。

十四、祛湿剂

凡以祛湿药为主组成，具有化湿利水、通淋泄浊等作用，用以治疗水湿病证的方剂，统称祛湿剂。湿邪为患有外湿与内湿之分，病位有表里上下之别，性质有属寒属热之异，故祛湿剂可分为燥湿和胃剂、清热祛湿剂、利水渗湿剂、温化寒湿剂、祛湿化浊剂、祛风胜湿剂 6 类。

祛湿剂多由芳香温燥或甘淡渗利之药组成，易于耗伤阴津，且辛香之品亦宜耗气，渗利之剂有碍胎元，故素体阴血不足或病后体弱及孕妇等应慎用。

平胃散
《简要济众方》

【组成】苍术 120g，厚朴 90g，陈皮 60g，炙甘草 30g。

【用法】共研细末，每服 4～6g，姜、枣煎汤送下；亦可作汤剂，加生姜 2 片，大枣 2 枚，水煎服。

【功效】燥湿运脾，行气和胃。

【主治】湿滞脾胃证。脘腹胀满，不思饮食，口淡无味，恶心呕吐，嗳气吞酸，肢体沉重，怠惰嗜卧，常多自利，舌苔白腻而厚，脉缓。

【方解】本证系由湿阻气滞，脾胃失和所致。脾主运化，其性喜燥恶湿。湿困脾胃，气机失畅，故见脘腹胀满。脾运不健，胃失和降，则食少无味、恶心呕吐、嗳气吞酸、泄泻。肢体沉重、怠惰嗜卧、舌苔白腻、脉缓等，皆为湿邪困阻之象。治法当以燥湿运脾为主，辅以行气和胃，使气行则湿化。方中苍术辛香苦温，为燥湿健脾要药，使湿去则脾运有权，脾健则湿邪得化，为君药。厚朴长于行气除满，使气行则湿化，其味苦性燥而能燥湿，与苍术有相须之妙，为臣药。陈皮理气和胃，燥湿醒脾，协苍术、厚朴，燥湿行气之力益彰，为佐药。甘草既可益气补中而实脾，合诸药泻中有补，使祛邪而不伤正，又能调和诸药，为佐使药。煎煮时少加生姜、大枣以增补脾和胃之效。诸药合用，湿去脾健，气机调畅，胃气平和，升降有序，则胀满吐泻诸症可除。

【使用注意】本方中药物辛苦温燥，易耗气伤津，故阴津不足或脾胃虚弱者及孕妇不宜使用。

藿香正气散
《太平惠民和剂局方》

【组成】藿香 90g，大腹皮、白芷、紫苏、茯苓各 30g，半夏曲、白术、陈皮、厚朴、桔梗各

60g，炙甘草 75g。

【用法】上为细末，每服 6g，生姜 3 片，大枣 1 枚，煎汤送服；或作汤剂，加生姜 3 片，大枣 1 枚，水煎服。

【功效】解表化湿，理气和中。

【主治】外感风寒，内伤湿滞证。霍乱吐泻，恶寒发热，头痛，胸膈满闷，脘腹疼痛，舌苔白腻，脉浮或濡缓；山岚瘴疟等。

【方解】本证系由风寒在表，湿滞脾胃所致，尤以夏月常见。风寒犯表，正邪相争，则恶寒发热、头痛。内伤湿滞，湿浊中阻，脾胃不和，升降失常，则恶心呕吐、肠鸣泄泻。湿阻气滞，则胸膈满闷、脘腹疼痛。舌苔白腻、脉浮或濡缓，乃外感风寒、内伤湿滞之征。治疗当以外散风寒，内化湿浊，理气和中，升清降浊为法。方中藿香辛温芳香，外散风寒，内化湿滞，辟秽和中，为治霍乱吐泻之要药，重用为君。半夏曲、陈皮理气燥湿，和胃降逆以止呕；白术、茯苓健脾助运，除湿和中以止泻，同为臣药。紫苏、白芷辛温发散，助藿香外散风寒，紫苏尚可醒脾宽中、行气止呕，白芷兼能燥湿化浊；大腹皮、厚朴行气化湿，畅中行滞，且寓气行则湿化之义；桔梗宣肺利膈，既益解表，又助化湿；煎加生姜、大枣，内调脾胃，外和营卫，俱为佐药。甘草调和药性，并协姜、枣以和中，用为使药。诸药相合，使风寒外散，湿浊内化，气机通畅，脾胃调和，清升浊降，则寒热吐泻腹痛诸症可除。感受山岚瘴气及水土不服，症见寒甚热微或但寒不热、呕吐腹泻、苔白厚腻者，亦可以本方散寒祛湿、辟秽化浊、和中悦脾而治之。

【使用注意】霍乱吐泻属湿热证者禁服本方。本方药物大多芳香辛散，入汤剂不宜久煎。

茵陈蒿汤
《伤寒论》

【组成】茵陈 18g，栀子 12g，大黄 6g。

【用法】水煎服。

【功效】清热利湿退黄。

【主治】湿热黄疸。一身面目俱黄，黄色鲜明，发热，无汗或但头汗出，口渴欲饮，恶心呕吐，腹微满，小便短赤，大便不爽或秘结，舌红苔黄腻，脉沉数或滑数有力。

【方解】本证乃湿热壅滞，熏蒸肝胆，发为阳黄。胆汁外溢，浸渍肌肤，则一身面目俱黄、黄色鲜明。湿热壅滞，气机失畅，则腹微满、恶心呕吐、大便不爽甚或秘结。热不得外越，湿不得下泄，则无汗或但头汗出、小便不利。湿热内郁，津液不化，则口中渴。发热、舌苔黄腻、脉沉数或滑数，皆为湿热内蕴之征。法当清利湿热，化瘀通滞，导邪外出。方中重用茵陈为君药，以其苦寒降泄，长于清利脾胃肝胆湿热，为治黄疸要药。栀子泄热降火，清利三焦湿热，合茵陈可使湿热从小便而去，为臣药。大黄泄热逐瘀，通利大便，伍茵陈则使湿热瘀滞由大便而去，为佐药。诸药相合，使二便通利，湿热瘀滞前后分消，则腹满自减，黄疸渐退。

【使用注意】黄疸属阴黄者，禁用本方。

八正散
《太平惠民和剂局方》

【组成】车前子、瞿麦、萹蓄、滑石、山栀仁、炙甘草、木通、大黄各 500g。

【用法】上为散，每服 6 ～ 10g，灯心煎汤送服；亦可作汤剂，加灯心，水煎服。

【功效】清热泻火，利水通淋。

【主治】湿热淋证。尿频尿急，溺时涩痛，淋沥不畅，尿色浑赤，甚则癃闭不通，小腹急满，口燥咽干，舌苔黄腻，脉滑数。

【方解】本证由湿热下注，蕴于膀胱所致。膀胱湿热，气化不利，故尿频尿急、排尿涩痛、淋沥不畅，甚则癃闭不通、少腹急满。湿热蕴蒸，故尿色浑赤。津液不布，则口燥咽干。湿热内蕴，则舌苔黄腻、脉来滑数。法当清热利水通淋。方中滑石清热利湿，利水通淋；木通上清心火，下利湿热，使湿热之邪从小便而去，共为君药。萹蓄、瞿麦、车前子均为清热利水通淋要药，合滑石、木通则利尿通淋之效尤彰，同为臣药。山栀仁清热泻火，清利三焦湿热；大黄荡涤邪热，通利肠腑，亦治小便淋沥，合诸药可令湿热由二便分消，俱为佐药。甘草调和诸药，兼以清热缓急，故有佐使之功。煎加灯心以增利水通淋之力。诸药合用，既可直入膀胱清利而除邪，又兼通利大肠导滞以分消，务使湿热之邪尽从二便而去，共成清热泻火、利水通淋之剂。

【使用注意】本方苦寒通利，适用于实火之证，若淋证日久、体质虚弱及孕妇等慎用。

三仁汤
《温病条辨》

【组成】杏仁 15g，滑石 18g，通草、白蔻仁、竹叶、厚朴各 6g，生薏苡仁 18g，半夏 15g。

【用法】水煎服。

【功效】宣畅气机，清利湿热。

【主治】湿温初起或暑温夹湿之湿重于热证。头痛恶寒，身重疼痛，肢体倦怠，面色淡黄，胸闷不饥，午后身热，苔白不渴，脉弦细而濡。

【方解】本证多由长夏之季感受湿热，卫阳被遏，脾胃失和所致。夏秋之季，天暑下逼，地湿上腾，人处气交之中，易感受湿热病邪，加之脾胃呆滞，湿邪内困，导致"外邪入里，里湿为合"而成湿温之病。湿温初起，邪遏卫阳，则头痛恶寒。湿性重浊，故身重疼痛、肢体倦怠。湿热内蕴，气机不畅，脾失健运，则胸闷不饥。湿为阴邪，湿遏热伏，故午后身热。面色淡黄、苔白不渴、脉弦细而濡，皆湿邪为患，气机受阻，湿重于热之征。法当宣畅气机，清热利湿。暑温初起夹湿而湿重于热者，治法亦同。方中以滑石为君，清热利湿而解暑。以薏苡仁、杏仁、白蔻仁"三仁"为臣，其中薏苡仁淡渗利湿以健脾，使湿热从下焦而去；白蔻仁芳香化湿，利气宽胸，畅中焦之脾气以助祛湿；杏仁宣利上焦肺气，盖肺主一身之气，气化则湿亦化。佐以通草、竹叶甘寒淡渗，助君药利湿清热之效；半夏、厚朴行气除满，化湿和胃，以助君臣理气除湿之功。诸药相合，综观全方，使三焦湿热上下分消，气行湿化，热清暑解，水道通利，则湿温可除。

【使用注意】口干而苦，舌苔黄腻者，热重于湿者，不宜使用。

五苓散
《伤寒论》

【组成】猪苓 9g，泽泻 15g，白术 9g，茯苓 9g，桂枝 6g。

【用法】上为散剂，每服 6 ～ 10g，多饮热水，取微汗；亦可作汤剂，水煎服，温服取其微汗。

【功效】利水渗湿，温阳化气。

【主治】

1. 蓄水证　小便不利，头痛微热，烦渴欲饮，甚则水入即吐，舌苔白，脉浮。

2. 痰饮　脐下动悸，吐涎沫而头目眩晕，或短气而咳者。

3. 水湿内停证　水肿，泄泻，小便不利，以及霍乱吐泻等。

【方解】本方原治《伤寒论》之"蓄水证"，后世用于多种水湿内停证候。所谓"蓄水证"，即太阳表邪不解，循经传腑，以致膀胱气化不利，而成太阳经腑同病之证。表邪未解，故头痛微热、脉浮。膀胱气化失司，故小便不利。水蓄下焦，津液不得上承于口，故渴欲饮水。饮入之水不得输布而上逆，故水入即吐，又称"水逆证"。若因脏腑功能失调，水湿内盛，泛溢肌肤，则为水肿；下注大肠，则为泄泻；水湿稽留，升降失常，清浊相干，则霍乱吐泻；水停下焦，水气内动，则脐下动悸；水饮上犯，阻遏清阳，则吐涎沫而头眩；水饮凌肺，肺气不利，则短气而咳。诸证候虽然各异，但皆属膀胱气化不利，水湿内停而以湿盛为主。法当利水渗湿，兼以温阳化气。方中重用泽泻为君，利水渗湿。臣以茯苓、猪苓助君药利水渗湿。佐以白术补气健脾以运化水湿，合茯苓既可彰健脾制水之效，又可奏输津四布之功。膀胱的气化有赖于阳气的蒸腾，故又佐以桂枝温阳化气以助利水，并可辛温发散以祛表邪，一药而表里兼治。诸药相伍，共奏淡渗利湿、健脾助运、温阳化气、解表散邪之功。由于方中桂枝并非专为解表而设，故"蓄水证"得之，有利水而解表之功；痰饮病得之，有温阳平冲降逆之功；水湿内盛而无表证者得之，则可收化气利水之效。

真武汤
《伤寒论》

【组成】茯苓 9g，芍药 9g，白术 6g，生姜 9g，炮附子 9g。

【用法】水煎服。

【功效】温阳利水。

【主治】

1. 阳虚水泛证　小便不利，四肢沉重疼痛，浮肿，腰以下为甚，畏寒肢冷，腹痛，下利，或咳，或呕，舌淡胖，苔白滑，脉沉细。

2. 太阳病发汗太过，阳虚水泛证　汗出不解，其人仍发热，心下悸，头眩，身𣏋动，振振欲擗地。

【方解】本方治疗脾肾阳虚，水湿泛溢证；亦可治疗太阳病发汗太过，阳虚水泛证。脾阳虚则水湿难运，肾阳虚则气化不行，脾肾阳虚则水湿泛滥。肾阳虚衰，气化失常，水气内停则小便不利。水湿内停，溢于肌肤，则四肢沉重疼痛，甚则浮肿。湿浊内生，流走肠间，则腹痛下利；上逆肺胃，则或咳或呕。若太阳病发汗太过，既过伤其阳，阴不敛阳而浮越，则见仍发热；又伤津耗液，津枯液少，阳气大虚，筋脉失养，则身体筋肉𣏋动、振振欲擗地。阳虚水泛，水凌于心，则心悸不宁；阻遏清阳，清阳不升，则头目眩晕。舌淡胖、苔白滑、脉沉细，为阳虚水泛之象。法当温肾助阳，健脾利水。本方以大辛大热之附子为君，温肾助阳，化气行水。白术健脾燥湿，茯苓利水渗湿，二者合用，使脾气得复，湿从小便去，共为臣药。生姜既助附子温阳散寒，又合苓、术宣散水湿，兼能和胃降逆止呕，为佐药。配伍酸收之白芍，其义有四：一者利小便以行水气，二者柔肝缓急以止腹痛，三者敛阴舒筋以解筋肉眴动，四者可防止附子燥热伤阴，亦为佐药。诸药合用，温脾肾以助阳气，利小便以祛水邪。

独活寄生汤
《备急千金要方》

【组成】独活 9g，桑寄生、杜仲、牛膝、细辛、秦艽、茯苓、肉桂心、防风、川芎、人参、甘草、当归、芍药、干地黄各 6g。

【用法】水煎服。

【功效】祛风湿，止痹痛，益肝肾，补气血。

【主治】痹证日久，肝肾两虚，气血不足证。腰膝疼痛，肢节屈伸不利，或麻木不仁，畏寒喜温，心悸气短，舌淡苔白，脉细弱。

【方解】本证由风寒湿痹日久不愈，损伤肝肾，耗伤气血所致。风寒湿邪客于经络关节，气血运行不畅；又兼肝肾不足，气血亏虚，筋骨失养，故腰膝疼痛、肢节屈伸不利，或麻木不仁。寒湿伤阳，则畏寒喜温。气血不足，则心悸气短、舌淡苔白、脉细弱。其证属邪实正虚，治宜祛邪与扶正兼顾，既应祛风除湿散寒，又当补益肝肾气血。方中重用独活为君，辛苦微温，善治伏风，长于祛下焦风寒湿邪而除痹痛。细辛发散阴经风寒，搜剔筋骨风湿；防风、秦艽祛风胜湿，活络舒筋；桂心温里祛寒，通行血脉。四药助君药祛风胜湿，宣痹止痛，共为臣药。桑寄生、牛膝、杜仲补肝肾，祛风湿，壮筋骨；当归、芍药、地黄、川芎养血活血，寓"治风先治血，血行风自灭"之意；人参、茯苓、甘草补气健脾，皆为佐药。甘草调和诸药，又为使药。诸药合用，风寒湿邪俱除，肝肾强健，气血充盛，诸症自缓。

【使用注意】痹证正气不虚或关节红肿疼痛者，不宜使用本方。

十五、祛痰剂

凡以祛痰药为主组成，具有消除痰饮作用，治疗各种痰病的方剂，统称祛痰剂。根据痰证的类型不同，本类方剂分为燥湿化痰剂、清热化痰剂、润燥化痰剂、温化寒痰剂和治风化痰剂 5 类。

祛痰剂适用于各种痰病，包括湿痰、热痰、燥痰、寒痰和风痰等。

应用祛痰剂，应辨明痰病的性质，根据痰病之风寒湿热燥的不同选用相应的祛痰剂；有咯血倾向者，不宜过用辛温燥烈之品；表邪未解或痰多者，慎用滋润之品，以防壅滞留邪。

二陈汤
《太平惠民和剂局方》

【组成】半夏 15g，橘红 15g，白茯苓 9g，炙甘草 4.5g。

【用法】加生姜 7 片，乌梅 1 个，水煎服。

【功效】燥湿化痰，理气和中。

【主治】湿痰证。咳嗽痰多、色白易咯，胸膈痞闷，恶心呕吐，肢体困重，或头眩心悸，舌苔白滑或腻，脉滑。

【方解】本证多由脾失健运，湿无以化，聚而成痰。湿痰为病，上犯于肺，致肺失宣降，则咳嗽痰多、色白易咯。痰阻气机，肺失宣发，胃失和降，则见胸膈痞闷、恶心呕吐。湿性重滞，则肢体困重。湿痰阻遏清阳，则头目眩晕。痰浊凌心，则为心悸。舌苔白滑或腻、脉滑为湿痰之象。治宜燥化之法，以消湿痰。方中半夏尤善燥湿化痰，且能和胃降逆，为君药。湿痰既成，每致气机阻遏，故以橘红为臣，既可理气行滞，又能燥湿化痰。痰由湿生，湿自脾来，故佐以茯苓健脾渗湿，以杜生痰之源。加生姜，既能制半夏之毒，又能助半夏化痰降逆、和胃止呕；复用少许乌梅，收敛肺气，与半夏、橘红相伍，散中兼收，使其祛痰不伤正气，且有"欲劫之而先聚之"之意，共为佐药。炙甘草为佐使，健脾和中，调和诸药。诸药配伍，散收相合，标本兼顾，燥湿理气祛已生之痰，健脾渗湿杜生痰之源。

【使用注意】燥痰者慎用。吐血、消渴、阴虚、血虚者忌用本方。

清气化痰丸
《医方考》

【组成】陈皮 6g，杏仁 6g，枳实 6g，黄芩 6g，瓜蒌仁 6g，茯苓 6g，胆南星 9g，制半夏 9g。

【用法】姜汁为丸，温开水下；亦可作汤剂，水煎服。

【功效】清热化痰，理气止咳。

【主治】痰热咳嗽。咳嗽，咳痰黄稠，胸膈痞闷，甚则气急呕恶，舌质红，苔黄腻，脉滑数。

【方解】本方证因痰阻气滞，气郁化火，痰热互结所致。痰热壅肺，肺失清肃，故见咳嗽、咳痰黄稠。痰热内结，阻滞气机，则胸膈痞闷，甚则气逆于上，发为气急呕恶。舌质红、苔黄腻、脉滑数，皆为痰热之象。治宜化痰与清热并进。方中胆南星长于清热豁痰，为君药。瓜蒌仁清热化痰，尚能导痰热从大便而下；黄芩长于清泻肺火，二者合用，助君药清肺热、化痰结；制半夏燥湿化痰，降逆止呕，虽属辛温之品，但与苦寒之黄芩相配，可去其温热之性，而取其化痰散结之功，三者共为臣药。治痰者当须降其火，治火者必须顺其气，故佐以杏仁降利肺气、陈皮理气化痰、枳实破气化痰，气顺则痰消；茯苓亦为佐药，健脾渗湿，以杜生痰之源。使以姜汁为丸，以增祛痰降逆之力。诸药合用，使气顺火降，火清痰消。

半夏白术天麻汤
《医学心悟》

【组成】半夏 4.5g，天麻 3g，茯苓 3g，橘红 3g，白术 9g，甘草 1.5g。

【用法】生姜 1 片，大枣 2 枚，水煎服。

【功效】化痰息风，健脾祛湿。

【主治】风痰上扰证。眩晕头痛，胸膈痞闷，恶心呕吐，舌苔白腻，脉弦滑。

【方解】本方证由脾虚生湿，湿聚成痰，湿痰引动肝风，风痰上扰清空所致。风痰上扰，蒙蔽清阳，故眩晕、头痛。痰阻气滞，升降失司，故胸膈痞闷、恶心呕吐。舌苔白腻、脉象弦滑，皆为风痰上扰之象。治宜化痰息风，健脾祛湿。方中半夏燥湿化痰，降逆止呕；天麻平肝息风而止头眩，两者合用，为治风痰眩晕头痛之要药，共用为君。臣以白术、茯苓健脾祛湿，治疗生痰之源。橘红理气化痰，使气顺则痰消，用之为佐。甘草为使，和中调药。加姜、枣调和脾胃，生姜兼制半夏之毒。诸药合用，风痰并治，标本兼顾，但以化痰息风治标为主，健脾祛湿治本为辅

【使用注意】阴虚阳亢、气血不足之眩晕，不宜使用。

十六、消食剂

凡以消食药为主组成，具有消食健脾、化积导滞等作用，主治各种食积证的方剂，统称消食剂。食积之病多因饮食不节、暴饮暴食或脾虚饮食难消所致，故消食剂可分为消食化滞剂和健脾消食剂两类。

消食剂与泻下剂均为消除体内有形实邪的方剂，本类方剂作用较泻下剂缓和，但仍属克削或攻伐之剂，应中病即止，不宜长期服用，且多用丸剂，取其渐消缓散。若过用攻伐之剂，则正气更易受损，而病反不除。纯虚无实者则当禁用。

保和丸
《丹溪心法》

【组成】山楂 18g，神曲 6g，半夏、茯苓各 9g，陈皮、连翘、莱菔子各 3g。

【用法】上药共为末，水泛为丸，每服 6～9g，温开水送下；亦可作汤剂，水煎服。

【功效】消食化滞，理气和胃。

【主治】食积证。脘腹痞满胀痛，嗳腐吞酸，恶食呕逆，或大便泄泻，舌苔厚腻，脉滑。

【方解】本方系由饮食不节，暴饮暴食所致。饮食不节，过食酒肉油腻之物，脾胃运化不及，则停滞而为食积。食积内停，中焦气机受阻，故见脘腹胀满，甚则疼痛。食积中阻，脾胃升降失职则嗳腐吞酸，浊阴不降则呕吐。清阳不升则泄泻。舌苔厚腻、脉滑，皆为食积之候。治宜消食化滞，理气和胃。方中以山楂为君药，可消一切饮食积滞，尤善消肉食油腻之积。臣以神曲消食健胃，更长于化酒食陈腐之积；莱菔子消食下气，长于消麦面痰气之积。三药同用，可消各种饮食积滞。佐以半夏、陈皮行气化滞，和胃止呕；茯苓健脾利湿，和中止泻。食积易于化热，故又佐以苦而微寒之连翘，既可散结以助消积，又可清解食积所生之热。全方合用，共奏消食和胃之功，使食积得化，脾胃调和，热清湿去，则诸症可愈。

【使用注意】本方属攻伐之剂，不宜久服。

复习思考题：

1. 试从组成、功效、主治方面比较麻黄汤与桂枝汤的异同。

2. 小青龙汤的功效与主治是什么？方中配伍白芍与五味子有何意义？麻黄汤为辛温发汗之峻剂，方中为何不用白芍与五味子？

3. 试从组成、功效、主治方面比较银翘散与桑菊饮的异同。

4. 半夏泻心汤由何方变化而成？为何要如此变化？请结合主治证病机加以分析。

5. 龙胆泻肝汤主治何证？分析该方的组方思路。

6. 补中益气汤主治哪些病证？体现了哪些治法？方中升麻、柴胡有何配伍意义？

7. 结合六味地黄丸"三补""三泻"之组方配伍原理，阐述其主治肾精不足之证的机理。

8. 四神丸为什么能主治五更泻？

9. 从组方、配伍分析朱砂安神丸、天王补心丹、酸枣仁汤功效与主治的异同。

10. 试述开窍剂的使用注意事项。

11. 越鞠丸所治"六郁"包括"痰郁"，方中为何没有配伍祛痰药？

12. 补阳还五汤为活血祛瘀剂，为什么重用补气之黄芪为君？

13. 试分析平胃散的组方意义。

14. 结合主治分析二陈汤中乌梅的配伍意义。

15. 羚角钩藤汤与镇肝熄风汤在配伍、功效、主治方面有何异同？

16. 试述保和丸的组成、功效和主治证。

扫一扫，查阅本章数字资源，含PPT、音视频、图片等

针灸推拿学是先贤长期与疾病做斗争的智慧结晶，因其操作方便、经济安全、疗效显著、适应证广等优点而逐步发展成为专门学科。本章主要介绍经络学、腧穴学、刺法灸法学、推拿学的基础知识。

第一节　腧穴学总论

腧穴是人体脏腑经络气血输注于体表的特殊部位，也是疾病的反应点和针灸施术的部位。"腧"通"输"，有输注、转输之意。"穴"有孔隙之意。腧穴还有"节""会""空""砭灸处""气穴""孔穴""穴位"等名称。

一、腧穴的分类

人体腧穴通常分为十四经穴、奇穴、阿是穴三类。

凡归属于十二正经和任脉、督脉的腧穴，称为十四经穴，简称经穴。目前厘定的十四经穴数量为361个，都分布在十四经循行路线上，有固定的名称和位置，具有主治本经和相应脏腑病证的作用。

一些具有确定的名称和位置，但尚未归入或不便于归入十四经脉系统的腧穴，统称为经外奇穴，简称奇穴。奇穴是在"阿是穴"的基础上发展起来的，其主治范围较单一，多数对某些病证有特殊疗效，如四缝穴治疗小儿疳积。

阿是穴是指除经穴和奇穴之外，既无固定名称，又无固定位置，仅以疾病压痛点或其他反应点作为针灸施术部位的一类腧穴，又称为天应穴、不定穴。阿是穴随病而定，因按压患者痛处，患者会发出"啊"声，故命名"阿是穴"。阿是穴始于《内经》"以痛为输"理论，《备急千金要方》首次提出"阿是"之名："有阿是之法，言人有病痛，即令捏其上，若果当其处，不问孔穴，即得便快或痛处，即云阿是，灸刺皆验，故曰阿是穴也。"阿是穴的特点：无固定名称，无固定位置，无已知主治作用（具有某些特殊反应），不属于任何经脉，多位于病变附近，是病痛局部或与病痛有关的压痛（敏感）点。

二、腧穴的主治特点

腧穴的主治特点主要体现在近治作用、远治作用和特殊作用三个方面。

（一）近治作用

近治作用是指腧穴具有治疗其所在部位的局部及其临近组织、器官病证的作用。近治作用是所有腧穴都具有的共同特点和最基本规律，即"腧穴所在，主治所在"。如眼区周围的睛明、四白、承泣、丝竹空、阳白等腧穴都能治疗眼病，上腹部的上脘、中脘、下脘、建里、梁门等腧穴都能治疗胃病。

（二）远治作用

远治作用是指腧穴具有治疗本经脉循行所经过的远隔部位的脏腑、组织、器官病证的作用，即"经脉所过，主治所及"。腧穴的远治作用与经络的循行密切相关，在十四经腧穴中，特别是十二经脉在四肢远端的腧穴，不仅能治疗局部病证，还可以治疗本经循行所及的远隔部位的脏腑、组织、器官的病证，某些腧穴甚至可治疗全身性疾病。如足三里不仅治疗下肢疾病，还可以治疗脾胃病证和众多全身性疾病。

（三）特殊作用

特殊作用是指腧穴具有双向良性调节作用和相对特殊的治疗作用。双向良性调节作用是指同一腧穴在不同病理状态，可以发挥相反并且有效的治疗作用。如腹泻时针天枢可止泻，便秘时针天枢可通便。此外，某些腧穴还具有相对特殊的治疗作用，即腧穴治疗的特异性。如背俞穴与原穴多主治五脏疾患，募穴与下合穴多主治六腑病症，郄穴多主治急性痛证，井穴多用于急救，大椎退热，至阴纠正胎位，四缝治小儿疳积等。

三、特定穴

特定穴是指在十四经穴中具有特定名称、特定性能和特殊治疗作用的腧穴。根据其分布特点、含义和治疗作用，特定穴主要分为五输穴、原穴、络穴、背俞穴、募穴、郄穴、八会穴、下合穴、八脉交会穴和交会穴 10 类。

（一）五输穴

十二经脉在四肢肘膝关节以下，从四肢末端向肘膝方向依次排列有井、荥、输、经、合 5 个特定穴，总称为五输穴。在十二经脉中，每条经脉有 5 个穴位属于五输穴，故人体共有 60 个五输穴。五输穴不仅有经脉归属，而且有自身的五行属性，按照"阳井金、阴井木"和五行生克规律进行配属（表 9-1、表 9-2）。

《灵枢·九针十二原》指出："所出为井，所溜为荥，所注为输，所行为经，所入为合。"将经气运行类比自然界之水流，认为经气流注也具有由小到大、由浅入深的特点。"井"意为谷井，是水之源头；井穴分布在手指或足趾末端，亦是经气初出之处。"荥"意为泉水微流；荥穴分布于掌指或跖趾关节之前，为经气初始流动之处。"输"为输注之意，水流由小而大，由浅渐深；输穴分布于掌指或跖趾关节之后，其经气亦渐至隆盛。"经"意为水流宽大而通畅；经穴分布于前臂或胫部，其经气亦盛大流行。"合"为汇合之意，江河之水汇入大海；合穴分布在肘膝关节附近，经气充盛并深入汇合于脏腑。

表 9-1　阳经五输穴表

经脉名称	井（金）	荥（水）	输（木）	经（火）	合（土）
手阳明大肠经	商阳	二间	三间	阳溪	曲池
手少阳三焦经	关冲	液门	中渚	支沟	天井
手太阳小肠经	少泽	前谷	后溪	阳谷	小海
足阳明胃经	厉兑	内庭	陷谷	解溪	足三里
足少阳胆经	足窍阴	侠溪	足临泣	阳辅	阳陵泉
足太阳膀胱经	至阴	足通谷	束骨	昆仑	委中

表 9-2　阴经五输穴表

经脉名称	井（木）	荥（火）	输（土）	经（金）	合（水）
手太阴肺经	少商	鱼际	太渊	经渠	尺泽
手少阴心经	少冲	少府	神门	灵道	少海
手厥阴心包经	中冲	劳宫	大陵	间使	曲泽
足太阴脾经	隐白	大都	太白	商丘	阴陵泉
足少阴肾经	涌泉	然谷	太溪	复溜	阴谷
足厥阴肝经	大敦	行间	太冲	中封	曲泉

五输穴的临床应用非常广泛，主要有三类。

1. 按五输穴主病特点选穴　《灵枢·顺气一日分为四时》指出："病在脏者，取之井。病变于色者，取之荥。病时间时甚者，取之输。病变于音者，取之经。经满而血者，病在胃及以饮食不节得病者，取之合。"此外，《难经·十八难》提出："井主心下满，荥主身热，输主体重节痛，经主喘咳寒热，合主逆气而泄。"综合针灸临床应用情况，多取井穴急救，取荥穴治热病，取输穴治疗肢体疼痛及五脏病变，取经穴治疗喘咳，取合穴治疗六腑病变。

2. 按五行生克选穴　五输穴与五行的配属始见于《灵枢·本输》，提出"阳井金，阴井木"的五行配属方法，即阳经的井穴属金、阴经的井穴属木，并以此按五行相生关系依次配属井、荥、输、经、合穴（表 9-1、表 9-2）。根据《难经·六十九难》"虚者补其母，实者泻其子"的原则，虚证补母穴，实证泻子穴。如肺经虚证，可补肺经（本经）母穴太渊和脾经（母经）母穴太白。

3. 按时选穴　根据"人与天地相参"的天地人一体观理论，经脉的气血流注也与十二时辰、四季相合，《难经·七十四难》提出"春刺井，夏刺荥，季夏刺输，秋刺经，冬刺合"，可供临床治疗时参考。

（二）原穴、络穴

原穴是脏腑精气输注、经过和留止于十二经四肢部的特定穴。"原"含有本原、原气之意。原穴多分布在腕踝关节附近，六阳经有独立的原穴，阴经则是"以输代原"（阴经的输穴同时也是原穴，见表 9-3）。原穴可反映脏腑精气的盛衰，故能治疗相应脏腑病变，即《灵枢·九针十二原》所言"五脏有疾也，应出十二原"；《难经·六十六难》也提出"五脏六腑之有病者，取其原也"。

　　络穴是十五络脉从经脉别出之处的特定穴。十二经脉在肘膝关节以下各有一个络穴，加上任脉络穴、督脉络穴和脾之大络，称为"十五络穴"。络穴擅治络脉病证，四肢部络穴还具有沟通表里两经经气的作用，躯干部三个络穴具有沟通腹部、背部和侧胸部经气的作用。原穴和络穴既可单独应用，也可配伍使用。原络合用称为原络配穴法或主客原络配穴法。

表 9-3　原穴与络穴表

经脉	原穴	络穴	经脉	原穴	络穴
手太阴肺经	太渊	列缺	手阳明大肠经	合谷	偏历
手厥阴心包经	大陵	内关	手少阳三焦经	阳池	外关
手少阴心经	神门	通里	手太阳小肠经	腕骨	支正
足太阴脾经	太白	公孙	足阳明胃经	冲阳	丰隆
足厥阴肝经	太冲	蠡沟	足少阳胆经	丘墟	光明
足少阴肾经	太溪	大钟	足太阳膀胱经	京骨	飞扬
任脉		鸠尾	督脉		长强
脾之大络		大包			

（三）背俞穴、募穴

　　背俞穴是指脏腑之气输注于背腰部的特定穴，简称俞穴。背俞穴分布在背腰部足太阳膀胱经的第一侧线上，总体上是依据脏腑位置的高低而上下排列，并分别冠以脏腑之名。背俞穴既可以治疗相应脏腑疾病，也常用来治疗相应五脏所主的五体、五官疾患。

　　募穴是脏腑之气结聚于胸腹部的腧穴。募穴的位置大体上与其相关脏腑所处部位相近。俞穴与募穴在人体躯干部一前一后相互对应（表 9-4），故俞穴与募穴常配伍使用，称为俞募配穴法，治疗相应脏腑病变。

表 9-4　脏腑背俞穴、募穴表

五脏	背俞穴	募穴（所属经脉）	六腑	背俞穴	募穴（所属经脉）
肺	肺俞	中府（肺经）	大肠	大肠俞	天枢（胃经）
脾	脾俞	章门（肝经）	胃	胃俞	中脘（任脉）
心	心俞	巨阙（任脉）	小肠	小肠俞	关元（任脉）
心包	厥阴俞	膻中（任脉）	三焦	三焦俞	石门（任脉）
肝	肝俞	期门（肝经）	胆	胆俞	日月（胆经）
肾	肾俞	京门（胆经）	膀胱	膀胱俞	中极（任脉）

（四）郄穴

　　郄穴是经气在四肢部深聚的特定穴。"郄"有空隙、间隙之意。郄穴共有 16 个（表 9-5），除足阳明胃经郄穴梁丘外，都分布于肘膝关节以下。郄穴常用于治疗本经循行部位及所属脏腑的急性病，阴经郄穴擅治血证，阳经郄穴擅治急性疼痛。

表 9-5　十六郄穴表

经脉	肺经	大肠经	胃经	脾经	心经	小肠经	膀胱经	肾经	心包经	三焦经	胆经	肝经	阴跷脉	阳跷脉	阴维脉	阳维脉
郄穴	孔最	温溜	梁丘	地机	阴郄	养老	金门	水泉	郄门	会宗	外丘	中都	交信	跗阳	筑宾	阳交

（五）八会穴

八会穴是指脏、腑、气、血、筋、脉、骨、髓之精气汇聚之处的 8 个特定穴。"会"有会合、汇聚之意。八会穴包括脏会章门、腑会中脘、气会膻中、血会膈俞、筋会阳陵泉、脉会太渊、骨会大杼、髓会绝骨（悬钟）。八会穴是精气汇聚之处，长于治疗与此八者相关的疾病。如气病取膻中，血病取膈俞等。

（六）下合穴

下合穴是指六腑之气下合于足三阳经的 6 个特定穴（表 9-6）。《灵枢·邪气脏腑病形》提出"合治内腑"理论，认为下合穴是治疗六腑疾病的重要穴位。

表 9-6　下合穴表

六腑	胃	大肠	小肠	三焦	膀胱	胆
下合穴	足三里	上巨虚	下巨虚	委阳	委中	阳陵泉

（七）八脉交会穴

八脉交会穴是奇经八脉经气与十二经脉经气相通的 8 个特定穴，又称为"交经八穴""流注八穴""八脉八穴"（表 9-7）。八脉交会穴皆分布在四肢腕踝关节的上下，在临床上既可治疗所属经脉病证，又可以治疗所相通的奇经病证。

表 9-7　八脉交会穴表

穴位	经属	交通八脉	配合主治
公孙	足太阴脾经	冲脉	心、胸、胃疾病
内关	手厥阴心包经	阴维脉	
申脉	足太阳膀胱经	阳跷脉	目内眦、颈项、耳、肩部疾病
后溪	手太阳小肠经	督脉	
足临泣	足少阳胆经	带脉	目外眦、颊、项、耳后、肩部疾病
外关	手少阳三焦经	阳维	
照海	足少阴肾经	阴跷脉	胸、膈、肺系、咽喉疾病
列缺	手太阴肺经	任脉	

（八）交会穴

交会穴是指两经或两经以上的经脉相交会处的腧穴。交会穴具有治疗本经和相交经脉疾病及经脉所属脏腑疾病的作用。

四、腧穴定位法

腧穴定位法是指确定腧穴位置的基本方法，又称取穴法。取穴法主要有体表标志定位法、骨度折量定位法、手指同身寸定位法和简便取穴法。

体表标志定位法是以人体的体表标志为依据来确定腧穴位置的方法，也称自然标志定位法。体表标志分为固定标志和活动标志两类。固定标志是指不受活动影响而固定不移的标志，如骨节和肌肉所形成的突起或凹陷、五官轮廓、发际、指（趾）甲、乳头、肚脐等。活动标志是指随姿势变化而出现的标志，如关节、肌肉、肌腱、皮肤等随着活动而出现的空隙、凹陷、皱纹等。

骨度折量定位法，又称"骨度法"，是以骨节为主要标志，折量全身各部的长度或宽度，按其尺寸比例折算来定位腧穴的方法。"寸"是一种折量等分寸，临床取穴时，无论男女老幼、高矮胖瘦，都是以骨度标准寸进行折量，每一等分为一寸，以此作为量取穴位的依据。常用骨度折量寸见表9-8。

表 9-8　骨度折量寸表

部位	起止点	折量寸	度量方法	说明
头面部	前发际正中至后发际正中	12寸	直量	确定头部腧穴的纵向距离
	眉间（印堂）至前发际正中	3寸	直量	确定前额部腧穴的纵向距离
	前额两发角（头维）之间	9寸	横量	确定头前部腧穴的横向距离
	耳后两乳突（完骨）之间	9寸	横量	确定头后部腧穴的横向距离
	第7颈椎棘突下至后发际正中	3寸	直量	确定后颈部腧穴的纵向距离
胸腹胁部	胸骨上窝（天突）至胸剑联合中点	9寸	直量	确定胸部任脉穴的纵向距离
	胸剑联合中点（歧骨）至脐中	8寸	直量	确定上腹部腧穴的纵向距离
	脐中至耻骨联合上缘（曲骨）	5寸	直量	确定下腹部腧穴的纵向距离
	两乳头之间	8寸	横量	确定胸腹部腧穴的横向距离
	腋窝顶点至第11肋游离端	12寸	直量	确定胁肋部腧穴的纵向距离
背腰部	第7颈椎棘突下（大椎）至尾骶	21椎	直量	督脉腧穴定位依据
	肩胛骨内缘至后正中线	3寸	横量	确定背腰部腧穴的横向距离
	肩峰缘至后正中线	8寸	横量	确定肩背部腧穴的横向距离
上肢部	腋前、后纹头至肘横纹（平肘尖）	9寸	直量	确定上臂部腧穴的纵向距离
	肘横纹（平肘尖）至腕掌（背）侧横纹	12寸	直量	确定前臂部腧穴的纵向距离
下肢部	耻骨联合上缘至股骨内上髁上缘	18寸	直量	确定大腿内侧腧穴的纵向距离
	胫骨内侧髁下缘至内踝尖	13寸	直量	确定小腿内侧腧穴的纵向距离
	股骨大转子至膝中（腘横纹）	19寸	直量	确定大腿外后侧腧穴的纵向距离
	膝中（腘横纹）至外踝尖	16寸	直量	确定小腿外后侧腧穴的纵向距离
	臀沟至腘横纹	14寸	直量	确定大腿后侧腧穴的纵向距离

手指同身寸定位法是以患者手指作为度量分寸来量取腧穴的定位方法，又称"指寸法"。手

指同身寸包括中指同身寸、拇指同身寸和横指同身寸三种（图9-1）。中指同身寸以中指中节桡侧两端纹头（中指屈曲成环形）之间的距离为1寸。拇指同身寸以拇指指间关节的宽度作为1寸。横指同身寸定位法又称为"一夫法"，是将患者食、中、无名和小指并拢，从中指中节横纹度量，四指并列宽度为3寸。

简便取穴法是临床总结出来的某些简单方便的取穴方法，是一种辅助取穴法。如患者立正姿势，双手自然下垂，其中指末端即为风市穴。

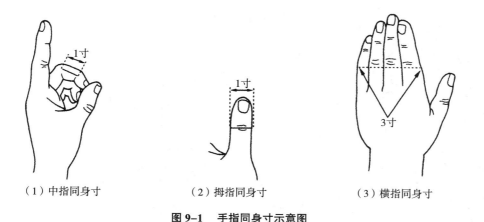

（1）中指同身寸　　　　（2）拇指同身寸　　　　（3）横指同身寸

图9-1　手指同身寸示意图

第二节　十二经脉及其常用腧穴

一、手太阴肺经

（一）经脉循行

《灵枢·经脉》：肺手太阴之脉，起于中焦，下络大肠，还循胃口，上膈，属肺。从肺系，横出腋下，下循臑内，行少阴、心主之前，下肘中，循臂内上骨下廉，入寸口，上鱼，循鱼际，出大指之端。其支者，从腕后，直出次指内廉，出其端（图9-2）。

（二）常用腧穴

手太阴肺经分布有11个腧穴：中府、云门、天府、侠白、尺泽、孔最、列缺、经渠、太渊、鱼际、少商。本经腧穴主要治疗喉、胸、肺及肺经循行部位的其他病症。

尺泽：在肘区，肘横纹上，肱二头肌腱桡侧缘凹陷中。直刺0.8～1.0寸，或点刺放血。主治咳嗽、气喘、咽喉肿痛、肘臂挛痛、急性吐泻等。

列缺：在前臂，腕掌侧远端横纹上1.5寸，拇短伸肌腱与拇长展肌腱之间，拇长展肌腱沟的凹陷中。斜刺0.3～0.5寸。主治咳嗽、气喘、咽喉肿痛、头痛、项强等。

太渊：在腕前区，桡骨茎突与舟状骨之间，拇长展肌腱尺侧凹陷中。避开桡动脉，直刺0.3～0.5寸。主治咳喘、胸背痛、无脉症等。

鱼际：在手外侧，第1掌骨桡侧中点赤白肉际处。直刺0.5～0.8寸。主治咳嗽、咯血、咽喉肿痛、小儿疳积等。

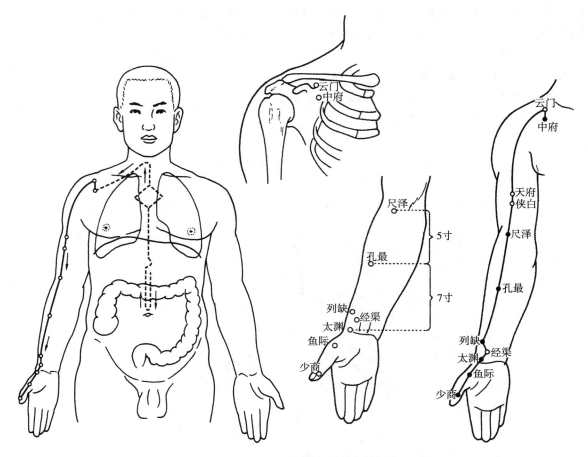

图 9-2　手太阴肺经循行及腧穴示意图

二、手阳明大肠经

（一）经脉循行

《灵枢·经脉》：大肠手阳明之脉，起于大指次指之端，循指上廉，出合谷两骨之间，上入两筋之中，循臂上廉，入肘外廉，上臑外前廉，上肩，出髃骨之前廉，上出于柱骨之会上，下入缺盆，络肺，下膈，属大肠。其支者，从缺盆上颈，贯颊，入下齿中；还出夹口，交人中，左之右，右之左，上挟鼻孔（图 9-3）。

（二）常用腧穴

手阳明大肠经分布有 20 个腧穴：商阳、二间、三间、合谷、阳溪、偏历、温溜、下廉、上廉、手三里、曲池、肘髎、手五里、臂臑、肩髃、巨骨、天鼎、扶突、口禾髎、迎香。本经腧穴主要治疗头面五官疾患、热病、皮肤病、肠胃病、神志病及大肠经循行部位的其他病症。

合谷：在手背，第 2 掌骨桡侧的中点处。直刺 0.5 ～ 1.0 寸，孕妇不宜针刺。主治头痛、目赤肿痛、咽喉肿痛、齿痛、耳聋、口㖞、发热恶寒、无汗、多汗、滞产、经闭等。

曲池：在肘区，尺泽与肱骨外上髁连线的中点处（屈肘 90°，肘横纹外侧端外凹陷中）。直刺 1.0 ～ 1.5 寸。主治咽喉肿痛、齿痛、目赤肿痛、头痛、热病等。

肩髃：在三角肌区，肩峰外侧缘前端与肱骨大结节两骨间凹陷中。直刺或向下斜刺 0.8 ～ 1.5

寸。主治上肢活动不利、肩痛不举等。

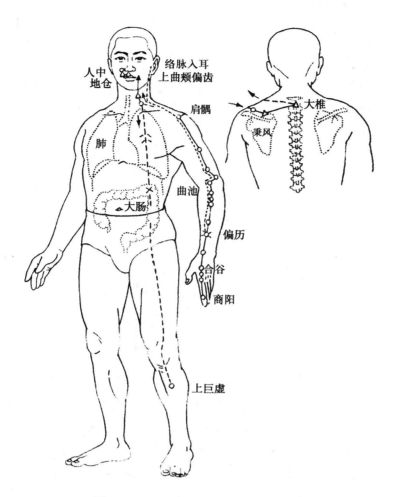

图9-3　手阳明大肠经循行及腧穴示意图

三、足阳明胃经

（一）经脉循行

《灵枢·经脉》：胃足阳明之脉，起于鼻，交頞中，旁约太阳之脉，下循鼻外，入上齿中，还出挟口，环唇，下交承浆，却循颐后下廉，出大迎，循颊车，上耳前，过客主人，循发际，至额颅。其支者，从大迎前，下人迎，循喉咙，入缺盆，下膈，属胃，络脾。其直者，从缺盆下乳内廉，下挟脐，入气街中。其支者，起于胃口，下循腹里，下至气街中而合。以下髀关，抵伏兔，下入膝膑中，下循胫外廉，下足跗，入中指内间。其支者，下膝三寸而别，下入中指外间。其支者，别跗上，入大指间，出其端（图9-4）。

（二）常用腧穴

足阳明胃经分布有45个腧穴：承泣、四白、巨髎、地仓、大迎、颊车、下关、头维、人迎、水突、气舍、缺盆、气户、库房、屋翳、膺窗、乳中、乳根、不容、承满、梁门、关门、太乙、滑肉门、天枢、外陵、大巨、水道、归来、气冲、髀关、伏兔、阴市、梁丘、犊鼻、足三里、上

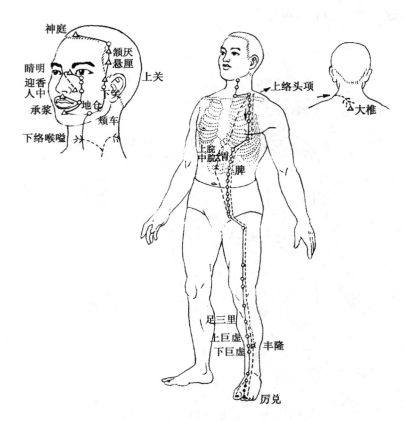

图 9-4 足阳明胃经循行及腧穴示意图

巨虚、条口、下巨虚、丰隆、解溪、冲阳、陷谷、内庭、厉兑。本经腧穴主治胃肠病、头面五官病、神志病、皮肤病、热病及胃经循行部位的其他病症。

地仓：在面部，口角旁开 0.4 寸（指寸）（口角旁，在鼻唇沟或鼻唇沟延长线上）。平刺或斜刺 0.5 ～ 0.8 寸。主治口㖞、流涎等。

颊车：在面部，下颌角前上方一横指（中指）（沿下颌角角平分线上一横指，闭口咬紧牙关时咬肌隆起，放松时按之有凹陷处）。直刺 0.3 ～ 0.5 寸，或向地仓透刺 1.5 ～ 2.0 寸。主治口㖞、颊肿、齿痛、口噤不语等。

下关：在面部，颧弓下缘中央与下颌切迹之间凹陷中（闭口，上关直下，颧弓下缘凹陷中）。直刺 0.5 ～ 1.0 寸。主治耳鸣、耳聋、齿痛、口㖞、面痛等。

天枢：在腹部，横平脐中，前正中线旁开 2 寸。直刺 1.0 ～ 1.5 寸。主治肠鸣腹胀、绕脐痛、便秘、泄泻、痢疾、癥瘕、月经不调、痛经等。

足三里：在小腿外侧，犊鼻下 3 寸，犊鼻与解溪连线上（在胫骨前肌上取穴）。直刺 1.0 ～ 2.0 寸。主治胃痛、腹痛、呕吐、消化不良、泄泻、便秘、虚劳羸瘦、下肢痿痹、水肿等。

上巨虚：在小腿外侧，犊鼻下 6 寸，犊鼻与解溪连线上（在胫骨前肌上取穴）。直刺 1.0 ～ 1.5 寸。主治肠鸣腹痛、泄泻、便秘、下肢痿痹、脚气等。

下巨虚：在小腿外侧，犊鼻下 9 寸，犊鼻与解溪连线上（在胫骨前肌上取穴，横平外丘、阳交）。直刺 1.0 ～ 1.5 寸。主治小腹疼痛、泄泻、痢疾、下肢痿痹等。

丰隆：在小腿外侧，外踝尖上 8 寸，胫骨前肌外缘［犊鼻与解溪连线的中点，条口外侧一横指（中指）］。直刺 1.0 ～ 1.5 寸。主治下肢痿痹、癫、狂、痫、痰浊诸症等。

四、足太阴脾经

（一）经脉循行

《灵枢·经脉》：脾足太阴之脉，起于大指之端，循指内侧白肉际，过核骨后，上内踝前廉，上腨内，循胫骨后，交出厥阴之前，上膝股内前廉，入腹，属脾络胃，上膈，挟咽，连舌本，散舌下。其支者，复从胃，别上膈，注心中（图9-5）。

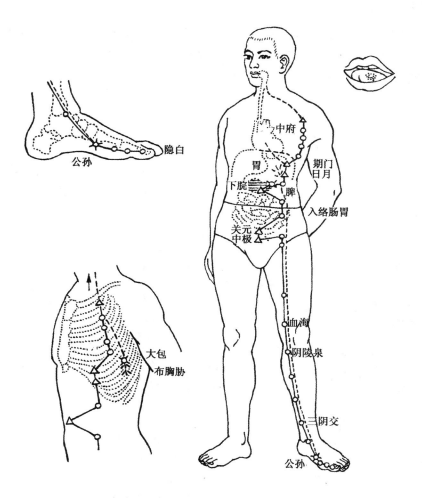

图 9-5　足太阴脾经循行及腧穴示意图

（二）常用腧穴

足太阴脾经分布有21个腧穴：隐白、大都、太白、公孙、商丘、三阴交、漏谷、地机、阴陵泉、血海、箕门、冲门、府舍、腹结、大横、腹哀、食窦、天溪、胸乡、周荣、大包。本经腧穴主治脾胃病、妇科病、前阴病，以及脾经循行部位的其他病症。

三阴交：在小腿内侧，内踝尖上3寸，胫骨内侧缘后际（交信上1寸）。直刺1.0～1.5寸，文献记载孕妇禁针。主治月经不调、经闭、带下、阴挺、遗精、阳痿、小便不利、遗尿、水肿、失眠、眩晕、下肢痿痹等。

阴陵泉：在小腿内侧，胫骨内侧髁下缘与胫骨内侧缘之间的凹陷中（用拇指沿胫骨内侧缘由下往上推，抵膝关节下时，胫骨向内上弯曲的凹陷中即本穴）。直刺 1.0 ～ 2.0 寸。主治腹胀、泄泻、水肿、黄疸、小便不利、膝痛、下肢痿痹等。

血海：在股前区，髌底内侧端上 2 寸，股内侧肌隆起处。直刺 1.0 ～ 1.5 寸。主治月经不调、痛经、闭经、皮肤瘙痒、瘾疹、湿疹、丹毒等。

五、手少阴心经

（一）经脉循行

《灵枢·经脉》：心手少阴之脉，起于心中，出属心系，下膈，络小肠。其支者，从心系上挟咽，系目系。其直者，复从心系却上肺，下出腋下，下循臑内后廉，行太阴、心主之后，下肘内，循臂内后廉，抵掌后锐骨之端，入掌内后廉，循小指之内，出其端（图 9-6）。

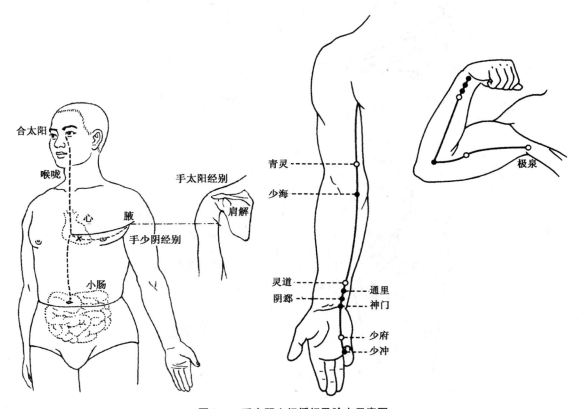

图 9-6　手少阴心经循行及腧穴示意图

（二）常用腧穴

本经分布有 9 个腧穴：极泉、青灵、少海、灵道、通里、阴郄、神门、少府、少冲。本经腧穴主要治疗心、胸、神志病，血证，肢痛痒疮，以及心经循行部位的其他病症。

少海：在肘前区，横平肘横纹，肱骨内上髁前缘（屈肘，在肘横纹内侧端与肱骨内上髁连线的中点处）。直刺 0.5 ～ 1.0 寸。主治心痛、神志病、肘臂挛痛麻木等。

神门：在腕前区，腕掌侧远端横纹尺侧端，尺侧屈腕肌腱的桡侧缘（在豌豆骨近端桡侧凹陷中，于腕掌侧远端横纹上取穴）。避开血管直刺 0.3 ～ 0.5 寸。主治惊悸、怔忡、心烦、健忘、失眠、痴呆、癫、狂等。

六、手太阳小肠经

（一）经脉循行

《灵枢·经脉》：小肠手太阳之脉，起于小指之端，循手外侧上腕，出踝中，直上循臂骨下廉，出肘内侧两骨之间，上循臑外后廉，出肩解，绕肩胛，交肩上，入缺盆，络心，循咽下膈，抵胃，属小肠。其支者，从缺盆循颈，上颊，至目锐眦，却入耳中。其支者，别颊上䪼，抵鼻，至目内眦（斜络于颧）（图 9-7）。

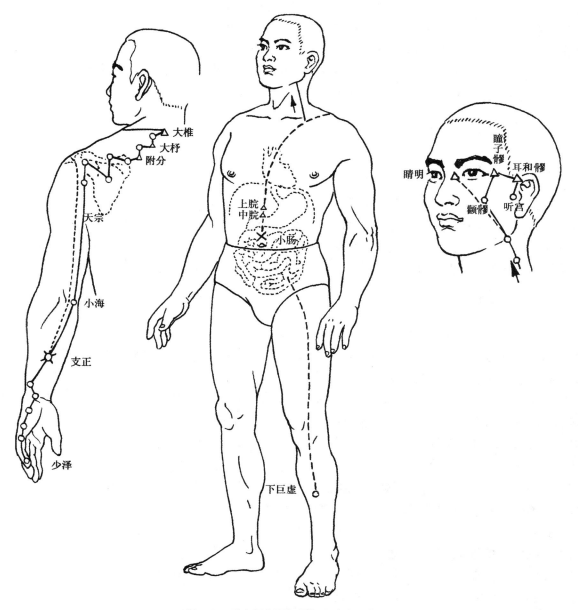

图 9-7　手太阳小肠经循行及腧穴示意图

（二）常用腧穴

手太阳小肠经分布有 19 个腧穴：少泽、前谷、后溪、腕骨、阳谷、养老、支正、小海、肩贞、臑俞、天宗、秉风、曲垣、肩外俞、肩中俞、天窗、天容、颧髎、听宫。本经腧穴主治头面五官病、热病、神志病，以及小肠经循行部位的其他病症。

小海：在肘后区，尺骨鹰嘴与肱骨内上髁之间凹陷处（微屈肘，在尺神经沟中，用手指弹敲此处时有触电麻感直达小指）。直刺 0.3 ～ 0.5 寸。主治肘臂疼痛、癫、狂、痫等。

天宗：在肩胛区，肩胛冈中点与肩胛骨下角连线的上 1/3 与下 2/3 交点凹陷中。直刺或斜刺 0.5 ～ 1.0 寸，遇到阻力不可强行进针。主治肩胛区疼痛、乳痈、气喘等。

颧髎：在面部，颧骨下缘，目外眦直下凹陷中。直刺 0.3 ～ 0.5 寸，斜刺或平刺 0.5 ～ 1.0 寸。主治口㖞、齿痛、面痛、颊肿、眼睑瞤动等。

听宫：在面部，耳屏正中与下颌骨髁突之间的凹陷中（微张口，耳屏正中前缘凹陷中，在耳门与听会之间）。微张口，直刺 0.5 ～ 1.0 寸。主治耳鸣、耳聋、聤耳等。

七、足太阳膀胱经

（一）经脉循行

《灵枢·经脉》：膀胱足太阳之脉，起于目内眦，上额，交巅。其支者，从巅至耳上角。其直者，从巅入络脑，还出别下项，循肩膊内，挟脊抵腰中，入循膂，络肾，属膀胱。其支者，从腰中下挟脊，贯臀，入腘中。其支者，从膊内左右别下贯胛，挟脊内，过髀枢，循髀外后廉，下合腘中，以下贯踹内，出外踝之后，循京骨，至小指外侧（图 9-8）。

（二）常用腧穴

足太阳膀胱经分布有 67 个腧穴：睛明、攒竹、眉冲、曲差、五处、承光、通天、络却、玉枕、天柱、大杼、风门、肺俞、厥阴俞、心俞、督俞、膈俞、肝俞、胆俞、脾俞、胃俞、三焦俞、肾俞、气海俞、大肠俞、关元俞、小肠俞、膀胱俞、中膂俞、白环俞、上髎、次髎、中髎、下髎、会阳、承扶、殷门、浮郄、委阳、委中、附分、魄户、膏肓、神堂、譩譆、膈关、魂门、阳纲、意舍、胃仓、肓门、志室、胞肓、秩边、合阳、承筋、承山、飞扬、跗阳、昆仑、仆参、申脉、金门、京骨、束骨、足通谷、至阴。本经腧穴主要治疗头、目、项、背、腰、臀部、下肢部病症及神志病，背部第一侧线的背俞穴及第二侧线相平的腧穴主治与其相关的脏腑、组织器官病症，第 1 ～ 6 胸椎之间两侧腧穴主治心、肺疾病；第 7 ～ 12 胸椎之间两侧腧穴主治肝、胆、脾、胃等疾病；第 1 腰椎～第 5 骶椎之间两侧腧穴主治肾、膀胱、大小肠、子宫等疾病。

肺俞：在脊柱区，第 3 胸椎棘突下，后正中线旁开 1.5 寸。斜刺 0.5 ～ 0.8 寸。主治咳嗽、气喘、咳血、骨蒸潮热、皮肤瘙痒等。

厥阴俞：在脊柱区，第 4 胸椎棘突下，后正中线旁开 1.5 寸。斜刺 0.5 ～ 0.8 寸。主治心痛、惊悸、心烦、失眠、健忘、咳嗽、胸闷等。

心俞：在脊柱区，第 5 胸椎棘突下，后正中线旁开 1.5 寸。斜刺 0.5 ～ 0.8 寸。主治心痛、惊悸、心烦、失眠、健忘、梦遗、癫、狂、痫等。

督俞：在脊柱区，第 6 胸椎棘突下，后正中线旁开 1.5 寸。斜刺 0.5 ～ 0.8 寸。主治心痛、胸闷、气喘、胃痛、腹痛、腹胀、呃逆等。

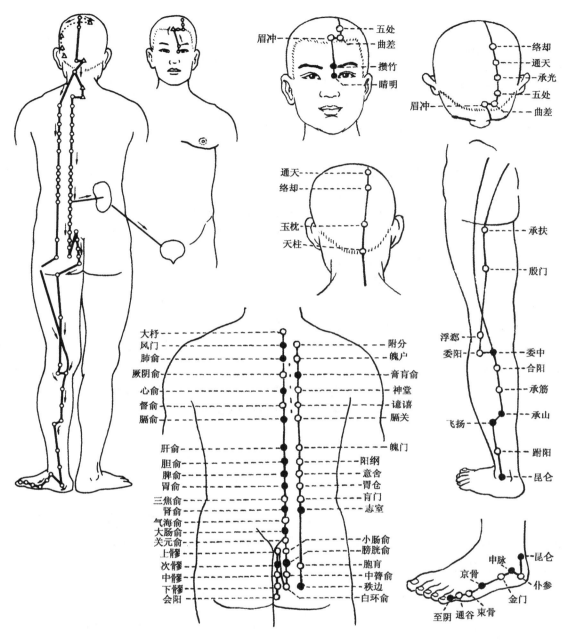

图 9-8　足太阳膀胱经循行及腧穴示意图

膈俞：在脊柱区，第 7 椎棘突下，后正中线旁开 1.5 寸。斜刺 0.5～0.8 寸。主治胃脘痛、呕吐、呃逆、噎膈、吐血、气喘、潮热、盗汗、皮肤瘙痒等。

肝俞：在脊柱区，第 9 胸椎棘突下，后正中线旁开 1.5 寸。斜刺 0.5～0.8 寸。主治胁痛、黄疸、目疾、癫、狂、痫等。

胆俞：在脊柱区，第 10 胸椎棘突下，后正中线旁开 1.5 寸。斜刺 0.5～0.8 寸。主治胁痛、口苦、黄疸、呕吐、潮热等。

脾俞：在脊柱区，第 11 胸椎棘突下，后正中线旁开 1.5 寸。斜刺 0.8～1.0 寸。主治腹胀、呕吐、泄泻、痢疾、便血、背痛等。

胃俞：在脊柱区，第 12 胸椎棘突下，后正中线旁开 1.5 寸。斜刺 0.8～1.0 寸。主治胃脘痛、呕吐、反胃、腹胀、肠鸣、完谷不化等。

三焦俞：在脊柱区，第 1 腰椎棘突下，后正中线旁开 1.5 寸。直刺 0.8 ～ 1.0 寸。主治水肿、小便不利、腹胀、肠鸣、泄泻、痢疾等。

肾俞：在脊柱区，第 2 腰椎棘突下，后正中线旁开 1.5 寸。直刺 0.8 ～ 1.0 寸。主治头晕、耳鸣、耳聋、腰膝酸软、腰痛、遗精、阳痿、早泄、月经不调、带下、遗尿、水肿、小便不利等。

气海俞：在脊柱区，第 3 腰椎棘突下，后正中线旁开 1.5 寸。直刺 0.8 ～ 1.0 寸。主治腰痛、腹痛、腹胀、肠鸣、泄泻、遗尿等。

大肠俞：在脊柱区，第 4 腰椎棘突下，后正中线旁开 1.5 寸。直刺 0.8 ～ 1.0 寸。主治腰痛、腹痛、腹胀、肠鸣、泄泻、便秘等。

关元俞：在脊柱区，第 5 腰椎棘突下，后正中线旁开 1.5 寸。直刺 0.8 ～ 1.0 寸。主治腰痛、腹痛、腹胀、肠鸣、泄泻、遗尿等。

小肠俞：在骶区，横平第 1 骶后孔，骶正中嵴旁开 1.5 寸（横平上髎）。直刺 0.8 ～ 1.0 寸。主治腹痛、泄泻、痢疾、遗精、遗尿、带下等。

膀胱俞：在骶区，横平第 2 骶后孔，骶正中嵴旁开 1.5 寸（横平次髎）。直刺 0.8 ～ 1.0 寸。主治小便不利、尿频、遗尿、泄泻、便秘、腰骶痛等。

委中：在膝后区，腘横纹中点。直刺 1.0 ～ 1.5 寸，或用三棱针点刺出血。主治腰痛、下肢痿痹、下肢挛急等。

承山：在小腿后区，腓肠肌两肌腹与肌腱交角处（伸直小腿或足跟上提时，腓肠肌肌腹下出现尖角凹陷中）。直刺 1.0 ～ 1.5 寸。主治痔疮、便秘、腰腿拘急疼痛等。

八、足少阴肾经

（一）经脉循行

《灵枢·经脉》：肾足少阴之脉，起于小指之下，邪走足心，出于然谷之下，循内踝之后，别入跟中，以上腨内，出腘内廉，上股内后廉，贯脊，属肾，络膀胱。其直者，从肾上贯肝膈，入肺中，循喉咙，挟舌本。其支者，从肺出，络心，注胸中（图 9-9）。

（二）常用腧穴

足少阴肾经分布有 27 个腧穴：涌泉、然谷、太溪、大钟、水泉、照海、复溜、交信、筑宾、阴谷、横骨、大赫、气穴、四满、中注、肓俞、商曲、石关、阴都、腹通谷、幽门、步廊、神封、灵墟、神藏、彧中、俞府。本经腧穴主要治疗口舌咽病症、妇科、前阴病、虚损、黄疸、腹泻，以及肾经循行部位的其他病症。

涌泉：在足底，屈足卷趾时足心最凹陷中（卧位或伸腿坐位，卷足，约当足底第 2、3 趾蹼缘与足跟连线的前 1/3 与后 2/3 交点凹陷中）。直刺 0.5 ～ 1.0 寸，可灸。主治眩晕、厥证、癫、狂、惊风、失眠、足心热等。

太溪：在踝区，内踝尖与跟腱之间的凹陷中。直刺 0.5 ～ 1.0 寸，可灸。主治月经不调、遗精、阳痿、小便频数、头痛、目眩、耳聋、耳鸣、腰痛、下肢厥冷等。

照海：在踝区，内踝尖下 1 寸，内踝下缘边际凹陷中（由内踝尖向下推，至其下缘凹陷中，与申脉内外相对）。直刺 0.5 ～ 0.8 寸，可灸。主治咽喉疼痛、目赤肿痛、月经不调、痛经、带下、失眠、癫痫、下肢痿痹等。

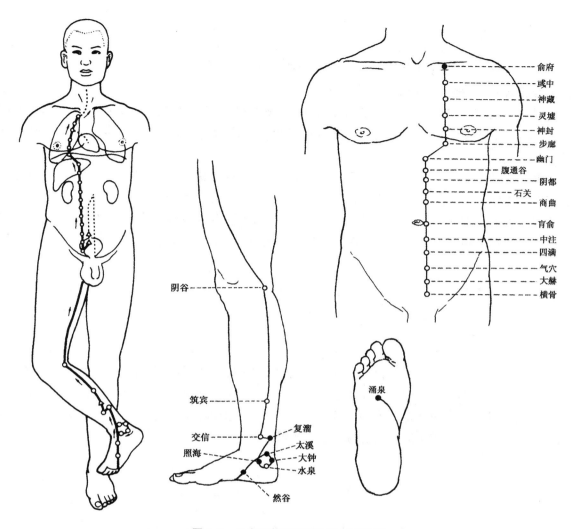

图 9-9 足少阴肾经循行及腧穴示意图

九、手厥阴心包经

（一）经脉循行

《灵枢·经脉》：心主手厥阴心包络之脉，起于胸中，出属心包络，下膈，历络三焦。其支者，循胸出胁，下腋三寸，上抵腋，下循臑内，行太阴、少阴之间，入肘中，下臂，行两筋之间，入掌中，循中指，出其端。其支者，别掌中，循小指次指，出其端（图 9-10）。

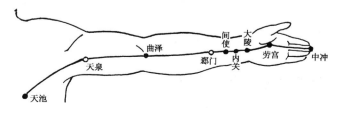

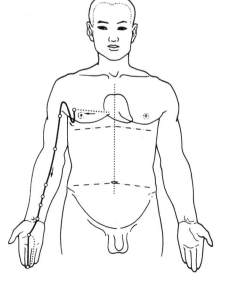

图 9-10 手厥阴心包经循行及腧穴示意图

（二）常用腧穴

手厥阴心包经分布有 9 个腧穴：天池、天泉、曲泽、郄门、间使、内关、大陵、劳宫、中冲。本经腧穴主要治疗心、胸、胃、神志病症及心包经循行部位的其他病症。

曲泽：在肘前区，肘横纹上，肱二头肌腱的尺侧缘凹陷中（仰掌，屈肘 45°，当肱二头肌腱的尺侧缘）。直刺 1.0 ~ 1.5 寸，可用三棱针点刺出血。主治心痛、心悸、善惊、肘臂挛痛、热病等。

间使：在前臂前区，腕掌侧远端横纹上 3 寸，掌长肌腱与桡侧腕屈肌腱之间。直刺 0.5 ~ 1.0 寸，可灸。主治心痛、心悸、热病、疟疾、癫、狂、痫、肘臂挛痛等。

内关：在前臂前区，腕掌侧远端横纹上 2 寸，掌长肌腱与桡侧腕屈肌腱之间。直刺 0.5 ~ 1.0 寸，可灸。主治心痛、心悸、胸闷、胃痛、呕吐、呃逆、失眠、眩晕、郁证、癫、狂、痫、肘臂挛痛等。

十、手少阳三焦经

（一）经脉循行

《灵枢·经脉》：三焦手少阳之脉，起于小指次指之端，上出两指之间，循手表腕，出臂外两骨之间，上贯肘，循臑外上肩，而交出足少阳之后，入缺盆，布膻中，散络心包，下膈，遍属三焦。其支者，从膻中上出缺盆，上项，系耳后，直上出耳上角，以屈下颊至𬼘。其支者，从耳后入耳中，出走耳前，过客主人，前交颊，至目锐眦（图 9-11）。

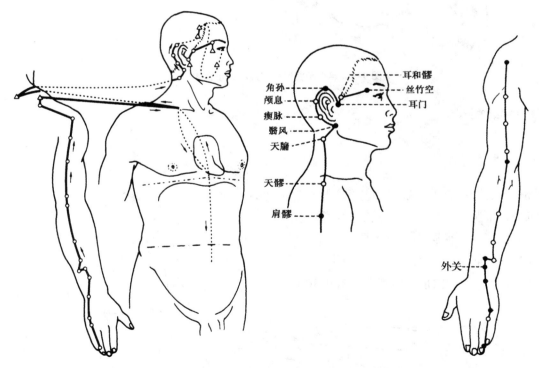

角孙
颅息
瘈脉
翳风
天牖

耳和髎
丝竹空
耳门

天髎

肩髎

外关

图 9-11 手少阳三焦经循行及腧穴示意图

（二）常用腧穴

手少阳三焦经分布有 23 个腧穴：关冲、液门、中渚、阳池、外关、支沟、会宗、三阳络、四渎、天井、清冷渊、消泺、臑会、肩髎、天髎、天牖、翳风、瘈脉、颅息、角孙、耳门、耳和髎、丝竹空。本经腧穴主要治疗侧头、耳、目、咽喉、胸胁病、热病，以及三焦经循行部位的其他病症。

外关：在前臂后区，腕背侧远端横纹上 2 寸，尺骨与桡骨间隙中点。直刺 0.5～1.0 寸。主治头痛、颊痛、目赤肿痛、耳鸣、耳聋、热病、上肢痿痹等。

肩髎：在三角肌区，肩峰角与肱骨大结节两骨间凹陷中（屈臂外展时，肩峰外侧缘前后端呈现两个凹陷，后一凹陷即本穴）。直刺 0.8～1.2 寸。主治肩臂痛、肩重不能举等。

角孙：在头部，耳尖正对发际处。平刺 0.3～0.5 寸。主治耳部肿痛、痄腮、目赤肿痛、齿痛、偏头痛等。

耳门：在耳区，耳屏上切迹与下颌骨髁突之间的凹陷中（微张口，耳屏上切迹前的凹陷中，听宫直上）。直刺 0.5～1.0 寸。主治耳鸣、耳聋、聤耳、齿痛等。

丝竹空：在面部，眉梢凹陷中（瞳子髎直上）。平刺 0.5～1.0 寸。主治目眩、目赤肿痛、眼睑𥆧动、头痛等。

十一、足少阳胆经

（一）经脉循行

《灵枢·经脉》：胆足少阳之脉，起于目锐眦，上抵头角，下耳后，循颈，行手少阳之前，至肩上，却交出手少阳之后，入缺盆。其支者，从耳后入耳中，出走耳前，至目锐眦后。其支者，别锐眦，下大迎，合于手少阳，抵于𬵎，下加颊车，下颈，合缺盆。以下胸中，贯膈，络肝属胆，循胁里，出气街，绕毛际，横入髀厌中。其直者，从缺盆下腋，循胸，过季胁，下合髀厌中，以下循髀阳，出膝外廉，下外辅骨之前，直下抵绝骨之端，下出外踝之前，循足跗上，入小指次指之间。其支者，别跗上，入大指之间，循大指歧骨内，出其端，还贯爪甲，出三毛（图 9-12）。

（二）常用腧穴

足少阳胆经分布有 44 个腧穴：瞳子髎、听会、上关、颔厌、悬颅、悬厘、曲鬓、率谷、天冲、浮白、头窍阴、完骨、本神、阳白、头临泣、目窗、正营、承灵、脑空、风池、肩井、渊腋、辄筋、日月、京门、带脉、五枢、维道、居髎、环跳、风市、中渎、膝阳关、阳陵泉、阳交、外丘、光明、阳辅、悬钟、丘墟、足临泣、地五会、侠溪、足窍阴。本经腧穴主治肝胆病、侧头、目、耳、咽喉、胸胁病，以及胆经循行经过部位的其他病症。

听会：在面部，耳屏间切迹与下颌骨髁突之间的凹陷中（张口，耳屏间切迹前方的凹陷中，听宫直下）。微张口，直刺 0.5～1.0 寸。主治耳鸣、耳聋、聤耳、面痛等。

上关：在面部，颧弓上缘中央凹陷中。直刺 0.3～0.5 寸。主治耳鸣、耳聋、齿痛、口𫘝、面痛、头痛等。

风池：在颈后区，枕骨之下，胸锁乳突肌上端与斜方肌上端之间的凹陷中。向鼻尖方向斜刺 0.8～1.2 寸。主治头痛、眩晕、目赤肿痛、鼻渊、耳鸣、颈项强痛等。

肩井：在肩胛区，第 7 颈椎棘突与肩峰最外侧点连线的中点。直刺 0.3～0.5 寸，深部正当

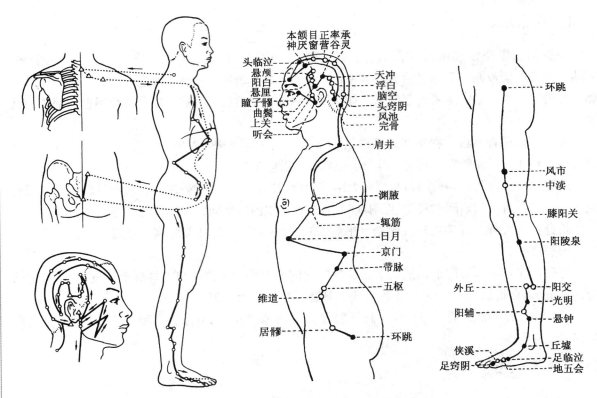

图 9-12　足少阳胆经循行及腧穴示意图

肺尖，慎不可深刺、捣刺。孕妇禁针。主治颈项强痛、肩臂疼痛、上肢不遂、乳汁不下、乳痈、瘰疬等。

环跳：在臀区，股骨大转子最凸点与骶管裂孔连线的外 1/3 与内 2/3 交点处（侧卧，伸下腿，上腿屈髋屈膝取穴）。直刺 2.0 ～ 3.0 寸。主治腰腿痛、下肢痿痹、半身不遂等。

阳陵泉：在小腿外侧，腓骨头前下方凹陷中。直刺 1.0 ～ 1.5 寸。主治黄疸、胁痛、口苦、下肢痿痹等。

十二、足厥阴肝经

（一）经脉循行

《灵枢·经脉》：肝足厥阴之脉，起于大指丛毛之际，上循足跗上廉，去内踝一寸，上踝八寸，交出太阴之后，上腘内廉，循股阴，入毛中，环阴器，抵小腹，挟胃，属肝络胆，上贯膈，布胁肋，循喉咙之后，上入颃颡，连目系，上出额，与督脉会于巅。其支者，从目系下颊里，环唇内。其支者，复从肝别贯膈，上注肺（图 9-13）。

（二）常用腧穴

足厥阴肝经分布有 14 个腧穴：大敦、行间、太冲、中封、蠡沟、中都、膝关、曲泉、阴包、足五里、阴廉、急脉、章门、期门。本经腧穴主要治疗肝胆病、妇科病、前阴病，与肝脏有关的胃、心、肺、脾、肾、脑等病症，以及肝经循行部位的其他病症。

行间：在足背，第 1、2 趾之间，趾蹼缘后方赤白肉际处。直刺 0.5 ～ 0.8 寸。主治头痛、眩晕、目赤肿痛、胸胁胀痛、下肢内侧痛、月经不调、痛经、闭经、崩漏、带下、遗尿、癃闭、小便短赤等。

太冲：在足背，第1、2跖骨间，跖骨底结合部前方凹陷中，或触及动脉搏动。直刺0.5～0.8寸。主治头痛、眩晕、耳鸣、耳聋、面瘫、目赤肿痛、咽喉痛、胁痛、惊风、黄疸、月经不调、痛经、经闭、带下、遗尿、癃闭等。

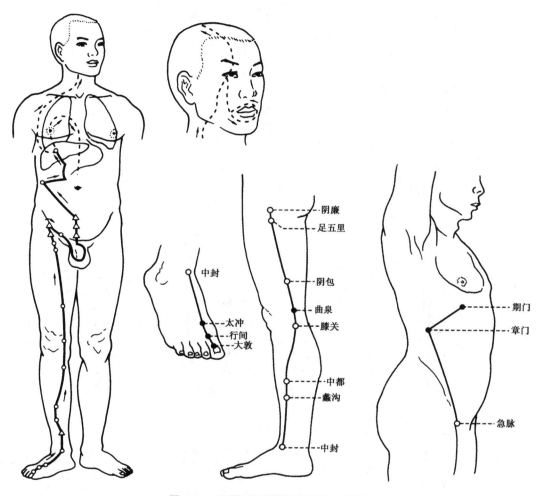

图 9-13 足厥阴肝经循行及腧穴示意图

第三节 奇经八脉及其常用腧穴

一、督脉

（一）经脉循行

《灵枢·经脉》：督脉之别，名曰长强，挟膂上项，散头上，下当肩胛左右，别走太阳，入贯膂。

《难经·二十八难》：督脉者，起于下极之俞，并于脊里，上至风府，入属于脑。（图9-14）

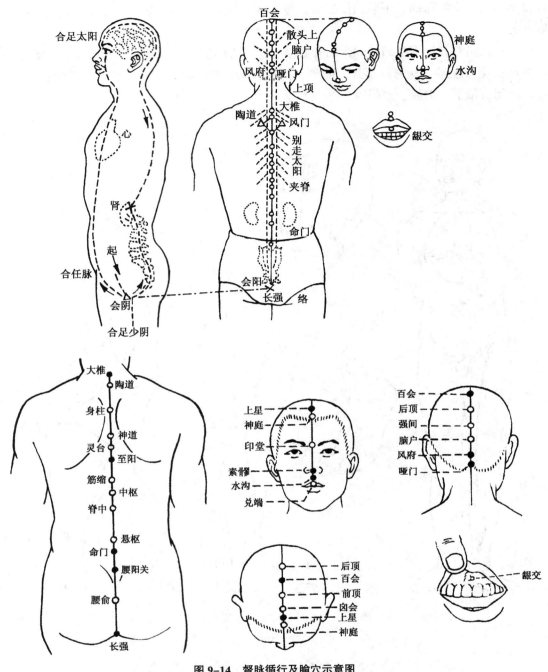

图 9-14　督脉循行及腧穴示意图

（二）常用腧穴

督脉分布有 29 个腧穴，均为单穴：长强、腰俞、腰阳关、命门、悬枢、脊中、中枢、筋缩、至阳、灵台、神道、身柱、陶道、大椎、哑门、风府、脑户、强间、后顶、百会、前顶、囟会、上星、神庭、素髎、水沟、兑端、龈交、印堂。督脉腧穴主要治疗神志病、热病，腰骶、背项、头部病症及相应的内脏疾病。

长强：在会阴区，尾骨下方，尾骨端与肛门连线的中点处。针刺时针尖略向后斜刺，与骶骨平行刺入 0.5～1.0 寸，不得刺穿直肠，以防感染。主治痔疾、脱肛、便血、泄泻、便秘、尾骶骨痛等。

命门：在脊柱区，第 2 腰椎棘突下凹陷中，后正中线上。向上斜刺 0.5～1.0 寸。主治腰痛、下肢痿痹、遗精、阳痿、早泄、月经不调、带下、遗尿、尿频、泄泻等。

大椎：在脊柱区，第 7 颈椎棘突下凹陷中，后正中线上。向上斜刺 0.5～1.0 寸。主治热病、疟疾、咳嗽、气喘、颈项强痛、肩背疼痛、癫痫、惊风、风疹等。

百会：在头部，前发际正中直上 5 寸。平刺 0.5～1.0 寸，可灸。主治头痛、眩晕、中风失语、癫、狂、痫、失眠、健忘、脱肛、阴挺、久泻等。

水沟：在面部，人中沟上 1/3 与中 1/3 交点处。向上斜刺 0.3～0.5 寸。主治晕厥、中风、口喎、癫、狂、痫、闪挫腰痛、脊膂强痛、消渴、黄疸、遍身水肿等。

印堂：在额部，当两眉头中间。针刺时提捏局部皮肤，平刺 0.3～0.5 寸。主治头痛、眩晕、失眠、惊风、产后血晕、鼻渊、鼻衄、目痛等。

二、任脉

（一）经脉循行

《素问·骨空论》：任脉者，起于中极之下，以上毛际，循腹里，上关元，至咽喉，上颐，循面，入目（图 9-15）。

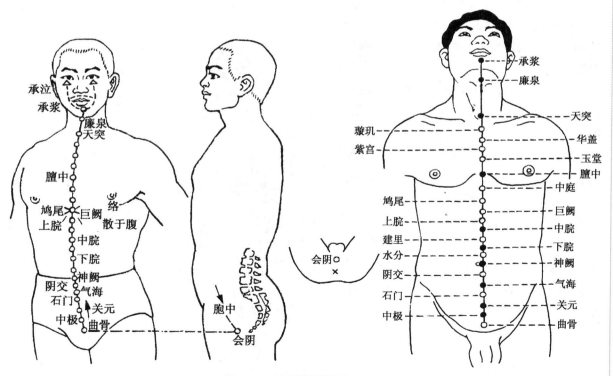

图 9-15　任脉循行及腧穴示意图

（二）常用腧穴

任脉分布有 24 个腧穴，均为单穴：会阴、曲骨、中极、关元、石门、气海、阴交、神阙、水分、下脘、建里、中脘、上脘、巨阙、鸠尾、中庭、膻中、玉堂、紫宫、华盖、璇玑、天突、廉泉、承浆。任脉腧穴主要治疗腹、胸、颈、头面的局部病症及相应的内脏器官病症。

关元：在下腹部，脐中下 3 寸，前正中线上。直刺 1.0 ～ 2.0 寸，需排尿后进行针刺。多用灸法。孕妇慎用。主治阳痿、遗精、遗尿、癃闭、尿频、月经不调、痛经、闭经、崩漏、带下、不孕、腹痛、泄泻、虚劳羸瘦、中风脱证等。

气海：在下腹部，脐中下 1.5 寸，前正中线上。直刺 1.0 ～ 2.0 寸。多用灸法。孕妇慎用。主治腹痛、泄泻、便秘、遗尿、遗精、阳痿、闭经、痛经、崩漏、带下、阴挺、虚劳羸瘦、中风脱证等。

神阙：在脐区，脐中央。禁刺，宜灸。主治腹痛、泄泻、痢疾、脱肛、水肿、中风脱证等。

中脘：在上腹部，脐中上 4 寸，前正中线上（剑胸结合与脐中连线的中点处）。直刺 1.0 ～ 1.5 寸。主治胃痛、呕吐、呕逆、腹胀、泄泻、便秘、痰多咳喘等。

膻中：在胸部，横平第 4 肋间隙，前正中线上。平刺 0.3 ～ 0.5 寸。主治胸闷、气短、胸痛、心悸、咳嗽、气喘、呃逆、呕吐、产妇乳少、乳痈等。

三、冲脉

（一）经脉循行

《灵枢·五音五味》：冲脉任脉，皆起于胞中，上循背里。

《素问·骨空论》：冲脉者，起于气街，并少阴之经，挟脐上行，至胸中而散。

《灵枢·动输》：冲脉者，十二经之海也，与少阴之大络起于肾下，出于气街，循阴股内廉，邪入腘中，循胫股内廉，并少阴之经，下入内踝之后，入足下。其别者，邪入踝，出属跗上，入大指之间。

《灵枢·逆顺肥瘦》：夫冲脉者……其上者，出于颃颡，渗诸阳，灌诸精。其下者，注少阴之大络，出于气街，循阴股内廉，入腘中，伏行骭骨内，下至内踝之后属而别。其下者，并于少阴之经，渗三阴。其前者，伏行出跗属，下循跗，入大指间。（图 9-16）

（二）常用腧穴

冲脉无所属腧穴，交会腧穴有：任脉会阴、阴交；足阳明胃经气冲；足少阴肾经横骨、大赫、气穴、四满、中注、肓俞、商曲、石关、阴都、腹通谷、幽门。

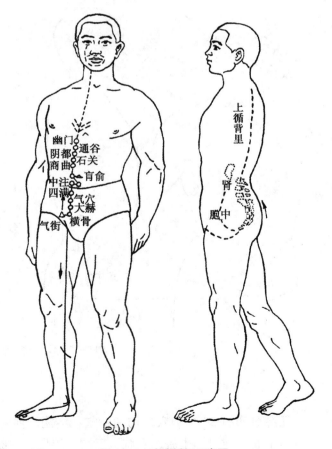

图 9-16　冲脉循行示意图

四、带脉

（一）经脉循行

《难经·二十八难》：起于季胁，回身一周（图 9-17）。

（二）常用腧穴

带脉无所属腧穴，交会腧穴有足少阳胆经的带脉、五枢、维道。

五、阴维脉

（一）经脉循行

《奇经八脉考》：阴维起于诸阴之交，其脉发于足少阴筑宾穴，为阴维之郄，在内踝上五寸腨肉分中，上循股内廉，上行入少腹，会足太阴、厥阴、少阴、阳明于府舍，上会足太阴于大横、腹哀，循胁肋，会足厥阴于期门，上胸膈挟咽，与任脉会于天突、廉泉，上至顶前而终（图 9-18）。

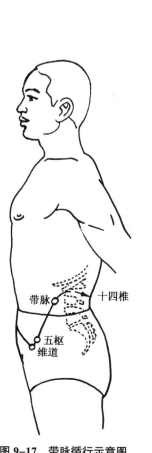

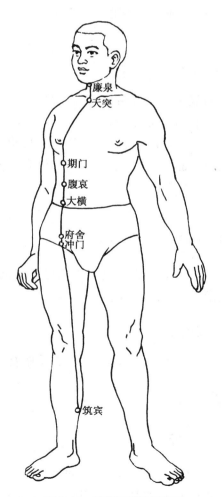

图 9-17　带脉循行示意图　　　　　图 9-18　阴维脉循行示意图

（二）常用腧穴

阴维脉无所属腧穴，交会腧穴有：足少阴肾经筑宾；足太阴脾经冲门、府舍、大横、腹哀；足厥阴肝经期门；任脉天突、廉泉。

六、阳维脉

（一）经脉循行

《奇经八脉考》：阳维起于诸阳之会，其脉发于足太阳金门穴，在足外踝下一寸五分，上外踝七寸，会足少阳于阳交，为阳维之郄，循膝外廉，上髀厌，抵少腹侧，会足少阳于居髎，循胁肋，斜上肘，上会手阳明、手足太阳于臂臑，过肩前，与手少阳会于臑会、天髎，却会手足少阳、足阳明于肩井，入肩后，会手太阳、阳跷于臑俞，上循耳后，会手足少阳于风池，上脑空、承灵、正营、目窗、临泣，下额，与手足少阳、阳明五脉会于阳白，循头入耳，上至本神而止（图9–19）。

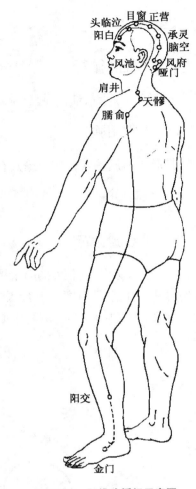

图 9–19　阳维脉循行示意图

（二）常用腧穴

阳维脉无所属腧穴，交会腧穴有：足太阳膀胱经金门；足少阳胆经阳交；手太阳小肠经臑俞；手少阳三焦经天髎；足少阳胆经肩井、本神、阳白、头临泣、目窗、正营、承灵、脑空、风池；足阳明胃经头维；督脉风府、哑门。

七、阴跷脉

（一）经脉循行

《灵枢·脉度》：（阴）跷脉者，少阴之别，起于然骨之后，上内踝之上，直上循阴股，入阴，上循胸里，入缺盆，上出人迎之前，入顺，属目内眦，合于太阳、阳跷而上行（图9–20）。

（二）常用腧穴

阴跷脉无所属腧穴，交会腧穴有：足少阴肾经照海、交信；足太阳膀胱经睛明。

八、阳跷脉

（一）经脉循行

《难经·二十八难》：阳跷脉者，起于跟中，循外踝上行，入风池。

《奇经八脉考》：阳跷者，足太阳之别脉，其脉起于跟中，出于外踝下足太阳申脉穴，当踝后绕跟，以仆参为本，上外踝上三寸，以跗阳为郄，直上循股外廉，循胁后髀上，会手太阳、阳维

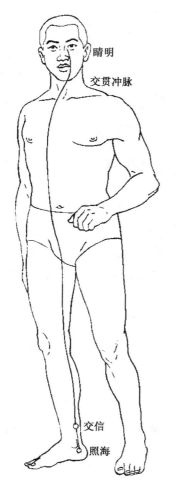

图 9-20 阴跷脉循行示意图

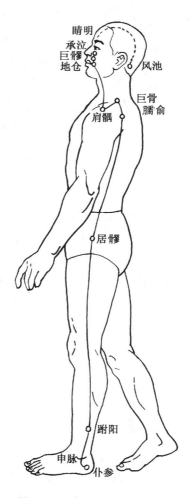

图 9-21 阳跷脉循行示意图

于臑俞，上行肩膊外廉，会手阳明于巨骨，会手阳明、少阳于肩髃，上人迎，挟口吻，会手足阳明、任脉于地仓，同足阳明上而行巨髎，复会任脉于承泣，至目内眦，与手足太阳、足阳明、阴跷五脉会于睛明穴，从睛明上行入发际，下耳后，入风池而终。（图 9-21）

（二）常用腧穴

阳跷脉无所属腧穴，交会腧穴有：足太阳膀胱经申脉、仆参、跗阳、睛明；足少阳胆经居髎；手太阳小肠经臑俞；手阳明大肠经肩髃、巨骨；手少阳三焦经天髎；足阳明胃经地仓、巨髎、承泣。

第四节 常用经外奇穴

四神聪：在头部，百会前后左右各旁开 1 寸，共 4 穴。取穴时先取百会穴，可用拇指同身寸在其前后左右各量取 1 寸处取穴。平刺 0.5 ～ 0.8 寸，可灸。主治头痛、眩晕、失眠、健忘、癫、狂、痫等。

太阳：在头部，眉梢与目外眦之间，向后约一横指的凹陷中。直刺或斜刺 0.3 ～ 0.5 寸，或三棱针点刺出血，可灸。主治头痛、目疾、口㖞、面痛等。

耳尖：在耳区，在外耳轮的最高点（折耳向前时，耳郭上方的尖端处）。直刺 0.1 ～ 0.2 寸，或三棱针点刺出血，可灸。主治目疾、头痛、咽喉肿痛等。

夹脊：在脊柱区，第 1 胸椎至第 5 腰椎棘突下两侧，后正中线旁开 0.5 寸，一侧 17 穴，左右共 34 穴。直刺 0.3 ～ 0.5 寸。第 1 胸椎至第 5 胸椎对应的腧穴，主治上焦（心肺）病证及上肢疾患，第 6 ～ 12 胸椎对应的腧穴，主治中焦（肝胆脾胃）病证，第 1 腰椎至第 5 腰椎对应的腧穴，主治腰骶部疾患、男女科病证以及下肢疾患。

第五节　针灸治疗概述

针灸治疗属于中医学传统外治法范围，包括针刺和艾灸。临床上针刺和艾灸常结合使用，故合称针灸。针灸治病，是针对病情需要，在辨证立法的基础上，按照针灸治疗原则，选择适当的腧穴和针灸方法，配伍组合实施治疗。针灸学理论形成至今，针灸工具和应用方法有了很大发展。在中医经络、腧穴理论基础上，结合现代科学知识，形成了很多新疗法，如拔罐疗法、三棱针疗法、皮肤针疗法、头针疗法、耳针疗法等。

一、针灸方法

（一）毫针刺法

1. 毫针

（1）结构　毫针是用金属制成的，一般以不锈钢所制者为佳，可分为针尖、针身、针根、针柄、针尾 5 个部分（图 9-22）。针的尖端锋锐部分为针尖，针尖至针柄间的主体部分为针身，针身与针柄连接的部分为针根，金属丝紧密缠绕的部分为针柄，针柄末端为针尾。

（2）规格　毫针的规格主要以针身的长短、粗细而定。临床以 25 ～ 75mm（1 ～ 3 寸）长和 28 ～ 30 号（直径 0.38 ～ 0.32mm）粗细为常用。短针多用于头面、耳等部位浅刺，长针多用于躯干、四肢等肌肉丰厚部位深刺。

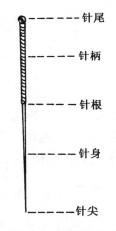

图 9-22　毫针结构图

2. 针刺练习　初学针刺者必须进行指力和手法的基本功练习，熟练掌握后方可在临床施术。练习方法是将松软纸张折叠成 8cm×5cm×2cm 大小，用线如"井"字形扎紧，做成纸垫，或用纱布将脱脂棉包裹成直径 6 ～ 7cm、松紧适度的棉团。先用短针在纸垫或棉团上反复练习进针、出针、提插、捻转等手法，熟练后用长针练习，直至能快速顺利进针，提插、捻转自如，指力均匀，手法熟练，方可在自己或同学身上试针，体会指力的强弱及针刺感觉。

3. 针刺操作

（1）针刺前准备

①认真查对：查对患者的姓名、性别等一般资料及临床诊断、辨证、针刺取穴、手法要求等信息。对初诊患者还应做好解释工作，以消除患者的紧张、畏惧心理，积极配合治疗，避免或减少异常情况发生。

②针具选择：根据患者的年龄、性别、体质、体形、病情、病变部位、施术部位、施术手法等，选择长短、粗细适宜的毫针。并对针具进行检查，针尖要端正不偏，形如"松针"，尖而不

锐，圆而不钝，无毛钩；针身光滑挺直圆正匀称，坚韧而有弹性，无弯曲、锈蚀、折痕；针根牢固，无松动、脱落、伤痕；针柄金属丝缠绕牢固均匀，无松脱。

③体位选择：以医生能准确取穴，方便操作，患者能舒适持久为原则。尽量采取能暴露针刺所选腧穴的体位。临床常用的体位有仰卧位、侧卧位、俯卧位、仰靠坐位、侧伏坐位、俯伏坐位等。凡年老体弱、精神紧张和初诊者尽量取卧位。注意在针刺和留针过程中，嘱患者不要随意变换体位。

④消毒：针刺治疗必须严格消毒。针具应首选压力蒸汽灭菌，或用一次性针具。施术部位一般用 75% 酒精或 0.5% 碘伏消毒。操作者施术前、后应清洗双手或予手卫生消毒。治疗室采用紫外线照射消毒。

（2）针刺施术

1）进针方法　进针时，右手持针操作，称"刺手"；左手爪切按压所刺部位或辅助固定针身，称为"押手"。常用进针方法包括单手进针法和双手进针法两种。

①单手进针法：进针时，右手拇、食、中指夹持针柄或针身，中指指端靠近穴位，指腹抵住针尖和针身下端，当拇、食指向下用力时，中指随之屈曲，运用指力使针尖快速刺入皮肤，直至所需深度（图 9-23）。

②双手进针法：一般应双手协调，紧密配合操作。有指切进针法、夹持进针法、提捏进针法和舒张进针法 4 种（表 9-9）。

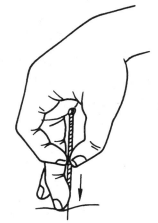

图 9-23　单手进针法

表 9-9　双手进针法

双手进针	操作方法	适用范围
指切进针法	用左手拇指或食指端切按在穴位旁，右手持针，紧靠左手指甲面将针刺入（图 9-24）	适用于短针进针
夹持进针法	以左手拇、食指夹捏消毒棉球，夹住针身下，露出针尖约 1cm，并将针尖固定在腧穴表面，右手捻转针柄，将针刺入（图 9-25）	适用于长针进针
提捏进针法	以左手拇、食指捏起将刺穴位皮肤，右手持针从捏起部上端刺入（图 9-26）	适用于皮肉浅薄部位，如面部进针
舒张进针法	左手拇、食二指或食、中指二指将所刺腧穴部位的皮肤撑开，使之紧绷，右手持针刺入（图 9-27）	适用于皮肤松弛部位，如腹部进针

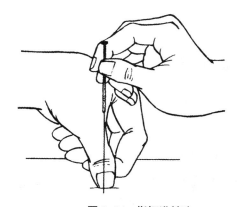

图 9-24　指切进针法

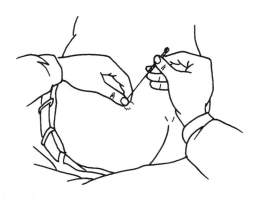

图 9-25　夹持进针法

2）针刺的角度、深度和方向

①针刺的角度：指进针时针与皮肤表面所形成的夹角，分为直刺、斜刺和横刺3种（图9-28）：直刺是针身与皮肤表面呈90°角垂直刺入，适用于大多数腧穴，尤其是肌肉丰厚处；斜刺是针身与皮肤表面约45°角倾斜刺入，适用于不能深刺或不宜深刺的腧穴；平刺，即横刺，是针身与皮肤表面呈15°或沿皮以更小的角度刺入，适用于皮肉浅薄处，或施行透穴刺法时。

②针刺的深度：以既有针感又不伤及重要脏器为原则。临床上除按照各腧穴规定的深度范围操作外，还要根据患者的病情、年龄、体质、经脉循行的深浅，以及不同时令灵活掌握。

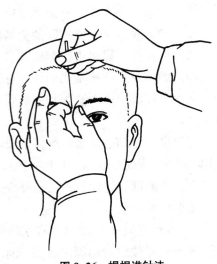

图 9-26　提捏进针法

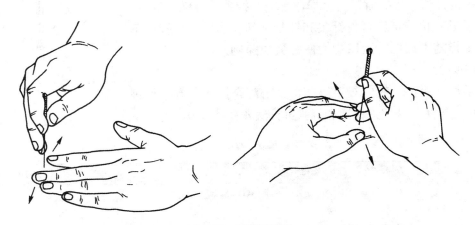

图 9-27　舒张进针法

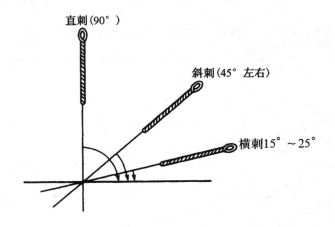

图 9-28　针刺角度示意图

③针刺的方向：一般根据经脉循行方向、腧穴分布部位和所要求达到的组织结构等情况而定，与针刺角度密切相关。有时为了使针感到达病所，也可将针尖对向病痛部。

3）行针与得气

①行针：进针后再施以一定的手法称为行针。行针技术一般是指针刺的基本手法，主要有提插法和捻转法两种。

提插法是将针刺入腧穴一定深度后，使针在穴内进行上、下进退的行针操作方法。将针从浅层向下刺入深层为插，由深层向上退到浅层为提。提插的幅度、频率视病情和腧穴而异。一般提插幅度大、频率快，刺激量就大；幅度小、频率慢，刺激量就小。

捻转法是针刺入一定深度后，以拇指和食指夹持针柄，进行一前一后来回旋转捻动的操作方法。一般捻转角度大、频率快，刺激量就大；捻转角度小、频率慢，刺激量就小。必须注意不能单向捻转，以免针身牵缠肌纤维而滞针。

此外，还有一些辅助手法，是在实施基本手法后，为了获得或加强针感时的操作手法，包括循法、弹法、刮法、摇法、飞法、震颤法等。

②得气：是进针后施以行针手法，使针刺部位产生经气感应，现代称"针感"。针刺得气时，患者在针刺部位有酸胀重麻感，有时还会出现不同程度的感传现象。医生持针的手上会有沉重紧涩的感觉。针刺必须得气后再施行适当的补泻手法，才能获得满意疗效。《灵枢·九针十二原》言："刺之要，气至而有效。"针刺得气的快慢、强弱与患者本身的情况及医生的针刺手法等有关。

4）针刺的补泻手法　是根据《灵枢·经脉》"盛则泻之，虚则补之，热则疾之，寒则留之，陷下则灸之"理论确立的治疗方法，是取得和提高针灸疗效的手法（表9-10）。

表 9-10 主要针刺补泻手法表

名称	补法	泻法
提插补泻	先浅后深，重插轻提，提插幅度小，频率慢	先深后浅，轻插重提，提插幅度大，频率快
捻转补泻	捻转角度小，频率慢，用力较小	捻转角度大，频率快，用力较重
疾徐补泻	进针慢，少捻转，出针快	进针快，多捻转，出针慢
开阖补泻	出针后揉按针孔	出针时摇大针孔
迎随补泻	针尖随着经脉循行方向，顺经而刺	针尖迎着经脉循行方向，逆经而刺
呼吸补泻	呼气时进针，吸气时出针	吸气时进针，呼气时出针
平补平泻	进针后均匀地提插、捻转，出针	

5）留针与出针

①留针：是指进针后将针留置在穴位内。对于一些慢性、疼痛性、痉挛性病症，可酌情留针20～30分钟，以起到候气和催气的作用。留针过程中可间歇行针，以加强针感和针刺的持续作用。对一些急腹症或破伤风角弓反张者，必要时可留针数小时。

②出针：施行针刺手法或留针，达到治疗要求后，便可出针。出针时，先以左手拇、食两指用干棉球按于针孔周围，右手持针轻微捻转并慢慢提至皮下，然后迅速拔出。出针后要核对针数，防止遗漏，并嘱患者休息片刻。

4. 针刺异常情况的处理

（1）晕针　晕针是在针刺过程中患者发生晕厥的现象。多因患者体弱，精神过度紧张；或疲劳、饥饿、大汗、大泻、大出血之后立即进行针刺；或因体位不当及医生针刺时手法过重等而致。表现为患者突然出现精神疲倦、头晕目眩、面色苍白、恶心欲吐、多汗、心慌、四肢发冷、血压下降、脉象沉细，严重者神志不清、昏仆、唇甲青紫、二便失禁、脉微细欲绝。

处理：当出现晕针情况后，应立即停止针刺，并将已刺之针全部拔出，使患者平卧，头位稍低，松开衣带，注意保暖。轻者静卧片刻，饮温开水或热茶后，即可恢复；重者在上述处理的基础上，可针刺水沟、内关、涌泉、足三里等穴，并可温灸百会、气海、关元等穴，即能苏醒，必要时应配合其他急救措施。

预防：对于初次接受针刺治疗和精神紧张的患者，应先做好解释工作，消除顾虑；尽量采取卧位，取穴不宜太多，手法不宜过重；对于饥饿、过度劳累的患者，应待其进食、恢复体力后，再进行针刺。治疗时要随时观察患者的表情变化，一旦出现面色苍白、胸闷、泛恶等晕针先兆，应及早采取措施。

（2）滞针　滞针是指在行针时或留针后医生感觉针下滞涩，行针、出针困难，患者感觉剧痛的异常情况。多因患者精神紧张，行针时用力过猛，使患者局部肌肉剧烈挛缩；或因单向连续捻转行针，而致肌纤维缠绕针身；或因留针过程中患者体位移动等引起。

处理：因体位移动引起滞针，必须纠正体位。如因局部肌肉痉挛引起滞针，可延长留针时间，以缓解紧张状态；亦可用手指在邻近部位按揉或弹叩针柄，或在附近部位加刺一针，以宣散气血，缓解痉挛。如因单向捻转而致者，可反向将针捻回，使缠绕的肌纤维回释，解除滞针。

预防：对初诊患者及精神紧张者，先做好解释工作，消除患者的紧张和顾虑。进针时必须避开肌腱，行针时捻转角度不宜过大、速度不宜过快，更不能单向连续捻针。

（3）弯针　弯针是指进针时或针刺入腧穴后，针身弯曲，提插、捻转及出针时均感困难，患者感觉疼痛的异常情况。多因医生手法不熟，进针过猛、过速，或针下碰到坚硬组织；或留针时患者体位移动；或针柄受到外物的压迫和碰撞；或滞针后未能及时处理等引起。

处理：出现弯针后不得再行提插、捻转等手法。应嘱患者慢慢恢复原来的体位，使局部肌肉放松，轻摇针体，顺着弯曲方向将针缓慢退出；切忌强行拔针，以防断针。

预防：医生施术时手法要熟练，指力要轻巧，患者应取舒适的体位，留针期间不要变动体位。针刺部位和针柄不能受到外物的碰撞或压迫，如有滞针现象应及时处理。

（4）断针　断针是指针身折断在患者体内的异常情况。多因针具质量差，针身或针根有损坏剥蚀，施术前失于检查；或行针时用力过猛，致使肌肉剧烈挛缩；或留针时患者随意变换体位，外物压迫碰撞针身和针柄；或出现弯针、滞针时处理不当；或在使用电针时骤然加大强度等引起。

处理：发现断针后，医生务必镇静，嘱患者保持原有体位，切勿惊慌乱动，以防断针向肌肉深层陷入。如折断处针身尚有部分暴露于体外，持镊子夹住断端起出；若断针残端与皮肤相平，或稍凹陷于体内，可用左手拇、食二指垂直向下挤压针孔两旁皮肤，使断针暴露出体外，持镊子夹住断端起出；如断针残端已完全陷入肌肉层者，应在 X 线下定位，立即施行外科手术取出。

预防：施术前应认真检查针具，对不符合质量要求的针具应剔出。选针时，针身的长度要比准备刺入的深度长 10mm 左右。针刺时不要将针身全部刺入，应留一部分在体外。进针过程中，如发生弯针，应当立即退针，不要强行刺入。对于滞针和弯针，应及时妥善处理，不可强拉硬拔。电针仪在使用前要认真检查，并注意输出强度旋钮应先置于 0 位，也不可突然加大强度。

（5）血肿　血肿是指出针后，局部呈青紫色或肿胀疼痛的异常情况。多因针刺时损伤小血管，尤其是针尖弯曲带钩时可能导致血肿。

处理：出针后即出现血肿者，应及时用消毒干棉球强力按压血肿处，直至血肿完全消散吸收；若时间过久，瘀肿不消者，局部予以热敷或轻轻按揉，以促使局部瘀肿消散吸收。

预防：施术前认真检查针具，熟悉解剖部位，针刺手法要轻巧，避免刺中血管。

（6）刺伤脏器

①创伤性气胸：胸背部及锁骨附近针刺过深，可伤及肺，发生创伤性气胸。表现为患者突然感到胸痛、胸闷、心慌、呼吸不畅，严重者则有呼吸困难、心跳加快、紫绀、出汗、虚脱、血压下降等休克现象。胸部 X 线检查可进一步确诊。

处理：一般少量气体能自行吸收，如有咳嗽等应予对症处理，但必须严密观察。如发现呼吸困难、紫绀、休克等现象，应立即抢救，如胸腔穿刺抽气减压、输氧、抗休克等。

②刺伤心、肝、脾、肾等内脏：因在心、肝、脾、肾等内脏相应的部位针刺过深所致。

处理：损伤内脏，轻者卧床休息后，一般能自愈；如有可疑出血征象时，应加用止血药或局部冷敷止血，并注意观察病情及血压变化。如遇严重损伤，甚至出现休克时，必须迅速急救处理。

③刺伤延脑、脊髓：在针刺哑门、风府、风池穴及颈 1～2 夹脊等穴时，如果角度、方向和深度不适当，可能误伤延脑。在背部正中线第 1 腰椎以上棘突间的穴位上针刺过深，可能刺中脊髓，出现触电样感觉向肢端放射等异常情况。如果刺激太强，患者会出现短暂的肢体瘫痪。如果刺伤血管，则可引起出血或血肿压迫症状。

处理：轻症加强观察，安静休息，渐能恢复。如针刺后发现头痛、恶心、呕吐等现象，甚则神志昏迷者，应及时抢救。

④刺伤神经干：位于神经干和神经根部附近的穴位反复针刺不当，可能损伤神经组织，引起受损神经的感觉或运动等功能障碍。

预防为防止针刺损伤内脏组织器官，必须选择适当体位，根据患者体形的肥瘦，掌握进针的方向、角度和深度。提插手法的幅度不宜过大，胸背部穴位可采用斜刺、横刺法，不宜长时间留针。针刺时，必须随时注意针刺感应，切忌提插乱捣。

5. 针刺注意事项

（1）患者过于饥饿、疲劳，精神过度紧张时，不宜立即针刺。对身体瘦弱，气虚血亏的患者，针刺时手法不宜过强，并应尽量选用卧位。

（2）妇女怀孕期间，腹部、腰骶部腧穴皆不宜针刺。三阴交、合谷、昆仑、至阴等具有活血通经、收缩子宫作用的腧穴，在怀孕期间应禁刺，月经期慎用。

（3）小儿囟门未合者，头顶部腧穴不宜针刺。

（4）皮肤有感染、溃疡、瘢痕或肿瘤的部位，不宜针刺。

（5）有凝血功能障碍者，慎用针刺法。

（6）凡在脏腑组织器官附近的腧穴，操作时应严格掌握针刺的方向、角度和深度，不宜大幅度提插、捻转和长时间留针，以免伤及重要组织器官。

（7）小腹部腧穴针刺前应排尿，尿潴留者也应注意针刺方向、角度和深度，以免伤及膀胱等器官。

（二）灸法

灸法是用艾绒或其他药物放置在体表穴位上进行烧灼、熏熨，借助灸火温和热力及药物的作用，通过经络的传导，达到温通气血、扶正祛邪、防病保健目的的一种外治法。灸法治疗疾病历史悠久，能治疗针刺效果较差的一些病症，《医学入门·针灸》曰："药之不及，针之不到，必须灸之。"尤其对慢性虚弱性疾病及风寒湿邪所致病症效佳。

1. 灸法的作用

（1）温散寒邪　《素问·调经论》说："血气者，喜温而恶寒，寒则泣而不流，温则消而去之。"灸法可治疗寒凝血滞、经络痹阻所致疾病。

（2）扶阳固脱 《伤寒杂病论·辨厥阴病脉证并治》记载："下利，手足逆冷，无脉者，灸之。"临床上灸法多用于阳气虚脱证和中气不足引起的遗尿、脱肛等。

（3）消瘀散结 《灵枢·刺节真邪》说："脉中之血，凝而留止，弗之火调，弗能取之。"灸法能使气机通畅，营卫调和，而瘀结自散。

（4）防病保健 无病施灸，可激发人体正气，增强抗病能力，起到防病保健作用。

2. 施灸材料 施灸材料主要是以艾叶制成的艾绒。《本草从新》载："艾叶苦辛，生温，熟热，纯阳之性，能回垂绝之阳，通十二经，走三阴，理气血，逐寒湿，暖子宫……以之灸火，能透诸经而除百病。"艾叶作为灸材燃烧时热力温和，能窜透皮肤，直达深部。

3. 灸法的分类和应用 灸法在早期只是单纯的艾灸，后来衍化为多种灸法，可分为艾炷灸、艾条灸、温针灸、温灸器灸、天灸、灯火灸等6类（图9-29）。

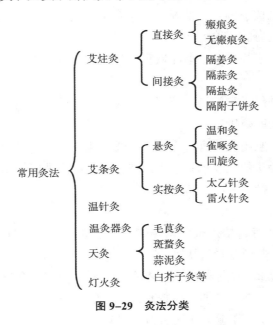

图 9-29　灸法分类

（1）艾炷灸 临床最为常用，是灸法的主体部分。

艾炷是将艾绒用手搓捻紧实，形成麦粒状或上尖下大的圆锥状（图9-30）。搓成如蚕豆大者为大炷，如黄豆大者为中炷，如麦粒大者为小炷。每烧尽一个艾炷，称为一壮。灸治时，以艾炷的大小和壮数的多少来掌握刺激量的大小。

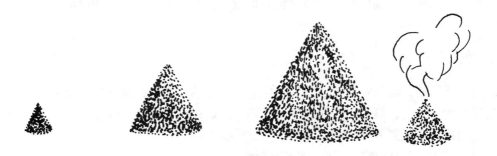

图 9-30　艾炷

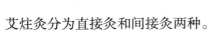

艾炷灸分为直接灸和间接灸两种。

①直接灸：是以艾炷直接放置于皮肤上施灸的方法（图9-31），可分为瘢痕灸和无瘢痕灸。

瘢痕灸：又称化脓灸。患者选择平正而舒适的体位。在穴位上涂抹大蒜液或凡士林，再放置艾炷并点燃施灸。灸完一壮后，再加艾炷续灸，一般可灸7～9壮。使局部皮肤灼伤，数天后，灸穴出现无菌性化脓反应，10～30天后，灸疮结痂脱落，局部留有瘢痕。灸疮化脓时，局部注意清洁，以免感染。此法能改善体质，增强机体抗病能力，起到治疗和保健作用。临床

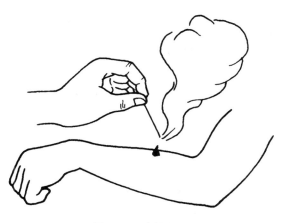

图9-31　直接灸法

常用于哮喘、慢性胃肠病、羸弱、顽固性痹证等病症。

无瘢痕灸：是在施灸时以达到温烫为主、不致透发成灸疮的方法。一般用小艾炷放在穴位上点燃后，当患者感到烫时即用镊子将艾炷夹去或压灭。连续灸3～7壮，至局部皮肤发生红晕为止。适用于虚寒轻症，因其不留瘢痕，易为患者所接受。

②间接灸：是在艾炷与皮肤之间放一衬隔物，再放上艾炷施灸，可分为隔姜灸、隔蒜灸、隔盐灸、隔附子饼灸等多种灸法。

隔姜灸：切取厚约2mm的鲜生姜一片，在中心处用针穿刺数孔，上置艾炷，然后放在穴位上施灸（图9-32）。每灸3～5壮，换去姜片，每穴一般灸7～9壮，至局部皮肤潮红为止。临床多用于虚寒病证，如腹痛、腹泻、关节疼痛等。

隔蒜灸：用独头蒜作为衬隔物，操作方法同隔姜灸。临床多用于肺痨、腹中积块及未溃疮疖等。

隔盐灸：用食盐填平脐窝部，再放上姜片和艾炷施灸（图9-33）。对急性腹痛腹泻、痢疾、四肢厥冷及虚脱等症，具有回阳救逆的作用。

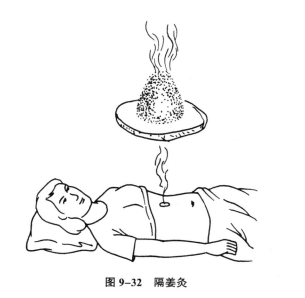

图9-32　隔姜灸

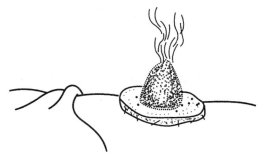

图9-33　隔盐灸

隔附子饼灸：是以附子研末，加适量白及粉或面粉，用黄酒调和做饼，2～3mm厚，上置

艾炷施灸。临床多用于阳虚病证。

（2）艾条灸 艾条是将艾绒平铺在质地柔软疏松而又坚韧的桑皮纸上，卷成直径约1.5cm的圆柱形，越紧越好，封口而成。也可在艾绒中掺入其他药末，称为"药艾条"。艾条灸又分为悬灸和实按灸。

①悬灸：是将艾条悬放在距离腧穴一定高度上进行熏灸，不使艾条直接接触皮肤的施灸方法（图9-34）。按照实际操作方法的不同分为温和灸、雀啄灸和回旋灸。

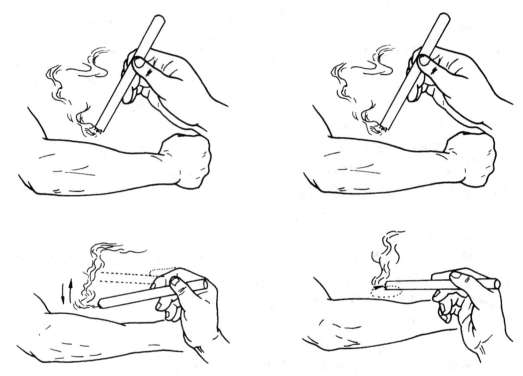

图9-34 悬灸

温和灸：是将艾条一端点燃，对准应灸腧穴或患处，距离皮肤2～3cm，进行熏灸，以局部有温热感而无灼痛为宜。雀啄灸：是将艾条点燃的一端在施术部位上方，像鸟雀啄食样，一上一下活动地施灸。回旋灸：是将艾条点燃的一端与施灸皮肤保持一定距离，然后上下或左右来回移动，或反复旋转施灸。一般每处10～15分钟，至皮肤出现红晕为度。

②实按灸：是将点燃的艾条隔布或棉纸数层实按在穴位上，使热气透入皮肉深部，火灭热减后重新点火按灸，反复灸熨7～10次。实按灸一般多用药艾条，根据艾条中所含药物的不同还可分为太乙针灸和雷火针灸。

（3）温针灸 是针刺与艾灸结合应用的一种方法，适用于既需要留针又适宜艾灸的病证。操作方法是将针刺入腧穴，得气后并实施适当的补泻手法而留针时，将纯净细软的艾绒捏在针尾上，或用长约2cm的艾条一段，插在针柄上，点燃施灸（图9-35）。待艾绒或艾条烧尽后除去灰烬，将针起出。

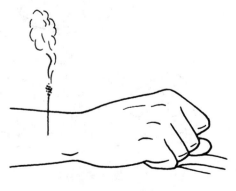

图9-35 温针灸

（4）温灸器灸　温灸器又名灸疗器，常用的有温灸盒和温灸筒（图9-36）。施灸时，将适量的艾绒或一小段艾条点燃后，放在温灸盒的铁丝网上或温灸筒内，然后将温灸盒或温灸筒放在施灸部位上15～20分钟，以局部皮肤潮红为宜。

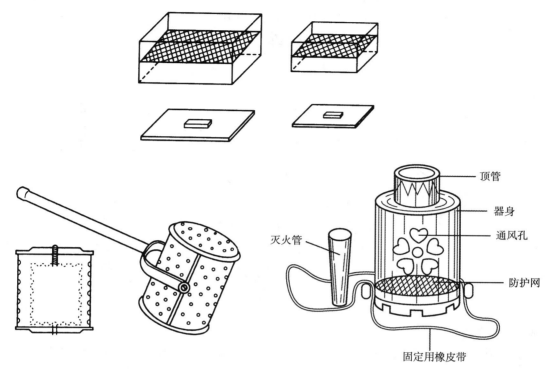

顶管

器身

通风孔

灭火管

防护网

固定用橡皮带

图9-36　温灸器

（5）天灸　是用药物敷贴于穴位后，发泡如灸疮而得名。常用的有毛茛灸、斑蝥灸、蒜泥灸、白芥子灸等。临床常用于夏季的冬病夏治"三伏贴"灸法。

（6）灯火灸　是用灯心草蘸油点燃，在体表腧穴上淬烫的方法，多用于儿科。《幼幼集成》中称之为"幼科第一捷法"，"能疏风散表，行气利痰，解郁开胸，醒昏定搐"。

4. 灸法注意事项

（1）施灸前根据病情选好穴位或施灸部位，并采取固定舒适且能坚持较长时间的体位。

（2）施灸时要注意避免燃烧后的残灰掉落在皮肤上而导致烫伤。如施灸后，局部出现小水疱，可任其自然吸收。如水疱较大，可用消毒针刺破将水排出，再涂以烫伤油等，防止感染。如用瘢痕灸者，在灸疮化脓期间，要注意休息，加强营养，保持灸疮局部清洁，以防感染。用过的艾条应放在灭火器内闷熄。

（3）施灸的先后顺序，临床上一般先灸上部，后灸下部，先灸阳部，后灸阴部，壮数先少后多，艾炷先小后大。但在特殊情况下，则可酌情施灸。如脱肛时，即先灸长强穴以收肛，后灸百会穴以举陷。

（4）凡实热证、阴虚发热者，以及妇女妊娠期下腹部和腰骶部，不宜施灸；颜面、五官和大血管分布部位及关节活动部位，不宜实施瘢痕灸。

（5）对于局部感觉迟钝的患者，应注意观察、询问患者的灸感变化，防止施灸热力过强而致皮肤烫伤。

（三）其他疗法

1.拔罐法　古称"角法"，是以罐为工具，利用燃火、抽气等方法排出罐内空气，造成负压，使之吸附于体表腧穴，使局部皮肤充血、瘀血，以达到防治疾病目的的方法。本法具有通经活络、行气活血、消肿止痛、祛风散寒等作用。临床常用的罐有竹罐、陶罐、玻璃罐及抽气罐等（图9-37）。一般要求罐口光滑平整、罐体无裂痕、不漏气。

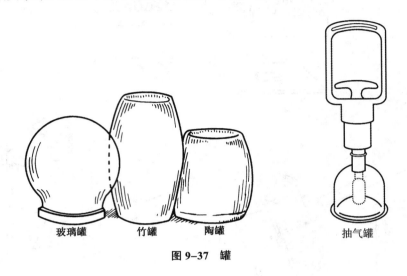

玻璃罐　　竹罐　　陶罐　　　　抽气罐

图9-37　罐

（1）罐的吸附方法

1）火吸法　是利用火在罐内燃烧时产生的热力排出罐内空气，形成负压，使罐吸附在皮肤上的方法，具体有以下几种。

①闪火法：用镊子夹95%酒精棉球一个，用火点燃后，在罐内近罐底1/3处绕1～3圈后退出，并迅速将罐扣在患者体表应拔部位，即可吸附于皮肤上（图9-38）。注意切勿用火将罐口烧烫，以免烫伤皮肤。

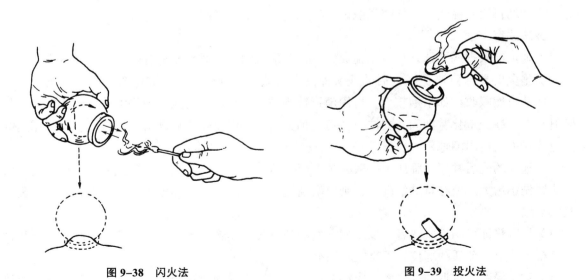

图9-38　闪火法　　　　　　　　　　　　　图9-39　投火法

②投火法：将纸片或棉花点燃后投入罐内，迅速将罐扣在应拔部位，即可吸附在皮肤上（图9-39）。适宜侧面横拔。

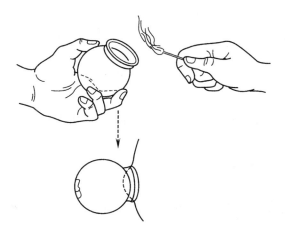

图 9-40　贴棉法

③贴棉法：将大小适宜浸有 95% 酒精的脱脂棉一块，贴于罐内壁下 1/3 处，用火点燃后迅速将罐扣在应拔部位（图 9-40）。注意棉花浸酒精不宜过多，以免燃烧时酒精滴下烫伤皮肤。

2）抽气吸法　先将抽气罐的罐口紧扣在穴位上，用抽气筒通过橡皮塞抽出罐内空气，使其产生负压，即可吸附在皮肤上。注意抽吸不要过紧，以免损伤皮肤。

（2）拔罐方法

①留罐法：又称坐罐法，是将罐吸附在体表施术部位后留置 10 ～ 15 分钟，然后再起罐。一般疾病均可应用，可单罐，亦可多罐同时留罐。

②走罐法：亦称推罐法，先在施术部位皮肤上涂一层润滑剂，再将罐吸拔于皮肤上。然后医生手握罐体，使之微倾斜，顺肌肉纹理上下或左右往返推动，致所拔部位皮肤潮红、充血，甚或瘀紫时将罐起下。此法适用于面积较大、肌肉丰厚部位，如腰背、大腿等部位。

③闪罐法：在施术部位将罐拔住后，立即起下，如此反复多次，直至皮肤潮红、充血或瘀紫为止。临床多用于局部麻木、疼痛或功能减退等疾病，尤其适用于不宜留罐处，如面部等。

④刺血拔罐法：又称刺络拔罐法。施术部位皮肤消毒后，用三棱针点刺或用皮肤针叩刺出血后，将罐吸拔于其上，使之出血，留置 10 ～ 15 分钟。临床多用于丹毒、扭伤、乳痈等。

⑤留针拔罐法：简称针罐，即在针刺留针时将罐拔在以针为中心的部位上 5 ～ 10 分钟，待皮肤潮红、充血或瘀紫时起下，然后将针起出。此法能起到针罐配合的作用。

（3）起罐方法　起罐时，一手握住罐体向一侧倾斜，另一手从罐口旁边向下按压，使空气进入罐内，即可将罐起下。抽气罐的起法是将顶部橡皮塞提起即可。

（4）注意事项

①拔罐时要选择适当的体位和肌肉丰厚的部位。骨骼凹凸不平、毛发较多的部位，罐易脱落，均不适用。

②拔罐时必须动作迅速，才能使罐拔紧、吸附有力。

③皮肤若烫伤或因留罐时间过长而起水疱时，小者无须处理，仅敷以消毒纱布，防止擦破即可；水疱较大时，用消毒针刺破将水排出，再涂以烫伤油，或敷以消毒纱布，以防感染。

④皮肤过敏、溃疡、水肿，心脏、大血管分布部位，以及孕妇的腹部、腰骶部，或高热抽搐者，均不宜拔罐。

2. 三棱针疗法　三棱针取法于古代九针之一的"锋针"。由不锈钢制成，长约 6cm，针柄稍粗呈圆柱体，针身呈三棱状，尖端三面有刃，针尖锋利（图 9-41）。三棱针具有通经活络、开窍泄热、消肿止痛等作用。临床用于各种实证、热证、瘀血、疼痛等病证。

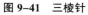

图 9-41　三棱针

（1）操作方法　有点刺法、散刺法、刺络法和挑刺法 4 种。

①点刺法：适用于十宣、十二井、耳尖及面部攒竹、上星、太阳等穴位放血。局部消毒后，将针快速刺入 3～5mm，随即退出，轻轻挤压针孔周围，使出血少许，然后用消毒干棉球按压针孔。

②散刺法：又称"豹纹刺"，是对病变局部周围进行点刺的一种方法，临床多用于局部瘀血、血肿或水肿、顽癣等。

③刺络法：是刺入浅表血络（静脉）放出适量血液的方法。临床多用于曲泽、委中等穴，治疗急性吐泻、中暑、发热等病症。

④挑刺法：是用三棱针挑破腧穴皮肤或皮下纤维组织以治疗疾病的方法。临床常用于肩周炎、胃痛、颈椎病、失眠、支气管哮喘、血管神经性头痛等。

（2）注意事项　严格消毒，防止感染。一般出血不宜过多，切勿伤及动脉。体质虚弱者、孕妇、产后及有出血倾向者，不宜使用本法。

3. 皮肤针疗法　皮肤针外形呈小锤状，针柄一般长 15～19cm，一端附有莲蓬状针盘，其下散嵌着多支不锈钢短针，有"梅花针"（5 支）、"七星针"（7 支）、"罗汉针"（18 支）（图 9-42）等。用于叩刺人体一定部位或穴位，激发经络功能，调整脏腑气血，以达到防治疾病的目的。

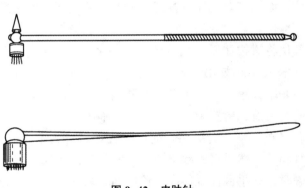

图 9-42　皮肤针

（1）操作方法　皮肤常规消毒后，手握针柄，将针尖对准叩刺部位，灵活运用腕力，垂直叩刺在皮肤上，并立即弹起，如此反复叩刺。临床常用的有循经叩刺、穴位叩刺、局部叩刺三种。根据刺激部位、患者体质与病情的不同，刺激强度分为轻、中、重三种。一般每日或隔日 1 次，10 次为 1 个疗程，疗程之间间隔 3～5 日。

（2）注意事项　要严格消毒，以防感染。局部如有溃疡或损伤者不宜使用本法，急性传染性疾病和急腹症患者也不宜使用本法。

4. 头针疗法　头针又称头皮针，是在头部特定的刺激区进行针刺以防治疾病的一种方法。其理论依据有二：一是根据脏腑经络理论，二是根据大脑皮层的功能定位在头皮的投影，选取相应的头穴线。

头针操作方法是用毫针在相应的头穴线进行透刺。临床多用于脑源性疾病，如脑瘫、中风等。本法具有补肾益精、安神定志、舒经活络通窍等功效。

5. 耳针疗法　耳针疗法是在耳郭穴位上用针刺或其他方法刺激，从而防治疾病的一种方法。耳与脏腑经络之间有密切联系。耳针具有调节脏腑功能及清热、安神、祛风活血、通经止痛的作用。

耳穴是指分布在耳郭上的一些特定区域。整个耳郭上的腧穴分布，形如倒置的胚胎。与头面相应的穴位在耳垂；与上肢相应的穴位居耳舟；与躯干和下肢相应的穴位在对耳轮上、下脚；与内脏相应的穴位集中在耳甲艇和耳甲腔。

耳针疗法的操作，可以用毫针刺激耳穴或用磁珠、王不留行籽等粘贴于相应耳穴区并反复按压刺激。临床常用于疼痛性疾病、炎性疾病及传染病、功能紊乱性疾病、过敏与变态反应性疾病、内分泌代谢性疾病等。

二、针灸的治疗原则

针灸的治疗原则是确立治疗方法的基础，是运用针灸治疗疾病必须遵循的基本法则，对临床实践具有重要的指导意义。针灸治疗主要有补虚泻实、清热温寒、治标与本和三因制宜等4个原则。

（一）补虚泻实

补虚泻实即扶助正气，祛除邪气。正如《灵枢·经脉》所说："盛则泻之，虚则补之……陷下则灸之，不盛不虚以经取之。"

1. 虚则补之 是指虚证采用补法治疗。如在足三里、关元、气海、命门、肾俞等具有补益作用的腧穴行补法，可达到补益正气的目的。

2. 实则泻之 是指实证采用泻法治疗。如在十宣、水沟、素髎、丰隆、血海等具有祛邪作用的腧穴行泻法，可以达到祛除病邪的作用。

3. 菀陈则除之 是指对络脉瘀阻不通引起的病证，宜采用三棱针点刺出血，达到活血化瘀的目的。如由于闪挫扭伤引起的肌肤红肿热痛、青紫肿胀，即可在局部瘀血部位施行三棱针点刺出血法，以活血化瘀、消肿止痛。如病情较重者，可点刺出血后加拔火罐。小儿疳证点刺"四缝穴"放液治疗也属此类。

4. 陷下则灸之 是指气陷证可应用温灸方法，起到温补阳气、升提举陷的作用。如胃下垂、子宫下垂、脱肛、崩漏、遗尿等属气虚证时临床上多用灸法，可灸百会、关元、气海等穴。

5. 不盛不虚以经取之 "不盛不虚"，并非病证本身无虚实可言，而是脏腑、经络的虚实表现不甚明显，以气滞、气逆、气乱为主的病证。主要是由于病变脏腑、经脉本身的病变，而不涉及其他脏腑、经脉，属本经自病。治疗应按本经循经取穴，针刺时多采用平补平泻的手法。

（二）清热温寒

"清热"即热性病证治疗用"清"法，"温寒"即寒性病证治疗用"温"法。正如《灵枢·经脉》所说："热则疾之，寒则留之。"

1. 热则疾之 是指热性病证采用浅刺疾出或点刺出血的方法，手法宜轻而快，可以不留针或针用泻法，以清泄热毒。如风热感冒者，当取大椎、曲池、合谷、外关等穴浅刺疾出，即可达到清热解表的目的。若伴有咽喉肿痛者，可用三棱针在少商穴点刺出血，以加强泄热、消肿、止痛的作用。

2. 寒则留之 是指寒性病证可深刺而久留针，以达温经散寒的目的。因寒性凝滞而主收引，针刺时不易得气，故应留针候气；加艾灸更能助阳散寒。如寒邪在表，留于经络者，艾灸法较为相宜；若寒邪在里，凝滞脏腑，则针刺应深而久留，或应用温针灸。

（三）治标与本

针灸治疗时要分清疾病的主次缓急，处理好治标与治本的关系。一是急则治标，如不论任何原因引起的昏迷，都应先针刺水沟，醒脑开窍，然后再根据疾病的发生原因从本论治。二是缓则治本，如脾肾阳虚引起的五更泻，泄泻是症状为标，肾阳不足为本，治宜灸气海、关元、命门、肾俞。三是标本同治，如体虚感冒，如果一味解表可使机体正气更虚，而单纯扶正又可能留邪。故当益气解表，益气为治本，解表为治标，宜补足三里、关元，泻合谷、风池、列缺等。

（四）三因制宜

三因制宜是指针灸治疗因时、因地、因人制宜。因时制宜，如春夏之季，人体气血趋向体表，病邪伤人多在浅表；秋冬之季，人体气血潜藏于内，病邪伤人多在深部；故春夏宜浅刺，秋冬宜深刺。因地制宜，如在寒冷的地区，治疗多用温灸，而且应用壮数较多。因人制宜，如体质强壮、皮肤粗厚、针感较迟钝者，针刺手法可重些。

三、针灸的治疗作用

针灸可以治疗内、外、妇、儿、五官等各科疾病，虽然患者的体质、发病的时间、病邪的性质、病位的深浅等病情各不相同，具体的针灸治疗过程也千差万别，但针灸的治疗作用都可以概括为疏通经络、调和阴阳、扶正祛邪等三个方面。

（一）疏通经络

疏通经络是针灸治疗的直接作用。经络内属脏腑，外络肢节，运行气血而营养全身。针灸治病是采用针刺或艾灸等方法，通过直接刺激体表经络腧穴，从而疏通经气，调节人体脏腑气血功能，达到治疗疾病的目的。

（二）调和阴阳

调和阴阳是针灸治疗的基本作用，也是针灸治疗最终要达到的根本目的。"阴平阳秘"是人体健康的基本保证，阴阳失去相对平衡与协调，则百病由生。例如，阳气盛则不眠，阴气盛则多寐，针灸治疗可选择适宜的腧穴配伍和针刺手法，通过调节阴阳的偏盛偏衰来调节睡眠。

（三）扶正祛邪

"正气内存，邪不可干"，因此，扶正祛邪是针灸治疗的关键作用。"扶正"是指扶助正气，针灸可通过选取补益类腧穴、"烧山火"补益手法等，发挥扶助正气的作用。"祛邪"是指祛除邪气，针灸可通过选取具有清泄作用的腧穴，以及浅刺疾出或点刺出血手法等，发挥祛除邪气的作用。

四、针灸选穴与配穴

穴位选择科学与否直接关系着针灸的治疗效果，针灸治疗要在中医理论尤其是经络、腧穴理论等指导下，选取一定的穴位并进行配伍。

（一）针灸选穴

针灸治疗时穴位的选择应该遵循一些基本原则，主要有近部选穴、远部选穴、辨证选穴和对症选穴等。近部、远部选穴是针对病变部位来确定穴位，而辨证、对症选穴是针对疾病表现出的证候或症状来选取穴位。

1. 近部选穴　即在病变局部或临近部位选取穴位的方法，是腧穴局部治疗作用的体现。临床适用于所有病证，尤以经筋病和筋骨病最为常用。如面瘫属于阳明经筋病，故局部选地仓、颊车、颧髎，近部选风池。

2. 远部选穴　即在病变部位所属和相关的经络上，距病位较远的部位选取穴位的方法，是"经脉所过，主治所及"治疗规律的体现。如"四总穴歌"之"肚腹三里留，腰背委中求，头项寻列缺，面口合谷收"。

3. 辨证选穴　即根据疾病表里、寒热、虚实的证候特点，分析病因病机而辨证选取穴位的方法。临床上发热、盗汗、失眠、健忘、癫狂等全身性疾病无明显局限的病变部位，可采用辨证选穴，如肾阴不足导致的虚热选肾俞、太溪。对于病变部位明显的疾病，也可辨证选穴以治病求本，如牙痛分为风火牙痛、胃火牙痛和肾虚牙痛，宜辨证选取风池、内庭、太溪。

4. 对症选穴　即根据疾病的特殊症状和腧穴的特殊属性而选取穴位的方法，是腧穴特殊治疗作用及临床经验的具体运用。如哮喘选定喘、虫证选百虫窝、腰痛选腰痛点、落枕选外劳宫、痔疾选二白、目赤选耳尖、痰多选丰隆等。

（二）针灸配穴

穴位的配伍是指针对疾病的病位、病因、病机等，选取主治作用相同或相近，具有协同作用的穴位进行配伍应用。临床上穴位配伍的方法主要有按经配穴和按部配穴两大类。

1. 按经配穴　是以经脉或经脉相互联系而进行穴位配伍的方法，主要包括本经配穴、表里经配穴、同名经配穴等。

（1）本经配穴　当某一脏腑、经脉发生病变时，即选该脏腑、经脉的腧穴配成处方。如胃火循经上扰导致的牙痛，可在足阳明胃经上近取颊车，远取该经的荥穴内庭。运用某条经的起止穴配合治疗本经病证，称首尾配穴，也属于本经配穴。如睛明、至阴为足太阳膀胱经的起止穴，而膀胱经循行腰背部，故可选此二穴来治疗腰背痛。

（2）表里经配穴　是以脏腑、经脉的阴阳表里配合关系为依据的配穴方法。当某一脏腑经脉发生疾病时，取该经和其相表里的经脉腧穴相配伍。如腰痛可选膀胱经的肾俞、委中和肾经的大钟。原络配穴是表里经配穴的典型实例，是选取先病经脉的原穴和后病相表里经脉的络穴配合应用。如肺经先病，先取其经原穴太渊；大肠后病，再取该经络穴偏历。

（3）同名经配穴　是将手足同名经的腧穴相互配合的方法，是基于同名经"同气相通"的理论。如心肾不交所引起的失眠多梦，可取手少阴心经的神门与足少阴肾经的太溪相配合。

2. 按部配穴　是结合穴位分布的身体部位进行穴位配伍的方法，主要包括上下配穴、前后配穴、左右配穴等。

（1）上下配穴　是指将腰部以上或上肢穴位和腰部以下或下肢穴位配合应用的方法，在临床上应用较为广泛。如脱肛可上取百会，下取长强。八脉交会穴的配对应用也属上下配穴，即公孙和内关、足临泣和外关、后溪和申脉、列缺和照海分别配对，治疗有关部位的疾病，参见"八脉交会八穴歌"之"公孙冲脉胃心胸，内关阴维下总同。临泣胆经连带脉，阳维目锐外关逢。后溪督脉内眦颈，申脉阳跷络亦通。列缺任脉行肺系，阴跷照海膈喉咙"。

（2）前后配穴　是指将人体前部和后部的穴位配合应用的方法，主要指将胸腹部和背腰部的腧穴配合应用，在《内经》中称"偶刺"。临床常用于脏腑或躯干疾患，如肺疾可前部取膻中，后部取肺俞。俞募配穴是前后配穴的典型实例，是选取病变脏腑的俞穴和募穴配合应用，如腹泻可前部取大肠募穴天枢，后部取其背俞穴大肠俞。

（3）左右配穴　是基于十二经脉左右对称分布和部分经脉左右交叉的特点，将人体左侧和右侧的穴位配合应用的方法。临床上常选择双侧同一穴位配合运用以加强协同作用，如胃痛可选双侧足三里、内关、梁丘等。当然，左右配穴法并不局限于选双侧同一腧穴，如面瘫可选同侧的地仓、颊车和对侧的合谷。

第六节　推拿知识概述

推拿是在中医理论指导下，运用各种手法作用于人体特定部位或穴位来防治疾病的外治方法，又称为"按摩"。手法是推拿的一种特殊操作技能，以手、肘、前臂、足、膝等部位，按照一定的技术要求操作。因以运用手部最多，也最富于变化，故习惯上称之为手法。根据在人体作用部位的不同，可将手法分为作用于软组织类手法（松解类手法）和作用于骨关节类手法（整复类手法）。

一、推拿的作用

推拿通过手法作用于人体体表的特定部位而对机体的生理、病理产生一定的影响。概括来说，推拿具有疏通经络、调整脏腑、调和气血及理筋整复等作用。

（一）疏通经络

推拿可引起局部经络反应，激发和调整经气，疏通经络，并通过经络影响所连属的脏腑、组织和肢节的功能活动，使人体恢复正常生理功能。如掐按合谷穴可止牙痛，按揉角孙穴可治疗头痛。

（二）调整脏腑

推拿可通过刺激穴位，并通过经络传导，对内脏功能进行调节。如一指禅推肺俞可调理肺气，止哮喘；擦命门可用来温补肾阳。推拿对脏腑功能的不同状态具有双向调节作用。如按揉内关既能使高血压患者的动脉压下降，也可使休克患者的动脉压上升。

（三）行气活血

血气不和，百病乃变化而生。推拿可调节与加强脾胃的功能，健运脾胃；也可通过疏通经络和加强肝的疏泄功能，促进气机调畅；还可直接使局部血液循环加快，缓解或消除肌肉血管的痉挛，畅通经络，使气血得以通达全身。

（四）理筋整复

中医学中所说的筋，是指与骨相连的肌筋组织，类似于现代解剖学的肌肉、肌腱、筋膜、韧带、关节囊等软组织。"筋出槽、骨错缝"是许多软组织损伤的病理状态，推拿可分离筋膜、滑囊之粘连，可使关节、肌腱各入其位，解除对神经血管束的牵拉和压迫刺激。

二、推拿手法

（一）手法的基本技术要求

推拿手法种类较多，而且每种手法都有各自的技术特点，所以初学者要从总体上理解掌握手法的基本技术要求，再经过刻苦练习，最终达到"手随心转、法从手出"的高度境界。

1. 松解类手法的基本技术要求　本类手法应用时要达到持久、有力、均匀、柔和、渗透的技术要求。"持久"是指能够按照规定的技术要求和操作规范，持续操作一定时间而不变形。"有力"是指手法应具备一定力量、功力和技巧力。根据具体情况而灵活用力，既保证疗效，又避免不良反应。"均匀"是指手法的操作应具有一定的节律性，不可时快时慢、忽轻忽重，要保持相对稳定。"柔和"是指手法应做到轻而不浮，重而不滞，刚中有柔，柔中有刚，刚柔相济，用力和缓，自然流畅。"渗透"是指手法的作用不能局限于体表，而要到达组织深处，功力到达脏腑，使效应能传之于内。

2. 整复类手法的基本技术要求　本类手法应用时要达到稳、准、巧、快的技术要求。"稳"是指手法操作要吸定，切勿滑移，做到平稳自然、因势利导，避免生硬粗暴。"准"是指手法定位要准确，使应力更好地集中于要整复的关节部位，针对性强。"巧"是指手法强调运用巧力，即所谓"四两拨千斤"，不可使用蛮力、暴力。"快"是指手法发力以"扳机点"作为发力时机，强调"寸劲"，要求疾发疾收。

（二）手法简介

1. 一指禅推法　一指禅推法是用拇指指端、偏锋或指面着力于体表，通过前臂的主动运动带动腕关节有节律的摆动和指间关节的屈伸活动，从而产生轻重交替、持续不断作用力的一种手法（图 9-43）。一指禅推法可以舒经通络、理气消积、解痉止痛。

操作要领：沉肩，即肩关节放松，禁止耸肩，以腋下能容一拳为宜。垂肘，即肘关节放松，自然下垂，肘关节低于腕关节。悬腕，即腕关节放松，自然屈曲接近 90°。指实，即拇指自然着实吸定于一点，不产生跳跃，也切忌拙力下压。掌虚，即除拇指外，其余四指自然放松，屈曲呈握空拳状。紧推慢移，即摆动较快，频率达到每分钟 120 ～ 160 次，但移动速度要慢。

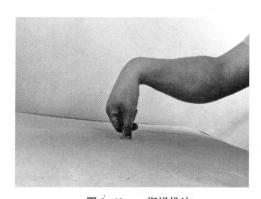

图 9-43　一指禅推法

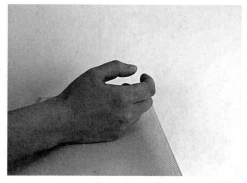

图 9-44　㨰法

2. 㨰法　㨰法是用小指掌指关节背侧吸定于体表，前臂主动旋转带动腕关节的屈伸，使手背近尺侧面持续不断滚动的一种手法（图 9-44）。㨰法可以舒经活血，解痉止痛，松解粘连。

操作要领：沉肩，垂肘，掌指关节及指间关节自然屈曲，手背呈一自然弧形，小指掌指关节背侧吸定于一定的部位，紧贴体表，不能拖动或跳动。向外滚动时，前臂外旋，逐渐屈腕；向内回滚时，前臂内旋，逐渐伸腕；外滚和回滚的力量之比约为 3 : 1。腕关节屈伸的幅度约为 120°，即向外滚动（屈腕）约 80°，向内回㨰（伸腕）约 40°。滚动的频率为每分钟 120 ～ 160 次，移动要慢，即紧滚慢移。

3. 揉法　揉法是用大鱼际、小鱼际、掌根、肘尖或指面着力吸定于体表，带动皮下组织做轻柔和缓回旋运动的一种手法（图 9-45）。揉法可以舒筋活络，消积导滞。

操作要领：肩、肘、腕充分放松，以前臂的主动摆动带动腕关节连同皮下组织，不与皮肤摩擦。揉动频率一般为每分钟 120 ～ 160 次，移动要慢，即紧揉慢移。

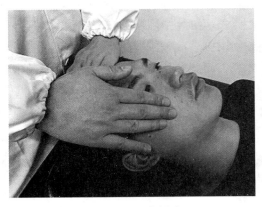

图 9-45　指揉法

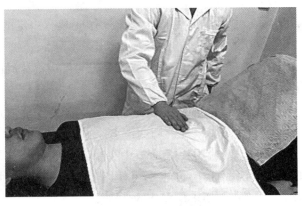

图 9-46　掌摩法

4. 摩法　摩法是以食指、中指、无名指三指指面或掌面为着力点，以腕关节为中心做环形而有节律摩动的一种手法（图 9-46）。摩法可以提神醒脑，行气温中。

操作要领：沉肩，肘关节自然屈曲，腕关节放松，掌指自然伸直，不带动皮下组织，速度、压力宜均匀。一般指摩法宜稍轻快，掌摩法稍重缓。《圣济总录》曰："摩法不宜急，不宜缓，不宜轻，不宜重，以中和之意取之。"

5. 擦法　擦法是用指面、掌面、大鱼际、小鱼际附着于体表，做快速直线往返运动的一种手法（图 9-47）。擦法可以温经散寒，宽胸理气。

操作要领：上肢放松，腕关节平伸，以肩关节为支点，通过肘关节及肩关节的屈伸活动，做快速往返直线运动，着力部位紧贴体表，压力均匀，以透热为度。应呼吸自然，不可屏气。

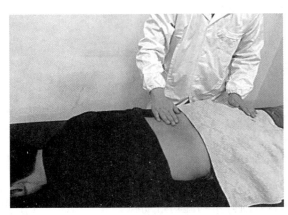

图 9-47　掌擦法

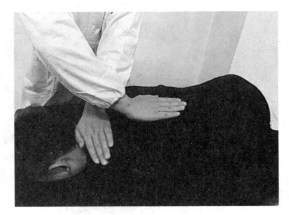

图 9-48　掌推法

6. 推法　推法是用指面、掌面、大鱼际、拳、肘部紧贴体表做单方向直线运动的一种手法（图 9-48）。推法可以舒经通络，行气止痛。

操作要领：一般顺经络或肌纤维的走行方向推动，不要产生跳跃、歪斜，速度和力量要均匀。

7. 抹法　抹法是用拇指指面或掌面紧贴体表，做往返或弧形曲线抹动的一种手法。抹法可以舒筋活络，开窍醒神。

操作要领：用力要"轻而不浮、重而不滞"，动作均匀协调，不可带动皮下组织。常作为面部保健推拿手法。

8. 搓法　搓法是用双手掌或小鱼际对称地夹持肢体，自上而下地来回搓揉的一种手法（图9-49）。搓法可以舒经通络、调和气血。

操作要领：肩肘关节放松，上身稍前屈，以肩关节的主动屈伸带动双上肢做相反方向的搓动。频率一般为每分钟120次以上，上下移动要慢，即紧搓慢移。

9. 振法　振法是将指端或手掌紧贴体表，通过上肢肌肉持续收缩使治疗部位产生快速振动的一种手法。振法可以镇静安神，行气消积。

操作要领：上肢强直性静止用力，注意力和力量集中于掌或指产生振动，应自然呼吸，不可屏气。振动幅度要小，频率要达到每分钟600～800次，使受术部位产生温热感、松动感。另有上肢肌肉绷紧并做主动颤动的"松振法"，频率为每分钟200～300次。

10. 抖法　抖法是用双手或单手握住肢体远端，做连续、小幅度上下抖动的一种手法。抖法可以舒筋活络，滑利关节。

操作要领：抖动上肢时，手握腕部牵引上肢，抖动从腕部经肘部传至肩部，频率在每分钟200次左右。抖动下肢时，先做1～3次较大幅度抖动，产生较大幅度的波浪状运动，再做频率每分钟80次左右的抖动。应自然呼吸，不可屏气。

11. 按法　按法是以拇指端、掌面或肘部着力于体表，由轻到重逐渐按压，按而留之的一种手法（图9-50）。按法可以舒筋通络，解痉止痛。

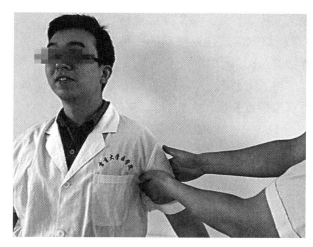

图9-49　搓法

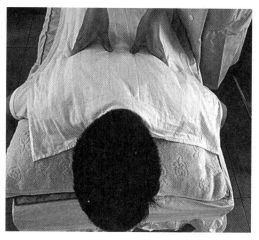

图9-50　指按法

操作要领：垂直用力按压，从轻到重，待患者"得气"时停顿片刻，渐减压力，再重复加压，操作要既平稳又富有节奏性。

12. 捏法　捏法是以拇指和其他手指相对用力，在体表做一紧一松的挤捏，并做匀速上下移动的一种手法（图9-51）。捏脊在儿科临床常用，对治疗"积滞"有奇效，故又称"捏积法"。捏积法可以疏经活络，健脾化积。

操作要领：捏脊法一般从尾椎骨端水平开始，沿脊柱两侧向上终止于大椎穴水平面，可连续操作3～5遍。用拇指指面和食指第二指节的桡侧将皮肤捏起（拇指在前），并轻轻提捻，向前推动；或者以两手拇指与食指、中指螺纹面将皮肤捏起（拇指在后），并轻轻提捻，两手拇指前推，食指、中指则交替前按，从而交替捏提捻动皮肤前行。常采用三捏一提法，即每捏捻3次，向上提拉 1 次。用力要对称，轻重交替有节奏，连续而不间断。

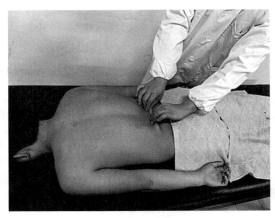
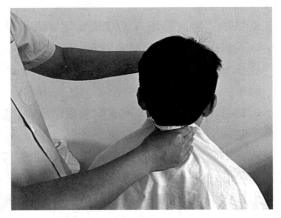

图 9-51　捏脊法（拇指在后）　　　　　　　　图 9-52　拿法

13. 拿法　捏而提起谓之拿（图 9-52）。拿法可以疏经解痉，祛风散寒。

操作要领：用拇指与其他手指相对用力，避免指端内抠，在对称挤捏肌肤的同时腕关节发力向上提起，随即放下，并施以揉动，一紧一松，一拿一放，持续有节律，包含了捏、提、揉三种动作成分。

14. 捻法　捻法是用拇指和食指夹住患者手指快速搓揉的一种手法。捻法可以理筋通络，滑利关节。

操作要领：用力要对称，捻动时要灵活、快速，状如捻线，做到紧捻慢移。

15. 拨法　拨法是以指端或肘尖深按体表，进行单方向或往返拨动的一种手法。有"以痛为输，不痛用力"之说。拨法可以解痉止痛，松解粘连。

操作要领：下压至一定的深度，使局部产生"得气"感时，再做与肌腱、韧带、肌纤维或经络成垂直方向的拨动。若单手指力量不足，可用双拇指重叠拨动，亦可用肘尖拨动。

16. 拍法　拍法是用虚掌拍击体表的一种手法（图 9-53）。拍法可以疏经通络，宣通气血。

操作要领：五指自然并拢，掌指关节自然微屈，使掌心空虚。沉肩，垂肘，腕关节放松，肘关节主动屈伸，带动虚掌有弹性、有节奏地拍击。可单手操作，也可双掌交替拍击。常作为结束手法和保健手法。

17. 击法　击法是用拳背、掌根、小鱼际、指尖或桑枝棒击打体表的一种手法。击法可以疏经通络，行气止痛。

操作要领：肩、肘、腕放松，击打应垂直体表，迅速弹起，动作连续有节奏，含力蓄劲，收发灵活。

18. 摇法　摇法是使关节做被动旋转的一种手法。摇法可以滑利关节，松解粘连。

操作要领：两手协调配合，摇动的幅度由小到大，速度由慢到快，顺时针和逆时针方向均要摇动，须在关节生理功能和患者耐受范围内操作，切勿使用暴力蛮力。

摇颈项：一手扶住枕后部，一手托住下颌部，两臂协调，环转摇动颈部。

摇腰部：患者俯卧，术者一手按住腰部正中适当施加压力，一手从双下肢大腿前方穿过，抱起双下肢摇动腰部。

摇肩关节：患者取坐位，术者站于其侧，一手扶按住肩关节，一手托住肘关节，环转摇动肩关节（图 9-54）。

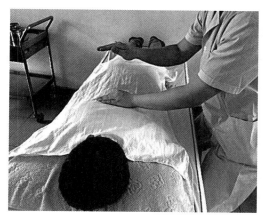

图 9-53　拍法

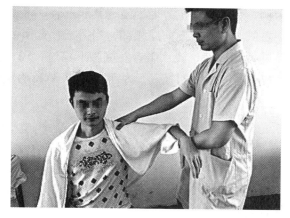

图 9-54　摇肩关节

摇肘关节：一手托握住患者肘关节后部，一手握住腕部，环转摇动肘关节。

摇腕关节：一手握住患者腕关节上部，一手握住并拢伸直的四指，牵拉的同时环转摇动腕关节。

摇髋关节：患者仰卧，一侧屈髋屈膝均呈 90°，术者一手扶按患者膝部，一手握住踝部，环转摇动髋关节。

摇膝关节：患者俯卧，一侧屈膝 90°，术者一手按住患者腘窝部，一手握住足跟部，环转摇动膝关节。

摇踝关节：患者仰卧，术者一手托住其足跟部，一手握住足背部，环转摇动踝关节。

19. 扳法　扳法是分别固定关节的远近端，做有控制的相反方向扳动的一种手法。扳法可以滑利关节，理筋整复，松解粘连。

操作要领：扳法操作之前，应采用松解类手法和关节摇法放松关节。要顺应、符合关节的解剖结构和生理功能，严禁反关节运动扳动。扳动时用"巧力寸劲"做快速、小幅度、有控制的发力，常可听见"咯咯"的弹响声，但不能强求弹响声。

颈椎斜扳法：患者取坐位，头略前倾，术者立于其侧后方，一手扶住枕后部，一手托住下颌部，两手协调反向运动，当旋至有阻力时扳动。

胸椎扩胸牵引扳法：患者取坐位，两手交叉置于项部。术者立其后，用双手分别握住其两肘部，以一侧膝关节顶住患者棘突，嘱其向后扩胸至最大限度，并深呼吸，在呼气末，快速小幅度将其两肘向后扳动，同时膝关节前顶。

腰椎斜扳法：患者侧卧，在下的下肢自然伸直，在上的下肢屈膝屈髋，术者面对患者，用一肘部扶按肩前部，另一肘部扶按臀部，同时轻轻向下按压，压后即松，以此摇动腰部至完全放松，再使腰部扭转至有阻力时扳动（图 9-55）。

直腰旋转扳法：以向右侧扳动为例。患者取端坐位，术者立于其左侧，用两下肢夹住其左下肢，右手从其右腋下穿过，托住其右肩前部，左手抵住其左肩后方，两手协调用力，左右摇动腰部数次，再使其腰部向右旋转至有阻力时扳动。

腰椎定位旋转扳法：以棘突向右偏歪，需向右侧扳

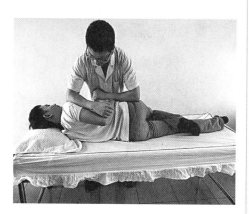

图 9-55　腰椎斜扳法

动为例。患者取坐位，助手固定其双下肢。术者位于患者右后方，用左手拇指顶按住偏歪的腰椎棘突右侧，嘱其缓慢前屈腰部，当拇指感觉顶按的棘突间隙刚好张开时，令其停止前屈。右手勾扶住其左侧肩部（或从患者左侧腋下穿过，勾扶住其后颈部），左右摇动腰部数次，再使其腰部向右旋转至有阻力时扳动，左手拇指可有弹跳感。

三、推拿的注意事项

（一）适应证与禁忌证

推拿疗法适用范围广，可用于骨伤、内、妇、儿、五官等各科疾病，同时亦用于减肥、美容及保健等。

推拿禁忌证：疾病诊断不明，急性传染病，恶性肿瘤，溃疡性皮肤病，烧烫伤，感染性化脓性疾病，结核，严重心脏病、肝病、骨质疏松，精神病，经期（治疗痛经除外）、妊娠期妇女，胃、十二指肠等急性穿孔，危重病，急性脊柱损伤或伴有脊髓症状等。

（二）注意事项

1. 医生应该注意个人卫生，经常修剪指甲，不得佩戴戒指及其他装饰品，以免影响推拿治疗。推拿前后均应洗手，防止交叉感染。除少数手法（如擦法、捏脊法等）可以直接接触患者皮肤进行操作外，推拿治疗时必须用治疗巾覆盖被治疗的肢体或局部。对初次接受推拿治疗和精神紧张的患者，以及进行整复类手法之前，应做好解释工作，消除患者的顾虑或疑惧心理，争取患者的信任和配合。

2. 年老体弱、久病体虚的患者慎用推拿治疗。极度疲劳、剧烈运动、过饥过饱及醉酒的患者，均不宜推拿治疗。进行整复类手法之前，应该进行必要的影像学检查，排除禁忌证之后方可进行，以确保手法安全。在治疗过程中，应随时注意患者对手法治疗的反应，若有不适，应及时进行调整，以防发生意外事故。

3. 孕妇一般不予推拿治疗，以免产生应激反应，导致不良后果，特别是腹部、腰骶部的穴位及三阴交、合谷、昆仑、至阴等一些通经活血的穴位，更应禁止推拿。此外，妇女经期若非为了调经，亦不应推拿。

4. 手法操作力量要适当，力量太大或施用蛮力、暴力，有可能加重患者的痛苦或增加人为损伤，力量不及则不会产生良好的治疗效果。操作时间要根据患者的体质、病情、病位及使用手法的特点等因素来灵活确定，一般每次治疗以 10 ～ 30 分钟为宜。

复习思考题：

1. 什么是腧穴？腧穴分为哪几类？
2. 腧穴定位法有哪几种？
3. 什么是腧穴的特殊治疗作用？举例说明。
4. 如何理解腧穴的作用？
5. 整理总结腧穴的特殊治疗作用。
6. 整理总结督脉、任脉腧穴的主治共性。
7. 常用毫针进针手法有哪些？
8. 试述晕针的原因、临床表现和处理方法。

9. 如何理解《灵枢·经脉》中的"不盛不虚以经取之"？

10. 松解类手法的基本技术要求有哪些？

11. 手太阴肺经为什么起于"中焦"？

12. 整理总结十二经中哪些腧穴是孕妇禁针的？

主要参考书目

［1］储全根.中医学概论.北京：中国中医药出版社，2016.

［2］李季委.中医学.北京：中国中医药出版社，2015.

［3］郑洪新.中医基础理论.北京：中国中医药出版社，2016.

［4］李灿东.中医诊断学.北京：中国中医药出版社，2016.

［5］陈家旭，邹小娟.中医诊断学.北京：人民卫生出版社，2016.

［6］钟赣生.中药学.北京：中国中医药出版社，2016.

［7］唐德才.中药学.北京：人民卫生出版社，2016.

［8］李冀，连建伟.方剂学.北京：中国中医药出版社，2016.

［9］谢鸣.方剂学.北京：人民卫生出版社，2016.

［10］梁繁荣，王华.针灸学.北京：中国中医药出版社，2016.

［11］赵吉平，李瑛.针灸学.北京：人民卫生出版社，2016.

全国中医药行业高等教育"十四五"规划教材
全国高等中医药院校规划教材（第十一版）

教材目录（第一批）

注：凡标☆号者为"核心示范教材"。

（一）中医学类专业

序号	书　名	主　编		主编所在单位	
1	中国医学史	郭宏伟	徐江雁	黑龙江中医药大学	河南中医药大学
2	医古文	王育林	李亚军	北京中医药大学	陕西中医药大学
3	大学语文	黄作阵		北京中医药大学	
4	中医基础理论☆	郑洪新	杨　柱	辽宁中医药大学	贵州中医药大学
5	中医诊断学☆	李灿东	方朝义	福建中医药大学	河北中医学院
6	中药学☆	钟赣生	杨柏灿	北京中医药大学	上海中医药大学
7	方剂学☆	李　冀	左铮云	黑龙江中医药大学	江西中医药大学
8	内经选读☆	翟双庆	黎敬波	北京中医药大学	广州中医药大学
9	伤寒论选读☆	王庆国	周春祥	北京中医药大学	南京中医药大学
10	金匮要略☆	范永升	姜德友	浙江中医药大学	黑龙江中医药大学
11	温病学☆	谷晓红	马　健	北京中医药大学	南京中医药大学
12	中医内科学☆	吴勉华	石　岩	南京中医药大学	辽宁中医药大学
13	中医外科学☆	陈红风		上海中医药大学	
14	中医妇科学☆	冯晓玲	张婷婷	黑龙江中医药大学	上海中医药大学
15	中医儿科学☆	赵　霞	李新民	南京中医药大学	天津中医药大学
16	中医骨伤科学☆	黄桂成	王拥军	南京中医药大学	上海中医药大学
17	中医眼科学	彭清华		湖南中医药大学	
18	中医耳鼻咽喉科学	刘　蓬		广州中医药大学	
19	中医急诊学☆	刘清泉	方邦江	首都医科大学	上海中医药大学
20	中医各家学说☆	尚　力	戴　铭	上海中医药大学	广西中医药大学
21	针灸学☆	梁繁荣	王　华	成都中医药大学	湖北中医药大学
22	推拿学☆	房　敏	王金贵	上海中医药大学	天津中医药大学
23	中医养生学	马烈光	章德林	成都中医药大学	江西中医药大学
24	中医药膳学	谢梦洲	朱天民	湖南中医药大学	成都中医药大学
25	中医食疗学	施洪飞	方　泓	南京中医药大学	上海中医药大学
26	中医气功学	章文春	魏玉龙	江西中医药大学	北京中医药大学
27	细胞生物学	赵宗江	高碧珍	北京中医药大学	福建中医药大学

序号	书　名	主　编	主编所在单位	
28	人体解剖学	邵水金	上海中医药大学	
29	组织学与胚胎学	周忠光　汪　涛	黑龙江中医药大学	天津中医药大学
30	生物化学	唐炳华	北京中医药大学	
31	生理学	赵铁建　朱大诚	广西中医药大学	江西中医药大学
32	病理学	刘春英　高维娟	辽宁中医药大学	河北中医学院
33	免疫学基础与病原生物学	袁嘉丽　刘永琦	云南中医药大学	甘肃中医药大学
34	预防医学	史周华	山东中医药大学	
35	药理学	张硕峰　方晓艳	北京中医药大学	河南中医药大学
36	诊断学	詹华奎	成都中医药大学	
37	医学影像学	侯　键　许茂盛	成都中医药大学	浙江中医药大学
38	内科学	潘　涛　戴爱国	南京中医药大学	湖南中医药大学
39	外科学	谢建兴	广州中医药大学	
40	中西医文献检索	林丹红　孙　玲	福建中医药大学	湖北中医药大学
41	中医疫病学	张伯礼　吕文亮	天津中医药大学	湖北中医药大学
42	中医文化学	张其成　臧守虎	北京中医药大学	山东中医药大学

（二）针灸推拿学专业

序号	书　名	主　编	主编所在单位	
43	局部解剖学	姜国华　李义凯	黑龙江中医药大学	南方医科大学
44	经络腧穴学☆	沈雪勇　刘存志	上海中医药大学	北京中医药大学
45	刺法灸法学☆	王富春　岳增辉	长春中医药大学	湖南中医药大学
46	针灸治疗学☆	高树中　冀来喜	山东中医药大学	山西中医药大学
47	各家针灸学说	高希言　王　威	河南中医药大学	辽宁中医药大学
48	针灸医籍选读	常小荣　张建斌	湖南中医药大学	南京中医药大学
49	实验针灸学	郭　义	天津中医药大学	
50	推拿手法学☆	周运峰	河南中医药大学	
51	推拿功法学☆	吕立江	浙江中医药大学	
52	推拿治疗学☆	井夫杰　杨永刚	山东中医药大学	长春中医药大学
53	小儿推拿学	刘明军　邰先桃	长春中医药大学	云南中医药大学

（三）中西医临床医学专业

序号	书　名	主　编	主编所在单位	
54	中外医学史	王振国　徐建云	山东中医药大学	南京中医药大学
55	中西医结合内科学	陈志强　杨文明	河北中医学院	安徽中医药大学
56	中西医结合外科学	何清湖	湖南中医药大学	
57	中西医结合妇产科学	杜惠兰	河北中医学院	
58	中西医结合儿科学	王雪峰　郑　健	辽宁中医药大学	福建中医药大学
59	中西医结合骨伤科学	詹红生　刘　军	上海中医药大学	广州中医药大学
60	中西医结合眼科学	段俊国　毕宏生	成都中医药大学	山东中医药大学
61	中西医结合耳鼻咽喉科学	张勤修　陈文勇	成都中医药大学	广州中医药大学
62	中西医结合口腔科学	谭　劲	湖南中医药大学	

（四）中药学类专业

序号	书　名	主　编		主编所在单位	
63	中医学基础	陈　晶	程海波	黑龙江中医药大学	南京中医药大学
64	高等数学	李秀昌	邵建华	长春中医药大学	上海中医药大学
65	中医药统计学	何　雁		江西中医药大学	
66	物理学	章新友	侯俊玲	江西中医药大学	北京中医药大学
67	无机化学	杨怀霞	吴培云	河南中医药大学	安徽中医药大学
68	有机化学	林　辉		广州中医药大学	
69	分析化学（上）（化学分析）	张　凌		江西中医药大学	
70	分析化学（下）（仪器分析）	王淑美		广东药科大学	
71	物理化学	刘　雄	王颖莉	甘肃中医药大学	山西中医药大学
72	临床中药学☆	周祯祥	唐德才	湖北中医药大学	南京中医药大学
73	方剂学	贾　波	许二平	成都中医药大学	河南中医药大学
74	中药药剂学☆	杨　明		江西中医药大学	
75	中药鉴定学☆	康廷国	闫永红	辽宁中医药大学	北京中医药大学
76	中药药理学☆	彭　成		成都中医药大学	
77	中药拉丁语	李　峰	马　琳	山东中医药大学	天津中医药大学
78	药用植物学☆	刘春生	谷　巍	北京中医药大学	南京中医药大学
79	中药炮制学☆	钟凌云		江西中医药大学	
80	中药分析学☆	梁生旺	张　彤	广东药科大学	上海中医药大学
81	中药化学☆	匡海学	冯卫生	黑龙江中医药大学	河南中医药大学
82	中药制药工程原理与设备	周长征		山东中医药大学	
83	药事管理学☆	刘红宁		江西中医药大学	
84	本草典籍选读	彭代银	陈仁寿	安徽中医药大学	南京中医药大学
85	中药制药分离工程	朱卫丰		江西中医药大学	
86	中药制药设备与车间设计	李　正		天津中医药大学	
87	药用植物栽培学	张永清		山东中医药大学	
88	中药资源学	马云桐		成都中医药大学	
89	中药产品与开发	孟宪生		辽宁中医药大学	
90	中药加工与炮制学	王秋红		广东药科大学	
91	人体形态学	武煜明	游言文	云南中医药大学	河南中医药大学
92	生理学基础	于远望		陕西中医药大学	
93	病理学基础	王　谦		北京中医药大学	

（五）护理学专业

序号	书　名	主　编		主编所在单位	
94	中医护理学基础	徐桂华	胡　慧	南京中医药大学	湖北中医药大学
95	护理学导论	穆　欣	马小琴	黑龙江中医药大学	浙江中医药大学
96	护理学基础	杨巧菊		河南中医药大学	
97	护理专业英语	刘红霞	刘　娅	北京中医药大学	湖北中医药大学
98	护理美学	余雨枫		成都中医药大学	
99	健康评估	阚丽君	张玉芳	黑龙江中医药大学	山东中医药大学

序号	书名	主编		主编所在单位	
100	护理心理学	郝玉芳		北京中医药大学	
101	护理伦理学	崔瑞兰		山东中医药大学	
102	内科护理学	陈 燕	孙志岭	湖南中医药大学	南京中医药大学
103	外科护理学	陆静波	蔡恩丽	上海中医药大学	云南中医药大学
104	妇产科护理学	冯 进	王丽芹	湖南中医药大学	黑龙江中医药大学
105	儿科护理学	肖洪玲	陈偶英	安徽中医药大学	湖南中医药大学
106	五官科护理学	喻京生		湖南中医药大学	
107	老年护理学	王 燕	高 静	天津中医药大学	成都中医药大学
108	急救护理学	吕 静	卢根娣	长春中医药大学	上海中医药大学
109	康复护理学	陈锦秀	汤继芹	福建中医药大学	山东中医药大学
110	社区护理学	沈翠珍	王诗源	浙江中医药大学	山东中医药大学
111	中医临床护理学	裴秀月	刘建军	浙江中医药大学	江西中医药大学
112	护理管理学	全小明	柏亚妹	广州中医药大学	南京中医药大学
113	医学营养学	聂 宏	李艳玲	黑龙江中医药大学	天津中医药大学

（六）公共课

序号	书名	主编		主编所在单位	
114	中医学概论	储全根	胡志希	安徽中医药大学	湖南中医药大学
115	传统体育	吴志坤	邵玉萍	上海中医药大学	湖北中医药大学
116	科研思路与方法	刘 涛	商洪才	南京中医药大学	北京中医药大学

（七）中医骨伤科学专业

序号	书名	主编		主编所在单位	
117	中医骨伤科学基础	李 楠	李 刚	福建中医药大学	山东中医药大学
118	骨伤解剖学	侯德才	姜国华	辽宁中医药大学	黑龙江中医药大学
119	骨伤影像学	栾金红	郭会利	黑龙江中医药大学	河南中医药大学洛阳平乐正骨学院
120	中医正骨学	冷向阳	马 勇	长春中医药大学	南京中医药大学
121	中医筋伤学	周红海	于 栋	广西中医药大学	北京中医药大学
122	中医骨病学	徐展望	郑福增	山东中医药大学	河南中医药大学
123	创伤急救学	毕荣修	李无阴	山东中医药大学	河南中医药大学洛阳平乐正骨学院
124	骨伤手术学	童培建	曾意荣	浙江中医药大学	广州中医药大学

（八）中医养生学专业

序号	书名	主编		主编所在单位	
125	中医养生文献学	蒋力生	王 平	江西中医药大学	湖北中医药大学
126	中医治未病学概论	陈涤平		南京中医药大学	